Thomas Kampitsch    Dr. Christian Zippel

# NATURAL DOPING

### Potenz, Fitness und Gesundheit
### durch hormonaktive Superfoods

D1664474

Thomas Kampitsch   Dr. Christian Zippel

# NATURAL DOPING

## Potenz, Fitness und Gesundheit durch hormonaktive Superfoods

Bibliografische Information der Deutschen Nationalbibliothek
Die Deutsche Nationalbibliothek verzeichnet diese Publikation in der Deutschen Nationalbibliografie.
Detaillierte bibliografische Daten sind im Internet über http://**dnb.d-nb.de** abrufbar.

**Wichtiger Hinweis:**

Sämtliche Inhalte dieses Buches wurden – auf Basis von Quellen, die die Autoren und der Verlag für vertrauenswürdig erachten – nach bestem Wissen und Gewissen recherchiert und sorgfältig geprüft. Trotzdem stellt dieses Buch keinen Ersatz für eine individuelle Fitnessberatung und medizinische Beratung dar. Wenn Sie medizinischen Rat einholen wollen, konsultieren Sie bitte einen qualifizierten Arzt. Der Verlag und die Autoren haften für keine nachteiligen Auswirkungen, die in einem direkten oder indirekten Zusammenhang mit den Informationen stehen, die in diesem Buch enthalten sind.

**Für Fragen und Anregungen:**
info@rivaverlag.de

1. Auflage 2016

© 2016 by riva Verlag, ein Imprint der Münchner Verlagsgruppe GmbH,
Nymphenburger Straße 86
D-80636 München
Tel.: 089 651285-0
Fax: 089 652096

Umschlaggestaltung: Michael Husarek / www.straighthedge.at
Text- & Layoutgestaltung: Sylvia Szulc / www.my-metablog.com
Druck: GGP Media GmbH, Pößneck
Printed in Germany

ISBN Print 978-3-86883-896-1
ISBN E-Book (PDF) 978-3-95971-552-2
ISBN E-Book (EPUB, Mobi) 978-3-95971-551-5

Weitere Informationen zum Verlag finden sie unter

# www.rivaverlag.de

Beachten Sie auch unsere weiteren Verlage unter
www.muenchner-verlagsgruppe.de

## WIE ERKENNT MANN, DASS PHYTOANDROGENE WIRKEN?

Absolute Klarheit bieten nur regelmäßig erhobene Laborwerte. Darüber hinaus und wenn Mann sich die Erhebung der Laborwerte (wortwörtlich) sparen möchte, gibt es subjektive Maßstäbe, an denen er sich orientieren kann:

- Steigerung der Libido
- Härtere Erektionen
- Stärkere Griffigkeit
- Steigende Aggressivität
- Höhere Leistungsfähigkeit
- Schnellere Regeneration
- Besserer Pump
- Längere Wachheit
- Schärferer Fokus
- Organisierteres Arbeiten
- Dichterer Bartwuchs
- Attraktivität bei Frauen
- Knackigere Entschlussfähigkeit
- Wachsendes Selbstbewusstsein

Das sind nicht nur subjektive Maßstäbe. Mitunter sind sie auch inter-subjektiv oder gar objektiv:

- Intersubjektiv, wenn andere Menschen (Kollegen, Freunde, Trainer, Frauen) auf ein „männlicheres" Verhalten reagieren oder sogar darauf hinweisen: „Bist Du auf Stoff?", „Wer bist Du? Und was hast Du mit ... gemacht?"
- Objektiv, wenn Leistungen in Beruf, Training und Daheim sich derart steigern, dass dies auch in Zahlen greifbar wird: z.B. in besserer Trainingsleistung, erfolgreicheren Verhandlungen und schnelleren Arbeitsprozessen.

## WAS IST MIT DEN DAMEN DER SCHÖPFUNG?

Natursubstanzen, genau auf das weibliche Geschlecht abgestimmt, harmonisieren den Hormonspiegel, schmeicheln dem Körper und ermöglichen ein gezieltes Arbeiten im Einklang mit der weiblichen Natur. Mehr Antrieb und Lust am Leben, einen schlankeren und fitteren Körper oder einfach nur mehr Lust auf Sex und soziale Interaktion. Pflanzenstoffe ermöglichen das und zwar auf 100% natürliche Weise. Die Wirkungen von Pflanzenstoffen zeigen sich in folgenden Bereichen:

- Mehr Antrieb und Schaffensfreude
- Lust auf Bewegung und Sport
- Freude an sozialem Austausch
- Stärkeres Selbstbewusstsein
- Gute Laune und Glücklichsein
- Konzentrierteres Arbeiten
- Lust auf körperlichen Austausch und Sex
- Knackigere Formen
- Abbau von Problemzonen
- Schönere Haut und frischer Teint
- Verstärktes Wachstum von Haaren und Nägeln
- Straffes Bindegewebe und glattere Haut
- Erhöhung der Knochendichte
- Krebsprophylaxe (besonders Brust- und Gebärmutterkrebs)
- Kinderwunsch und Schwangerschaft

Werden Sie durch Natural Doping zu einer Heilerin und „Kräuterhexe". Wenden Sie bewährte Pflanzen aus TCM, Ayurveda und Co. gezielt nach Wunsch und Zielvorstellung an – für mehr „Frauen Power" und weibliche Ästhetik, die unsere Welt prägt und zum Tanzen bewegt.

## KLARSTELLUNG UND ZIELDEFINITION

### Natural Doping ist nicht der Weg zum Mr. Olympia!

Das dafür unausweichliche Chemical Doping steigert den körpereigenen Hormonspiegel in Extremfällen um das bis zu 1.000-fache – ebenso wie die gesundheitlichen Risiken. Haben Sie schon einmal überlegt, diesen Weg zu gehen? Vielleicht da sie spüren, dass irgendetwas mit Ihnen nicht stimmt? Weil Sie sich nicht so stark, schön und potent fühlen, wie Sie gerne wären? Vielleicht weil Sie gerade sogar verzweifeln, an der aktuellen Situation, an ständigen Überlastungen und Infektionen, an Leistungsschwäche, Entwicklungsstillstand oder einer Flaute im Bett? Natural Doping vermag zu helfen. Dafür sprechen wesentliche Argumente.

### Ganzheitliches Geschlechtsspezifisches Doping

Mit Natural Doping dopen wir den Menschen ganzheitlich, vielschichtig, mit vielschichtigen Pflanzen und Substanzen. „Dopen" bedeutet: Steigern, stärken, etablieren und stabilisieren!

Ja, wir dopen auch Statur und Leistung, aber nicht auf Kosten von Geschlecht und Gesundheit, sondern indem wir vor allem diese beiden so überaus wesentlichen Aspekte geschlechtsspezifisch dopen. Wir bauen die Frau und den Mann von innen her auf, durch die Natur und gemäß ihrer Natur. Sobald sie hormonell gesund und stabil sind und ihr Wesenskern sich stärkt und entwickelt, werden auch Leistung und Statur folgen. Selbiges gilt für Potenz und Schönheit.

All diese wichtigen, ja essenziellen menschlichen Aspekte, die unseren Selbstwert und unseren Status in der Gesellschaft bestimmen, sind primär deswegen aus dem Gleichgewicht geraten und haben ihre Stärke verloren, da auch unser Inneres, unser Hormonsystem, unser Immunsystem und unsere Regenerationsfähigkeit aus dem Gleichgewicht geraten sind. Hier setzt Natural Doping an. Erwarten Sie dabei keine übernatürlichen Sprünge Ihrer Hormonwerte auf dem Laborbefund. Da wird sich etwas tun! Das haben unzählige Studien und Selbsttests ergeben, aber es bleibt im menschlichen Bereich. Mehr als eine 3-fache Steigerung der Ausgangswerte wird es kaum geben. Darauf kommt es jedoch gar nicht an. Das wäre zu engstirnig gedacht. Die wahre Macht liegt in einem ausgeglichenen Laborbefund: In der Dominanz bestimmter Werte, im gesunden Verhältnis der einzelnen Werte zueinander und im Ausgleich individueller, geschlechtsspezifischer Schwächen. Der Mensch ist zu vielschichtig, als dass – wie im chemischen Doping üblich – die unverhältnismäßige Anhebung eines Hormones (bzw. weniger Hormone) ihn auf den richtigen Weg bringen könnten. Er ist überaus komplex, weit komplexer als die Pharmazie es momentan verstanden hat. Einzig ebenso komplex wie auch unser Körper ist die Natur – von der er stammt. Und nur natürliche Substanzen sind komplex genug, um ihn auch umfassend wieder ins Gleichgewicht zu bringen. So dass er seine naturgegebene Veranlagung – seine Selbstheilungsfähigkeit und sein Potenzial – voll und ganz entfalten kann.

**Maximal mögliches Potenzial entfalten**

Natural Doping schafft im Bestfall eine Steigerung der körpereigenen Hormone um das 3-fache der Ausgangswerte. „Lachhaft" im Vergleich zu chemischem Doping – relativ gesehen. Doch absolut gesehen ist selbst eine Verdoppelung der Ausgangswerte eine wesentliche Optimierung im Hormonsystem des Anwenders!

Nein, davon werden die Muskeln nicht schon allein beim Ansehen einer Hantel wachsen und nein, auch die Maximalkraft wird nicht binnen weniger Trainingseinheiten mitsamt der Hantel durch die Decke gehen. Marketing, welches „Testo-Boostern" solche Kräfte zuschreibt, ist unwahr und irreführend. Mit der natürlichen Variante, die wir hier in diesem Buch vorstellen, fallen wir nicht in die Riege dieser Werbefuzzis und Traumtänzer. Wir wissen, dass die hier vorgestellten Substanzen nicht die Brechstange zur Mr. Olympia-Ruhmeshalle sind. Aber für den Athleten sind sie etwas anderes und sie sind noch weit mehr: Sie sind der einzige und beste Weg, um auf natürliche Weise und in Kombination mit progressivem Training und bewusster Ernährung das maximal mögliche aus dem eigenen Potenzial herauszukitzeln. In diesem harten Kampf stellt Natural Doping einen wesentlichen Hebel der Entwicklung dar. In Summe (mit Geduld, ausreichender Dosierung sowie Reinheit der Substanzen) vermag dieser Hebel einen engagierten Athleten auf ein gänzlich anderes Niveau zu heben. Und zwar in solchem Ausmaß, dass er sich selbst nicht wieder erkennt. Das schaffen Phyto-Hormone! Ernsthafte und ehrliche Natural Athleten kommen deshalb nicht an Natural Doping vorbei.

## Hormonelles Gleichgewicht wiederherstellen

Abseits vom Leistungssport und darüber hinaus erlaubt Natural Doping die Regulierung und (Wieder-)Herstellung des optimalen, gesunden und widerstandsfähigen Hormonspiegels, der eine Frau zur Frau und einen Mann zum Mann macht. Besonders wertvoll ist dies für hormonell schwache Konstitutionen, die durch Veranlagung oder einen ungesunden Lebensstil ein schwaches Hormonprofil aufweisen und zusehends darunter leiden oder schon immer darunter litten, weder „richtig männlich" noch „richtig weiblich" zu sein.

Ebenso essenziell ist Natural Doping für ehemalige Nutzer chemischen Dopings, die ihre körpereigene Produktion wieder ankurbeln und ergänzen wollen. Chemical Doping ist eine Einbahnstraße, gesundheitliche Risiken werden unwiederbringlich in Kauf genommen, geradezu provoziert, ebenso wie die drohende Einstellung der körpereigenen Produktion männlicher Hormone. Wer mit der Brechstange zum Übermann mutieren will, tendiert so auf lange Sicht dazu, zu einer kranken Frau zu werden – zumindest steht dieses Schicksal am Ende der Einbahnstraße, die irgendwann zur Sack-Gasse wird.

## Hormoneller Verseuchung entgegenwirken

Ein weiterer, nicht unwesentlicher Zweck des Natural Dopings entsteht durch die naive Überschwemmung unseres Ökosystems durch hormonell wirksame Substanzen unnatürlichen Ursprungs (Xenobiotika) in Plastik, Kosmetik, Medikamenten und Verhütungsmitteln, die wir Menschen und unser Vieh in industriellem Ausmaß aufnehmen, wodurch wir selbst, unsere Kinder, die Abwässer und somit unser gesamtes Ökosystem hormonell verseucht werden. Vor allem endokrine Disruptoren wie Bisphenole, Phthalate, Parabene und direkt hormonell wirksame Verbindungen wie „die Pille" finden so den Weg in unser Essen, Trinken und Grundwasser. Dies hat zur Folge, dass die Zivilisation schleichend verweiblicht; ganz zu schweigen von Entwicklungsstörungen, bis hin zur Unfruchtbarkeit, die Mensch und Tier ihrer Natur berauben. Das ursprüngliche, hormonelle Gleichgewicht unserer Welt lässt sich gesellschaftlich nur durch Aufklärung, Verbote und Regulierung wiederherstellen. Individuell möglich wird es durch eingehenderes Verständnis und die bewusste Ergänzung bestimmter Pflanzenstoffe, die regulierend und ausgleichend in den Organismus eingreifen.

## Natural Doping ist ...

- ganzheitlich und geschlechtsspezifisch wirksam
- keine Brechstange, aber der bestmögliche Hebel für gesunden Leistungssport
- unerlässlich für die (Wieder-)Herstellung eines optimalen, geschlechtspezifischen Hormonspiegels
- notwendig, um der hormonellen Verseuchung unserer Umwelt entgegenzuwirken

# INHALTSVERZEICHNIS

# WICHTIGE INFOKÄSTEN

# WARUM DIESES BUCH?

Thomas Kampitsch lernte ich über seine wissenschaftliche Arbeit zu sekundären Pflanzenstoffen kennen. Der 1984 in Österreich geborene Wissenschaftler ist Forscher und Entwickler im Gesundheits-, Nahrungsergänzungs- und Arzneimittelbereich. Sein Fachgebiet ist die funktionelle Leistungssteigerung durch Naturstoffe im Sport. Somit ist er ein wahrer Meister der hormonaktiven Superfoods … zudem ein praktischer Athlet, der lebt, was er lehrt.

Er macht sich stark für einen 100% dopingfreien Sport und bietet zugleich eine durchdachte Lösung, wie sich die eigene Körperzusammensetzung und Leistungsfähigkeit dennoch über die Maße hinaus bessern lässt: durch Mutter Natur und den gezielten Einsatz ihres gewaltigen Pools an Wirkstoffen.

Im Gegensatz zu den primären Pflanzenstoffen – den Kohlenhydraten, Proteinen und Fetten – sind die sekundären Pflanzenstoffe, um die es in diesem Buch geht, noch weitestgehend unbekannt. Erst nach und nach dringen die Forscher in die Welt der wirksamen Naturstoffe ein und entdecken schier unglaubliche Möglichkeiten darin.

Trotz allem fällt die Arbeit nicht leicht. Schließlich will sich die pharmazeutische Industrie nicht den Platz streitig machen lassen; und was wäre schlimmer für sie als die Erkenntnis, dass man alles Wesentliche, um die eigene Gesundheit, Schönheit und Leistungsfähigkeit zu optimieren, bereits in Mutter Naturs Kräuterschrank findet? Oder wie ich gerne sage: In der Natur gibt es keinen Mangel, der nicht auch durch die Natur wieder behoben werden kann.

Zeitgleich ist das meiste davon nicht neu. In dem weit verbreiteten Kräuter- und Naturheilkundewissen aller Kulturen und Epochen sind viele der hier vorgestellten Pflanzen und Stoffe längst bekannt. Man wusste vielleicht nicht, warum sie wirken, aber bewusst war, dass sie wirken und meist auch wie sie wirken. Vieles davon ist vom Staub der Jahrhunderte verdeckt worden oder lebte einzig für Interessierte in der Weisheit der TCM, des Ayurveda oder der Hildegard von Bingen weiter – alles andere als Mainstream, von der Masse vergessen. Gibt es doch bereits für alles Pillen, Pülverchen und Spritzen. Wir sind die modernste Kultur, die dieser Planet je erlebt hat, und sind dennoch die, die sich am meisten entfremdet hat von ihrer Natur.

Doch eine vielversprechende Gegenbewegung entwickelt sich. Superfoods sind nicht nur sprichwörtlich in aller Munde. Das Interesse an Natursubstanzen steigt und immer mehr Athleten vertrauen auf die Kraft der Natur, statt gleich zur Pille oder gar Spritze zu greifen. Thomas und ich wollen diese Entwicklung unterstützen, aufzeigen, was es gibt, was möglich ist und wie man es umsetzt. Er ist der wissenschaftliche Background für dieses Buch, das ohne ihn nie entstanden wäre. Jedes mal, wenn im Buch ein eingerückter, kursiv gesetzter Kommentar erscheint, berichtet er aus seiner eigenen Erfahrung.

Ich bin der pragmatische Philosoph und literarische Coach, der die Fakten in Form bringt, verständlich macht und mit weiterführenden Gedanken ergänzt. Als Autor diverser Fitnessbücher, ewig forschender Trainer und naturaler Athlet, mit bald zwei Jahrzehnten Kraftsport-Erfahrung, liegt mir das Thema besonders am Herzen.

Ein starkes Dankeschön geht deswegen an Thomas' Kompetenz, an seine professionelle Zusammenarbeit und natürlich an Sie, verehrter Leser. Wir danken beide für Ihr Interesse und wünschen Ihnen eine erhellende Lektüre und erfolgreiche Anwendung des geballten Wissens der nun folgenden Kapitel.

Ihre Autoren
Thomas Kampitsch & Christian Zippel

# AN WEN RICHTET SICH DAS BUCH?

Dieses Buch richtet sich an alle, die ihren Hormonspiegel und somit Gesundheit, Entwicklung und Leistungsfähigkeit auf natürliche Weise regulieren wollen. Es richtet sich an alle, die sich in ihrem Körper nicht wirklich wohlfühlen und diese „Gesamtsituation" verbessern wollen. An alle, die über die Macht der Hormone wissen, aber nicht zu chemischem Doping greifen wollen. An alle, die naturverbunden und bio-bewusst supplementieren wollen. An alle, die fühlen, dass in ihrem Körper irgendetwas nicht ganz rund läuft. An alle, die schon viel probiert haben, bei Ärzten waren, von allerlei Nahrungsergänzungsmitteln enttäuscht wurden und immer noch auf der Suche sind. Es richtet sich an Laien, aber auch an Fachkräfte der Fitness- und Wellnessbranche, an Leistungssportler, Ernährungsberater und Trainer. Es vermittelt die molekularen, biochemischen und hormonellen Grundlagen, die anabole und katabole Stoffwechselvorgänge im Körper anstoßen und letztendlich in wahrnehmbare Effekte wie Muskelaufbau, Körperfettverbrennung und Leistungssteigerung münden.

Zum Einsatz kommen dabei Rohstoffe natürlichen Ursprungs, primär Pflanzen und deren Extrakte, die geschlechtsspezifisch eingesetzt werden. Vor allem die genderspezifische Unterscheidung und Sinnhaftigkeit der Anwendung wird beleuchtet, potenzielle Empfehlungen werden ausgesprochen und eine praxisnahe Idee der Dosierung und Verabreichung wird gegeben. Neben östrogenwirksamen Substanzen kommen ebenso androgenwirksame zum Einsatz. Vor allem die Phytoandrogene wurden in den vergangenen Jahrzehnten stiefmütterlich behandelt und sollen durch dieses Werk eine praxisnahe Beleuchtung des potentiellen Einsatznutzens erfahren.

## Es wird darauf hingewiesen...

… dass dieses Werk Ihnen Einiges abverlangen wird und auch einen hohen Grad an Eigeninitiative voraussetzt. Denken Sie sich voll und ganz in die Materie hinein und lesen Sie das Buch zügig durch, um den Gedankengängen und Zusammenhängen ohne Einschränkung folgen zu können. Scheuen Sie sich aber auch nicht davor, das Buch immer wieder zur Hand zu nehmen, nachzuschlagen und Neues auszuprobieren. Lernen ist ein nie endender Prozess und wegen des Vergessens ein ewiges Rudern gegen den Strom. Doch es lohnt sich. Mit zunehmender Kenntnis verdichten sich die Zusammenhänge und das eigene Leben wird übersichtlicher, wodurch die Fähigkeit reift, dessen Entwicklung zu steuern.

Das Buch wendet sich auch an Fachpersonal, weshalb wichtige Fachbegriffe bestehen bleiben. Sie werden meist im Text selbst erklärt oder in den abschließenden „Worterklärungen" nach den fachlicheren Kapiteln. Das wird das Verständnis des Textes erhöhen und Ihren Lernerfolg fördern. Wichtig für alle Leser: In erster Instanz den Sachverhalt verstehen und ihn dann erst praktisch umsetzen.

Ein alphabetisches Verzeichnis aller Pflanzen und Substanzen finden Sie ganz am Ende des Buches, der schnellen Erreichbarkeit wegen sogar nach den Quellenverweisen.

## „WENN ES WAS BRINGEN WÜRDE, WÄRE ES VERBOTEN!"

Dieses Klischee hört man oft von Anwendern chemischen Dopings und fachlichen Theoretikern. Diese haben ihr Weltbild mitunter derart verdreht, dass sie alles Pflanzliche als wirkungslos bezeichnen und nur chemisch erzeugte Stoffe als wirksam erachten. Dazu drei Fakten:

**1.** Natürlich wirken hochdosierte Steroide weitaus krasser auf den körpereigenen Hormonspiegel, doch zerstört die chemische Keule langfristig weitaus mehr als sie fördert, zudem wirkt sie deutlich eindimensionaler. Wer die eigene Gesundheit stärken will, statt stark auf Kosten der Gesundheit zu werden, der kommt an hormonaktiven Superfoods nicht vorbei.

**2.** Pflanzenstoffe wirken – auch, wenn sie nicht verboten sind! Pflanzen können aufbauen, stärken, verjüngen und verschönern. Sie können desinfizieren und heilen, aber auch vergiften und töten. Es sind natürliche Substanzen – ebenso wie unser Körper aus natürlichen Substanzen aufgebaut ist und über solche reguliert wird. Je nach Substanz und Dosis können sie enorme Wirksamkeit entfalten. Tun sie das nicht, liegt dies mitunter an mangelnder Eignung, Extraktion oder Qualität der Pflanze.

**3.** Für manche Pflanzenstoffe existieren keine oder noch unzureichend zufriedenstellende Humanstudien, doch ihre Wirkung lässt sich nicht leugnen. Tradierte Kräuterweisheiten wie die von TCM, Ayurveda oder der Hildegard von Bingen sind kein „abergläubisches Gewäsch". Es steckt Wahrheit darin. Dieses Erfahrungswissen hat sich über Jahrhunderte oder gar Jahrtausende herauskristallisiert und wird heute nach und nach wissenschaftlich bestätigt.

## Fazit der Fakten

Die Zukunft ist grün. Fitness wird grün. Die erstarkende Schicht von naturbewussten Athleten wird immer stärker mit hormonaktiven Superfoods zusammenwachsen und chemisch erzeugte Präparate hinter sich lassen, um ihre Entwicklung im Einklang mit der Gesundheit zu schaffen und nicht auf deren Kosten.

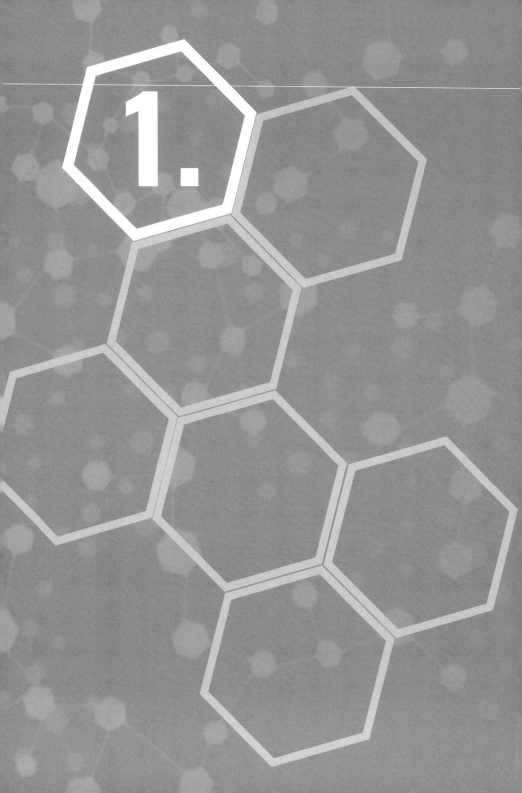

# 1. HORMON BASICS

Phytoöstrogene sind in aller Munde. Sie werden als die Lösung für Wechseljahresbeschwerden und die damit einhergehenden Begleiterscheinungen wie Knochenschwund, Verlust an Muskelmasse, Hitzewallungen u.v.m. propagiert – als die natürliche nebenwirkungsfreie Alternative zu synthetischen Östrogenen. Ob Soja, Yams, Rotklee – jede Frau und selbst viele Männer wissen Bescheid und werden in der Lage sein, ein paar Worte darüber zu berichten. Das führt zu einer grundsätzlichen Frage, die sich an dieser Stelle förmlich aufdrängt: Jeder spricht von Phytoöstrogenen, aber was ist mit der anderen Seite? Was ist mit dem „männlichen" Part? Warum spricht niemand über Phytoandrogene!?

Wir wollen diese Frage beantworten und hier Nachholarbeit leisten, denn Phytoandrogene verdienen Rampenlicht und Beifall. Sie harmonisieren den männlichen Hormonstoffwechsel und aktivieren den weiblichen, erlauben eine weitaus schnellere Regeneration nach harter körperlicher Betätigung, modulieren körperlichen Stress, sodass dieser keine negativen Auswirkungen mehr nach sich zieht, und erlauben das zielgenaue Beeinflussen von muskelaufbauenden und körperfettabbauenden Prozessen.

Das Wissen über Phytoandrogene und Phytoöstrogene führt zu einem Grundpool an genderspezifischer Leistungsernährung. Die Abstimmung der beiden Grundsäulen erlaubt ein genaues körperindividuelles „Arbeiten" nach Maß und ermöglicht das Erklimmen nie geahnter Leistungsstufen. Der leistungsstarke Traumkörper ist greifbar nah und bei Berücksichtigung einiger maßgeblicher Zusammenhänge für jede Frau und jeden Mann erreichbar.

# DIE HORMONELLEN GRUNDLAGEN

Diese einleitenden Kapitel gehen gleich ins Eingemachte und klären Sie über die wichtigsten hormonellen Grundlagen auf. Natürlich können Sie diesen Bereich auch überspringen und direkt zu den pragmatischeren Kapiteln blättern. Für eine langfristige und nachhaltige Optimierung Ihrer hormonellen Gesundheit sind die folgenden Grundlagen jedoch unabdingbar. Nur wer weiß, was er macht, der erhält auch Macht über sein Handeln und dessen Folgen. Also lohnt es sich, die Zusammenhänge zu verstehen.

## Die Rolle des Cholesterins

Östrogene (z.B. Östradiol) und Androgene (z.B. Testosteron) zählen zu de Hormonen – sie alle werden im Körper aus Cholesterin synthetisiert (ausgehend von einem Isoprenmolekül). Cholesterin versinnbildlicht damit die Muttersubstanz, aus der alle unser Dasein bestimmenden Hormone hervorgehen.

Es gibt keinen ersichtlichen Grund, Cholesterin zu verteufeln oder aus der Ernährung zu streichen, auch wenn eine Minderheit unter uns eine Stoffwechselstörung aufweist, die zu erhöhtem Cholesterinspiegel und, damit verbunden, zu einem erhöhten Risiko, unter Herz-Kreislauf-Erkrankungen zu leiden, führt. Diese Randgruppe prägte in den letzten Jahrzehnten die Hetze gegen das Cholesterin. Das spiegelt aber nicht die Realität wider und damit nicht den Nutzen, den Cholesterin im gesunden Organismus bringt.

Es bildet die Basis für einen hohen Testosteron- und Östrogenwert und damit das Fundament für Leistung. Cholesterin gilt als essenziell – ohne Cholesterin kein Leben!

Generell ist der menschliche Organismus aufgrund seiner Entwicklung und Herkunft (Jäger- und Sammlerkultur mit einem gewichtigen Anteil an fleischlicher Kost) auf die Verwertung von Cholesterin ausgelegt und kann in der Regel hervorragend damit umgehen. Wenn über die Nahrung vermehrt Cholesterin zugeführt wird, reduziert der Körper über die negative Rückkopplung die Eigenproduktion von Cholesterin und aktiviert enzymatische Systeme, die eine erhöhte Umsetzung von Cholesterin in Folgehormone aller Hormonklassen ermöglichen.

*Aus eigener Erfahrung erhöhte nicht fleischreiche Kost und ein Tageskonsum von 20 Eiern (im Rahmen von „Extremernährungsstudien"!) meinen Cholesterinspiegel, sondern eine an Weißmehl und Zucker reiche Ernährung. Zucker wirkt sich am negativsten auf den Cholesterinspiegel aus. Streichen Sie nicht Cholesterin aus der Ernährung – reduzieren Sie „schnelle" Kohlenhydrate wie Reis, Kartoffeln, weißes Mehl, modifizierte Stärke und Zucker. Die Ergebnisse werden für sich sprechen. Auch hier greift wiederum ein Grundsatz: Überlegen Sie, wo Sie herkommen und wo Sie hinwollen!*

*Genetisch betrachtet hat sich unser Organismus in den letzten Jahrtausenden nicht grundlegend geändert. Ein paar Spontanmutationen haben uns – der kaukasisch-europäischen Menschengruppe – die Möglichkeit verliehen, Laktose aufzuspalten (nach wie vor sind ca. 75 % Prozent der Weltbevölkerung laktoseintolerant) und Weiteres bewirkt, aber grundsätzlich hat sich unser endokrines (hormonelles) System nicht verändert. Eine Kohlenhydratmast führt unter anderem zu Insulinresistenz und Diabetes, Diabetes zu Schwäche, Krankheit und massiver Einschränkung an Lebensqualität – ganz zu schweigen von einer Reduktion der Lebenserwartung. Dazu trägt maßgeblich auch unser Alltag in geschlossenen Räumlichkeiten bei.*

*Der chronische Lichtmangel führt unweigerlich zu niedrigen Vitamin-D-Werten – ein weiterer Nagel im Diabetesbrett! Halten Sie Ihren Insulinspiegel unten, reduzieren Sie den Konsum von Zucker und kohlenhydrathaltigen Speisen und tauschen Sie diese gegen eiweißreiche Kost mit natürlich hohem Vitamin-D-Gehalt (fetter Seefisch, Eier). Sie werden Körperfett reduzieren, Ihre Blutfettwerte verbessern, mehr Muskeln aufbauen und dadurch Ihre Leistungsfähigkeit potenzieren. Dies gilt für Sportler und Nichtsportler gleichermaßen!*

## Worterklärungen

**Cholesterin:** Muttersubstanz aller Hormone. Kommt in tierischen Lebensmitteln vor und wird natürlich über die Nahrung zugeführt. Bei unzureichender Nahrungsmittelzufuhr synthetisiert der Körper Cholesterin selbst.

**Östrogene:** „Weibliche Hormone" wie Östradiol und Östron. Kommen vorwiegend im weiblichen Organismus vor, aber spielen auch im männlichen Organismus eine wichtige Rolle.

**Androgene:** „Männliche Hormone" wie Testosteron und Dihydrotestosteron. Testosteron stellt im männlichen Organismus das dominante Hormon. Testosteron kommt auch in der Frau vor und spielt hier eine wichtige Rolle in puncto Libido und Fruchtbarkeit.

**Negative Rückkopplung:** Selbstregulation des Körpers. Am Beispiel Cholesterin: Wenn durch die Nahrung vermehrt Cholesterin zugeführt wird, dann reduziert der Körper die Eigensynthese.

**Laktose:** Dabei handelt es sich um Milchzucker. Dieser kommt nur in Milchprodukten vor und verursacht in Betroffenen bei Fehlverdauung und vorliegender Intoleranz Beschwerden wie Flatulenz, Leistungseinbrüche etc.

**Insulin:** Stark anaboles Hormon im Stoffwechsel. Wird bei kohlenhydrathaltigen Mahlzeiten von der Bauchspeicheldrüse ausgeschüttet, um die Zuckermoleküle aus dem Blutkreislauf zu entfernen und diese dorthin zu transportieren, wo sie gerade benötigt werden (z.B. in den Muskeln zur Verbrennung und Energiegewinnung).

**Spontanmutation:** Eine Veränderung im menschlichem Erbgut, die spontan auftritt. Sie kann zu Verbesserungen (die Möglichkeit Laktose zu verdauen) oder Verschlechterungen führen (erhöhtes Krankheitsauftreten).

## Die Östrogensynthese

Grundsätzlich wird das Östrogen der Frau in den Eierstöcken aus Cholesterin gebildet. In Abhängigkeit des Zyklustages werden dabei 70-500 μg Östradiol pro Tag synthetisiert. Das potenteste und wirksamste Östrogen ist Östradiol, gefolgt von Estron (oder Östron). Beide können wechselseitig ineinander umgewandelt werden. Die letzte Stufe stellt das Estriol (oder Östriol) dar, das auch im Harn nachgewiesen werden kann.

Nach der Menopause wird in den Eierstöcken Testosteron produziert, das über die Aromatase in Östradiol umgewandelt wird. Natürlich liegt dann viel weniger

Östrogen im weiblichen Organismus vor, weil vorwiegend die Androgene umgewandelt werden und Östrogen nur noch vermindert ausgeschüttet wird. Dies führt zu den bekannten „Nebenwirkungen" der Wechseljahre (der Beginn der weiblichen Unfruchtbarkeit), die mit einer Abnahme der Knochendichte, des Lustempfindens, mit einer Zunahme der Körperbehaarung, Kopfhaarausfall, Hitzewallungen und vielen weiteren Symptomen einhergehen können.

## Worterklärungen

**µg:** Mikrogramm, Gewichtseinheit wie Milligramm (mg) und Kilogramm (kg). 1 µg entspricht einem Millionstel Kilogramm.

**Aromatase:** Ein Enzym, welches im weiblichen wie auch im männlichen Körper die Umsetzung von Testosteron in Östrogen katalysiert. Kommt vorwiegend im Fettgewebe vor! Deshalb erhöht ein hoher Anteil an Speicherfett auch gleichzeitig den Östrogenspiegel im Körper – ein Grund, warum sich fülligere Mädchen in der Pubertät schneller entwickeln.

**Enzym:** Funktionelle Einheit. Ein Protein, das eine Aufgabe im Körper ausführt. Wie ein „kleiner Bauarbeiter", der eine spezielle Aufgabe im Organismus erfüllt.

## Die Testosteronsynthese

Beim Mann wird das Testosteron in den Hoden produziert, aus Cholesterin, über Vorstufen wie DHEA (Dihydroepiandrosteron) und Androstendion. Hier wirken sich vor allem zwei Hauptenzyme auf den Serumspiegel von Testosteron aus. Zum einen die Aromatase, die das Testosteron in das Östrogen Östradiol umwandelt, und zum anderen die 5-Alpha-Reduktase, die Testosteron in das potentere Kraft- und Lusthormon Dihydrotestosteron (DHT) umwandelt.

*Generell stelle man sich unter einem Enzym „ein kleines Helferlein" vor. Ein Enzym ist eine auf Proteinbestandteilen basierende „Arbeitseinheit", die gewisse Arbeiten im Körper durchführt oder, besser gesagt, katalysiert. Um aus*

*Testosteron z.B. Dihydrotestosteron werden zu lassen, muss das Molekül umgebaut werden – genau so ein Vorgang wird von Enzymen angestoßen. Populäre Beispiele für Enzyme wären Papain aus der Papaya (Eiweißaufspaltung) und Laktase (spaltet Milchzucker in Traubenzucker und Galaktose – deshalb schmeckt die laktosefreie Milch auch süßer als die normale)*

## Worterklärungen

**DHEA und Androstendion:** Prohormone von Androgenen und Östrogenen im Hormonstoffwechsel (stellen Vorstufen der „echten" Hormone dar).

**5-Alpha-Reduktase:** Enzym welches Testosteron in Dihydrotestosteron (DHT) umwandelt. Kommt nur im männlichem Organismus vor.

**Laktase:** Natürlich im Körper vorkommendes Enzym welches den Milchzucker in Traubenzucker und Galaktose aufspaltet. Menschen mit ausgeprägter Laktoseintoleranz fehlt dieses Enzym und der Milchzucker kann nicht aufgespalten werden. Dies führt im Dickdarm zu Beschwerden wie Blähungen.

# Hormonbindung durch SHBG

Östrogene und Androgene wirken nur in ihrer freien Form „richtig" und ohne Einschränkung - nur ungebunden können sie in Zielgewebe eindringen und ihre volle biologische Wirkung entfalten. Im Körper wird der Serumspiegel an freien Östrogenen und Androgenen über den Serumspiegel von SHBG (Sexual Hormon Bindendes Globulin) direkt beeinflusst. SHBG bindet Androgene und Östrogene und „entschärft" sie, indem sie nicht mehr oder nur begrenzt wirken können. Durch die Steuerung des SHBG-Spiegels lässt sich direkt die biologische Aktivität der vorhandenen Androgene und Östrogene beeinflussen.

*Nur, wenn Hormone nicht an SHBG gebunden im Körper zirkulieren, entfalten sie die gewünschte Wirkung. Gewisse Medikamente und Substanzen erhöhen den Hormonspiegel, aber sie erhöhen gleichzeitig auch die Menge an aktivem*

*SHBG, was summativ zu keinem verbesserten Hormonstatus und damit nicht zur gewünschten Wirkung führt! Deshalb im Rahmen von Laboruntersuchungen immer auch den SHBG-Spiegel vermessen lassen.*

Nicht nur Androgene und Östrogene wirken im Körper, sondern auch die daraus gebildeten Metaboliten, sprich Modifikations- und Abbauprodukte. Wichtig an dieser Stelle: Die Leber, die wichtige Modifikationsreaktionen durchführt (Reaktionen wie Hydroxylierung, Methylierung, Glucuronisierung). Diese dienen dem „Entgiften", dem Umbau der Substanzen in wasserlösliche Verbindungen. Steroidhormone gelten grundsätzlich initial als fettlöslich und müssen daher über Stoffwechselprozesse in eine wasserlösliche und über die Nieren ausscheidbare Form umgewandelt werden.

*Die Leber, als wichtigstes Stoffwechselorgan, spielt eine ausschlaggebende Rolle im Hormonstoffwechsel. Extern zugeführte wie auch körpereigene Hormone werden von der Leber verstoffwechselt. Eine starke Leber gilt als Grundvoraussetzung für einen funktionierenden Hormon- und Aminosäurenhaushalt und damit als die Basis für starke Leistung und Fruchtbarkeit.*

*Ihre Arbeit in puncto Hormonstoffwechsel einfach ausgedrückt: Wir haben ein schwer in Wasser lösliches Steroidhormon, welches in der Leber so modifiziert wird, dass es wasserlöslich wird. Durch die Wasserlöslichkeit freut sich die Niere, weil die Substanz den Körper über den Harn wieder auf natürlichem Wege verlassen kann. Die Leber lässt sich in ihrer Funktion durch Fasten, Bitterkräuter, einen ausgeglichenen Flüssigkeitshaushalt und generell durch einen hohen Verzehr an Obst und Gemüse unterstützen. Die Leber freut sich aber auch über hochwertiges Protein mit hoher biologischer Wertigkeit. Genauere Informationen dazu folgen im Kapitel „Was sind Steroide?".*

## Worterklärungen

**Zielgewebe:** Funktionsort im Körper (z.B. die Muskeln und Organe).

**Metabolit:** In den meisten Fällen ein Abbauprodukt. Bilirubin stellt beispielsweise ein Abbauprodukt oder einen Metaboliten von Hämoglobin (roter Farbstoff in den roten Blutkörperchen) dar. Bilirubin färbt den Urin gelb.

**Modifikationsreaktion:** Die Veränderung einer chemischen Struktur eines Stoffes für einen bestimmten Zweck (z.B. die Erhöhung der Wasserlöslichkeit und die Möglichkeit der natürlichen Ausscheidung über die Nieren).

**Hydroxylierung:** Anhängen einer –OH-Gruppe an ein Molekül.

**Methylierung:** Anhängen einer –CH3-Gruppe an ein Molekül.

**Glucuronisierung:** Anhängen es Glucuronsäurerests an ein Molekül.


# Xenohormone – Östrogene und Androgene aus exogenen Quellen

Nicht nur der Körper selbst produziert Östrogene und Androgene – diese kommen auch exogen, z.B. in konsumierten Lebensmitteln tierischen wie auch pflanzlichen Ursprungs, vor. Auch „mimen" viele in der modernen Welt eingesetzte Stoffe – wie Konservierungsmittel, Pestizide, Insektizide und Weichmacher – körpereigene Hormone; mit starker und oft sogar stärkerer physiologischer Wirkung als die der endogenen Vertreter.

Viele dieser „Xenohormone" wirken als Östrogene, was sich vor allem auf den männlichen Organismus stark negativ auswirkt. Die Abnahme an fruchtbaren Männern liegt zum Großteil in mangelnder Bewegung, schlechter Ernährung und diesen hormonell wirksamen Umweltgiften und Umweltkontaminanten begründet. Die Wenigsten wissen, dass sich hormonelle Verhütungsmittel wie die „Pille" nicht biologisch abbauen lassen. Sie akkumulieren (häufen sich) im Grund- und Trinkwasser und werden tagtäglich von uns aufgenommen. Dies wirkt sich nachhaltig und chronisch auf die Zeugungsfähigkeit, Gesundheit und natürlich die körperliche Leistungsfähigkeit aus. Die Zunahme von hormonassoziierten Krebserkrankungen stellt keine Laune der Natur dar – auch hier gibt es klare Korrelationen (statistisch relevante Zusammenhänge).

*Wir Mitteleuropäer loben oft die Qualität unseres Trinkwassers. Ja, unser Wasser gilt in den meisten Fällen als mikrobiologisch einwandfrei trinkbar und kann getrost ohne Angst vor Magen-Darminfekten konsumiert werden. Auch der Anteil an gelösten Mineralien gilt in vielen Fällen als vorbildhaft, und darüber sollten wir uns glücklich schätzen!*

*Dennoch werden Verunreinigungen wie Pestizide, Insektizide, Hormone etc. im Rahmen der Wasserkontrollen nicht standardmäßig erfasst und fallen so durch das Raster. Die Kontaminationen sind in vielen Trinkwasserproben einwandfrei bestimmbar und werden täglich von uns aufgenommen und sie lassen sich ebenso einwandfrei im Harn nachweisen. Aus persönlicher Einschätzung erachte ich Tiefenwasser (Mineralwasser) als das bessere Trinkwasser.*

## Worterklärungen

**Exogen:** Etwas, das aus äußeren Ursachen entsteht bzw. von außen wirkt.

**Endogen:** Etwas, das aus inneren Ursachen entsteht bzw. von innen wirkt.

**Weichmacher:** Weichmacher stellen spezielle chemische Substanzen dar, die in der Kunststoffindustrie für die Verarbeitung von Kunststoffen (Plastik) benötigt werden. Grundsätzlich gilt: Plastik wird durch Weichmacher erst formbar. Daraus folgt: Je weicher ein Kunststoff werden soll, desto mehr Weichmacher werden benötigt. Weichmacher verbleiben aber nicht im Kunststoff, sondern entfleuchen diesen im Laufe der Zeit. Sie reichern sich in der Wasserflasche an (z.B. Mineralwasser in Plastikflaschen), sie werden ins Badewasser des Schwimmbeckens abgegeben usw. Schlussendlich reichern sie sich im Grundwasser an. Zu den bekanntesten Weichmachern zählen Bisphenole (Bisphenol A) und Phthalate.

**Xenohormone:** Chemische, durch den Menschen geschaffene, Verbindungen die hormonelle Wirkung im menschlichem Organismus entfalten.

# Bekannte Östrogenquellen

**Umweltkontaminanten mit östrogenartiger Wirkung, wie sie sich im Alltag finden lassen (ein Auszug):**

Organochlorverbindungen wie Vinylchloride, Dioxine, PCBs (Polychlorierte Biphenyle), Perchloroethylen, aromatische Hydrocarbone, Phthalate und Phenole, Bisphenol A, Parabene, Medikamente wie Hormonersatztherapien, orale Verhütungsmittel, Tamoxifen (Antiöstrogen), Cemitidin.

> *Sie brauchen sich die angeführten Verbindungen nicht merken, aber Sie sollten sie auf alle Fälle einmal gehört haben. Die hormonelle „Hauptlast" resultiert aus der Verwendung von Plastik, Plastikflaschen, Verpackungen für Wurst und Käse, Aufbewahrungsdosen und aus Kosmetika wie Cremen und Duschgels – hier wird oft noch Paraben eingesetzt! Abgesehen davon Einrichtungsgegenstände, Spielzeug, Autoinnenausstattungen (der „tolle" Neuwagengeruch), Lacke und Farben – die Liste ist schier endlos lang. Hier ganz klar versuchen, jene einfachen Quellen zu verringern, bei denen dies ohne große Einschränkungen möglich ist:*
>
> *1. Nicht mehr aus Plastikflaschen trinken, sondern aus Glas oder Edelstahl.*
> *2. Wurst und Käse im Ganzen kaufen und selbst aufschneiden.*
> *3. Kosmetik sondieren und alles mit dem Inhaltsstoff Paraben verbannen und gegen Naturkosmetik tauschen.*
> *4. Hormonelle Verhütungsmittel absetzen und besser mit Kupferspirale arbeiten. Lernen, den Zyklus zu genießen.*
> *5. Aufbewahrungsdosen aus Plastik gegen Glas tauschen.*

**Östrogene in tierischen Lebensmitteln/körpereigene Östrogene (natürliche Quellen I – Auszug):**

Östradiol (oder Estradiol), Östron (oder Estron) und Östriol (oder Estriol). Hydroxylierte Östrogenmetaboliten, methoxylierte Östrogenmetaboliten und andere Metaboliten.

**Natursubstanzen mit östrogenartiger Wirkung (natürliche Quellen II – Auszug):**

Isoflavone (Genistein, Daidzein, Equol, Puerarin, Coumestrol, Glycitein, Biochanin A) aus Soja und Rotklee, Bohnen, Erbsen, Alfalfa, und Kudzu (Pfeilwurzel), Lignane (Mataioresinol, Pinoresinol usw.) aus Lein, Roggen, Weizen und Algen. Bestimmte Flavonoide (Rutin, Naringenin, Luteolin, Resveratrol, Quercetin) aus Zitrusfrüchten und Trauben sowie Buchweizen und rotem Weinlaub. Durch Pilze produzierte Östrogene auf Getreidesaaten (z.B. Zearalenon durch Fusarium-Pilze).

*Auch hier brauchen Sie sich die angeführten Verbindungen nicht zu merken. Die Erklärungen der für Sie wichtigen Vertreter folgt in späteren Kapiteln ausführlich. Grundsätzlich stellen natürliche Östrogenquellen kein Problem dar! Sie können gezielt eingesetzt werden, um den Körper auf natürliche, sanfte Art und Weise in die gewünschte Richtung zu lenken und der angeborenen Physiologie ein wenig auf die Sprünge zu helfen.*

*Zearalenon hingegen und andere durch Schimmelpilze produzierte Östrogene gelten als hoch toxisch und potent! Sie greifen stark in den Hormonstoffwechsel ein und gelten als krebserregend, also niemals verschimmeltes Getreide konsumieren. Getreide oder Reis, das bzw. der nach Schimmel riecht, sollte schleunigst den Weg in den Müll finden.*

## Hormonelle Disruptoren – eine unterschätzte Gefahr

Bisphenol A und Phthalate kommen vor allem in Plastik vor und werden als Weichmacher eingesetzt. Sie lösen sich aus der Folie des Tetrapacks, aus der Wurst- und Käseverpackung, aus dem Kinderspielzeug, das unsere Liebsten in den Mund stecken, aus Kunststoffböden u.v.m.

Parabene finden sich vor allem in Kosmetika wie Duschgel, Cremes usw. (Tipp: Sofort die Cremen und Duschgels daheim kontrollieren und gegen Naturkosmetik tauschen, denn in dieser werden aus gutem Grund keine Parabene eingesetzt). Substanzen dieser Art wirken als sogenannte „hormonelle Disruptoren". Sie stören oder greifen effizient in den humanen Hormonstoffwechsel ein und verändern uns. Empfehlung an dieser Stelle: Artikel im Magazin der Süddeutschen Zeitung, Heft 41/2009. Titel: „Die Welt wird weiblicher ... und das ist keine gute Nachricht", von Ariane Stürmer. Der Bericht findet sich schnell über eine einfache Abfrage im Internet.

*Der gesundheitsbewusste und leistungsorientierte Sportler ignoriert die Fakten nicht, er berücksichtigt neue Erkenntnisse und meidet Plastik, wo es nur geht. Er bevorzugt Papier, Glas und Holz. Er wirft alle „kontaminierten" Duschgels weg und benützt biologisch abbaubare und unbedenkliche Naturkosmetik.*

*Er kämpft für den Erhalt einer sauberen und nachhaltigen Umwelt und ernährt sich so gesund wie möglich, trainiert hart und ausdauernd, um lange einen gerechten Kampf für eine bessere (Um)Welt führen zu können. Nur unbelastete natürliche Lebensmittel repräsentieren die geeignete kalorische und nährstoffstrotzende Basis für einen gesunden und leistungsfähigen Körper.*

## Worterklärung

**Hormoneller Disruptor:** Ein Disruptor unterbricht einen Prozess – in diesem Fall handelt es sich um eine chemische Substanz, die in den menschlichen Hormonstoffwechsel eingreift und diesen negativ affektiert. In den meisten Fällen wird dabei der Testosteron- und Androgenstoffwechsel im Mann negativ beeinflusst, was zu einem merklichen Abfall an humanaktivem Testosteron führt. Dies wiederum mündet ihn reduzierte körperliche Leistungsfähigkeit und Potenzschwäche.

# STEROIDHORMONE UND IHR EINSATZ IM SPORT

*Dieses Kapitel baut auf den vorgehenden auf und dringt tiefer und umfassender in die Materie ein – hier geht es um die knallharte Biochemie. Es eignet sich aufgrund der Komplexität für Fortgeschrittene und Personen mit Vorkenntnissen, wobei ich dennoch jedem Leser und jeder Leserin empfehlen würde, die folgenden Abschnitte zur Stärkung des Grundwissens zu überfliegen und ein paar „Keywords" mitzunehmen.*

Steroide zählt man zu den Hormonen. Dabei handelt es sich um biochemische Signalstoffe, die in Zellverbänden, den sogenannten endokrinen Drüsen, gebildet werden. Ebenso wie die verwandten Stoffklassen der Karotinoide und Terpene werden Steroide im Organismus aus Isopren (einem methylverzweigten C5-Kohlenwasserstoff) durch Polymerisation und Zyklisierung gebildet. Pro Cholesterinmolekül werden 6 Isoprenmoleküle benötigt. Die Synthese ist energie- und sauerstoffabhängig. Pro Tag werden im Körper eines Erwachsenen 1-2 g synthetisiert; der Gesamtbestand beträgt ca. 150 g. Die Synthese wird durch die Ernährung und durch Hormone beeinflusst. Sie erfüllen grundlegende physiologische und biochemische Regulationsfunktionen.

## Worterklärungen

**Signalstoffe:** Stoffe, die im Körper Prozesse auslösen (wie eine grüne Ampel den Verkehr in Gang setzt).

**Endokrine Drüsen:** Drüsen, die Stoffe direkt ins Blut abgeben. Hoden und Eierstöcke geben beispielsweise Sexualhormone direkt ins Blut ab.

**Isopren:** Wichtiger Stoff für die Bildung von Cholesterin und damit die Vorstufe aller Hormone im Körper.

**Karotinoide und Terpene:** Sekundäre Pflanzenstoffe, die natürlich im pflanzlichen Organismus gebildet werden.

## Die Rolle der Leber im Steroidstoffwechsel

In der Leber werden die Steroidhormone inaktiviert. Steroide besitzen an sich einen lipophilen, sprich fettliebenden Charakter. Um sie wieder über den Urin ausscheiden zu können, müssen sie ihren lipophilen Charakter verlieren und hydrophil, also wasserliebend werden. Genau diese Reaktionen finden bevorzugt im Lebergewebe statt.

**Man unterscheidet zwei Reaktionsphasen:**

- die Phase-I-Reaktion reduziert oder hydroxyliert
- die Phase-II-Reaktion verestert mit Schwefelsäure oder glykosyliert mit Glucuronsäuren

Das Steroidgrundgerüst an sich kann vom Menschen nicht metabolisiert (abgebaut) werden. Es wird vor allem über den Urin und in geringem Maße über die Galle ausgeschieden. Ergo kann der Urin für diagnostische Zwecke und deren Nachweis herangezogen werden, was vor allem bei Dopingkontrollen eine große Rolle spielt.

### Worterklärungen

**Steroidhormone:** Steroide, die als Hormon wirken. Dazu zählen unter anderen die Androgene, Östrogene, Mineralcorticoide und z.B. auch das Vitamin D. Der Begriff „Steroid" wird oft als unzureichende Abkürzung für anabole Steroide verwendet.

**Steroidgrundgerüst:** modifiziertes Cholesterin

**Reaktionsphase:** Metabolisierungsschritt, der von der Leber katalysiert (ausgeführt) wird. Genauer gesagt arbeiten Leberenyzme an einem Umbau der Moleküle, mit dem Ziel, diese für den Nierenstoffwechsel wasserlöslich zu machen.

# Die Wirkung von Steroidhormonen

Aktivität weisen Hormone nur in ihrer freien Form auf (nur so können sie frei zirkulieren, an den Rezeptor binden und Effekte auslösen – das funktioniert nicht, wenn sie an SHBG gebunden vorliegen). Aufgrund ihres fettliebenden Charakters sind sie in der Lage, die Zellmembran zu durchdringen und ihre Wirkung überwiegend im Zellkern der Zielzellen zu entfalten. Diese Hormone binden spezifisch an ihren Rezeptor (man stelle sich den Rezeptor als Schloss und das Hormon als Schlüssel vor), der aufgrund von Wechselwirkungen eine Steigerung oder, in seltenen Fällen, eine Verminderung der Transkriptionsrate bewirkt. Der Rezeptor sitzt und wirkt auf einen bestimmten DNA-Abschnitt. Sechs Steroidgruppen spielen im menschlichen Organismus eine ausschlaggebende Rolle. Als allgemein bekannte Vertreter können Aldosteron, Calcitriol, Cortisol, Östradiol, Progesteron und Testosteron genannt werden.

*Die Transkriptionsrate gibt an, wie viel einer aktiven Substanz im Körper gebildet wird; also wie oft ein Gen „kopiert" und die Information (z.B. der Bauplan für ein Enzym) ausgelesen wird.*

*Es gibt Substanzen im Pflanzenreich, die die „Kopierrate" erhöhen – dies führt zu einer höheren Produktion von Hormonen, Proteinen o.ä. Genauso geht es auch in die entgegengesetzte Richtung – es gibt Substanzen, die die Kopierrate senken. Einfaches Beispiel: Eine Pflanze namens Hirschwurzel erhöht die Transkriptionsrate der Androgenrezeptoren. Das Resultat: Es werden mehr Androgenrezeptoren gebildet, und es kann mehr Testosteron und Dihydrotestosteron andocken und Wirkung im Körper entfalten (Schlüssel- / Schlossprinzip).*

## Worterklärungen

**Rezeptor:** Molekül zum Auslösen einer sogenannten Signaltransduktion (einer Kette von biochemischen Reaktionen im Körper).

**Zellmembran:** Außenschicht der Zelle.

**Zellkern:** Kern der Zelle. Der Kern beinhaltet den größten Teil der genetischen Information (DNA).

## Anabole Steroide und deren Anwendung am Menschen

Als „anabol" bezeichnet man körpersubstanzaufbauende Prozesse im Körper. Anabole Substanzen finden bevorzugt im Sport Anwendung, da eine Zunahme an Muskelsubstanz Hand in Hand mit einem Kraftzuwachs geht und damit entscheidende Vorteile im Wettkampf mit sich bringt. Abgesehen davon werden anabole Steroide besonders bei schweren Erkrankungen des Muskelapparats und bei mangelnder Knochensubstanzbildung eingesetzt, um vorzeitigen Schwächezuständen entgegenzuwirken. Die anabolen Steroide (AAS) lassen sich in natürliche (Testosteron und Vorläuferprodukte) und in synthetische Vertreter unterteilen. Hinsichtlich der Wirkungen der AAS erfolgt die Differenzierung bezüglich der androgenen bzw. anabolen Wirksamkeit. Typischerweise wird das Verhältnis androgen zu anabol angegeben. Folgende Tabelle stellt androgene und anabole Eigenschaften der AAS anschaulich gegenüber:

| Androgene Wirkung | Anabole Wirkung |
|---|---|
| Vertiefung der Stimme | Zunahme der Skelettmuskelmasse |
| Wachstum und Entwicklung der Prostata | Zunahme des Hämoglobin-Spiegels im Blut |
| Peniswachstum | Zunahme der roten Blutkörperchen |
| Wachstum und Entwicklung der Bläschendrüsen | Prozentuale Abnahme des Körperfettes |
| Zunahme des Geschlechtstriebes | Umverteilung des Körperfettes |
| Verstärktes Interesse an gesellschaftlichen Handlungen | Verstärkte Calciumaufnahme der Knochen |
| Zunehmende Körperbehaarung, Wachstum und Musterbildung der Schambehaarung | Zunahme der Körperbilanz verschiedener Elektrolyte |
| Zunahme der Talgbildung | |
| Steigerung der Aggressivität | |

## Dianabol als Beispiel eines oralen Steroids (synthetisch)

Dieses anabole Steroid wird auch als D-Bol bezeichnet. Es findet seit den 60er Jahren Anwendung und kann leicht auf Rezept oder privat, auf illegalem Wege, erworben werden. Dianabol (17-Alpha-methyl-17-beta-hydroxil-androsta-14-dien-3-on) wirkt sich vor allem auf den Stickstoff- und damit auch auf den Eiweißstoffwechsel aus. Die Wirkung manifestiert sich in einem positiven Stickstoffgleichgewicht in der Muskulatur. Zusätzlich fördert es die Calciumeinlagerung in die Knochen. Dianabol findet vor allem bei Krankheitszuständen Anwendung, die mit einem signifikanten Verlust an Muskelmasse und Knochenschwund einhergehen. Es ähnelt in seiner chemischen Struktur 17-Alpha-Methyltestosteron, daher besitzt es eine sehr starke anabole wie auch androgene Komponente. Dies verursacht bei den Anwendern einen enormen Masse- und Kraftzuwachs, der sich schnell und verlässlich einstellt. Eine Gewichtszunahme von zwei bis drei Kilogramm pro Woche bewegt sich im Bereich des Möglichen. Dianabol aromatisiert im Körper rasch, das heißt, es wird zügig in Östrogene, also weibliche Geschlechtshormone, umgewandelt, was eine bemerkenswerte Wasseransammlung mit sich bringt.

Nehmen Frauen diese Substanz ein, müssen sie mit stark ausgeprägten Vermännlichungssymptomen rechnen. Dies resultiert aus der starken androgenen Aktivität des Wirkstoffs. Obwohl Dianabol viele potentielle Nebenwirkungen besitzt, ist es der Bestseller auf dem Schwarzmarkt. Da es sich um ein 17-Alpha-Alkyl handelt, belastet D-Bol, die Leber in erheblichem Ausmaß. Aufgrund der schnellen Aromatisierung und der daraus resultierenden Wasseransammlungen im Körper führt Dianabol zu erhöhtem Herzschlag und Blutdruck. Beides kann zu einer irreversiblen Schädigung des Herz-Kreislaufsystems führen. Nach dem Absetzen des Präparats schwinden aufgebaute Muskeln schnell wieder – mit den Nebenwirkungen kämpft man oft noch Jahre danach. Spontanes Herzversagen tritt mitunter erst Jahre nach der letzten Anwendung auf.

## Worterklärungen

**17-Alpha-Methyltestosteron:** Anaboles Steroid. Hier wurde an Position 17 des Moleküls eine Methylgruppe angehängt (zur Verbesserung der oralen Bioverfügbarkeit und Reduktion des Molekülabbaus durch die Leber).

**17-Alpha-Alkylierung:** Molekülmodifikation an Position 17 des Moleküls zur Erhöhung der Bioverfügbarkeit und zum teilweisen Umgehen des „First-Pass"-Effektes (Lebermetabolisierungsschritt und Abbau bzw. Umbau der Substanz, wie bereits beschrieben), mit dem Ziel, mehr des intakten Wirkstoffes in den Blutkreislauf zu schleusen.

**Vermännlichungssymptome:** Tiefer werdende Stimme, Bartwachstum, Zunahme der Körperbehaarung, Wachsen der Klitoris usw.

# Der Hormonstoffwechsel im menschlichem Körper bildlich dargestellt

Wie in der Grafik ersichtlich, basiert der humane Hormonstoffwechsel auf komplizierten Regelmechanismen. Eine grobe Einteilung in verschiedene Blöcke ist möglich. Als Muttersubstanz aller Metaboliten fungiert hier das Cholesterin (Cholesterol). Durch Seitenkettenmodifikation des Grundgerüstes entstehen die einzelnen Hormontypen und -fraktionen. Die einzelnen Blöcke gliedern sich wie folgt:

- Gestagene (Progestagens)
- Mineralcorticoide (Mineralcorticoids)
- Androgene (Androgens)
- Östrogene (Estrogens)

## Die Gestagene

Das wichtigste Gestagen stellt Progesteron dar. Es spielt vor allem im weiblichen Zyklus (ab Phase zwei) die größte Rolle und wird auch während der Schwangerschaft in der Plazenta (Mutterkuchen) gebildet. Bei Männern wird

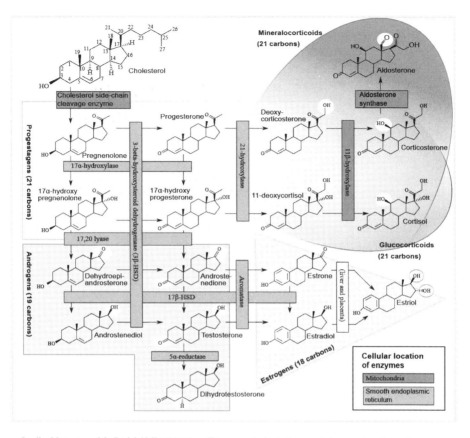

*Quelle: Häggström M, Richfield D (2014) . „Diagram of the pathways of human steroidogenesis „. Wikiversity Journal of Medicine 1 (1 ). DO I:1 0. 15 34 7/ w jm/ 20 14 .0 05 . IS SN 2 00 1 87 62*

Progesteron in den Leydig-Zwischenzellen der Hoden gebildet, wobei bei Männern und Frauen auch geringe Mengen in der Nebennierenrinde synthetisiert werden.

Progesteron bereitet die Gebärmutterschleimhaut auf die Einbettung der befruchteten Eizelle vor und verhindert eine weitere Follikelreifung, sofern eine Befruchtung stattfand. Synthetische Analoga der Gestagene, sogenannte Progestine, werden oral als Verhütungsmittel eingesetzt. Auch die sogenannte Dreimonatsspritze basiert auf Gestagenen. Andere Progestine wirken als starke Anti-Androgene und werden zur Unterdrückung des Geschlechtstriebes im Mann eingesetzt.

## Die Mineralcorticoide (Corticosteroide)

Die Mineralcorticoide spielen eine entscheidende Rolle im Elektrolythaushalt (Wasser- und Mineralienhaushalt) des Körpers – sie regulieren unter anderem das Kalium/Natrium-Gleichgewicht. Als die wichtigsten Vertreter gelten Aldosteron, Desoxycorticosteron und natürlich Cortisol – sie werden in den Nebennieren synthetisiert und gelten als Progesteronabkömmlinge. Aldosteron wird auch als das „Dursthormon" bezeichnet, da es bei Dehydration (Wassermangel) vermehrt ausgeschüttet wird.

Generell gilt für Sportler und leistungshungrige Aktive: Nie Durst – Aldosteron sollte so niedrig wie möglich bleiben. Ein Durstgefühl sollte sich nicht einstellen, da es bereits einen Mangel an Flüssigkeit anzeigt, der sich direkt negativ auf die körperliche Leistungsfähigkeit auswirkt. Als einfache Richtlinie: Alle zwei Stunden 2 Gläser (250 ml) Wasser trinken – je nach Belastung, Körpergewicht und Jahreszeit sind Anpassungen vorzunehmen. Ein guter Wasser- und Elektrolythaushalt korreliert direkt mit der Leistungsfähigkeit und darf nie vernachlässigt werden. Daher „vorbeugend" trinken; Durst = ein Fehler im Leistungssystem.

## Das Mineralcorticoid Cortisol

Cortisol weist breit gestaffelte Wirkmechanismen im menschlichen Körper auf. Es greift in zahlreiche Stoffwechselvorgänge ein. Dabei werden vor allem katabole (die Körpersubstanz abbauende) Prozesse eingeleitet, die eine rasche Bereitstellung von Energie garantieren, durch die Umwandlung von Glykogen (Speicherkohlenhydraten) zu Glukose (schnell verfügbare Kohlenhydrate) durch die Glukoneogenese in der Leber. Abgesehen davon weist Cortisol noch folgende Effekte auf:

1. Dämpfende Wirkung auf das Immunsystem (wird effizient bei Autoimmunerkrankungen eingesetzt)
2. Stark entzündungshemmende Wirkung
3. In Kombination mit Adrenalin und Noradrenalin (ausgeschüttet bei akutem Stress– „Flucht-/Kampfszenario") synergistisch erhöhte Steigerung der Lipolyse

Cortisol wird in der Niere und im Darm zu Cortison oxidiert. Die Cortisolausschüttung unterliegt einer sogenannten circadianen Rhythmik (der Wert schwankt im Tagesverlauf), wobei der höchste Wert direkt in der Früh nach dem Aufstehen erzielt wird (CAR – Cortisol Awakening Response). Die Cortisolwerte im Blutserum liegen daher in der Regel zwischen 165-690 nmol/l (Cortisol gesamt) – für eine verlässliche Aussage muss ein Cortisoltagesprofil vermessen werden. Der Wert am Morgen kann nur als grobe Einschätzung dienen. Bei Personen mit chronisch erhöhten Cortisolwerten fällt der morgendliche Höchstwert kaum.

## Worterklärungen

**Lipolyse:** Körperfettverbrennung

**Oxidation:** Die Abgabe von Elektronen eines Stoffes an einen anderen Stoff, wodurch ersterer an Stabilität verliert, wie beim Rosten.

**nmol/Liter:** Angabe der Molarität, der Stoffmengenkonzentration (Wieviel eines Stoffes pro Volumeneinheit vorkommt).

**Blutserum:** Blut ohne Blutkörperchen (diese werden durch Zentrifugieren entfernt).

# Welche Rolle spielt Cortisol für den Sportler bzw. aktiven Menschen und wie wirkt es sich auf den Muskelaufbau aus?

Chronischer Stress gilt als Hauptverursacher für einen abnormen, weil andauernd erhöhten, Cortisolspiegel. Dieser stellt einen hochkatabolen Faktor dar. Die Freisetzung von Speicherkohlenhydraten (Glykogen) und damit von Leistungsreserven wird gefördert, was wiederum zu einer Erhöhung zuerst der Blutglukose und in weiterer Folge des Insulinspiegels führt. Durch das Aufbrauchen der Speicherkohlenhydrate werden Leistungsreserven mobilisiert, die man als (Spitzen-)Sportler vor allem unter Belastung benötigt.

Neben der „Verschwendung" von Kohlenhydratspeichern werden auch proteinkatabole Prozesse eingeleitet, die einen Abbau von Muskeleiweiß einleiten. Chronisch erhöhte Cortisolspiegel „fressen" Muskeln und verschieben das Verhältnis Cortisol zu Testosteron in Richtung Cortisol, was wiederum eine stark katabole Stoffwechsellage einleitet.

Dieser Zustand führt immer zu einem Stop der Muskelproteinsynthese (anabole Stoffwechsellage), zu weitaus schlechterer Regeneration nach Belastung, zu erhöhter Körperfettspeicherung und Leistungseinbrüchen.

Anabole Steroide greifen effizient in diese Zusammenhänge ein, indem sie einen sogenannten „Cortisol-Raise" verhindern. Cortisol bleibt niedrig und damit auch der gekoppelte katabole Vorgang. Parallel dazu werden die Androgene durch die Substitution (Zufuhr von außen) stark erhöht. Dies bringt den Körper selbst bei harter körperlicher Belastung in eine ausgeprägt anabole Stoffwechsellage und führt zu hervorragender Regeneration und Muskelaufbau. Ähnliche Effekte lassen sich mit Pflanzenextrakten, ohne das bereits genannte Nebenwirkungsprofil, realisieren.

*In den Cortisolstoffwechsel greifen z.B. die Schisandrabeere, die Hirschwurzel und der chinesische Raupenpilz effizient ein.*

Auch das Immunsystem wird von einem erhöhten Cortisolspiegel negativ affektiert, was zu einer erhöhten Krankheitsanfälligkeit führt [401, 402, 403, 404, 405, 406, 407, 408, 409].

## Weitere Worterklärungen

Ab hier sind die wichtigsten Begriffe geklärt. Weitere Worterklärungen finden Sie künftig direkt im Fließtext. Je nach Kenntnisstand werden Sie viele Begriffe kennen. Manche werden Ihnen nicht geläufig sein, sind vielleicht nicht erklärt, aber auch nicht unbedingt wesentlich zum Verständnis und erfolgreichen Einsatz der Pflanzen und Substanzen.

Bei Interesse an tieferem Verständnis hilft weiterführende Lektüre und natürlich die Suchfunktion der Wahl auf dem Computer oder Smartphone. Wir selbst verzichten ab hier auf weitere Erklärungskästen, für einen besseren Lesefluss und um die Masse an Informationen nicht unnötig zu steigern.

# Wie kann ich als Sportler diese Zusammenhänge auf natürliche Art und Weise positiv beeinflussen?

## 1. Stress vermeiden!

Den Tag besser planen – Mahlzeiten herrichten – konkrete Abläufe und Gewohnheiten sollten die Regel werden – der Körper merkt sich seine „Fressfenster" – ein Nichteinhalten der Mahlzeiten führt zu Stressresponse und Cortisolausschüttung – kohlenhydratreiche Mahlzeiten schütten mehr Cortisol aus als eiweißreiche und kohlenhydratarme – Stress verursachende Faktoren (Terminhetzerei) meiden – auf gesunden und ausreichenden Schlaf achten (Schlaf vor Mitternacht) – 2 bis 3 Stunden vor dem Schlafengehen keine Mahlzeiten mehr, nur Wasser – ausreichend Regenerationszeit einhalten.

## 2. Kurz und hart trainieren!

Einfache Regel: Je länger das Training, desto höher steigt der Cortisolspiegel – dies gilt vor allem für hochintensives und intervallartiges Training. Will man hier rasche Erfolge sehen und mit hervorragender Regeneration belohnt werden, dann gilt „train hard, but smart" – in der Kürze liegt die Würze! Alle Krafteinheiten, die mit „Warm-up" und „Cool-down" länger als 45 Minuten dauern, sind nicht zu empfehlen. Dann besser zweimal am Tag eine Einheit einlegen.

## 3. Proteine und Insulin!

Sofort nach Belastung das Insulin peaken (Insulinerhöhung durch die Zufuhr der Aminosäure Leucin in ausreichender Konzentration oder durch die Zufuhr von hochglykämischen Kohlenhydraten wie Saccharose, Traubenzucker usw. – natürliche Quellen wie Früchte sind zu bevorzugen) und ausreichend hochwertige Proteine zuführen.

Nach dem Training sollte schnellstmöglich eine Mahlzeit aufgenommen werden. Hier empfiehlt sich vor allem eine Kombination aus Obst und schnell verfügbarem Eiweiß (z.B. ein Proteinshake). Das goldene Fenster nach der Beanspruchung entscheidet über die nachfolgende Regeneration und den Muskelaufbau.

## 4. Pflanzenextrakte einsetzen!

Sogenannte Adaptogene bereiten den Körper auf Stress vor, bevor dieser wirklich eintritt – sie erhöhen die Stresstoleranz sowie die körperliche und geistige Leistungsfähigkeit. Der Körper läuft, überspitzt formuliert, auf einem Adaptogen täglich einen Marathon und wenn dieser anschließend physisch wirklich ausgeführt wird, ist er für die Belastung gerüstet.

Adaptogene bereiten den Körper also gezielt auf physischen wie auch psychischen Stress vor und helfen, den Hormonspiegel im „sportgerechten" und leistungsfördernden Bereich zu halten. Die interessanten Adaptogene für Sportler und aktive Menschen, aber auch für alle, die sich allgemein stärken wollen, stellen die Hirschwurzel (R.carthamoides), Ginseng (Panax ginseng), Rosenwurz (Rhodiola rosea), Schisandra (Schisandra chinensis), Ashwagandha (Withania somnifera) und Bertram (Anacylus pyrethrum) dar.

## PFLANZENSTRESS UND SEINE VORTEILE

Auch Pflanzen reagieren auf Stress. Pflanzenstress wird zumeist durch Nährstoffentzug, harte klimatische Bedingungen wie Trockenheit und Hitze und durch Schädlingsbefall hervorgerufen. Daraus ergibt sich eine besondere, wissenschaftlich erwiesene Transferleistung der Natur: Gestresste Pflanzen helfen gestressten Menschen! Genauer: Pflanzen, die es besonders schwer haben, helfen Menschen, die es besonders schwer haben – sobald die Menschen diese Pflanzen in ausreichenden Mengen konsumieren. So erwerben sie die erworbene Stärke der Pflanzen. Ein besonderer, wundervoller Zusammenhang, der kaum jemandem in dieser Klarheit bewusst ist.

Die Pflanzen, die es besonders schwer haben, produzieren ein Vielfaches ihrer wertvollen Inhaltsstoffe, wie z.B. phenolische Verbindungen, die dann wiederum dem menschlichen Organismus zu Gute kommen und ihn gegen Stress schützen! Die moderne Landwirtschaft züchtet auf Ertrag und Leistung. Das heißt, man möchte es den Pflanzen so einfach und schön wie möglich machen. Es soll ihnen an nichts fehlen. Sie sollen rasch wachsen, blühen und gedeihen und einen hohen Ertrag in Form von Pflanzen- und damit Biomasse liefern. Das Problem: Pflanzen, die mit Hochdruck auf Masse gezogen und kultiviert wurden und denen der Stress fehlte, produzieren weitaus weniger gesundheitsfördernde Pflanzenstoffe. Sie sind, trivial ausgedrückt, weitaus weniger gesund und liefern dem Körper nicht die Nähr- und Wirkstoffe, die wir für ein effizientes Natural Doping benötigen.

Also, wenn Sie die selbst gezogene Karotte aus dem eigenen Beet, die Kräuter aus Omas Garten oder den Apfel von einer wilden Streuobst-Wiese essen, werden Sie gesundheitlich maßgeblich mehr davon profitieren, als wenn Sie die Hightechzuchtware aus dem Supermarkt konsumieren. Je weniger der Pflanze geholfen wurde und je mehr widrigen Bedingungen sie strotzen musste, desto mehr wertvolle Wirkstoffe wird sie produzieren und desto mehr wird Ihr Leistungssystem davon profitieren. Friedrichs Nietzsches Ausspruch: „Was uns nicht umbringt, macht uns stärker", gilt somit auch für die Pflanzenwelt: Was die Pflanze nicht umbringt, macht sie stärker … und für uns gesünder.

Die Wirkstoffgehälter im Vergleich von „Stressfreipflanzen" zu „Stresspflanzen" können sich enorm unterscheiden: Chinesischer wildwachsender Bergginseng kann nicht mit konventionellem Zuchtginseng verglichen werden, genauso wenig wie sich ein Bio-Apfel mit einem Zuchtapfel vergleichen lässt. Verlassen Sie sich auf Ihre Sinne und gehen Sie im Zweifel immer der Nase nach: Auch Aromen stellen sekundäre Pflanzenstoffe dar und korrelieren oft mit anderen nutzbringenden Inhaltsstoffen. Sie wissen bestimmt, wie eine Walderdbeere oder Waldhimbeere duftet. Vergleichen Sie den Duft mit der Ware aus dem Supermarkt. Auch die Farbe entscheidet: Die Sonne stellt einen Stressfaktor dar. Die Hälfte des Apfels, die der Sonne zugewandt wächst, lagert vermehrt Polyphenole ein und diese färben die Schale (zumeist rot bis rötlich). Je mehr Farbe in ihrem Apfel steckt, desto besser!

Bei Kräutern gilt ebenso: Immer der Nase nach. Je mehr Aroma, desto mehr Phytopower steckt in den Pflänzchen. Diese wertvollen Pflanzenstoffe eignen sich gemäß Literatur nicht nur dazu, Sie vor Stress zu schützen und ihre Leistungsfähigkeit zu potenzieren, sie sollen auch wahrlich das Leben verlängern. Für Pflanzenstoffe wie Rosenwurz wurde dies bereits im Tierversuch bestätigt; Versuche am Menschen laufen. In Kombination mit regelmäßigem Training und einer bewussten Ernährung stellen Pflanzenstoffe den Schlüssel zu Jugend, Schönheit und Gesundheit dar und werden in den kommenden Jahren eine neue Ära des Natural Dopings einläuten.

## Androgene und Östrogene

Die noch verbleibenden und vor allem leistungsassoziierten Blöcke in der Grafik stellen die Androgene und die Östrogene dar. Im Rahmen dieses Kapitels werden in puncto Androgene/Östrogene vor allem die enzymatischen Zusammenhänge behandelt – alle anderen Sachverhalte wurden bereits abgedeckt oder folgen in den weiteren Kapiteln. Das humane endokrinologische (hormonelle) Enzymsystem nimmt maßgeblichen Einfluss und bestimmt direkt die Quantität wie auch das Verhältnis der einzelnen Sexualhormone zueinander.

*Nicht nur die absolute Höhe (Konzentration) der Hormone spielt eine Rolle, sondern vor allem das Verhältnis der einzelnen Fraktionen zueinander. So weist ein Mann mit weniger Testosteron, aber auch geringeren Cortisol- und Östrogenwerten ausgeprägtere testosteronassoziierte Effekte im Körper auf, als ein Mann mit hohen Östrogen- und Cortisolwerten. Also beleuchten und analysieren Sie bei Hormonbestimmungen auch immer die andere Seite der Medaille, um sich einen möglichst fundierten Gesamtüberblick zu verschaffen!*

DHEA (Dehydroepiandrosteron) ist eine wesentliche Ausgangssubstanz, die direkt aus den Gestagenen hervorgeht. DHEA wird oft als das Jugendhormon bezeichnet, da die Synthese im Laufe des Alters abnimmt. Aus DHEA werden zwei Prohormone gebildet – Androstendion und Androstendiol (enzymatisch umgesetzt). Beide Substanzen stehen auf der Dopingliste und werden als Prohormone vermarktet, in den USA sind beide, neben dem DHEA, frei zu beziehen und als Nahrungsergänzungsmittel erhältlich. In Europa gelten sie als verboten. Androstendion „aromatisiert" dabei in hohem Maße. Dies bedeutet, dass die Aromatase (Enzym) es rasch in Östrogen umwandelt. Neben Östrogen entsteht über das 17-Beta-Hydroxysteroiddehydrogenase-Enzym (17-B-HSD) noch Testosteron.

Die Umsetzungsrate (wie viel Östrogen und wie viel Androgen aus Androstendion letztendlich gebildet wird) hängt maßgeblich von der Enzymaktivität der Aromatase und der 17-B-HSD ab (diese wird durch die Lebensmittelzusammensetzung maßgeblich mitbeeinflusst). Im Mann korreliert eine geringe Aromataseaktivität mit höheren Testosteronspiegeln – je mehr Androstendion in Testosteron umgesetzt wird, desto besser für die körperliche Leistungsfähigkeit. Neben Androstendion spielt noch ein zweites Prohormon, Androstendiol, eine wichtige Rolle. Es wird ebenfalls direkt aus DHEA über die 3-Beta-Hydroxysteroiddehydrogenase gebildet, aber aromatisiert nicht – es wird somit nicht in Östrogen umgewandelt.

Aus Androstendiol entsteht freies, humanwirksames, Testosteron. Obwohl von einer Prohormonsupplementierung ohne fundierte medizinische Befundlage und Indikation abzuraten ist, empfiehlt sich im Mann, wenn überhaupt, die Supplementierung von Androstendiol in Kombination mit Zink, um einen Östrogenüberschuss und damit verbundene Nebenwirkungen zu vermeiden (von negativen Effekten auf den Leber- und Nierenstoffwechsel ganz abgesehen). Alle oral zugeführten Prohormone unterliegen, wie bereits angesprochen, dem First-Pass-Effekt der Leber. Ein Großteil der Wirkstoffe wird abgebaut und liegt nicht mehr physiologisch wirksam vor. Die gängigen Tagesdosen liegen bei beiden Prohormonen zwischen 100 und 300 mg zweimal täglich. Durch die erhöhte Metabolisierungsleistung (Arbeitsleistung der Leber beim Umbau der Steroide) kann es zu einem erhöhten Absterben von Leberzellen und damit einhergehend zu einem Anstieg der Leberenzyme kommen. Ähnliche Effekte treten bei Alkohol und anderen über die Leber metabolisierten Medikamenten auf.

## Überblick verschaffen – Bestimmung von leistungsassoziierten Laborparametern im Blutbild

Jeder sollte, unabhängig von seinen leistungsspezifischen Wünschen, regelmäßig Laboranalysen durchführen lassen, um einen Einblick in sein hormonelles Gefüge zu erhalten. Neben dem Sicherheitsfaktor, immer Bescheid über seine Blutwerte zu wissen, spielt dies vor allem beim Wunsch nach Leistungsverbesserung, aber auch bei einer eventuell hormonassoziierten Beschwerdelage – z.B. Niedergeschlagenheit, Leistungsschwäche, sexuelle Unlust, sportliche Einbrüche, Gewichtsabnahme, stark erhöhter Grundumsatz („Ich nehme nichts zu, obwohl ich immer esse") und vermehrte Gewichtszunahme (vor allem Körperfett) – eine fundamentale Rolle.

Die Blutabnahme sollte aufgrund des physiologisch bedingten Verlaufes der Geschlechtshormone am Morgen, zwischen 8 und 10 Uhr, erfolgen. Es gilt die generelle Empfehlung, die Werte mindestens zweifach bestätigen zu lassen. Der Mittelwert gibt einen Richtwert der momentanen Situation wieder. Sind die Androgenwerte beispielsweise beide Male unter dem Referenzwert, liegt ein pathogenes Geschehen vor, welches abgeklärt werden sollte.

Neben den bereits genannten Parametern empfiehlt sich die Bestimmung eines großen Blutbildes, das vor allem die Parameter des Eisenstoffwechsels (Ferritin, Transferrin, Eisen im Serum) sowie das Hämoglobin und die Anzahl der roten wie auch weißen Blutkörperchen abbildet. Die Bestimmung der genannten Parameter empfiehlt sich in vierwöchigem Abstand, auch bei Einnahme von bestimmten Extrakten, um einerseits die Wirkung direkt nachvollziehen zu können und andererseits unerwünschte Nebenwirkungen auf beteiligte Organsysteme, z.B. die Leber, frühzeitig zu erkennen. In der folgenden Tabelle sehen Sie erhebenswerte Laborwerte – die Interpretation der Ergebnisse und eine Ergänzung erfolgt bei Bedarf durch den Arzt Ihres Vertrauens:

| Klinische Chemie | Gerinnung | Blutbild | Hormone 1 | Hormone 2 |
|---|---|---|---|---|
| Natrium | Quick | Erythrozyten | FT3 | FSH** |
| Kalium | Fibrinogen | Leukozyten | FT4 | LH |
| Calcium | AT3 | Thrombozyten | TSH | Östradiol |

| | | | | |
|---|---|---|---|---|
| Chlorid | | Hämoglobin | Beta-HCG | Progesteron |
| Magnesium | | Hämatokrit | Insulin | Prolaktin |
| Phosphor | | | | Androstendion |
| | | | | DHEA |
| Glukose | Immunologie | | | Testosteron |
| Gesamteiweiß | CRP | | | Testosteron frei |
| Harnstoff | PCT | | | SHBG |
| Kreatinin | Blutsenkung | | | DHT |
| Kreatinin-Clea-rance / GFR | RF | | | |
| Harnsäure | ASL | | | ** Frau |
| | | | | |
| Triglyceride | | | | |
| Cholesterin | | | | |
| HDL | | | | |
| LDL | | | | |
| | | | | |
| Ferritin | | | | |
| Transferrin | | | | |
| | | | | |
| GOT | | | | |
| GPT | | | | |
| Gamma-GT | | | | |
| Alkalische Phosphatase | | | | |
| Bilirubin ge-samt | | | | |
| Bilirubin direkt | | | | |
| GLDH | | | | |
| CHE | | | | |
| LDH | | | | |
| Laktat | | | | |

## Merken Sie sich folgende Messwerte und einfache Erklärungen in puncto Laborparameter

### 1. Ihre Lebergesundheit

zeigt sich an GOT, GPT, Gamma-GT (alles drei Leberenzyme), Alkalische Phosphatase (Enzym, welches in der Leber und den Knochen vermehrt vorkommt), Bilirubin (gelber Abbaustoff aus dem roten Hämoglobin Ihrer roten Blutkörperchen) gesamt und Bilirubin direkt. Sollten Sie Ihre Leber durch Alkohol, Umweltgifte oder verunreinigte Supplements zu sehr strapazieren, wird sich hier ein Anstieg über den Referenzbereich abzeichnen. Auch bei Krankheit und Infekt kann dies der Fall sein.

Lassen Sie chronisch erhöhte Werte auf alle Fälle prüfen. Die Leberenzyme steigen, wenn Lebergewebe zerstört wird und sie ins Serum „entlassen" werden. Der Arzt misst Ihre Gehälter anschließend und kann Rückschlüsse auf den Grad der Leberschädigung schließen. Bei schweren Vergiftungen liegen die Werte oft eine Zehnerpotenz über dem Referenzbereich oder noch höher. Geringfügige Anstiege sollten keine Sorgen erregen.

### 2. Ihre Nierengesundheit

spiegelt sich vor allem in Kreatinin (Abbaustoff, der durch die Nieren gefiltert wird), GFR (Glomuläre Filtrationsrate – gibt an wie effizient Ihre Niere noch filtert) und der Kreatinin-Clearance (ebenfalls ein „Filterwert", korreliert mit der GFR) wieder. Auch Blutharnstoff korreliert mit dem Nieren- und Leberstoffwechsel. Bei Kreatinin und Blutharnstoff wollen wir möglichst niedrige Werte sehen und bei der GFR bzw. Clearance möglichst hohe. Anabole Steroide supprimieren (hemmen) die Nierenfunktion. Trinken Sie auf alle Fälle ausreichend, um Ihre Nierentätigkeit zu unterstützen.

### 3. Ferritin und Transferrin

stehen für Ihren Eisenstoffwechsel. Liegen beide im oberen Referenzbereich, zeigen sie an, dass sie sich leistungsphysiologisch im besten Bereich befinden. Achten Sie auch darauf, dass die roten Blutkörperchen und Hämoglobin immer im oberen Referenzbereich liegen. Sie alle stellen Leistungsfaktoren dar. Also pflegen Sie Ihren Eisenstoffwechsel.

## 4. In puncto Gewichtsmanagement

gilt es, die Schilddrüse im Fokus zu behalten. Die Werte CT3, CT4 und TSH (Thyroxin Stimulierendes Hormon – regt die Bildung von CT3 und CT4, den Schilddrüsenhormonen, an) geben darüber Auskunft, wie effektiv Ihre Schilddrüse arbeitet. Je niedriger ihr TSH-Wert, desto höher die Aktivität der Schilddrüse. Viele „Non-Responder" weisen eine verkannte Schilddrüsenüberfunktion, mit sehr niedrigen TSH-Werten, auf. Sie setzen weitaus mehr Kalorien um, als Menschen mit hohen TSH-Werten (muss nicht immer ein Vorteil sein).

## 5. Die Hormonwerte

spielen natürlich die Schlüsselrolle – sie entscheiden über starke Leistung oder Schwäche und Leistungstiefs. Männer sollten ihren Testosteronspiegel im oberen Referenzbereich finden und Testosteron frei genauso. Je höher ihr DHT, desto mehr Kraft schlummert in ihren Muskeln. Für Frauen entscheiden Östradiol, Testosteron frei und Progesteron über die Leistung.

## 6. Das Blutbild oder Hämogramm

wird in der Regel in ein kleines und großes Blutbild unterteilt. Es umfasst die zellulären Bestandteile im Blut. Die bekanntesten Elemente davon bilden die roten und weißen Blutkörperchen. Die Erythrozyten (rote Blutkörperchen) stellen neben Hämatokrit (Anteil der roten Blutkörperchen in einem bestimmten Volumen Blut) und Hämoglobin (Menge an roten Blutfarbstoff) die primär leistungsrelevanten Parameter im Blutbild dar. Als Merksatz gilt: Je mehr Hämoglobin und intakte rote Körperchen, desto mehr Sauerstoff können diese transportieren und unter Belastung bereit stellen und desto ist höher auch die Leistungskapazität. Genau deshalb absolvieren Sportler aller Riegen regelmäßig Höhentraining. Dieses regt die Bildung roter Blutkörperchen auf natürliche Art und Weise an. Mehr rote Blutkörperchen sind in großer Höhe notwendig, um den Mangel an Sauerstoff in der Luft auszugleichen. Wenn dann wieder auf die gewohnte Seehöhe zurück gekehrt wird, schnellt die Leistungsfähigkeit aufgrund des Plus an roten Blutkörperchen und dem Mehr an Sauerstoff im Blut schlagartig nach oben. Nach einer Weile relativiert sich der Effekt wieder und es sollte ein weiteres Höhentraining absolviert werden.

Auch im Doping bedient man sich der Erhöhung an roten Blutkörperchen zur Leistungssteigerung. Hier werden vor allem der Eigenbluttransfer (Erhöhung der Anzahl der roten Blutkörperchen durch die Zufuhr von Tage zuvor abgezapftem Eigenblut) oder die Gabe von EPO angewandt. EPO gibt dem Körper direkt das Signal, mehr rote Blutkörperchen zu produzieren.

Die Leukozyten, ein weiterer Testwert, geben Aufschluss über ihren Immunstatus und ob ihr Immunsystem richtig funktioniert. Wenn die Leukozyten erhöht sind, spricht dies für einen Infekt, den ihr Körper gerade bekämpft. Sonst stellen die Thrombozyten (Blutplättchen) noch einen wichtigen Parameter dar – sie spielen bei der Blutgerinnung eine entscheidende Rolle. Im Falle einer Verletzung, heften sie sich an die Wunde und versuchen, diese so rasch wie möglich zu schließen. Dabei scheiden sie auch die Blutgerinnung fördernde Stoffe auf. Sinn und Zweck: Eventuelle Blutungen so schnell wie möglich zu stoppen. Bekannte Stoffe, die die Blutgerinnung hemmen, wären z.B. Alkohol und Aspirin. Beide stellen einen Risikofaktor bei Verletzungen dar, da sie Blutungen verstärken. Auch Omega-3-Fettsäuren reduzieren, hoch dosiert, die Blutgerinnung. Ein starkes Naturmittel zum Stoppen von Blutungen ist z.B. der Schachtelhalm. Die anderen im Blutbild vorkommenden Parameter beschreiben vielmehr Krankheitsgeschehen als leistungsinduzierende Faktoren. Diese erfahren hier keine gesonderte Erklärung.

Das große Blutbild differenziert zusätzlich die eben genannten Blutkörperchen. Bis ein Blutkörperchen eine „fertige Einheit" darstellt durchläuft es einen Reifungsprozess. Dessen Zwischenstufen werden im großen Blutbild aufgeschlüsselt, was vor allem bei Verdacht auf bestimmte (Blut-)Krankheiten eine Rolle spielt.

Die genauen Referenzbereiche und eine korrekte Interpretation all der soeben genannten Werte führt für Sie ihr Sportmediziner und Leistungsphysiologe durch. Die gegebenen Erklärungen sollen einen Grundeindruck vermitteln. Wenn Sie es genau wissen wollen, kaufen Sie sich einen Laborführer, der alle Laborparameter inklusive Referenzbereiche genau erklärt und darstellt. Das hilft, Ihre Befunde selbst zu lesen und zu interpretieren. Bei auffälligen Abnormitäten sollten Sie aber immer, ohne Umschweife, Ihren Arzt kontaktieren und den Sachverhalt klären.

## Praxisrelevante Enzyme und deren Beeinflussung im Rahmen des leistungsrelevanten Hormonmanagements

Zwei Schlüsselhormone, die Aromatase und die 5-Alpha-Reduktase, spielen – wie bereits in einführenden Kapiteln erwähnt – eine maßgebliche Rolle im leistungsrelevanten Hormonmanagement. Die Hauptaufgabe der Aromatase liegt darin Androstendion (Prohormon von Testosteron und Östrogen) und Testosteron (Prohormon von Dihydrotestosteron) in Östrogen (dabei vor allem Östradiol) umzuwandeln. In gewissem Maße spielt die Konvertierung in Östrogen eine wichtige Rolle. Männer mit ausgeprägtem Östrogenmangel leiden unter Lustlosigkeit, erhöhter Anfälligkeit von Sehnen-, Gelenks- und Muskelverletzungen und verringerter Knochendichte. In der Frau dominieren Östrogene bis zum Wechsel – erst danach erscheinen die negativen Begleiterscheinungen eines latenten Östrogenmangels wie Hitzewallungen, Lustlosigkeit und einer Reduktion von Knochendichte. In der Frau stellt im Gegensatz zum Mann Östradiol das primär-anabole Hormon dar.

99 % der Männer leiden nicht an Östrogenmangel – ganz im Gegenteil – sie leiden unter Östrogendominanz. Diese spiegelt sich im ungünstigen Verhältnis von Fett- zu Muskelmasse, Unlust, erhöhter Wassereinlagerung und typisch weiblicher Körperfettverteilung wieder (Brustansatz, Fett an der Hüfte).

Zuviel Östrogen „schadet" aber auch der Frau – vor allem die Entstehung von Gebärmutter-, Eierstock- und Brustkrebs gelten als östrogenassoziiert. Einer der ersten Schritte nach Diagnosestellung stellt eine Anti-Östrogentherapie dar, bei der körpereigenes Östrogen durch Antiöstrogene wie Tamoxifen vom Rezeptor ferngehalten wird (keine Rezeptorbindung, keine Wirkung) [399].

Die Aromatase wird in beiden Geschlechtern im Fettgewebe exprimiert (gebildet) – Männer mit hohem Anteil an weißem Speicherfett bilden weitaus mehr Aromataseenzym aus und senken damit ihr physiologisch aktives Testosteron, bzw. verschlechtern ihr Testosteron zu Östrogen-Verhältnis.

Die generelle Empfehlung lautet daher im Mann und der Frau: Aromatase kontrollieren und damit offensiv Östrogenmanagement betreiben. Durch teilweises Blockieren oder Inhibieren der Aromatase wird verringert Östrogen (vor allem Östradiol) gebildet und es bleibt mehr Testosteron erhalten. Beispiele für natürliche Aromatasehemmer wären folgende Pflanzen und deren Extrakte: Kakao, Champignons, Rotklee-Extrakt und zinkreiche Verbindungen. Im Kapitel Aromatase-hemmer wird diese hochinteressante Stoffgruppe genauer beleuchtet.

Die zweite Schlüsselposition stellt die 5-Alpha-Reduktase dar. Ihre Beeinflus-sung spielt lediglich im männlichen Organismus eine Rolle. Ihre Aufgabe im humanen Hormonstoffwechsel besteht darin, Testosteron in den König aller männlichen Hormone umzusetzen – in Dihydrotestosteron oder kurz DHT. DHT repräsentiert im Gegensatz zu Testosteron, welches die anabole Kom-ponente darstellt, den androgenen Part. Es steht für Kraft, Ausdauer, Libido und ausgeprägte primäre Geschlechtsorgane, aber auch sekundäre Körperbe-haarung. Zu hohe DHT-Spiegel führen im Alter zu Prostatavergrößerung und im schlechtesten Fall zu Krebs. Auch Haarausfall und die Glatze korrelieren oft mit hohen DHT-Spiegeln, dennoch spielt es für den leistungsorientierten Sportler die entscheidende Rolle.

Vor allem Sportler der Kraftdisziplinen sind auf hohe DHT-Spiegel angewie-sen und sollten ihren DHT-Spiegel pflegen. Im Pflanzenreich existieren viele Vertreter, die die 5-Alpha-Reduktase hemmen (sogennante 5-Alpha-Redukta-sehemmer). Sie erhöhen physiologisch wirksames Testosteron, reduzieren aber das Krafthormon DHT. Im Alter macht dies Sinn, um negativ assoziierte Pro-statavergrößerung zu vermeiden; für junge Kraftathleten stellt es allerdings eine Limitierung der Kraftentwicklung dar.

Vor allem hagere Typen, gerne auch als „drahtig" bezeichnet, mit wenig Mus-kelmasse, geringen Körperfettanteil, ausgeprägter Muskelzeichnung und or-dentlich „Schmalz" gelten als DHT-dominiert. Sie besitzen für ihre Masse ver-hältnismäßig viel Kraft. Vor allem für Gewichtheber, Kampfsportler, Mitglieder von Spezialeinheiten und Wettkampfathleten generell zählt vor allem viel Kraft bei verhältnismäßig wenig Gewicht. Dies erlaubt wie bei einem Rennsport-Bo-liden ein besseres Verhältnis von Kraft zu Gewicht (mehr PS unter der Haube bei weniger Gewicht). 5-Alpha-Reduktasehemmer wären z.B. die Tomate und Kurkuma. Im Kapitel „5-Alpha-Reduktasehemmer" erfahren Sie mehr über diese hochinteressante Stoffklasse. Bis dato konnten noch nicht viele Substan-zen identifiziert werden, die die DHT-Spiegel durch Anregung der 5-Alpha-Re-duktaseaktivität erhöhen. Für Kreatin und die Bertramwurzel gilt die Vermu-tung, dass sie hier Wirkung entfalten.

# Anabole Verunreinigungen in Nahrungsergänzungsmitteln

Verunreinigungen in unseriösen Nahrungsergänzungsmitteln (anabole Verunreinigungen oder verbotene Stimulantien) stellen keine Seltenheit mehr dar – jeder möchte sich durch eine stärkere Wirkung von der Konkurrenz abheben. Dies wird vor allem bei Produkten beobachtet, die einen schnellen Muskelaufbau propagieren („Endlich habe ich etwas gefunden, das wirkt"). In diesem Sinne: Kaufen Sie Nahrungsergänzungsmittel nur beim Händler ihres Vertrauens und leben Sie gemäß dem Grundsatz: „Vertrauen ist gut, Kontrolle ist besser". Erheben Sie regelmäßig Ihre Blutwerte.

In der Regel wird es so sein, dass Ihr behandelnder Arzt oder Sportmediziner im Rahmen einer Kontrolle einer Blutabnahme zustimmen wird und anschließend die Interpretation der Blutwerte fachlich korrekt vornimmt. Sollte eine Überprüfung in Eigenregie, ohne Beteiligung eines Arztes, durchgeführt werden, besteht bei den meisten Laboren die Möglichkeit, auf „Privattarif" abzurechnen. Die Kosten liegen für die genannten Analysen in Summe bei ca. 150 Euro, können je nach Labor aber stark variieren.

*In Wien bietet diesen Service z.B. das Labor IMCL, oder Labor Endler, das über mehrere Niederlassungen verfügt, an. Einfach den Privattarif auf der Homepage feststellen oder telefonisch erfragen. Überweisungen und Terminvereinbarungen werden in der Regel nicht erwartet. Sie können vorbeischauen und die gewünschten Parameter bestimmen lassen – wertvoll für NADA-kontrollierte Sportler, die vor einer Dopingkontrolle etwaige Abnormitäten in ihrem Blut ausschließen wollen.*

*In Deutschland gibt es ebenfalls zahlreiche Labors mit diesem Service. Dazu empfiehlt sich das Googeln der Labors in näherer Umgebung und ein kurzer Anruf mit der Frage: „Privattarif bei Ihnen möglich?" In 99 % der Fälle ist das kein Problem und Analysen sind umstandslos möglich.*

# Die Situation und Entwicklung auf dem Markt

2002 wurden im Rahmen einer Kontrolluntersuchung des „Österreichischen Bundesministeriums für soziale Sicherheit und Generationen" 54 Nahrungsergänzungsmittel auf Prohormone (anabol-androgene Steroidvorstufen) untersucht. In 12 der 54 Proben wurden Prohormone gefunden, welche zu positiven Dopingbefunden führen können.

| Firma | Produktname* | detektierte verbotene anabol-androgene Steroide |
|---|---|---|
| Ultimate Nutrition | BCAA | Dehydroepiandrosteron (DHEA) |
| Ultimate Nutrition | L-Carnitine 1000 | Dehydroepiandrosteron (DHEA). Androstendion |
| Ultimate Nutrition | Fat Bloc Ultimate | Androstendion, Dehydroepiandrosteron (DHEA), 4-Norandrostendion, Androstadiendion |
| Vitalife | Pure OKG | Androstendion |
| Vitalife | Ultra Ripped | Androstendion |
| Vitalife | Tribugain | 4-Norandrostendion |
| Vitalife | Super L-Carnitine | 4-Norandrostendion |
| Nutrisearch | All-in-one | Dehydroepiandrosteron (DHEA) |
| Maximuscle | Fattack Maximuscle | 4-Norandrostendion, Dehydroepiandrosteron (DHEA) |
| All Stars | Speed Creatin Kautab | 4-Norandrostendion, 4-Norandrostendiol |
| All Stars | Tri Plex Zell Maxim. | 4-Norandrostendion, 4-Norandrostendiol |
| All Stars | Zell Tech Optimizer | Dehydroepiandrosteron (DHEA) |

\* Detaillierte Angaben zu den Produkten sind in der unten angeführten Quelle enthalten

**Quelle:**

Bundesministerium für soziale Sicherheit und Generationen
Sektion IX - Abteilung 9
Radetzkystraße 2
1031 WIEN
"Untersuchung auf mögliche Verunreinigungen von Nahrungsergänzungsmitteln (Verzehrprodukte) mit anabolen Steroiden (chemische Analyse, gegebenenfalls toxikologische Risikobewertung)"
ARC Seibersdorf research GmbH
Heft Nr. 2/02

*Quelle: http://www.dhv.de/web/fileadmin/user_upload/monatsordner/flugmedizin/AntiDoping/ NEM_Kontaminiert.pdf*

Vor allem Prohormone des „Nor"-Typs, wie auch Androstendion und Androstendiol, greifen ausschlaggebend in den endokrinologischen Stoffwechsel ein und können die körpereigene Hormonsynthese negativ affektieren. Nach Absetzen verunreinigter Präparate kann es zu eingeschränkter Steroidhormonsynthese und damit maßgeblichen Leistungseinbrüchen kommen, welche den Konsumenten dazu verleiten wieder zum Präparat zu greifen.

Eine IOC-Studie aus dem Jahr 2004 stellte eine starke Kontamination von Nahrungsergänzungsmitteln fest, wobei eine klare Landesabhängigkeit detektiert werden konnte:

| Country | No. of products | No. of positives | Percentage of positives |
|---|---|---|---|
| Netherlands | 31 | 8 | 25.8% |
| Austria | 22 | 5 | 22.7% |
| UK | 37 | 7 | 18.9% |
| USA | 240 | 45 | 18.8% |
| Italy | 35 | 5 | 14.3% |
| Spain | 29 | 4 | 13.8% |
| Germany | 129 | 15 | 11.6% |
| Belgium | 30 | 2 | 6.7% |
| France | 30 | 2 | 6.7% |
| Norway | 30 | 1 | 3.3% |
| Switzerland | 13 | – | – |
| Sweden | 6 | – | – |
| Hungary | 2 | – | – |
| total | 634 | 94 | 14.8% |

Österreich findet sich hinter den Niederlanden auf Platz 2 gefolgt von den britischen Inseln. Im Schnitt weist somit ca. jedes 4. Nahrungsergänzungsmittel in Österreich anabole Verunreinigungen auf. Deutschland liegt mit 11,6 % auf Platz sieben der Rangliste. Die am Label angeführte Herkunft der Präparate gliedert sich wie folgt:

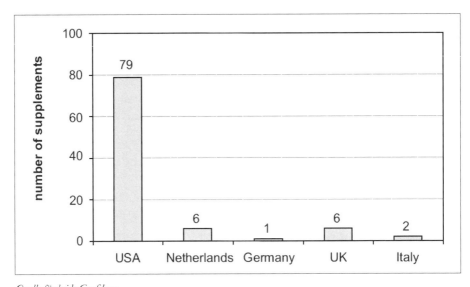

*Quelle für beide Grafiken:*

*http://www.koelnerliste.com/fileadmin/user_upload/medien/pdf/ioc_studie_2004.pdf*

Amerikanische Produkte weisen somit den höchsten Grad an anabolen Prohormonverunreinigungen auf. Die meisten Prohormone gelten in den USA als frei verkäuflich und unterliegen keinen oder unzureichenden staatlichen Kontrollen. Dies führt oft zu Kreuzkontaminationen im Rahmen des Produktionsprozesses, aber auch zum gewollten „verbessern" der bestehenden Produktmatrix, ohne Deklaration der einzelnen Prohormonfraktionen am Etikett [414].

Anhand aktueller Erhebungen in Deutschland scheint sich die Lage zu verbessern, doch schwarze Schafe sind immer wieder dabei. Zu groß ist die Versuchung, normale Supplements als Supermittelchen anzupreisen und ihnen dann auch noch eine entsprechende Wirkung zu verschaffen – auf Kosten der Gesundheit der Anwender. Aus diesem Grund sollte man genau überprüfen, wo und was man einkauft.

Die sogenannte Kölner Liste, eine Serviceleistung des Olympiastützpunktes Rheinland, bietet eine Plattform für Athleten und Hersteller, die getestete dopingfreie Nahrungsergänzungsmittel auflistet und damit den Sportlern eine sichere Alternative bietet: www.koelnerliste.com

## NATURAL DOPING vs. CHEMICAL DOPING

Den Einsatz von Natursubstanzen zur funktionellen Leistungssteigerung kann man schwer mit dem Einsatz von chemischen Einzelsubstanzen oder gar der Injektion von Stimulantien und anabolen Steroiden vergleichen. Natursubstanzen wirken komplexer und greifen vielschichtiger in Regelmechanismen ein, als chemische Monosubstanzen das je könnten.

Am besten lässt sich dieser Sachverhalt an Apigenin, einem Stoff der z.B. in der der Kamille vorkommt, erklären. Apigenin gilt als eines der zukunftsträchtigsten Antikrebsmittel – im Vergleich zu einem typisch pharmazeutischen Zytostatikum wie Cisplatin hemmt es nicht nur die Zellteilung. Es schafft weit mehr. Vorab das Problem an Cisplatin: Dieses hemmt auch die Zellteilung gesunder Zellen und führt zu schweren Nebenwirkungen, z.B. einer starken Unterdrückung der Immunfunktion. So steigt die Anfälligkeit für Lungenentzündung, Kopfhaarausfall, starke Verdauungsbeschwerden, generelle Schwäche und ständiges starkes Unwohlsein. Nicht wenige Krebspatienten sterben aufgrund der schweren Nebenwirkungen der Chemotherapie und den damit einhergehenden Sekundärerkrankungen. Die meisten Zytostatika zählen selbst zu den krebserregenden Stoffen und durch die Unterdrückung des Immunsystems durch eine Chemotherapie zeigt sich das Immunsystem oft nicht mehr in der Lage, verbleibende Krebsherde zu bekämpfen, was zu einer hohen Rückfallquote führt.

Im Gegensatz dazu wirken Naturstoffe wie Apigenin himmlisch vielschichtig: Sie entziehen den Krebszellen die Lebensgrundlage, indem sie die Zuckeraufnahme stören (Krebszellen zählen zu den Zuckerfressern und brauchen weitaus mehr Traubenzucker als normale Zellen), sie verhindern die Vermehrung und Teilung der Krebszellen, sodass sie sich nicht ausbreiten können (zytostatische Wirkung), hemmen die Bildung von Blutgefäßen mit denen das Krebsgeschwür umgebende Zellverbände „anzapft" (Angiogenese) und sie „killen" die Krebszellen direkt (zytotoxische Wirkung). Das beste zum Schluss: Das alles funktioniert ohne

Nebenwirkungen und bei zusätzlichen positiven Effekten auf die Gesundheit, Fitness und Leistungsfähigkeit. Ein Märchen?

Nein, zahlreiche Studien stellen dies unter Beweis; verständlich erklärt in dem Buch „Krebszellen mögen keine Himbeeren" von Prof. Dr. med. Richard Béliveau. Was das nun mit Doping und Leistungssteigerung zu tun haben soll? Hier die Antwort: Wie Zytostatika greifen anabole Steroide massiv in körperliche Prozesse ein. Im Vergleich zu einem Zytostatikum fühlt man sich allerdings wie ein „Hero" dabei und dieses positiv-entfesselnde Gefühl führt meist zu einer wahrnehmbaren geistigen Abhängigkeit (drogenähnliche Effekte). Außerdem unterdrücken anabole Steroide ebenso wie Zytostatika die Immunfunktion, zudem leidet der Nierenstoffwechsel und bei oral zugeführten Derivaten auch die Leber. Der Herzmuskel wächst und schrumpft wieder nach dem Absetzen der Stoffe – viele spontane Herztode gehen auf diesen Umstand zurück. Anabole Steroide wirken bei im Doping üblichen Dosierung zudem krebserregend ... alles zusammen: eine schlechte Kombination! Doch es geht noch weiter: Neben der erhöhten Wahrscheinlichkeit von Krebs- und Herztod, gesellen sich noch andere Krankheitsgeschehen im kardiovaskulären System wie Arteriosklerose, Schlaganfall und Co hinzu. Auch Stimulantien wie zu hoch dosiertes Koffein in Reinform, Ephedrin und Amphetaminderivate verursachen Bluthochdruck und schädigen das kardiovaskuläre System nachhaltig. Viele Spitzendoper starben an Multiorganversagen erst Jahre nach der letzten Spritze/Tablette. Die Langzeiteffekte stellen also das Hauptproblem dar und für viele momentan aktive Doping-Befürworter wird das dicke Ende erst noch kommen. Fazit: Anabolika und Stimulantien wirken, aber der Preis ist mitunter enorm.

**Was außerdem für hormonaktive Superfoods spricht**
Wie im Vergleich mit Apigenin gezeigt wirken Natursubstanzen weitaus kompler auf anabole Stoffwechselvorgänge im Körper als chemische Einzelsubstanzen. Ein Beispiel von vielen: Durch hartes Training fallen die Werte der Androgene im Mann oft auf sehr niedrige, mit Frauen vergleichbare, Werte. Im Vergleich dazu steigen Mineralcorticoide wie das

katabole Cortisol an und wirken abschwellend. In diesem Sinne findet ein doppelter Angriff auf die Muskeln und den Muskelaufbau statt – einerseits sinken die anabolen Hormone, andererseits steigen die katabolen Hormonfraktionen stark an (dasselbe gilt für den Östrogenspiegel der Frau). Hier greifen viele Pflanzenstoffe ein! Sie verhindern den Abfall der Androgene und halten Cortisol auf niedrigem Niveau. Dadurch fällt der Körper nicht in ein „katabolzes Loch", regeneriert besser und baut leichter und effizienter Muskeln auf.

Viele Pflanzenstoffe wirken auch „testosteronähnlich" bzw. östrogenartig, docken an den Androgenrezeptoren bzw. Östrogenrezeptoren an und entfalten ähnliche Wirkungen im Körper wie humanidentes Testosteron/Östrogen. Andere wie Tribulus terrestris suggerieren der Hirnanhangdrüse, dass zu wenig Sexualhormone vorliegen und regen über das Hormon LH die Hodenfunktion und Testosteronsynthese an.
Summativ liegt die Hauptwirkung der Pflanzenstoffe nicht nur in der direkten Erhöhung der Androgene/Östrogene oder der Stimulation der Androgen- und Östrogenrezeptoren, sondern weitaus mehr im Bereich „antikatabole Aktivität". Ein Anstieg der Testosteronwerte um den Faktor drei (300 %) über den physiologischen Wert wird kaum vorkommen, aber ein verhindern des Abfallens der Spiegel unter Belastung sehr wohl. Genau die Vermeidung dieses „Drop-Downs" bringt den Körper den ganzen Tag in einen anabolen Zustand und verbessert die Leistungs- und Regenerationskurven maßgeblich.
Aufgrund ihrer Komplexität der Wirkung werden viele Einflussfaktoren von Pflanzenstoffen im Humanstoffwechsel noch nicht gänzlich verstanden. Fest steht, dass ein komplexes Eingreifen in körperliche Prozesse stattfindet und messbare Leistungssteigerung ohne negativen Beigeschmack möglich ist. Besser man setzt hochdosiert auf gesundheitsfördernde Pflanzenstoffe, als die eigene Gesundheit mit schwer kontrollierbaren Chemicals zu riskieren.

# KÖRPERTYPEN UND KONSTITUTIONEN

Auf den folgenden Seiten behandeln wir den Rahmen unserer Gestaltung: den Körper und seine Konstitution. Blickt man in die Welt, wird schnell bewusst, wie verschieden doch Körpertypen und Konstitution sein können. Gemeinhin denkt man, dass diese angeboren und unveränderbar sind. Tatsächlich ist ein großer Teil davon genetisch bestimmt, doch unveränderbar sind sie nicht. Sowohl die Umwelt als auch wir selbst wirken starken Einfluss auf unseren Körpertyp und seine Konstitution aus. Bestimmend sind hier Schlagworte wie Epigenetik, Lebensweise, Magen-Darmflora und natürlich die Ernährung, im Besonderen: Hormonaktive Superfoods.

## Epigenetische Zusammenhänge

Ein genetisches Erbe besitzen wir alle – es bestimmt unsere „Grundstruktur", unsere Basis. Viele Dinge wie Körpergröße, Gewicht, Statur und Körperfettanteil werden als von „Gott gegeben" angesehen, was so in der Form aber gewiss nicht stimmt.

Die Epigenetik beweist: Alle Lebenseinflüsse wie Ernährung und Umwelt oder auch Laster wie Rauchen und Alkoholismus legen Genschalter um, was sich wiederum stark auf unsere Konstitution auswirkt – im Positiven (sportliche Eignung, robuste Gesundheit) wie auch im Negativen (Tendenz zu Krebs, Fettleibigkeit). Diese Veränderungen an der Erbsubstanz werden sogar vererbt. Beispielsweise konnten schwedische Forschungen belegen, dass Nachfahren von hungerleidenden Großeltern im Verhältnis zur Vergleichsgruppe mehr Speck auf den Rippen hatten, obwohl sie sich kalorisch betrachtet, nicht reichhaltiger ernährten. Sie wurden durch die Hungersnot „genetisch verändert". Der damit verbundene „Fasten-" und Hungerzustand legte Genschalter um und kreierte „gute Futterverwerter". Das Erstaunliche daran: Sie selbst hatten aber nie Hunger zu leiden!

*Die Botschaft sollte klar sein: Wenn wir unseren Körper kasteien, rauchen, saufen und daheim fett und gelangweilt auf der Couch sitzen, wird sich dies nicht nur auf unsere Gesundheit, sondern auch auf die Gesundheit unseres*

*Nachwuchses auswirken – direkt („Ich sehe ja, was Mama und Papa tun") und indirekt („genetische Programmierung"). Man darf nicht glauben, dass jeder Säugling mit dem „Null-Code" auf die Welt kommt und frisch, fröhlich und voller Lebensfreude in eine neue Welt und in ein neues Leben starten darf. Wir nehmen hier bereits vor dem Entstehen massiven Einfluss auf die spätere Entwicklung und den weiteren Lebensweg. Wer noch immer denken sollte „Wenn ich schwanger bin, hör ich eh mit dem Rauchen auf", hat den Sachverhalt noch nicht ganz verstanden. Es zählt eben nicht nur, was während der Schwangerschaft passiert – das gesamte vorherige Leben (und das der Vorfahren) beeinflusst die Entwicklung, Gesundheit und Statur des Kindes.*

## Erzwungenes Fasten verändert uns

Hungersnöte aktivieren Gene, legen quasi im Genom (menschlicher „Erbcode" – Gesamtheit der genetischen Information) Schalter um. Während einer Hungersnot gilt nur eines: Überleben!!! Der Körper drosselt alle seine Funktionen, Muskeln werden schnell verbrannt – sie gelten als unwirtschaftlich und verbrennen zu viele Kalorien. Kalorien, die die lebensnotwendigen Organe wie Gehirn und Herz jetzt dringender benötigen. Der Körper versucht, aus allen zugeführten Nahrungsmittelbestandteilen das Maximum herauszuholen, weil er leben möchte.

Aktuelle Studien gehen davon aus, dass die umgelegten Genschalter, die zu einem langsamen Stoffwechsel führen, zum Teil auf die nachfolgenden Generationen übergehen. Ein mittelalterlicher Leitspruch besagt: „Kurz und dick Stirzlergfick. Schlank und rank Edelrangk." Diese Redewendung besagt, dass das „niedere Volk" viel eher mit Unterentwicklung und, wenn ein Überfluss an Lebensmitteln vorhanden war, mit Fettleibigkeit zu kämpfen hatte als der hochgestellte Adel. Edelmänner und -frauen hatten in der Regel immer genug Nahrung, ihr Stoffwechsel adaptierte sich auf normale bis hohe Kalorienzufuhr. Per definitionem zählen sie damit zu den „schlechten Futterverwertern". Vieles verlässt den Körper ungenützt auf natürlichem Wege. Aus überlebenstechnischer Sicht repräsentiert ein guter Futterverwerter, also jemand, der leicht zunimmt, jedoch eine wirtschaftliche Überlebensstrategie, denn im Falle einer Nahrungslimitierung überlebt man länger. Natürlich spielen neben der genetischen Ausprägung auch noch zahlreiche andere Faktoren eine maßgebliche

Rolle. Vor allem der Hormonstoffwechsel, die Aktivität der Schilddrüse sowie die Darmgesundheit und -flora, um nur einige Faktoren zu nennen.

*Durch die gezielte Auswahl der Lebensmittel lassen sich auf metabolischer Ebene (bis auf die Genebene hinunter) wie auch auf hormoneller Ebene positive Effekte erzielen. Auch die Darmflora kann zielgenau positiv in eine gewünschte Richtung moduliert werden. Diäten, die den Grundumsatz um mehr als 500 kcal senken oder unter 1300 kcal täglich liegen, werden zum Scheitern verurteilt sein. Durch die radikale Kalorienreduktion wird der Körper sein „Überlebensprogramm" aktivieren und die Stoffwechselaktivitäten drosseln. Der durch solche Diäten erzielte Gewichtsverlust wird sich vor allem auf Körperwasser und Muskelmasse belaufen. Der Fettverlust wird merklich niedriger ausfallen. Selbst jene, die damit ihr Wunschgewicht und die gewünschte Körperverteilung erzielen, werden ihren Körper auf ein Sparprogramm trimmen. Wenn Sie nach der Diät wieder kalorisch normal zu essen beginnen, wird Ihr Körper verhältnismäßig mehr Fett bunkern als eigentlich notwendig – er fürchtet sich vor einer erneuten „Hungersnot" in der Zukunft. Lassen Sie die Finger von Radikaldiäten. Erhöhen Sie Ihren Grundumsatz durch mehr Bewegung und reduzieren Sie Kalorien moderat (nie mehr als Grundumsatz minus 500 kcal). Im besten Fall Grundumsatz minus 300 kcal) in Kombination mit einer Ernährungsanpassung. Wie so etwas sinnvoll funktioniert und wie Sie Ihren Körper auf Fettverbrennung programmieren, erfahren Sie im Kapitel „SLIMFOODS".*

## Die kommenden Generationen werden immer größer

Ein weiterer interessanter Zusammenhang an dieser Stelle sind die proportional immer größer werdenden Kinder, Enkel und Urenkel. Dies korreliert vor allem mit dem verbesserten Angebot an essenziellen Aminosäuren in der Ernährung (mehr Fleisch, Fisch, Eier etc.). Gene setzen um, wofür sie Baustoffe erhalten – vergleichbar mit einem Motor, der anspringt, sobald „sein" Treibstoff vorhanden ist!

Adoptierte Kinder asiatischer Herkunft, die in den USA aufwachsen, werden im Schnitt einen halben Kopf größer als ihre Eltern in China. Bereits eine Generation legt ca. 15 cm vor – gewaltig! Dasselbe beobachtet man in den eigenen vier Wänden: Welches Kind ist noch kleiner als seine Eltern?

Wie kann ich nun als Elternteil, Trainer oder Lehrbefugter die Entwicklung meiner Schützlinge positiv beeinflussen? Ganz einfach: Lehren Sie Ihren Anvertrauten das Basiswissen gesunder Leistungsernährung – „nähren Sie die Leistung"!

Erklären Sie die Unterschiede und halten Sie die Jugend und Ihre Athleten fern von leeren, sinnlosen Kalorien in Form von weißem Mehl, Industriemahlzeiten, raffiniertem Zucker und Co. Empfehlen Sie eine möglichst natürliche Ernährung mit einem hohen Maß an sekundären Pflanzenstoffen, in Form von Obst und Gemüse, ergänzt durch hochwertiges Protein.

Tierische Proteinquellen wie Wildfisch und –fleisch, Biofleisch und Milchprodukte (Schaf und Ziege bevorzugen; Kuh nach Bekömmlichkeit), Eier und hochwertige pflanzliche Proteinquellen wie Hanf und Soja für die weibliche Fraktion. Durch gezielte Erhöhung des Proteinanteils in der Wachstumsphase werden Ihre Schützlinge Ihr volles körperliches Potential entfalten können. Sie werden größer wachsen, mehr Muskeln aufbauen und sich sportlich leichter profilieren. Die Weichen für starke körperliche Leistungen werden in jungen Jahren und im Wachstum gestellt. Ein minderernährter Athlet wird nach der Pubertät, selbst bei bestem Training nie sein volles Leistungspotential erreichen können. Hochwertige Proteine sollten einen Fixplatz in der leistungsorientierten Ernährung einnehmen und stellen eine der Schlüsselkomponenten dar.

## Die Magen-Darmflora und ihr Einfluss

Trotz intensiver Forschung konnten noch nicht alle Einflüsse der Darmflora auf den Organismus verifiziert werden, aber ein Effekt auf die Nahrungsausbeute gilt als sehr wahrscheinlich: Je nach Verteilung und Verhältnis der Darmbakterien zueinander können Polysaccharide (eine bestimmte Klasse der Kohlenhydrate) und Ballaststoffe mehr oder weniger gut aufgeschlüsselt und verwertet werden, was in höherer oder geringerer Energieausbeute mündet. Die zwei nach aktuellem Wissenstand ausschlaggebenden Bakterienarten nennen sich Bacteroidetes und Firmicutes, wobei Verschiebungen in Richtung Firmicutes mit einer verbesserten Nährstoffausbeute und Gewichtszunahme korrelieren.

*Etablierte Labore analysieren im Rahmen einer Stuhlanalyse die Bakterienarten – „gute" und „schlechte", wie auch auf Wunsch die einzelnen „guten" Arten untereinander. An Hand dieser Bestimmungen lässt sich das Verhältnis von Bacteroidetes zu Firmicutes bestimmen und eine Einschätzung gewinnen. Ausgeprägte Firmicutesträger schließen ballaststoff- und allgemein kohlenhydratreiche Kost sehr effizient auf und gewinnen die volle Kalorienlast daraus. Hier sollte man unter Umständen Fett als primären Energieträger in Betracht ziehen.*

Durch eine Ernährungsumstellung können Sie maßgeblichen Einfluss auf die Zusammensetzung Ihrer Darmflora nehmen. Egal ob Sie fettreich, kohlenhydratreich, ballaststoffreich essen – Ihr Körper wird sich nach gegebener Zeit langsam auf die neue Kost einstellen. Sie alle haben eine bakterielle Nullkonstellation von Geburt an mitbekommen (Normalgeburten besser als Kaiserschnittkinder). Ihre Bakterienflora wird der Ihrer Mitbewohner und Familienmitglieder ähneln. Zahlreiche Studien beweisen, dass Sie die Darmkeime Ihrer festen Freundinnen und vor allem Ihrer Sexualpartner und Lebensgefährten im Laufe des Lebens „aufnehmen" – sich diese also in Ihrem Verdauungstrakt niederlassen. Bei Versuchen mit Mäusen wurden dicke Mäuse dünn, wenn sie die Darmflora von dünnen Mäusen verpflanzt bekamen. Solche „Verpflanzungen" geschehen auch im Laufe des gemeinsamen Lebens (weitaus langsamer, aber dennoch).

Jeder wird durch seine Eltern und Umgebung auf ein spezielles Ernährungs-Substrat geprägt (z.B. fett- und kohlenhydratreich). Wenn Sie eine starke Umstellung vornehmen, wie bspw. Kohlenhydrate minimieren, Fett und Protein maximieren, wird Ihre Darmflora eine Zeit lang brauchen, um sich anzupassen. Dasselbe gilt für Ihren Stoffwechsel. Da die meisten von uns Kohlenhydrate wie Brot, Nudeln, Reis, Kartoffeln etc. reichlich aufnehmen, stellen diese unsere primären Energieträger dar und werden von der Darmflora effizient verwertet. Durch Umstellung auf eine fettreiche Ernährung und ein Streichen der Kohlenhydratquellen können wir langfristig maßgeblich Körperfett reduzieren und Muskeln erhalten bzw. aufbauen.

Durch eine Ernährungsumstellung adaptiert der Körper seine Darmflora; aber nur wenn die Umstellung mindestens sechs Monate durchgehalten wird, gilt diese Adaption als nachhaltig. Kürzere Umstellungen beeinflussen die Darmflora nur gering und lassen Sie bei „Rückfall" ins alte Schema auch schnell wieder zur alten Zusammensetzung finden. Wenn Sie sich jahrelang ketogen ernähren (Fett als primären Energieträger nützen und Kohlenhydrate stark limitieren), lernt Ihre Darmflora Fett optimal zu nutzen. Bei einer Umstellung auf Kohlenhydrate werden Sie in der Anfangsphase sogar Gewicht verlieren und nicht zunehmen, bis Ihr Körper wieder gelernt hat Kohlenhydratquellen optimal auszunützen. Der Grundumsatz wird also maßgeblich von diesen Einflussfaktoren bestimmt und lässt sich am ehesten während einer stabilen Diät- bzw. Ernährungsphase abschätzen (mind. 6 Monate in einer Ernährungsform). Durch die Wahl suboptimaler Lebensmittel können Sie Ihre Darmgesundheit und Darmflora negativ beeinflussen. Einer dieser Faktoren stellt der übertriebene Verzehr von Getreide dar. Verzichten Sie, so gut es geht, auf glutenhaltige Getreidearten in jungen Jahren und dabei vor allem auf Weizen. Der heutige Weizen stellt eine hochallergene Mischung dar. Durch spezielle Züchtungen wurde der Anteil an Weizenkleber (Gluten) stark erhöht, was einerseits zu besseren Backeigenschaften und Verarbeitbarkeit führt, andererseits aber vervielfachte sich das allergene Potential maßgeblich. Die starke Zunahme von Glutenintoleranz und -sensitivität in den Industrienationen liegt in der frühzeitigen Fütterung mit diesen überzüchteten glutenhaltigen Getreidearten begründet.

Essen Sie besser „Urgetreidearten" wie Einkorn, Emmer und Dinkel. Diese enthalten zwar auch Gluten, aber in weitaus geringerer Konzentration. Daneben kommen auch andere Stoffe, die negative Reaktionen auslösen können, in weitaus geringeren Konzentrationen vor. Hafer wird in der Regel besser vertragen (hier kommt eine andere Glutenmolekülstruktur vor). Im besten Fall sollte viel Buchweizen, Mais, Quinoa und Amaranth, neben Knollenfrüchten wie Taro, Kassava, Süßkartoffel und Stärketrägern wie Süßkartoffeln zur Anwendung kommen.

Einen weiteren negativen Faktor stellt der Verzehr von laktosehaltiger Milch bis ins hohe Alter dar. Laktose wird von einem Viertel der Mitteleuropäer nach der Pubertät nur noch unzureichend durch die Laktase in Traubenzucker und Galaktose aufgespalten und vom Körper aufgenommen. Wenn diese Aufspaltung nicht stattfindet, gelangt intakte Laktose in den Enddarm, wo sie fermentiert wird, was zu Blähbauch, Kopf- und Bauchschmerzen und zahlreichen anderen Nebensymptomen, wie unreiner Haut, Mundgeruch, schlechter Laune und Co.

führen kann. Durch die fermentativen Prozesse entstehen Säuren und mehrwertige Alkohole, die sich negativ auf das Gefüge der Darmflora auswirken. Dies wiederum kann zu verringerter Nährstoffaufnahme, gestörtem Hormonstoffwechsel und Immunsystem und damit zu ungünstiger Körperverteilung und Leistungseinschränkung führen. Eine von der Medizin als „Kleinigkeit" deklarierte Stoffwechselerscheinung verändert alles und nimmt maßgeblichen Einfluss. Wie so oft im Leben zählen die Kleinigkeiten.

Ähnliche Symptomatik kann bei einer verminderten Aufnahme von Fruchtzucker entstehen. Als Endresultat und vor allem bei chronischem Geschehen resultiert aus solchen Krankheitsgeschehen zumeist ein sogenannter „Leaky Gut". Dabei handelt es sich um eine Störung der Darmschleimhaut, wodurch die sogenannten „Tight Junctions", die Verbindungsstellen zwischen den Zellenkompartimenten, nicht korrekt schließen. Dadurch gelangen zahlreiche Nahrungsbestandteile in den Blutkreislauf, werden vom Körper als „Eindringling" erkannt und vom Immunsystem bekämpft. Das Resultat: Neurodermitis, allergische Reaktion, Lebensmittelallergien u.v.m. In diesem Sinne: Sollten Sie hier unter Beschwerden im Magen-Darmtrakt leiden, führen Sie eine H2-Atemtest Untersuchung durch (im Labor Ihres Vertrauens). Hier erfahren Sie rasch, ob eine Laktose- und Fruchtzuckerintoleranz vorliegt. Testen Sie bei negativem Ergebnis auch auf Sorbit sowie Histamin und führen Sie eine Darmspiegelung mit Biopsie durch (Nachweis Gluteninteroleranz). Leistung optimieren heißt auch: Darmflora pflegen!


Neben den genannten Faktoren spielt auch die Anwendung von Antibiotika eine nicht vernachlässigbare Rolle. Antibiotika verändern das Darmfloragefüge stark – nach der Anwendung sollten sofort Präparate mit Lebendkeimen (Milchsäurebakterien) zur Anwendung kommen. Es kann bis zu 12 Monate dauern bis sich die Darmflora wieder komplett normalisiert und zu ihrem vorherigen Zustand zurückfindet. Wenden Sie Antibiotika nur bei akuten Erkrankungen und bestätigter Diagnose an. Die Zerstörung von ausreichend Milchsäure produzierenden Darmbakterien lässt den pH-Wert ansteigen, was hervorragende Wachstumsbedingungen für Pilze schafft.

Die Verteilung der Darmbakterien zueinander basiert auf den zuvor genannten Faktoren und noch bis dato unbekannten Einflussfaktoren, die einen Gegenstand der Forschung darstellen. Empfehlung: Konsumieren Sie wieder reichlich milchsauer vergorene Lebensmittel (wenn Sie keine Probleme mit Histamin haben sollten), z.B. Sauerkraut, Milch- und Wasserkefir sowie milchsauervergorenes anderes Gemüse und Säfte. Vor allem zwei Keime, Lactobacillus reuteri und L. Helveticus, werden in der modernen Darmflora kaum noch nachgewiesen, bringen aber maßgebliche Vorteile für den leistungsorientierten Sportler und Gesundheitsorientierten mit sich. Sie stärken das Immunsystem und stellen einen wichtigen Leistungsfaktor dar. Beide werden in natürlich hergestelltem Sauerkraut nachgewiesen.

## Moderne Erkenntnisse liegen in antiken Zusammenhängen begründet

Die alten Griechen und Römer sowie die Gelehrten des Mittelalters wussten viel mehr von unseren körperlichen Konstitutionen und Veranlagungen wie auch den Wegen sie zu beeinflussen, als uns heute bekannt ist. Die Lehre der „Säfte" und Körpertypen war ausschlaggebend für die Auswahl der Heilkräuter, die Zusammenstellung der Speisen und vieles mehr. Hildegard von Bingen und Paracelsus galten als Verfechter der Typen-, Signatur- und Säftelehre, die Menschen in vier Gruppen einteilt: den Choleriker, den Sanguiniker, den Phlegmatiker und den Melancholiker.

Jeder Typ kennzeichnet sich durch einen bestimmten Körperbau, bestimmte Charakterzüge und Körperfunktionen sowie die Anfälligkeit für bestimmte Leiden, die jeweils vom Anteil und der Verteilung der Körpersäfte (Galle, Blut, Schleim, Schwarze Galle) beeinflusst werden.

Die Einteilung erscheint im ersten Augenblick stur nach Schemata, lässt aber bei weiterer Betrachtung viele Parallelen zur modernen Sportwissenschaft zu, die Körper nach ihrer äußeren Erscheinung und dem Verhältnis von Körperfett- zu Muskelmasse einteilt. Dies führte zum sogenannten endomorphen, ektomorphen und mesomorphen Typus. Wer kennt z.B. nicht Männer mit einem hohen Anteil an Körperfett an den Hüften und am Bauch, mit aufgeschwemmtem Gesicht und hervortretenden Augen, Männer mit weichem Fleisch sowie wenig Körperkraft und Antrieb. Dies repräsentiert einen bestimmten Männertyp. Selbst die mittelalterliche Heillehre wusste zur Kurierung dieser „Unmännlichkeit" Kräutermischungen und Lebensmittel, um hier effizient einzugreifen und eine Verbesserung des Zustandes herbeizuführen. Ähnliches gilt für bestimmte Frauentypen.

Wir wissen, dass diese Herangehensweise im Diskurs steht und wollen Menschen keineswegs in Schubladen stecken. Dennoch können wir etwas aus dieser Einteilung lernen. Also streifen wir für die nächsten Seiten die akribisch-wissenschaftliche Brille ab und begeben uns in medizin-historische Gefilde.

## Das hormonelle Gefüge beeinflusst maßgeblich den Körpertyp

Die Körpertypen werden direkt durch das hormonelle Gefüge beeinflusst und dieses lässt sich wiederum durch gezielte Ernährungsanpassungen maßgeblich steuern. Die folgenden Auflistungen gehen vor allem auf die körperliche Erscheinung und die sexuellen Interessen ein. Die dargestellten Zusammenhänge wurden von der Lehre der Hildegard von Bingen abgeleitet. Sie sollen im Rahmen des Werkes zur Darstellung der Säftelehre dienen und die Brücke zur modernen Sportwissenschaft schlagen.

Die folgenden Abschnitte geben die traditionellen Körpertypen geschlechtsspezifisch wieder. Es handelt sich hier um mittelalterliche Interpretationen, die auf Jahrhunderte langen Beobachtungen fußen. Versuchen Sie sich spielerisch einem bestimmten Typus zuzuordnen. Wenngleich die Meisten einen Mischtypus darstellen, können dennoch primäre Ausprägungen einem bestimmten Typ zugeordnet werden. Dieser Leittyp sollte primär die Ernährung in Kombination mit hormonaktiven Superfoods beeinflussen und vorgeben. Der Körpertypus korreliert direkt mit dem hormonellen Gefüge. Durch die Steuerung der hormonellen Zusammenhänge, unter Verwendung von typspezifischen Lebensmitteln und Supplements, lässt sich in Richtung des Wunschtyps arbeiten. In erster Instanz muss die genderspezifische Komponente Beachtung finden, weil Frauen und Männer grundlegend anders „funktionieren" und auf diverse pflanzliche Darreichungen unterschiedlich reagieren. Anschließend erfolgt die abgestimmte Mischung und Festlegung der einzelnen Lebensmittel und pflanzlichen Extrakte. Mehr dazu im Praxiskapitel.

# DIE FRAUENTYPEN

Im Folgenden werden die verschiedenen „Weibertypen" anhand der Klassifizierung von Hildegard von Bingen vorgenommen – durch ihre eigenen Worte. Anschließend werden sie kommentiert in Hinblick auf aktuelles Wissen, die Einordnung des Körpertyps und erste, aber noch oberflächliche, Einnahmeempfehlungen. Für die Leserin ist es überprüfenswert, ob sie sich bei dem ein oder anderen Typ eventuell wiedererkennt, als Basis für die individuelle Einnahme der später vorgestellten Superfoods.

## Das gallereiche Weib – Die Cholerikerin

„Manche Frauen haben zartes Fleisch, aber grobe Knochen, mäßig weite Blutgefäße und dickes, rotes Blut und sie sind blass im Gesicht. Sie sind klug und gütig und von den Menschen wird ihnen Ehrfurcht erwiesen, aber sie werden auch gefürchtet. Beim Monatsfluss bluten sie sehr stark, ihre Gebärmutter ist kräftig entwickelt und sie sind sehr fruchtbar. Die Männer lieben ihr Wesen, scheuen aber vor ihnen zurück, da sie die Männer nur anlocken, aber nicht an sich binden. Sind sie mit einem Mann verheiratet, dann sind sie keusch und bewahren ihm die Treue. Bleiben sie unverheiratet, so erleiden sie Schmerzen und sie werden schwach sein, weil sie nicht wissen, welchem Manne sie ihre Treue bewahren können, wie auch deshalb, weil sie keinen Ehegatten haben. Hört der Monatsfluss zu früh bei ihnen auf, so werden sie leicht gelähmt und zerfließen in ihren Säften. Oft werden sie an diesen Säften krank, sei es durch ein Leberleiden oder dass sie leicht an der schwarzen Drachengeschwulst leiden oder das sich ihre Brüste mit Krebs füllen". [1]

*Das gallereiche Weib repräsentiert eine ausgeglichene Mischung – in ihr dominieren weder Androgene noch Östrogene. Sie kann ihre Ausprägungen durch einfache Anpassung der Lebensmittelzusammensetzung in eine gewünschte Richtung lenken. Frauen dieser Art stellen aus Sicht der zitierten Hildegard von Bingen „ehrbare Weiber" dar, denn sie verkehren nur mit „würdigen" Sexualpartnern. Sie selektieren stark und können ihre Lust kontrollieren. Durch die vermehrte Anwendung von Androgenen würden diese Frauen vermehrt „windig" werden und eine ausgeprägte Libidosteigerung erfahren, andererseits parallel ihre sport-liche Leistungsfähigkeit unterstützen. Ab Mitte 20 wäre die Anwendung von natürlichen Anti-Östrogenen und ein Management der Aromatase eine sinnvolle Angelegenheit – vor allem bei Fällen von östrogenabhängigem Krebsgeschehen in der Familie (Gebärmutter-, Eierstock- und Brustkrebs). Hier sollten reichlich Kreuzblütler und deren Extrakte verzehrt werden (Brokkoli, Karfiol, Kohlar-ten, auch Krenwurzel und Senf).*

## Das blutreiche Weib – Die Sanguinikerin

„Einige Frauen neigen zur Beliebtheit und sie haben weiches, üppiges Fleisch, dünne Blutgefäße und gesundes Blut, das frei von Fäulnis ist [...]. Beim Mo-natsfluss bluten sie nur wenig und ihre Gebärmutter ist zum Gebären kräftig entwickelt. Sie sind fruchtbar und können den männlichen Samen gut in sich aufnehmen [...]." [1]

*Frauen dieses Typs weisen in der Regel einen angeborenen, hohen Östrogen-spiegel auf und würden von Männern als die „pure Weiblichkeit", mit allen damit assoziierten Merkmalen bezeichnet werden. Diese Frauen haben es nicht notwendig, ihren Östrogenhaushalt zu ergänzen. Wenn sie an sexueller Un-lust leiden, wäre eine Ergänzung mit Lebensmitteln, die den Androgenhaus-halt unterstützen, empfehlenswert. Des Weiteren kann eine östrogenregulierende Ernährungsumstellung eine Verbesserung des Muskel-Körperfett-Verhältnisses wie auch eine Zunahme der Libido bewirken. Als Androgenspender könnten an dieser Stelle Spinat und Hirschwurzel dienen.*

## Das phlegmareiche Weib – Die Phlegmatikerin

„Andere Frauen gibt es, bei denen das Fleisch nur wenig wächst, weil sie kräf-tige Blutgefäße und ziemlich gesundes, helles Blut haben [...]. Sie haben eine ernste Miene und eine dunklere Gesichtsfarbe. Sie sind fleißig und tüchtig und vom Wesen her eher männlich."

*Eindeutiger Hinweis auf einen angeborenen hohen Androgenspiegel bzw. hohen Testosteronspiegel und damit einhergehenden hohen metabolischen Umsatz. Frauen dieses Typus können essen, ohne viel zuzunehmen und bauen wenig Fett auf.*

„Während des Monatsflusses bluten sie mäßig. Weil sie dicke Blutgefäße haben, sind sie sehr fruchtbar und empfangen auch leicht [...]. Die Männer ziehen sie an sich und nach sich und deshalb lieben die Männer sie. Wenn sie sich dem Umgang mit Männern entziehen, werden sie davon nur etwas mitgenommen. Sie werden jedoch, wenn sie sich der Vereinigung mit den Männern verschließen, in ihrem Wesen unleidlich und unangenehm. Haben sie aber mit Männern verkehrt, weil sie sich der Verbindung mit ihnen nicht enthalten wollen, dann werden sie in ihrer Leidenschaft maßlos wie die Männer. Weil sie etwas männlich veranlagt sein, entwickelt sich bei Ihnen zuweilen ein leichter Bartflaum am Kinn.“ [1]

*Wiederum ein konkreter Hinweis auf den hohen Androgenspiegel. Frauen dieser Klasse besitzen ein ausgeprägtes „Triebverhalten“ und einen hohen Grad an sexueller Lust und sollten diese auch ausleben, um ihrem angeborenen hormonellen Gefüge gerecht zu werden. Hier sollten androgenreiche Lebensmittel gemieden werden, da sie die Konstitution zusätzlich unterstützen und eventuell überstimulieren. Es empfiehlt sich die Wahl von phytoöstrogenreichen Lebensmitteln, um die „andere“ hormonelle Seite zu stärken und zu ergänzen.*

*Das phlegmareiche Weib sollte sich regelmäßig vom Hopfentrank Bier nähren (z.B. ein alkoholfreies Bier nach körperlicher Betätigung) und auch reichlich Sojaprodukte in die Ernährung einbauen. Rotkleetee und -Extrakte ab 40 Jahren sind sinnvoll. Zusätzlich empfehlen sich die Einnahme von Pfingstrosen- und Rhabarber-Extrakt (Sibirischer Rhabarber) wie auch das Essen von Grapefruits und das Supplementieren von Nachtkerzenöl*

## Das schwarzgallige Weib – Die Melancholikerin

„Wieder andere Frauen haben mageres Fleisch, dicke Blutgefäße und mäßig starke Knochen. Ihr Blut ist eher schleimig als blutig, und ihre Gesichtsfarbe wirkt wie mit einer dunklen Farbe gemischt. Frauen dieser Art sind windig und unstet in ihren Gedanken und übel gelaunt, wenn sie sich mit einer Beschwerde plagen. Ihr Wesen ist nicht sehr widerstandsfähig, und daher leiden sie häufig unter Schwermut. Beim Monatsfluss bluten sie stark und sie sind wenig fruchtbar, weil ihre Gebärmutter schwach und gebrechlich ist.

Daher können sie den männlichen Samen kaum aufnehmen und noch weniger behalten und erwärmen. Sie sind deshalb ohne Ehegatten gesünder, fröhlicher und kräftiger, weil sie durch den ehelichen Verkehr schwach würden. Weil sie die Männer nicht freundlich anreden, wenden diese sich von ihnen ab […]." (1)

*Frauen dieser Klasse würden, hart ausgedrückt, als „schwach" deklariert werden. Dies bezieht sich auf die mentale wie auch körperliche Ebene. Sie sollten sich dementsprechend östrogen- und androgenreich ernähren, um ihren Mangel an Sexualhormonen auszugleichen und Lücken zu füllen. Hier sind durch konkrete Anpassung maßgebliche Erfolge zu erwarten. Allgemein besonders interessant: Die hier getätigten Aussagen über die Erscheinung der Organe basieren auf Beobachtungen. Die Knochen und Blutgefäße etc. wurden wirklich begutachtet. Die „Stärke" der Knochen korreliert wie bekannt eindeutig mit dem hormonellen Gefüge im Körper.*

*Beim schwarzgalligen Weib muss stark in die Trickkiste gegriffen werden - hier dominiert ein genereller Mangel an Androgenen und Östrogenen. Um die hormonelle Flaute auszugleichen, sollte reichlich Ingwer Anwendung finden, daneben Brennnesselkraut, Mariendistel und Nachtkerzenöl. Kein Hopfen, denn er fördert vorhandene Melancholie und Depression. Frauen dieses Typus profitieren auch von hochdosierten Sojaisoflavonen und chinesischem Raupenpilz wie auch von Granatapfelkernöl und Tribulus terrestris.*

## DIE TEMPERAMENTE DER MÄNNER

Nun sind die Herren der Schöpfung an der Reihe. Wer erkennt sich in welchem Typ wieder bzw. fühlt sich welchem Typ am nächsten? Für die bewusste Veränderung ist es stets von Bedeutung zu wissen, wo man ist und wo man hin will. Auch hier findet die Klassifizierung in den Worten von Hildegard von Bingen statt.

### Der gallereiche Mann – Der Choleriker

„Es gibt Männer von besonderer Manneskraft. Sie haben ein starkes und derbes Gehirn. Ihre äußeren, feinen Blutgefäße, die ihre Haut festigen, sind von leicht roter Farbe. Auch ihre Gesichtsfarbe ist rötlich, und ihre Blutgefäße sind grob und kräftig. Durch sie fließt heißes Blut von der Farbe des roten Wachses. Diese Männer sind um die Brust gedrungen gebaut und haben starke Arme. Sie neigen nicht zur Fettleibigkeit, weil ihre starken Gefäße und das heiße Blut, das darin fließt, und ihre kräftigen Glieder es nicht zulassen, dass ihr Fleisch fett wird." [1]

*Typische Darstellung eines Mannes mit angeboren hohem Anteil an Androgenen (Testosteron/Dihydrotestosteron) und geringem Anteil an Östrogen (geringe Aktivität der Aromatase). Keine Fettspeicherung, steht für geringen Östrogenanteil und hohen muskulären Stoffwechselumsatz. Diesen Männertyp bezeichnen wir als von „Gott begnadet". Er besitzt die besten Voraussetzungen, um sportliche Erfolge einzuheimsen. Hier empfiehlt sich eine gesunde Mischkost ohne spezielle Anforderungen. Einer Unterstützung des Androgenstoffwechsels bedarf es nur vor sportlichen Wettkämpfen, um zusätzlich noch ein paar Prozent mehr Leistung herauszuholen.*

*Dieser Männertyp sollte gezielt auf starke Adaptogene setzen, um sich gesund und leistungsfähig zu erhalten und sich ohne Krankheitseinbrüche in voller Härte, Kraft und Ausdauer auf das Training besinnen zu können.*

*Die Nachteile androgener Dominanz manifestieren sich zumeist erst ab einem Alter von 45 Jahren - Bluthochdruck und vergrößerte Prostata kommen oft vor. Männer dieses Typus neigen auch zu regelmäßigem Alkoholkonsum und trinken gerne Eines über den Durst hinaus. Durch den Alkohol wird die Testosteronsynthese in den Hoden unterdrückt, was zu einer verstärkten Wirkung der Östrogene im Stoffwechsel führt. Damit gleicht der gallereiche Mann quasi intuitiv seine Androgendominanz aus, wenngleich es dazu bessere Mittel gibt als Alkohol.*

*Männer dieser Art profitieren in jedem Alter von Bockshornklee und Epimedium (Elfenblume, Achtung – Novel Food in der EU). Je älter Sie werden, desto mehr 5-Alpha-Reduktasehemmer sollten im Rahmen der Basisernährung verzehrt werden. Vor allem im Alter, wenn Gesundheit vor Maximalleistung steht! Lebensmittel wie Tomaten, Kürbiskernöl, Currypulver mit hohem Anteil an Bockshornklee und Kurkuma, Pfeffer und Brennnesselwurzel-Extrakt sollten hier nicht fehlen.*

## Der blutreiche Mann – Der Sanguiniker

„Manche Männer haben ein warmes Gehirn und eine liebliche Gesichtsfarbe, starke, von Blut gefüllte Gefäße und dickes, rotes Blut. Sie haben eine erfreuliche Feuchtigkeit in sich, die nicht durch Trauer oder Widerwärtigkeit unterdrückt wird. Da sie ein warmes Gehirn und Blut von der richtigen Beschaffenheit besitzen und ihre Säfte sich frei bewegen können, haben sie fettes Fleisch an ihrem Leibe. Sie können Enthaltsamkeit üben, weil der starke Wind, der in ihren Schenkeln ist, das Feuer in diesen bändigt und mildert. Für sie ist notwendig, sich nach richtiger Männerart zu begatten, weil ihre Art wie die Art des Weibes milder und leichter beeinflussbar ist. Sie können mit Weibern ehrbar und fruchtbar verkehren, aber sich ihrer auch genauso leicht enthalten, und sie sehen die Frauen mit züchtigen Augen an. Sie dulden oftmals viele Qualen, wenn sie sich in ihren Trieben zurückhalten, es liegt aber in ihnen die weise Überlegung, die aus der Natur des Weibes die sittsame Selbstbeherrschung entnimmt und sie besitzen eine wahrnehmbare Einsicht […]. Im Verkehr mit Frauen sind sie aber erfreulich wie ein heller Sonnentag, weil sie im Blick, in ihren Worten und Gedanken milde sind, entleeren sie öfter als andere Männer einen wässrigen, nichtgekochten Schaum. Dies ereignet sich bei ihnen im wachen Zustande, wie auch im Schlafe. Leichter als viele andere Männer werden sie durch sich selbst, aber auch durch andere Dinge von der Hitze ihrer Begierde befreit." [1]

*Darstellung des „Durchschnittsmannes" mit ausgeglichenem Androgen-Östrogen-Stoffwechsel. Reduzierte sexuelle Lust und Begierde – sittsames Verhalten. Kein „Alpha-Male-Profil" … Durchschnitt. Hier kann man durch gezielte Anpassung der Ernährung einen konkreten Shift in Richtung Androgenstoffwechsel vornehmen, den Typ quasi in Richtung „gallereicher Mann" lenken und von den Vorteilen hoher Androgenwerte profitieren: Vermehrter Aufbau von Muskelmasse, höherer Grad an sexueller Lust und Begierde, bessere Regeneration nach körperlicher Betätigung u.v.m.*

*Im blutreichen Mann bewähren sich Adaptogene hervorragend, wobei sich vor allem die Hirschwurzel und Sibirischer Ginseng, wie auch Jiaogulan (Novel Food) profilieren konnten. Parallel sollten reichlich Beerenfrüchte (vor allem Heidelbeeren, Himbeeren und Gojibeeren) wie auch Liliengewächse (Zwiebel, Schnittlauch und Knoblauch) verspeist werden, um den müden Männermuskeln wieder auf die Sprünge zu helfen.*

## Der phlegmareiche Mann – Der Phlegmatiker

„Es gibt auch Männer, die ein fettes, weißes, trockenes Gehirn besitzen. Auch sind die Gefäße ihres Gehirnes mehr weiß als rot. Sie haben große und glotzende Augen. Ihre Hautfarbe ist nicht frisch, sondern blass wie ausgelöscht. Sie haben weite Blutgefäße, die sich weich anfühlen, aber trotzdem nicht viel Blut enthalten. Auch ihr Blut hat nicht die richtige Beschaffenheit, da es ziemlich schaumig ist. Sie haben genügend Fleisch auf dem Leibe, aber es ist weich wie das Fleisch des Weibes. Ihre Gliedmaßen sind zwar kräftig entwickelt, aber sie besitzen keine mutige und entschlossene Gemütsart. In ihren Gedanken und in der Unterhaltung sind sie aber trotzdem mutig und wacker. Wie ein Feuer, das plötzlich aufflackert und ebenso rasch wieder zusammensinkt, zeigen sie in ihrem äußeren Gebaren Mut, erweisen diesen aber in ihren Taten nicht. Im Umgang mit den anderen zeigen sie, dass es ihnen mehr auf die Meinung als auf die Tat ankommt. Der Wind in ihren Lenden besitzt nur geringes Feuer, sodass er nur wenig wärmt, wie lauwarmes Wasser. Diese Männer können bei der Umarmung geliebt werden, weil sie Männern und Frauen beiwohnen können und zuverlässig sind. Weil bei diesen Männern der Samen nicht wie bei anderen Männern beschaffen ist, haben sie kaum Bartwuchs und erweisen sich auch sonst kaum als rechte Männer. Da sie aber niemanden etwas missgönnen, lieben sie in ihrer natürlichen Schwäche aus gutem Herzen heraus die Frauen, weil die Frau in ihrer Schwäche wie ein Knabe ist. Es mangelt ihnen aber an Kraft, das Erdreich zu durchpflügen, weil sie unfruchtbar sind und mit den Weibern nicht so verkehren können wie zeugungsfähige Männer. Die Fleischeslust übermannt sie daher nur selten […].“ (1)

*Konkrete Darstellung eines Mannes mit Östrogendominanz – ergo ein konkreter Vorzeigekandidat für die Wirksamkeit hormonaktiver Superfoods. Hier bedarf es einer fundierten, fehlerfreien Korrektur der gegebenen Schwäche. Will man Östrogen in diesem Fall kontrollieren, muss man massiv eingreifen. Werden wiederum alte Schemata bedient, ist mit einem „Rückfall“ zu rechnen. Östrogenreiche Lebensmittel sind hier strikt untersagt (Bier etc.). Aromatasehemmende Lebensmittel stellen die erste Wahl (Zitrusfrüchte u.v.m.). Androgene sollten wohldosiert angewandt werden, weil dieser Männertyp eine hochaktive Aromatase besitzt, die alle Androgene im Nu „auffrisst“ und in Östrogene*

*konvertiert. In diesem Sinne lautet die goldene Regel hier: Kontrolle der Aro-*
*matase! Um hier harmonisierend einzugreifen, sollten Ashwagandha, Bertram-*
*wurzel, bioverfügbares Zink sowie reichlich Zitrusfrüchte und --Extrakte (mit*
*Ausnahme von Grapefruit) Anwendung finden. Oberstes Ziel stellt das fundier-*
*te Östrogenmanagement dar. Ergänzend sollten noch hochdosierte Heidelbeer-*
*und Kohl-Extrakte Anwendung finden.*

## Der schwarzgallige Mann – Der Melancholiker

„Bei manchen Männern ist das Gehirn fett, und das Häutchen des Gehirns
wie auch dessen Blutgefäße sind trübe. Ihre Gesichtsfarbe ist dunkel und ihre
feurigen Augen sind denen der Vipern ähnlich. Diese Männer haben harte und
kräftige Blutgefäße, in denen schwarzes, dickes Blut fließt. Ihr Fleisch ist stark
entwickelt und hart, und ihre Knochen, die nur wenig Mark enthalten, sind
derb. Das Mark brennt so heftig, dass sie im Verkehr mit Weibern ungezügelt
sind wie Tiere und Schlangen. Der Wind in ihren Lenden ist feurig, windig,
und vom Rauch der schwarzen Galle durchsetzt. Darum haben sie zu keinem
Menschen rechte Zuneigung. Lassen sie von dieser Begierde ab, leiden sie oft
unter Hirnwut. Wenn sie aber ihrer Begierde nachgehen, leiden sie nicht an der
Krankheit des Kopfes. Einige von ihnen verkehren gern und in menschlicher
Weise mit den Frauen, denn sie besitzen starke Gefäße und heftig brennendes
Mark, aber trotzdem hassen sie die Weiber […].“ (1)

*Hier dürfte ein DHT-Überschuss geschildert werden. Dihydrotestosteron gilt*
*als das wahre „Männlichkeitshormon“. Es steht für Körperkraft, Aggressivität*
*und Ungezügeltheit. Männern dieser Klasse sei der Konsum von 5-Alpha-Re-*
*duktase-Hemmern anzuraten. Sie verhindern einen zu hohen Umsatz von Tes-*
*tosteron in DHT. Zu den 5-Alpha-Reduktase-Hemmern zählen Lebensmittel*
*wie Brennnesselwurzel, Kürbiskerne (-öl), Tomaten (Lycopin), Kurkuma (Cur-*
*cumin) u.v.m.*

## Abschließende Gedanken

Die getätigten Darstellungen sollen eine grobe Einteilung der Frauen- und Männertypen erlauben. Sie sind von klaren Beobachtungen abgeleitet und geben alte Erkenntnisse in einfachen Worten wieder. Es schadet nicht, seinen Horizont zu erweitern und seine Fühler auch in die Vergangenheit auszustrecken. Viele Erkenntnisse werden als „neu" und „innovativ" bezeichnet, obwohl sie vor Jahrhunderten bereits das „täglich Brot" darstellten. Konkret nimmt die Ernährung massiven Einfluss auf die Konstitution und körperliche Beschaffenheit – hier lassen sich die Weichen auf Wunsch neu stellen.

Zur Erklärung eines neu auftauchenden Begriffs: Traditionelle Lebensmittel, die bei uns vor 1997 belegt Anwendung fanden stellen ein sogenanntes „Kulturgut" dar – dies gilt auch für die Heilkräuter des Mittelalters, die bereits Hildegard von Bingen eifrig nutzte und einsetzte. Für Lebensmittel die erst nach 1997 in Europa Anwendung fanden, wie z.B. viele Heilkräuter der Traditionellen Chinesischen Medizin, erließ die EU eine Verordnung namens „Novel Food-Verordnung".

## NOVEL FOOD – NEUARTIGE LEBENSMITTEL

Die EU verabschiedete eine sogenannte „Novel Food"-Verordnung. Sie regelt den Umgang mit „neuartigen" Lebensmitteln und Lebensmittelzutaten. Was auf den ersten Blick sinnvoll erscheint, zeigt auf den zweiten Blick sein wahres Gesicht. Durch das Inkrafttreten der Novel Food-Verordnung wurde der europäische Markt um endlose Errungenschaften und grandiose Pflanzenstoffe beraubt. Als populärstes Beispiel gilt hier Stevia. Auf vehementes Drängen der Lebensmittel- und Chemieindustrie hin wurde Stevia-Glykosid (der süßende Stoff aus Stevia, genauer gesagt eine Fraktion davon) für den freien Handel zugelassen, wobei der Gesamtpflanzenextrakt weiterhin dem Verbot unterliegt.

Diese sinnlose Auslegung der Gesetzestexte verdankt man der zahlungskräftigen Industrie. Zahlreiche heilsame und wirkungsvolle Pflanzenstoffe wie Catuaba und Jiaogulan unterlagen neben zahlreichen anderen ebenfalls der Novel Food-Verordnung und waren plötzlich „für den menschlichen Verzehr nicht mehr geeignet", obwohl sie anderswo, außerhalb der EU, oft auf jahrhundertelange Tradition zurückblicken.

Durch die Novel Food-Verordnung verschwand ein großer Naturschatz an nutzbringenden Pflanzenstoffen vom Markt, um in weiterer Folge die Politik der Pharmakonzerne zu unterstützen. Chemicals sollten verstärkt etabliert werden und die Naturstoffe nach und nach ins Hintertreffen geraten. An sich ist es nun rechtlich kritisch für Novel Food Einnahmeempfehlungen auszusprechen – dennoch werden in diesem Buch sehr wirkungsvolle Novel Food-Vertreter behandelt, denn Heilung und funktionelle Wirkung darf keine Grenzen kennen.

Per Definitionem wurden alle Pflanzen verbannt, die vor dem Stichtag 15.05.1997 in der EU nicht in nennenswertem Umfang für den menschlichen Verzehr verwendet wurden. Dasselbe gilt für spezielle Extraktionsverfahren (in der Verordnung als „nicht übliches Verfahren" tituliert) – ein Apfel-Extrakt beispielsweise, der mit Alkohol oder Wasser gewonnen wurde, fällt somit aus dem Rahmen, während ein mit Hilfe von überkritischem $CO_2$ erbrachter Extrakt der Novel Food-Verordnung entspricht. Dabei spielt es keine Rolle, ob chemisch betrachtet genau dieselben Substanzen im Extrakt vorkommen. Spezielle Rohstoffe wie Pilze und Algen sowie diverse Mikroorganismen werden ebenfalls stark limitiert.
Eine Limitierung von unbekannten Mikroorganismen macht Sinn. Aber Europäern vorzuschreiben, dass bestimmte rein pflanzliche Stoffe nicht zum Verzehr geeignet sind, obwohl sie seit Jahrhunderten in anderen Kulturen als wertvolle Heilmittel und Natursubstanzen genutzt werden, das bedarf eines zweiten Blickes.

Um der Rechtsprechung dennoch Folge zu tragen, empfehlen wir alle Novel Food-gebrandmarkten Substanzen nur für den Verzehr außerhalb Europas – wo Pinienpollen noch Pinienpollen sind und kein Raumduft.
Die Botschaft an alle Europäer: Setzt Euch ein gegen die Diskriminierung hormonaktiver Superfoods. Mögen die wertvollen Naturschätze vor dem Vergessen bewahrt werden!

# PFLANZENSTOFFAUFBEREITUNG – EXTRAKTION

Wie wir alle Wissen schlummern in Pflanzen zahlreiche Heil- und Wirkkräfte. Die Frage die sich stellt: Wie isoliert man die gewünschten Pflanzenstoffe am effizientesten aus dem Pflanzenmaterial?

Nun denn, Sie alle haben daheim schon einmal Pflanzenextrakte hergestellt. In der Regel ist dafür reichlich wenig notwendig – mit einem Teebeutel und heißem Wasser sind Sie schon ganz vorn mit dabei. Ein einfacher Teeaufguss stellt die einfache Art und Weise einer Extraktion dar (diese nennt man wässrig-heiße Extraktion). In Abhängigkeit der Ziehzeit werden unterschiedliche Pflanzenstoffe in unterschiedlichen Konzentrationen gelöst. Bei grünem Tee beispielsweise löst sich das anregend wirkende, gerbstoffgebundene Koffein rasch und schon nach 1-2 Minuten nahezu vollständig. Die beruhigend wirkende Aminosäure L-Theanin braucht dabei schon etwas länger – deshalb gilt auch: Je länger man Grünen Tee ziehen lässt, desto beruhigender wirkt er. Aus diesem Zusammenhang heraus begründete sich auch die Japanische Teezeremonie mit unterschiedlichen Aufgüssen und Ziehzeiten.

Der erste Aufguss gilt traditionell den Feinden, denn er aktiviert und regt auf – im alten Japan eine Schwäche. Die folgenden Aufgüsse beruhigen den Geist und fördern kontrolliertes, überlegtes Handeln – die Tugenden der Samurai. Je länger Grüner Tee gekocht wird und zieht, desto mehr lösen sich auch die Polyphenole (schmecken stark bitter), die den antioxidativen Wert des Tees und die fettverbrennenden Effekte ausmachen. Im großtechnischen Maßstab wird Grüner Tee meist 10-20 Minuten gekocht, anschließend wird das Pflanzenmaterial abgetrennt und die verbleibende Flüssigkeit mit oder ohne Träger, getrocknet. Das Resultat nennt sich wässrig-heiß extrahierter Grüntee-Extrakt. Oft lässt sich der gewonnene flüssige Pflanzenauszug, aufgrund von gelösten Harzen oder Zuckern, schwer oder gar nicht trocknen. Durch das Abtrennen des Wassers würde eine pastöse, klebrige Masse entstehen, die sich kaum verarbeiten lässt. In diesem Fall muss eine Trägersubstanz (z.B. Maltodextrin) eingesetzt werden, die die Trocknungsfähigkeit des Extraktes anhebt. Bei Grünem Tee muss z.B. kein Träger Anwendung finden.

Neben Wasser kommen bei Bedarf auch andere Extraktionsmittel zum Einsatz. Oft wird Alkohol (Ethanol) in verschiedenen Konzentrationen verwendet, denn er erhöht die Löslichkeit von fettliebenden (lipophilen) Stoffen. Substanzen wie Beta-Carotin aus der Karotte oder Curcumin aus Kurkuma lösen sich nur in Fett oder fettähnlichen Substanzen. Da Alkohol ähnliche Löseeigenschaften (besser) wie Fett aufweist, eignet er sich zum Lösen von fettliebenden Substanzen und zur Anreicherung dieser. Steroide und steroidähnliche Substanzen können nur durch alkoholische Extraktion ausreichend zufriedenstellend gelöst werden. Weitere Lösungsmittel sind Methanol, Hexan, Aceton und Petrolether. Diese unterscheiden sich geringfügig in ihrem Löslichkeitsverhalten und sind aufgrund ihrer Giftigkeit in der Regel kritisch zu betrachten.

Über die Qualität eines Extraktes entscheidet zu guter Letzt nicht nur das Extraktionsmittel. Natürlich spielt das Rohmaterial eine entscheidende Rolle. Unterschiedliche Pflanzenrohstoffe und Pflanzenteile (Blätter, Früchte, Wurzeln) beinhalten oftmals stark unterschiedliche Konzentrationen an den gewünschten Inhaltsstoffen. Bei allen Pflanzen, wie z.B. Tee, Apfel, Heidelbeeren, Ginseng, Ingwer und Co existieren haushohe Unterschiede. Oft kommen Substanzen in einem Rohstoff um den Faktor 10-100 konzentrierter vor. Um diesem Faktum Sorge zu tragen, werden bestimmte Substanzen in den Pflanzen identifiziert und als Leitsubstanzen definiert. Sie sollen eine Aussage über die Qualität und Wirkung des Pflanzenextraktes treffen. Am Beispiel von Grünem Tee wären das z.B. Koffein, Gesamtpolyphenole und L-Theanin. Die Ausbeute dieser Stoffe hängt summativ vom Pflanzenmaterial, dem verwendeten Extraktionsmittel und den Extraktionsbedingungen (primär Zeit, Temperatur, Druck) und der Trocknungsmethode (je schonender, desto besser) ab. Pflanzenextrakte werden in der Regel durch Sprühtrocknung, Wirbelschichttrocknung, Vakuumtrocknung oder Gefriertrocknung getrocknet. In manchen Fällen nimmt die Trocknungsmethode maßgeblichen Einfluss auf die Extraktqualität, da zu hohe Temperaturen wertvolle Stoffe zerstören können.

**Lange Rede, kurzer Sinn:** Die Herstellung von Pflanzenextrakten gilt als sehr komplexe Angelegenheit. Kaufen Sie ihre Ergänzungen nur bei Herstellern, die wissen, was sie tun. Die Qualitätsunterschiede am Markt überraschen immer wieder. Da wundert es niemanden mehr, dass sie bei Hersteller A vielleicht 9 Euro für die Monatsdosis Grüntee-Extrakt bezahlen und bei Hersteller B 30 Euro. Die Qualität des Extraktes entscheidet maßgeblich über den Preis und letztendlich die Wirkung. Oft werden billige Pflanzenstoffe getestet und zu Unrecht als „wirkungslos" ad acta gelegt. Setzen Sie ihr gewonnenes Wissen ein und fragen Sie als mündiger Kunde auch einmal nach, wie der Extrakt gewonnen wurde, den Sie da kaufen sollen.

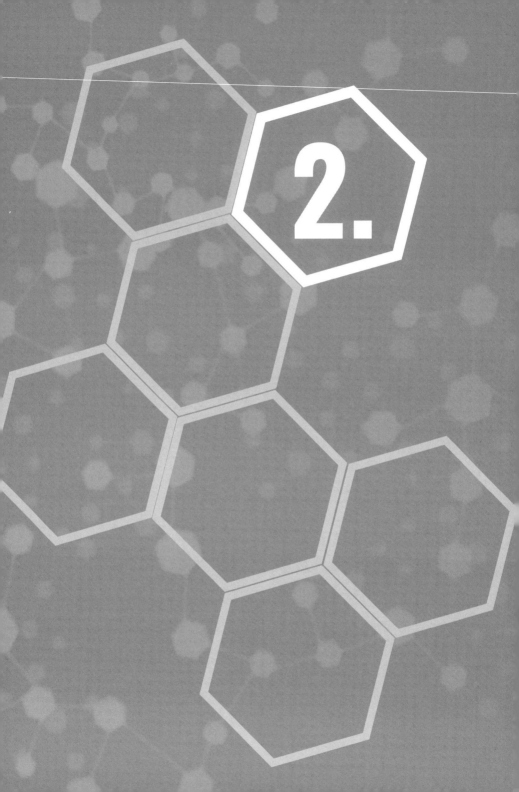

2.

# 2. HORMONFOODS

Im zweiten Kapitel befassen wir uns mit hormonaktiven Superfoods. Die hormonwirksame Rolle übernehmen hier vor allem die sog. Phytohormone. Als Phytohormone gelten alle aus Pflanzen stammenden Verbindungen, die im menschlichen Organismus eine hormonähnliche Wirkung entfalten. Im Rahmen epidemiologischer Studien konnten zahlreiche Wirkungen und Indikationen festgestellt werden. Die Epidemiologie ist jene wissenschaftliche Disziplin, die sich mit der Verbreitung sowie den Ursachen und Folgen von gesundheitsbezogenen Zuständen und Ereignissen in Bevölkerungen oder Populationen beschäftigt.

Phytohormone lassen sich gezielt und hochwirksam im Sport und Alltag einsetzen, wobei ihr potentielles Einsatzgebiet vom Muskelaufbau bis zur Körperfettverbrennung reicht. Sie unterteilen sich in Phytoöstrogene und Phytoandrogene. Die folgenden Kapitel geben eine Einführung, einen genaueren Einblick in die Biochemie und konkrete Beispiele mit Ernährungsempfehlungen wieder.

# PHYTOÖSTROGENE

Phytoöstrogene verdanken ihren Namen dem folgenden Zusammenhang: „Phyto" steht für Pflanze und „Östrogene" für die strukturchemische Ähnlichkeit und/oder Wirksamkeit im Vergleich zu humanen Östrogenen. Zahlreiche Studien zeigen, dass sich eine phytohormonreiche Ernährung positiv auf die Entwicklung und Entstehung zahlreicher Zivilisationskrankheiten wie Diabetes, Krebs, Erkrankungen des kardiovaskulären Systems, Osteoporose (Knochenschwund) u.v.m. auswirkt. Vor allem der Verzehr von phytoöstrogenreichem Soja und die verschwindend kleine Anzahl an Brustkrebsfällen im asiatischen Raum (besonders Japan und Korea) werden in diesem Zusammenhang oft diskutiert. Generell zählen zu den Phytoöstrogenen, grob eingeteilt, Isoflavone, Lignane und Coumestane.

Gemäß jetzigem Wissensstand wird vermutet, dass Phytoöstrogene je nach Klasse und Art mehr oder weniger mit den humanen Östrogenzeptoren wechselwirken und eine östrogenartige Wirkung im Körper entfalten. Des Weiteren weisen Phytohormone eine über die Interaktion mit dem Rezeptor hinausgehende Wirkung auf bestimmte Enzymsysteme und Proteinklassen des Hormonhaushalts auf. Bis dato konnten zwei Subtypen des Östrogenrezeptors identifiziert werden: Alpha- und Beta-Rezeptoren.

Alpha-Subtypen des Östrogenrezeptors finden sich vor allem im Bereich der primären und sekundären Geschlechtsorgane wieder. Beta-Subtypen kommen in Systemen des kardiovaskulären Systems (z.B. Herzmuskel), des Knochenstoffwechsels (z.B. Knochenhaut), in den Muskeln generell sowie im Gehirn vor. Beide unterscheiden sich vor allem durch die Bindungsstelle für Östrogene. Manche Phytoöstrogene „passen" besser in die Schlüsselstellen von Alpha-, andere besser in die von Beta-Rezeptoren. Man muss sich das Ganze ein bisschen wie Schloss und Schlüssel vorstellen, wobei nicht nur die 0-Stellung (zu) und die 1-Stellung (offen) vorkommen – auch Stellungen dazwischen sind möglich und geben damit die Stärke des ausgelösten Signals wieder. Manche Phytoöstrogene passen nicht ganz so gut in die Verbindungsstelle wie körpereigene Hormone, entfalten aber dennoch Wirkung. Dasselbe Erklärungsprinzip gilt stellvertretend auch für Phytoandrogene und Androgenrezeptoren.

*Am ehesten lassen sich die Interaktionen zwischen Hormon und Rezeptor und die dadurch ausgelösten Signale und Reaktionen versinnbildlicht mit Sex und verschiedenen Partnern darstellen und erklären.*

*Der Sex und die dadurch ausgelösten biochemischen Reaktionen unterscheiden sich maßgeblich von Partner zu Partner – einmal mehr, einmal weniger.*

## Phytoöstrogene der Kategorie I

Grundsätzlich gibt es Phytoöstrogene, die an den humanen Östrogenrezeptor binden und eine starke, dem humanen Östrogen ähnliche Wirkung entfalten. Endokrinologische Signalkaskaden werden ähnlich wie bei humanem Östrogen aktiviert; sie ähneln in ihrer Struktur dem menschlichen 17-Beta-Östradiol. Diese Phytoöstrogenklassen kommen vor allem im Rahmen der Therapie von Wechseljahresbeschwerden zur Anwendung.

Die Wechseljahre sind durch eine starke Reduktion der Östrogensynthese der Frau gekennzeichnet. Der starke Mangel an Östrogenen und die dadurch stärker wirkenden Androgene verursachen die bekannten Begleiterscheinungen. Auch Frauen im besten Alter können von der abgestimmten Zufuhr von Phytoöstrogenen profitieren, da hormonelle Defizite gezielt ausgeglichen werden können. Dies spielt vor allem bei hormonell bedingten Zuständen, wie erhöhte Körperfetteinlagerung, zu geringer Anteil an Muskelmasse, verringerte Knochendichte und Fertilität, eine ausschlaggebende Rolle. Diese Phytoöstrogene werden im Rahmen der Arbeit als Östrogene der Kategorie I bezeichnet. Typische pflanzliche Vertreter sind: Soja, Rotklee, Leinsamen, Sibirischer Rhabarber, Fraktionen aus Mönchspfeffer und Mariendistel.

## Phytoöstrogene der Kategorie II

Gemäß wissenschaftlicher Studien und Erkenntnisse existieren ebenso Phytoöstrogene, die an den humanen Östrogenrezeptor binden, aber im Körper keine vergleichbare Wirkung wie Humanöstrogene entfalten. Sobald es zu einer Bindung von Phytoöstrogenen an die Östrogenrezeptoren kommt, stehen die Bindungsstellen mehr oder weniger (je nach Bindungsstärke und Sättigung) nicht mehr für humanes Östrogen zur Verfügung. Dieser Umstand macht diese Phytoöstrogenklasse für Männer mit einem Östrogenüberschuss oder einem Ungleichgewicht zwischen Androgenen/Östrogenen interessant.

Generell weisen viele Phytoöstrogene in höheren Konzentrationen antiöstrogene Eigenschaften auf, was auf den ersten Blick unlogisch erscheint, da viel Östrogen auch viel östrogenartige Wirkung entfalten sollte. Folgendes steckt dahinter: Durch den hohen Einsatz von Phytoöstrogenen (dies bedingt ein Überschreiten der physiologischen Konzentration an humanem Östrogen im Stoffwechsel) kommt es durch die Phytohormone zu einem Verdrängen des körpereigenen Östrogens von den Rezeptoren. Wer mehr Spieler ins Spiel wirft, hat auch höhere Gewinnchancen. Dadurch kann die Östrogenwirkung im Körper gezielt abgeschwächt werden, da Phytoöstrogene dieser Stoffklasse in den meisten Fällen nicht so stark wie das humane Östrogen wirken. Für Männer empfiehlt sich, wenn überhaupt, die Gabe von geringen Mengen dieser spezifischen Östrogene, die die Wirkung von körpereigenem Östrogen abschwächen (Männer brauchen nur geringe Mengen an Phytoöstrogenen, da sie grundsätzlich weitaus weniger Östrogen produzieren als Frauen). Hierzu zählen bestimmte Verbindungen aus Kohlgewächsen wie I3C (Indole-3-Carbinol) und DIM (Diindolylmethan), Resveratrol aus Wein, Rotklee (vor allem Biochanin A) und generell zahlreiche Poylphenole und Flavonoide (Pflanzenfarbstoffe).

## Wo wirken Phytoöstrogene wie?

Eine ausschlaggebende Rolle der Phytohormone spielt der Wirkort im Körper und welche Rezeptoren (Alpha- oder Beta-Rezeptoren) sie bedienen. Je nach Wirkort resultiert auch eine bestimmte Wirkung. Für in der Sojabohne vorkommende Isoflavone ist bekannt, dass sie im weiblichen Organismus die Beta-Rezeptoren bevorzugen und nahezu ausschließlich an diese binden. Somit werden vor allem Effekte im Bereich der Knochen, Muskeln und des Gehirns erwartet und auch durch Studien belegt.

Dadurch weisen Asiatinnen im Vergleich zu Europäerinnen auch eine viel geringere Krankheitshäufigkeit in diesen Bereichen auf (z.B. Brustkrebs, verringerte Knochendichte). Sie stimulieren mit den Phytoöstrogenen gezielt die Herz- und Kreislaufgesundheit, erhöhen ihre Knochendichte effizient und weisen im Alter eine höhere Gedächtnisleistung und Hirnaktivität im Vergleich zur europäischen Kontrollgruppe auf. Die Krebsrate liegt signifikant niedriger.

Nahezu 99 Prozent aller durchgeführten Studien im Zusammenhang mit dem ernährungsbedingten Konsum von Phytoöstrogenen und einem positiven Effekt auf die Knochendichte und das Herz-Kreislaufsystem wurden mit Frauen mittleren Alters durchgeführt. Hier wurden auch die signifikantesten positiven Effekte festgestellt. Eine Umstellung der Ernährung auf einen höheren Anteil an Phytoöstrogenen bereits im jungen Alter gilt gemäß des herrschenden Wissensstandes als empfehlenswert. Treu dem Leitsatz: „Vorsicht ist besser als Nachsicht".

An dieser Stelle muss konstatiert werden, dass es keine aussagekräftigen Studien mit Männern gibt, die diese positiven Effekte untermauern oder wissenschaftlich fundiert wiedergeben! Im Mann gelten Androgene als die Elemente, die einen positiven Einfluss auf die Knochendichte ausüben, wenngleich ein geringer Anteil an Östrogenen ebenfalls einen essenziellen Einfluss auf die Knochendichte nimmt (z.B. sinkt die Knochendichte durch den Einsatz von chemischen Antiöstrogenen maßgeblich und kann zu Knochenbrüchen führen). Das Verhältnis von Testosteron zur Östradiol verschiebt sich zunehmend negativ in Richtung Östradiol. Dafür verantwortlich zeigen sich viele Faktoren wie chronischer Stress, schlechte Ernährung, geringe Bewegung, Umweltgifte u.v.m.

Synthetische Östrogene (wie bei der Hormonersatztherapie verabreicht) unterscheiden hingegen nicht so spezifisch zwischen Alpha- und Beta-Rezeptoren und binden auch an die Alpha-Subgruppe, was vor allem im Zusammenhang mit der Bildung und dem Wachstum von Brustkrebs kontrovers diskutiert wird. Die Gabe synthetischer Hormone sollte deswegen vor allem bei Frauen mit erhöhtem Risiko (Krebsfälle in der Familie) genau beurteilt werden. Dasselbe gilt für die hormonelle Verhütung, die vor allem an den Geschlechtsorganen Wirkung zeigt und selektiv an diese Rezeptoren bindet.

Als Merksatz zum Schluss rufe sich jeder Mann ins Bewusstsein: Auch Männer besitzen Östrogenrezeptoren, denn auch im männlichen Organismus kommt Östrogen vor und erfüllt in geringen Konzentrationen wichtige Funktionen im Immunsystem und Knochenstoffwechsel [371].

## Althergebrachtes Wissen und volksheiltümliche Erkenntnisse

Leonhart Fuchs (1501-1566) war einer der bekanntesten Kräutergelehrten des Mittelalters. Sein Werk, das „Kreuterbuch", repräsentiert eine anerkannte Sammlung von volksheilkundlichem „alten" Wissen, das vor allem auf Erfahrungswerten und praktischer Anwendung fußt. Besonders die Kapitel „für die Frau" geben Aufschluss über bestimmte Wirkungsweisen spezieller Kräuter und wohlbekannter Lebensmittel im weiblichem Organismus und liefern wichtige Erkenntnisse bei typischen „Frauenkrankheiten", aber auch bei Kinderwunsch und dem Drang nach mehr Leistung. Die folgende Ausarbeitung gibt eine Auflistung der angeführten Pflanzen mit der im „Kreuterbuch" genannten Indikation wieder (es werden nur heute noch verwendete Pflanzen angeführt):

**„Bringt den Frauen ihre Zeit": Baldrian, Beifuss, Brennnessel, Dost, Efeu, Fenchel, Feigen, Fingerhut, Gartenkresse, Johanniskraut, Kamille, Kerbel, Lauch, Lavendel, Liebstöckel, Melisse, Petersilie, Quendel, Ringelblume, Salbei, Thymian, Wermut, Zwiebel.**

*Mit „Bringt den Frauen ihre Zeit" ist die monatliche Blutung gemeint. Die angeführten Pflanzen wirken „blutungsfördernd" und können in hohen Konzentrationen hier eingreifen (basierend auf den Erkenntnissen von Leonhart Fuchs). Dementsprechend ist eine Auswirkung auf den weiblichen Östrogenhaushalt anzunehmen und wahrscheinlich.*

**„Bringt den Frauen Blödigkeit": Brennnessel, Knoblauch, Majoran, Pfingstrose, Spargel, Wermut.**

*Mit „Blödigkeit" kann hier viel gemeint sein. „Blöd" sein kann auch verhaltensassoziert gelten, beispielsweise, wenn man viel „blödelt" und Dummheiten macht. Lockeres Verhalten kann genauso gemeint sein wie eine Abnahme der weiblichen Denkleistung. Alle Wirkungen sind für Arzneidrogen, die im hormonellen Stoffwechsel wirken, bekannt.*

**„Bringt den Frauen die Milch":** Anis, Dill, Fenchel, Lattich, Malve.

*Diese Kräuter werden auch heute noch gerne bei „Stilltees" angewandt, um den Milchfluss anzuregen.*

**„Bei zu viel Milch":** Minze.

*Minze wirkt sich signifikant auf den Östrogenstoffwechsel aus.*

**„Härten der Brüste":** Kastanie, Sellerie.

*Kastanie und Sellerie wirken durchblutungsfördernd und beeinflussen auch den Hormonstoffwechsel.*

**„Macht Lust und Begierde":** Anis, Artischocke, Bohnenkraut, Brennnessel, Gartenkresse, Knoblauch, Labkraut, Lein, Rüben, Spargel.

*Da hier auch die Drogen der Fraktion „Bringt den Frauen Blödigkeit" Erwähnung finden, gehe ich beim Begriff Blödigkeit final von „flatterhaftem" Benehmen und „Liebäugelei" aus.*

**„Löscht die Begierde":** Lattich, Seerose, Weide.

*Selbstredend. Lustmindernde Wirkung in der Frau.*

Auf Kapitel, die auf das Thema Abtreibung eingehen, wurde verzichtet.

## Wirkungen im männlichen Organismus

„Mehret den männlichen Samen": Fenchel, Löwenzahn.

*Gemäß dem „Kreuterbuch" handelt es sich hierbei um mögliche Mittel zur Beeinflussung der Fruchtbarkeit. Sollte somit reichlich vom modernen Mann verzehrt werden! Fenchel macht sich hervorragend in der Rinds- oder Hühnersuppe und schmeckt auch als Tee ganz vertretbar. Löwenzahntee und Salat reichlich verzehren - stärkt auch Leber und Galle.*

„Tilgt aus den männlichen Samen": Hanf und Raute.

*Der negative Einfluss von Hanf auf die männliche Leistungsfähigkeit und Potenz wird in späteren Kapiteln noch ausführlicher dargestellt.*

## HOPFEN ALS BEISPIEL EINES POTENTEN PHYTOÖSTROGENS

Wenn Phytoöstrogene hochkonzentriert im Mann zur Anwendung kommen, können die genannten positiven Wirkungen in der Frau genau das Gegenteil im Mann verursachen! Für viele Phytoöstrogene wurden diese Zusammenhänge schon bewiesen. Beispielsweise wirken sich Hopfenöstrogene durchaus positiv auf den Aufbau von Muskelmasse und -dichte in der Frau aus und fördern neben der Körperfettverbrennung auch die Lust und Fortpflanzungsfähigkeit, wohingegen sie im Mann verheerend in den Androgenstoffwechsel eingreifen und einen „Östrogensupergau" verursachen.

Der Biertrinkerbauch und die vermehrte Ausbildung von Brustgewebe bei regelmäßigem und ausgeprägtem Hopfenkonsum resultiert nicht aus dem vermehrten Plus an Kalorien, sondern aus der Verschiebung des hormonellen Gleichgewichts in Richtung Östrogene. Das heute bekannte Bier (gemäß Reinheitsgebot mit Hopfen) stellte in den Klöstern des Mittelalters ein probates Mittel zur „Klärung des Geistes von unkeu-schem Gedankengut" dar, denn vor allem während der Fastenzeit übte man sich in geistiger und körperlicher Zurückhaltung. Es eliminierte die Lust an fleischlicher Sünde und wurde deshalb gerne und oft getrunken (abgesehen davon konservieren Hopfen und Alkohol das Getränk und machen es lagerbar).

Früher wurde Bier mit Gundermann (Gundelrebe), Eichenrinde und Bil-senkraut gebraut – Stoffe für Leistungsfähigkeit, Schlagkräftigkeit und Angstlosigkeit im Kampf. Wer auch immer das Volk regierte (Kirche, Kö-nig, Kaiser) wollte keine wilden Horden, sondern gemächliche, freundli-che Gesellen, ohne Wunsch zum Aufruhr. Bier stellt die männlichen Ge-müter ruhig, macht den Mann schlapp und nimmt ihm die Kämpferseele. Erhöhte Aggressivität in Zusammenhang mit Bierkonsum konnte durch keine Studie bewiesen werden. Fest steht, dass auch zu niedrige Andro-genspiegel aggressives Verhalten fördern. In Kombination mit Alkohol wird die Wirkung des Hopfens zusätzlich verstärkt, denn Alkohol unterbindet die Testosteronproduktion direkt in den Hoden. Das kann bei anfälligen Gesellen aggressives Verhalten auslösen. Die „Alkoholaggressivität" liegt in der Wirkung des Alkohols und des Abfallens der Androgene begründet.

Vor dem deutschen Bierreinheitsgebot von 1516 beinhaltete das in „deutschen Landen" – was Österreich, die Schweiz, Schlesien, Böhmen und Mähren einschließt – gebraute Bier so gut wie nie Hopfen als Be-gleitstoff. Insgesamt waren je nach Tradition mehr als 100 Pflanzen im Einsatz. Berühmte pflanzliche Vertreter waren beispielsweise Schafgar-be, Gagelstrauch, Rosmarin und Bilsenkraut.

Ein Pils war ursprünglich ein „henbane" – ein (P)Bilsen-Bier, was ein unglaublich starkes, psychoaktives Bier darstellte und vor dem Kampf getrunken wurde. Männer nehmen Phytoöstrogene, wie auch Frauen, direkt über die Haut auf. Das Phänomen von zu früher Regel oder Re-gelstörungen gilt bei Hopfenpflückerinnen als seit langem bekannt. Bier, das in den Medien als tolles Lifestylegetränk für Männer angepriesen wird, kann und wirkt sich gemäß aktueller Studienlage auf die Androgenwerte im Mann negativ aus. Oft sind erektile Dysfunktion, Impotenz und schlechte Spermienqualität, verursacht durch Östrogendominanz, die Folge. Sinnvoll wäre ein Bier aus Honig und Pinus sylvestris – die gemeine Pinie beinhaltet in ihren Pollen natives körperidentes Testosteron.

## Die Wirkungen der Phytoöstrogene zusammengefasst:

- Antioxidative Effekte
- Anti-Krebswirkung in der Frau (Studienlage für Brustkrebs und Gebärmutterkrebs)
- Anti-Östrogenwirkung in der Frau und im Mann (konzentrationsabhängig und östrogenabhängig)
- Behandlung von Wechseljahresbeschwerden der Frau
- Behandlung und Prophylaxe von Osteoporose
- Behandlung und Prophylaxe von Erkrankungen des kardiovaskulären Systems
- Hormonergänzung bei hormonellen Defiziten der Frau
- Steigerung der körperlichen Leistungsfähigkeit der Frau
- Steigerung der Proteinsynthese und anabole Effekte im weiblichen Organismus
- Verweiblichung bzw. Entmännlichung des Mannes (konzentrationsabhängig)

## EIN EXKURS: DIE PILLE UND DIE PARTNERWAHL

...eine (un)endliche Geschichte.

Viele mögen sich an dieser Stelle wahrscheinlich fragen, was ein Kapitel über die Pille in einem Buch über Ernährung zu suchen hat? Nun gut, die Frage lassen wir als berechtigt im Raum stehen, aber wir wollen dieses Skriptum nicht nur als Ernährungsleitlinie sehen, sondern vielmehr als eine aufklärende Abhandlung leistungsinduzierender Faktoren. Neben ungewollt zugeführten Hormonen aus der Umwelt und oft unbewusst applizierten aus Lebensmitteln, fehlen noch die absichtlich verabreichten hormonellen Verhütungsmittel, um den Kreis zu schließen.

*Nachdem wir uns einen Einblick in die Welt der Phytoöstrogene erlaubt haben, möchte ich an diesem Punkt noch eine interessante und vielsagende Studie vorstellen und ein paar Worte über orale Verhütungsmittel verlieren. Aufklärung spielt eine große Rolle – die Zufuhr synthetischer, hochwirksamer Hormone darf nicht denselben Stellenwert einnehmen wie das Lutschen eines Bonbons. Hier werden körpereigene Mechanismen lahmgelegt. Der Einfluss scheint gering, reicht jedoch bis ins Letzte und verändert uns und unsere Umwelt nachhaltig. Die folgenden Ausführungen dienen der Darstellung – sie sollen aufrütteln und zum Nachdenken anregen. Einige Sachverhalte lassen sich nicht schönen oder diplomatischer darstellen.*

Ohne jetzt auf die einzelnen Wirkstoffe oraler Verhütungsmittel einzugehen, möchten wir uns mit den Konsequenzen der Einnahme und dem Einfluss auf leistungsinduzierende Faktoren beschäftigen. Diese bringen für Frau und Mann nicht vernachlässigbare Vorteile mit sich, die wir alle allzu gut kennen. Für die Frau geht damit vor allem eine gesellschaftliche und sexuelle Freiheit einher. Eine Schwangerschaft als Folge einer Affäre stellte noch ein halbes Jahrhundert zuvor eine ernste, aber geläufige Tatsache dar.

Die Rolle des Alleinerziehers wurde oft der alleinstehenden Frau zuteil – von der verantwortungsvollen Aufgabe ganz zu schweigen, führte dies oft zu sozialer Ausgrenzung der Mutter und des unehelichen Kindes. Die Pille ermöglichte hier Entscheidungsfreiheit, ohne Angst vor einer ungewollten Schwangerschaft haben zu müssen.

Den Dienern des Mars brauchen wir an dieser Stelle die Vorteile von Pillenkonsumentinnen nicht darzustellen – jeder Mann kann diese an einer Hand abzählen, wenngleich sich der betörende Geruch einer nicht „chemisch sterilisierten" Frau durch nichts ersetzen lässt. Die bekannten Nebeneffekte der Pille reichen von Gewichtszunahme und Vergrößerung der Brust über Stimmungsschwankungen, Migräne, Akne bis zu Zwischenblutungen. UND: Die Langzeitfolgen werden heiß diskutiert. Ein Effekt auf die Entstehung hormonassoziierter Krebsarten ist nicht auszuschließen.

## Die Pille als Naturproblem

Die meisten hormonellen Verhütungsmittel lassen sich nicht biologisch abbauen. Sie akkumulieren im Grundwasser, Seen und Fließgewässern und finden letztendlich wieder den Weg zurück ins Trink- und Brauchwasser. Jeder von uns nimmt durch das Trinkwasser Medikamentenspuren zu sich. Die Auswirkungen auf den Organismus kann man sich ausrechnen – die akute Zunahme von Unfruchtbarkeit liegt neben den bereits genannten Einflussfaktoren auch hier begründet.

## Wie beeinflusst die Pille meine Partnerwahl?

Es zeigt sich, dass die Partnerwahl der Frau stark von ihrem Zyklustag abhängt. Je nach „Zusammensetzung" ihres Hormonprofils werden bestimmte Männertypen präferiert: Machotypen mit breiten Schultern und hohem Testosteronspiegel (Testosteron kann man riechen) um den Eisprung herum, sonst eher Durchschnittstypen mit Standardstatur und eher introvertierten Zügen.

Frauen fühlen sich vom – immunochemisch betrachtet – „komplementären Gegenüber" angezogen. Gleiche Immunsysteme können sich normalerweise in sexueller Hinsicht nicht „riechen", stark unterschiedliche hingegen fühlen sich im Vergleich viel attraktiver und anziehender an – der Evolutionsvorteil lässt grüßen. Eine Nachkommenschaft mit Elementen aus verschiedenen Immunsystemen ist, auf die Immunkompetenz bezogen, abwehrtechnisch besser gegen verschiedene Erkrankungen gewappnet. Damit verschaffen Eltern mit unterschiedlichen Immunsystemen dem Säugling schon während der Zeugung einen Überlebensvorteil. Die Konstellation des Immunsystems nimmt – wie auch der Hormonspiegel – einen starken Einfluss auf die Zusammensetzung der Pheromone, die uns wirkungsvoll umgeben, aber kaum bewusst wahrgenommen werden. Männer können manche Frauen auf Anhieb „riechen", andere gar nicht – dasselbe gilt für Frauen. Der Geruch entscheidet oft, bevor wir uns von Äußerlichkeiten leiten und beeinflussen lassen. Passen beide Faktoren, gibt es ein „Match", eine Übereinstimmung, und das „Liebesspiel" beginnt.

Hormonelle Verhütungsmittel unterdrücken diese evolutionären Eingebungen und die weibliche Wahrnehmung in diesen Belangen. Frauen bevorzugen nicht mehr die „besseren" Partner, sondern jene, die ihnen immunchemisch ähnlich sind, und treffen damit unbewusst die falsche Wahl. Abgesehen von den dargestellten immunochemischen Nachteilen für potenzielle Kinder beschäftigte sich eine englische Studie mit den Konsequenzen auf sozialer Ebene. Welchen Einfluss nehmen diese Entscheidungen und der Einfluss von hormonellen Verhütungsmitteln auf die Beziehungszufriedenheit?

Hierzu wurden Punkte wie die sexuelle Befriedigung, Anziehung des Partners, Länge einer Beziehung und „Glücklichsein" in der Beziehung evaluiert. Viele Pärchen, die sich „auf der Pille" kennen lernten, litten nach Absetzen dieser (z.B. bei gemeinsamem Kinderwunsch) an den „Nebenwirkungen", wie unerfülltem Sexleben (u.a. Schmerzen), zunehmendem Mangel an Anziehung dem Partner gegenüber (keine sexuelle wie auch allgemein soziale Anziehung mehr, eine „Man lebt sich auseinander"-Situation). Auch waren höhere Trennungsraten im Vergleich zur Kontrollgruppe – die Kontrollgruppe lernte sich ohne Verhütungsmittel kennen – sowie eine generell höhere Unzufriedenheit während der Beziehung feststellbar. [2]

## Wie beeinflusst die Pille die körperliche Leistungsfähigkeit in der Frau?

Eine mit Athletinnen durchgeführte Studie zeigte keinen negativen Einfluss der Pille auf die maximale und generelle Sauerstoffaufnahme unter Belastung, wobei im Gesamten auch kein negativer Einfluss auf die allgemeine Ausdauerleistungsfähigkeit festgestellt werden konnte. [3] Für die Pille konnte kein negativer Einfluss auf die Kraftleistung (Maximal- und Sprungkraft) von Athletinnen festgestellt werden. [4] Auch während Belastungstests im Schwimmen und Rudern konnten keine leistungsphysiologischen Unterschiede zwischen Pille-Konsumentinnen und Nichtkonsumentinnen festgestellt werden. [5, 6]

*Trotz fundierter „Pro"-Pille-Studienlage bin ich persönlich der Meinung, dass eine Frau, die ihren Zyklus kennt und spürt, bei weitem mehr Lebensqualität genießt als eine Pille-Konsumentin. Die „Eisprung-Stimmung" stellt für mich einen sportlichen Leistungsfaktor dar, der eine höhere Leistungsbereitschaft gepaart mit sexueller Zufriedenheit mit sich bringt. Ich würde als Frau die Pille verweigern.*

## LEBENSMITTEL MIT EINFLUSS AUF DEN ÖSTROGENSTOFFWECHSEL

Ab hier beginnt der Praxisteil. Die folgenden Kapitel behandeln die Eignung diverser Pflanzen und Substanzen für den gezielten, geschlechtsspezifischen Einsatz als hormonaktive Superfoods. Spätestens hier sollten Sie Notizen anfertigen oder Markierungen setzen, um die für Sie relevanten Kapitel, Nahrungsmittel, Pflanzen und Extrakte hervorzuheben.

## ZUR STUDIENLAGE

Die dargestellten Fakten und Aussagen basieren auf wissenschaftlichen Studien. Im Rahmen einer umfassenden Recherche wurden alle namhaften wissenschaftlichen Datenbanken nach besten Wissen und Gewissen durchsucht, um einen fundierten Überblick über hormonaktive Superfoods zu schaffen. Für manche Pflanzenstoffe konnten keine relevanten Humanstudien (Studien die am Menschen durchgeführt wurden) gefunden werden. In diesem Fall wurden alle vorhandenen, verwertbaren und als sinnvoll eingestuften Studien herangezogen – besonders Tierversuchsstudien.

Tierstudien stellen prinzipiell keine direkt auf den Menschen auslegbar repräsentative Aussage dar. Sie zeigen jedoch grundlegende Tendenzen potenzieller Wirkungen und deuten darauf hin, wo sich ein Versuch lohnt. Aus diesem Grund wurden bekannte Pflanzen und Extrakte im Selbstversuch und durch Anwendungsbeobachtungen erprobt. Nur laborchemisch geprüfte, sichere Extrakte erfahren in diesem Teil eine Empfehlung. Weitere werden der Vollständigkeit halber genannt, um einen Überblick über die einzelnen Fraktionen zu geben. In allen Fällen bieten sich bekannte und abgesicherte Alternativen mit vergleichbarer Wirkung. Alle exotischen, noch nicht ausreichend untersuchten Pflanzenstoffe sind mit den Passus „Auf andere Alternativen zurückgreifen" versehen oder werden ohne Einnahmeempfehlung angeführt.

Neben den Ergebnissen wissenschaftlicher Studien flossen Auswertungen jahrelanger Beobachtungen und Erfahrungen ein, darunter auch Elemente der traditionellen europäischen, chinesischen und ayurvedischen Heilkünste. Die Auflistung dient vor allem einer sicheren, zukunftsweisenden und nebenwirkungsfreien Steigerung von Leistung, Potenz und Gesundheit.

## HOPFEN – Humulus lupulus

Erklärende Worte über den guten alten (teuflisch bösen) Hopfen wurden bereits im Rahmen der einführenden Kapitel dieses Buches fallen gelassen. Einerseits ein Segen für das schöne Geschlecht, stellt er andererseits ein lusthemmendes Mittel für den unwissenden und bierliebenden Mann dar.

## Wie wirkt Hopfen im Mann?

Hopfen legt auf natürliche Weise den Androgenstoffwechsel des Mannes lahm. Die Wirkung potenziert sich im Zusammenspiel mit Alkohol. Hopfenöstrogene überfluten den männlichen Organismus und interagieren mit den Östrogenrezeptoren. Sie verdrängen im Anfangsstadium körpereigenes Östrogen (gut!), doch die Rückkoppelung lässt nicht lange auf sich warten. Der Körper erkennt den Östrogenüberschuss und bildet mehr „Andockstellen", sprich Östrogenrezeptoren, aus, weil nun viel ungebundenes Östrogen „herumschwimmt". Dadurch kann das überschüssige Östrogen binden und die volle Wirkung entfalten. Wenn nun der Hopfenkonsum eingestellt wird, bleiben die Östrogenrezeptoren noch ein Weilchen überexprimiert vorhanden. Das körpereigene Östrogen kann überall binden und volle Wirkung entfalten (schlecht!).

Hildegard von Bingen beschrieb den Hopfen in ihrem Werk „Physica" mit folgenden Worten: „Zum Nutzen des Mannes nicht sehr brauchbar, weil er bewirkt, dass die Melancholie im Menschen zunimmt." Diese Aussage sollte grundsätzlich darauf hinweisen, dass der Hopfen die „Traurigkeit" im Menschen fördert, ihn antriebs- und lustlos werden lässt und das Lebensfeuer bremst. Diese Aussage bezog sie vor allem auf Männer, die dem Hopfentrank frönten, zumal Frauen im Mittelalter verhältnismäßig wenig Bier tranken. Sie hielt den Hopfen grundsätzlich als Therapeutikum ungeeignet, vermerkte jedoch: „Er hält die gewissen Fäulnisse von den Getränken fern, sodass sie umso haltbarer sind." Weitere Gelehrte des Mittelalters, wie Baitar (gestorben 1248) und Albertus Magnus (12./13. Jh.) erwähnten im Zusammenhang mit den Hopfen den „dämpfenden Charakter" und dass die Pflanze im Wesentlichen „den Kopf beschwere".

## Wie wirkt Hopfen in der Frau?

Was der Teufel für den Mann, ist der Segen für die Frau (wie so manches im Leben). Hopfen stellt eines der potentesten Stärkungsmittel für die Frau dar (wirkt auf Östrogenebene!). Es erhöht die „Weiblichkeit" immens und stärkt den weiblichen Organismus von der Pike auf. Die aktuelle Studienlage bestätigt altherbekannte Wirkungen. In höheren Dosierung tritt allerdings ebenso der beruhigend-dämpfende Charakter in den Vordergrund.

## Die aktuelle Studienlage

### Üben Hopfeninhaltsstoffe eine anabole Wirkung im weiblichen Organismus aus?

Ja, 8-Phenylnaringenin, eine im Hopfen vorkommende, als Östrogen wirkende Substanz, stellt ein natürliches Anabolikum für Frauen dar. Es kommt auf natürliche Weise im Hopfen vor und wird über Vorgänge während des Brauvorganges bei der Bierherstellung oder im Rahmen von Verdauungsprozessen im

Magen-Darm-Trakt natürlich aus Xanthohumol, einer der Hauptfraktionen im Hopfen, gebildet. Eine japanische Studie setzte umgerechnet auf einen 70 kg Menschen 30 mg 8-Phenylnaringenin ein, was ca. der Menge von 1,5 kg Hopfen entspricht. In diesem Sinne bietet sich die Einnahme von Supplementen an.

Zusammengefasst wurden stickstoffspeichernde Effekte (verlangsamter Abbau von Muskelgewebe) und die Aktivierung von anabolen Stoffwechselvorgängen, einhergehend mit muskelaufbauenden Effekten festgestellt – bei der Frau.

Im Hopfen vorkommende östrogenartig wirkende Substanzen wie Xantohumol, Isoxanthohumol und 8-Prenylnaringenin und auch Bier wirken sich auf die Aktivität und die Expressionsrate der Aromatase in der Frau aus. Zusammenfassend wurde durch die Reduktion der Aromatase (Aktivität) eine Erniedrigung der körpereigenen Östrogenspiegel erreicht, was sich vor allem im Rahmen einer begleitenden Therapie bei Brustkrebs als wertvoll und konstruktiv herausstellen könnte. Wie ersichtlich, reduziert Hopfen das körpereigene Östrogen und liefert für die Frau „gesünderes" Pflanzenöstrogen nach (human eigenes Östrogen beeinflusst das Wachstum von Brustkrebs, Gebärmutter- und Eierstockkrebs und muss bei diesen Krebsarten im Zaum gehalten werden).

Die vorhandene Studienlage lässt den Schluss zu, dass Hopfen das Sexualverhalten des weiblichen Geschlechtes positiv beeinflusst.

## Was bedeutet das für den Mann?

Für den Mann gilt: 8-Prenylnaringenin und Isoxanthohumol nehmen Einfluss auf die Cholesterolaufnahme im Hoden, was eine reduzierte Bildung an Sexualhormonen zur Folge hat. Diese Tatsache könnte die den Sexualtrieb dämpfende Eigenschaft von Hopfen mit beeinflussen. Beide Substanzen zeigen überdies eine ausgeprägte Antiandrogenaktivität. 8-Prenylnaringenin weist eine ausgeprägte Östrogenaktivität aus und interagiert aktiv mit dem humanen Östrogenrezeptor [7, 8, 9, 10, 11].

# CONCLUSIO FÜR HOPFEN

### For Ladies: YES

Hopfen stellt für Frauen ein natürliches Kräftigungsmittel dar. Es bringt den weiblichen Organismus auf Vordermann und wirkt anabol im Stoffwechsel (aufbauend). Hopfeninhaltsstoffe wirken auch an den Östrogenrezeptoren der Geschlechtsorgane und können das Brustwachstum fördern. Frauen mit chronischen Depressionen sollten Hopfen nur sehr dezent anwenden, da er Wesenszüge dieser Art und Weise verstärken könnte.

### For Gentlemen: NO

Für Männer gilt Hopfen aufgrund der bereits dargestellten Fakten als rotes Tuch! Als Genussmittel hin und wieder in Ordnung, aber von einer regelmäßigen Einnahme ist abzuraten. Hopfen leistet in puncto Gesundheitsförderung durchaus Positives, hat aber aus leistungsphysiologischer Sicht nichts in der Ernährung des männlichen Sportlers zu suchen.

### Einnahmeempfehlung

Frauen sollten Hopfen regelmäßig in ihre Ernährung einbauen (Ausnahme: bei manifesten Depressionen). Vor allem das alkoholfreie Bier eignet sich hervorragend als isotonisches Getränk nach sportlicher Betätigung für die aktive Frau von heute. Des Weiteren kann Hopfen-Extrakt als natürliches Anabolikum in der Frau Anwendung finden (bis zu 1000 mg täglich). Frauen mit Östrogenmangel profitieren rasch von einer Hopfensupplementierung. Bei negativem Einfluss auf Laune und Libido: Dosis halbieren.

Alle Männer, außer die androgendominierten Typen, sollten Bier, Hopfentee und alle hopfenhaltigen Lebensmittel, gänzlich aus ihrer Ernährung streichen (gilt für alle, die ein leistungsorientiertes Leben führen).

# LEIN – Linum

Die zahlreich im Lein vorkommenden Lignane, wie z.B. Secoisolariciresinol-Diglucoside (SDG), werden über die menschliche Magen-Darmflora in Enterodiol und Enterolacton umgesetzt. Bei den zwei genannten Verbindungen handelt es sich um die bioverfügbaren Formen. Wieviel der Körper von den zugeführten Lignanen umwandelt und wirklich aufnimmt, ist von Mensch zu Mensch verschieden. Die Zusammensetzung der Darmflora (die Art und Anzahl der vorkommenden Bakterien und Pilze) spielt hier die ausschlaggebende Rolle. Die Situation gestaltet sich ähnlich wie bei Equol und Soja. Nach der Einnahme von Antibiotika konnte eine komplette Einstellung der Enterodiol- und Enterolactonproduktion für mehrere Wochen festgestellt werden. Werden Lignane verzehrt, wird ein Teil direkt wieder ausgeschieden, ein anderer über die Darmwand resorbiert und unterliegt ab nun, wie alle Pflanzenstoffe, dem hepatischen Kreislauf (der Verstoffwechselung über die Leber).

Die Maximalpegel an Lignanen werden im Blut nach ca. 7-10 Stunden gemessen. Die Bioverfügbarkeit der Lignane kann durch Zermahlen und Zerstoßen der Leinsamen verbessert werden. Der Gehalt an SDG liegt bei ca. 11-286 mg (im ganzen Samenkorn) pro Teelöffel, was ca. 5 Gramm Samen ausmacht. SDG, eines der Hauptlignane, ist nicht öllöslich und kommt im Leinöl nicht vor – außer es wurde zugesetzt, was aber in Niederschlag/Ausflockung resultiert. Daher empfiehlt sich für Frauen der Konsum von z.B. über Nacht eingeweichten Leinsamen, wenn sie die volle Lignanpower ausnützen möchten. Eingeweichte Leinsamen bilden einen Polysaccharidschleim aus, der sich schützend auf die Magen- und Darmschleimhaut legt und sich bei entzündlichen Beschwerden in diesem Bereich bewährt. Neben Lein findet sich noch ein geringer Anteil an Lignanen in Sesam (ca. 50-mal weniger) und Knoblauch (ca. 600-mal weniger).

## Östrogen- und Antiöstrogenwirkung von Leinlignanen

Leinlignane binden im Körper an Östrogenrezeptoren, wirken aber nicht so wie körpereigenes Östrogen. Sie triggern (verursachen) damit nicht so ausgeprägte Effekte. Im Mann mit Östrogendominanz können Lignane eine wertvolle Wirkung entfalten. Sie konkurrieren mit dem humaneigenen Östrogen um die Rezeptoren und das körpereigene Östrogen kommt weniger bis gar nicht mehr an. Damit wirken sie als sogenannte „Antiöstrogene". Eine ähnliche Situation liegt in der Frau im fruchtbaren Alter vor. In den „besten Jahren" stehen die Östrogenspiegel hoch, und zugeführte Lignane kämpfen mit den körpereigenen Östrogenen um die Bindungsstellen.

Nach dem „Wechsel" sieht die Situation ganz anders aus. Nun liegt ein Mangel an körpereigenem Östrogen vor. Lignane sind dann willkommene Gesellen, da sie den Östrogenmangel im Körper ein wenig ausgleichen und östrogenartige Effekte in der Frau entfalten (Aufhalten des Knochenabbaus, Schutz vor Krebs, Erhalt der kognitiven Funktionen u.v.m.). SDG wirkt als starkes Antioxidans, als starker Radikalfänger, und unterstützt die Leber bei ihren Entgiftungsfunktionen. Wie erwähnt reduzieren Lignane den physiologisch wirksamen Teil an Sexualhormonen (vor allem Östrogene). Sie stimulieren die Bildung des Sexual Hormon Bindenden Globulins. SHBG bindet frei im Blutkreislauf zirkulierende Hormone ab (nur freie Hormone können ihre Wirkung voll und ganz entfalten). Dieser Umstand bringt große Vorteile im Rahmen der begleitenden Behandlung von hormonell beeinflussten Krebsarten mit sich (Das Wachstum von bestimmten Krebszellen korreliert direkt mit der Menge an Östrogen im Serum). Wenn sich das SHBG erhöht, dann bindet es körpereigenes Östrogen vermehrt ab und reduziert damit den Wachstumsfaktor für Brustkrebszellen. Ähnliche Effekte wurden im Mann im Zusammenhang mit Prostatakrebs festgestellt (Reduktion der Androgene im Blutkreislauf), wobei eine Verabreichung von Leinsamen im gesunden Mann eher kontrovers diskutiert wird (Abbindung der freien Testosteronfraktion).

## Lignane hemmen die Aromatase

Die Wirkung der Lignane kann als vielfältig und facettenreich beschrieben werden. Neben der Wirkung als Östrogene/Antiöstrogene und den Einfluss auf die Expression des SHBGs wirken sie sich noch auf die Aktivität und Expression der Aromatase aus. Die Aromatase katalysiert die Umwandlung von

Androgenen in Östrogene, genauer gesagt die Umwandlung von Testosteron in Östrogen. Dieser Effekt unterstützt zusätzlich das „Loswerden" des Östrogens bei Östrogendominanz und östrogenasoziiertem Krankheitsverlauf bzw. ebensolchen Krankheitszuständen der Frau. Grundsätzlich „schadet" Östrogen in höherer Konzentration vor allem Männern, tut aber auch Frauen mit Krebsgeschehen nichts Gutes.

## Die aktuelle Studienlage

### Welche hormonellen Auswirkungen haben Leinsamen auf Frau und Mann?

Eine 4-monatige Verabreichung von 30 g Leinsamen pro Tag an eine Frau resultierte in einen Anstieg des Testosteronwertes von 45 ng/dl auf 150 ng/dl und des freien Testosterons von 0,5 ng/dl auf 4,7 ng/dl. Diese Erkenntnis legt eine leistungssteigernde Wirkung für die Frau nahe, einen zusätzlichen Einfluss auf die Körperfettverbrennung und Libido ebenso.

Die regelmäßige Einnahme von Leinsamen führte bei männlichen Ratten im Wachstum nach dem Auswachsen zu höheren Östradiolspiegeln und veränderte die Fläche des männlichen Schwellkörpers im Vergleich zur Kontrollgruppe (wurde weniger). Die Histomorphologie (die Struktur der Peniszellen) wurde nicht negativ beeinflusst.

5 % Leinsamen in der Diät veränderten in weiblichen Versuchstieren die Geschlechtsorgane (verspätetes Einsätzen der Pubertät). 10 % Leinsamen in der Ernährung beschleunigten aufgrund des Östrogenüberschusses (konkurrieren mit körpereigenem Östrogen) das Einsetzen der Pubertät und führten zu höherem Eierstockgewicht und höheren Östradiolwerten im Serum. Des Weiteren wurde der fruchtbare Teil des Zyklus verlängert (verlängerte Fruchtbarkeitsphase während des Zyklus).

Bei männlichen Versuchstieren erhöhte eine 10-prozentige Leinsamendiät die Testosteron- und Östradiolwerte und verursachte während des Wachstums größere Gewichte der Geschlechtsorgane. Die abschließende Erkenntnis der Studie: Lignane aus Leinsamen, die abhängig von der Konzentration wie Östrogene oder Antiöstrogene wirken, üben in Abhängigkeit von Verabreichungszeitpunkt und Dauer (während des Wachstums, vor oder nach der Pubertät etc.) einen signifikanten Einfluss auf den Hormonstoffwechsel und die Entwicklung der primären wie auch der sekundären Geschlechtsmerkmale aus. Dabei spielt vor allem die Dosis die entscheidende Rolle [12, 13, 14].

*Durch Veränderung der Dosis können im Organismus komplett komplementäre Reaktionen hervorgerufen werden. Geringe Dosen führten im Mann zu positiven Effekten, zu hohe Dosen zu unerwünschten „Nebenwirkungen". Das Wissen um die richtige Dosis stellt die Kunst dar! Im Zweifel besser wenig und gering dosieren und auf die Körperreaktionen achten (muskuläres Verhalten und Potenz; Erektionen im Tagesverlauf, Lust auf Sex etc.).*

## CONCLUSIO FÜR LEIN

### For Ladies: YES
Frauen brauchen auf ihren geliebten Lein nicht zu verzichten; egal ob Leinsamenbrot, Leinöl, Leinschrot im Müsli oder andere Lebensmittel mit Lein. Lassen Sie es sich schmecken!

### For Gentlemen: YES
Auch Männer können vom Gesundheits- und Leistungsnutzen des Lein profitieren. Hier spielt aber die Dosis die Rolle. Männer sollten unter 10 g Leinsamen und 15 ml Leinöl am Tag bleiben, um östrogenassoziierte negative Begleiterscheinungen und Östrogenüberdosierungen zu vermeiden.

### Einnahmeempfehlung
Lein stellt in unseren Breiten eine uralte Kulturpflanze dar und wird traditionell reichlich verwendet. Lein gilt als wertvolles Lebensmittel und das zu Recht. Seine traditionelle Verwendung beläuft sich vor allem auf die „weibliche" Kost, denn man wusste um die stärkenden Eigenschaften von Lein im weiblichen Organismus. Frauen aller Typen sollten Lein in ihre Ernährung einbauen. Bis zu 50 g pro Tag stellt

Lein eine sehr wertvolle, hormonell aktive Ergänzung dar. Schroten Sie dazu die Leinsamen und weichen Sie diese in Wasser ein oder nehmen Sie ganze Leinsamen und belassen Sie diese mindestens für 24 Stunden im Wasser, damit sie sich gut mit Wasser vollsaugen und quellen.

Kauen Sie den Lein gut, denn dies erleichtert und verbessert die Aufnahme der Leinöstrogene in den Blutkreislauf. Backwaren mit Leinsamen stellen ebenfalls eine propate Leinsamenquelle dar. Auch kaltgepresstes Leinöl stellt eine wertvolle „Leinpower"-Quelle dar – im Öl finden sich weitaus weniger hormonell aktive Östrogenmetaboliten wieder als in den Samen. Deshalb eignet sich das Öl auch in Mengen bis zu 15 ml pro Tag zur Ergänzung des männlichen Speiseplans mit essenziellen ungesättigten Fettsäuren. Frauen können Leinöl unlimitiert einsetzen. Aufgrund des gewöhnungsbedürftigen Geschmacks empfiehlt sich das Einrühren in Joghurt oder Saft (z.B. Karotte).

## ROTKLEE – Trifolium pratense

Hintergrund: traditionelle Verwendung von Rotklee in der Tierzucht.

Rotklee stellt nicht gerade das typische Sommerfrischgemüse dar, wenngleich die hübschen Blüten gewiss eine passende Dekoration auf knackigem Salatgrün abgäben. Rotklee findet traditionell als Basisfutter während der Stiermast Anwendung und das nicht ohne Grund. Oft wird der Sinn und Zweck hinter dem natürlich hohen Eiweißgehalt versteckt gehalten und gewiss werden viele Bauern, wenn gefragt, auch den Grund angeben, aber die Sache zeigt sich nicht so trivial wie angenommen!

Rotklee wirkt sich stark auf den Androgenspiegel im Stier aus. Neben östrogenartigen Wirkungen resultiert auch eine starke Interaktion mit den Androgenrezeptoren. Mit Rotklee gemästete Stiere legen aus eigener Erfahrung einen höheren Grad an qualitativer Muskelmasse zu als die Sojavergleichsgruppe bei gleicher Kalorienzufuhr. Neben dem Plus an Muskelmasse schlagen allerdings auch die Zunahmen an Körperwasser und Körperfett zu Buche. Zusammenfassend findet eine Interaktion mit den Östrogen- und Androgenrezeptoren statt, wobei eine östrogenartige und antiöstrogenartige Wirkung literarisch beschrieben wurde.

## Inhaltsstoffe im Rotklee

Rotklee beinhaltet wie Soja auch Genistein und Daidzein als Hauptisoflavonfraktionen. Daneben spielt Biochanin A die bedeutendste Rolle in Bezug auf die Quantität im Rohstoff. Da ähnliche Fraktionen wie in der Sojabohne vorkommen (oft in weitaus größeren Konzentrationen), darf von ähnlichen Wirkungen ausgegangen werden, was die vorherrschende Studienlage und Auswertungen bestätigen. In diesem Sinne werden unter dem Kapitel „Rotklee" nur mehr spezielle Studien beleuchtet, die gezielt auf den Rohstoff eingehen oder ergänzend erklärende Funktion einnehmen und damit andere, noch nicht erwähnte Wirkungen, erklären.

## Die aktuelle Studienlage

### Hemmt Biochanin A die Aromatase und stellt damit ein potentes Antiöstrogen dar?

Eine chinesische Studie aus dem Jahr 2008 kam zu folgendem Ergebnis: Biochanin A vermochte die Aromatase effizient zu inhibieren. Dies gilt sowohl für die Expressionsebene (die Expression gibt an, wie viel von einem Enzym gebildet wird) als auch direkt für das aktive Enzym. Genistein, ein Hauptmetabolit von Biochanin A, zeigte ebenfalls Einfluss auf die Aromatase [15].

*Eine sehr interessante Erkenntnis. Biochanin A, präparativ aus Rotklee extrahiert, könnte sich hervorragend zur Therapie von Brustkrebs in der Frau und zum Einsatz als natürliches, testosteronerhöhendes Mittel im Mann eignen. Eine natürliche Variante von Tamoxifen sozusagen. In diesem Sinne bietet sich hervorragend die Kombination mit Champignon-Extrakt an, der ebenfalls als ein starker Aromatasehemmer gilt.*

## Zeigen Rotkleeisoflavone eine erhöhte Androgenrezeptor-Affinität?

Fürwahr wurde in einer österreichischen BOKU Wien-Studie die Aussage getätigt, dass Rotkleeisoflavone in kommerziell erhältlichen Produkten, in der Konzentration zwischen 0,39 und 110 mM (Millimol), eine erhöhte Affinität zum Androgen- und Progesteronerezeptor aufweisen. Die vergleichsweise herangezogenen Sojaisoflavone wiesen hingegen weitaus weniger Interesse für den Androgenrezeptor auf. Dieser Umstand wurde durch den erhöhten Anteil an Isoflavonen in Rotkleeprodukten erklärt [16].

*Das könnte allerdings auch an Nebenfraktionen liegen oder daran, dass Biochanin A, neben der Funktion als Aromatasehemmer, vermehrt an Androgenrezeptoren bindet. Rotklee-Extrakte dürften in geringer Konzentration in der Massephase und bei mangelnder Libido und Knochendichte interessante Effekte erzielen (auch im Mann!).*

## Reduzieren Rotklee-Isoflavone den Androgenspiegel im Mann?

Eine dänische Studie aus dem Jahr 2010 untersuchte die Wirkung von zwölf nahrungsmittelassoziierten Phytoöstrogenen (darunter alle Rotklee- und Sojafraktionen) in der Zellkultur und kam zum klaren Ergebnis, dass alle zwölf eine Erhöhung des Estradiols und eine Erniedrigung des Testosterons zur Folge hatten [17]. Dies unterstreicht die positive Wirkung in der Frau und die mit Östrogenüberschuss negativ assoziierten Effekte im Mann.

*Aus eigener Erfahrung kann konstatiert werden, dass Rotklee-Extrakte in Kombination mit Zink, Chrysin und testosteronerhöhenden Extrakten ein „Goodie" darstellen können – auf die Dosis kommt es an. Ehrlich gesagt, sollte man sich anschnallen in Bezug auf die weibliche Anziehungskraft. Rotklee scheint hier einen positiven Effekt auszuüben – einerseits auf den Verwender, der aller Sinne beraubt wird, und andererseits dürfte der modulierte Östrogenspiegel einen direkten Einfluss auf den Pheromonspiegel haben, auf den man auch positiv angesprochen wird – wie die Erfahrung wiederholt gezeigt hat.*

# CONCLUSIO FÜR ROTKLEE

### For Ladies: YES

Bei speziellen Bedürfnissen – wie im Rahmen des Wechsels und bei ausgeprägten Wechselbeschwerden – gewiss eine Empfehlung wert, wenngleich vor allem bei bestehender Beschwerdelage der Rat eines Mediziners vor eigenständiger Phytotherapie eingeholt werden sollte. Für die sportliche, gesunde Frau 100-prozentig einen Versuch wert! Die positiven Effekte von Soja, vereint mit einer geringen Anti-Östrogen-Aktivität und Aromatasehemmung können sportliche Leistungssteigerungen bewirken, das sollte nicht unversucht bleiben!

### For Gentlemen: YES (but be careful)

In geringen Konzentrationen und in Kombination mit natürlichen „Testo-Boostern" sowie Zink einen Versuch wert! Die Libido und die Attraktivität steigen möglicherweise. Nicht überdosieren – das kann nach hinten losgehen. Die Erfahrungswerte liegen im Bereich von ca. 60 mg Rotkleeisoflavonen alle zwei Tage bei einem Körpergewicht von ca. 100 kg. Dabei wurden gute Resultate erzielt! Die generelle, bei dieser Produktklasse gebräuchliche Einnahmeempfehlung von 3 x 60 mg pro Tag war zu viel des Guten! Die östrogenbedingten Nebenwirkungen nahmen zu (subjektive Erfahrung des Autors).

### Einnahmeempfehlung

Für Frauen mit Östrogenmangel eignet sich Rotkleetee und Extrakt (2 x 200 mg pro Tag). Andere Frauentypen und Männer können mit biochaninreichen Rotklee-Extrakten Östrogenmanagement betreiben. Hier sollte die tägliche Extraktdosis 100 mg nicht übersteigen. Rotklee zeigt relativ rasch Wirkung im Mann.

Bei östrogenassoziierten Erscheinungen (vermehrte Wasserspeicherung im Gesicht, schlechterer Muskeltonus und Kraft), sollte die Dosis halbiert werden und zusätzlich Zink (30 - 60 mg) eingenommen werden. Die Einnahme erfolgt am besten mit den Mahlzeiten. Die Einnahmedauer sollte sich auf zwei bis sechs Wochen belaufen, gefolgt von einer zweiwöchigen Pause.

# SOJA – Glycine max

In der Sojapflanze, und dabei vor allem in den Sojabohnen, kommen mehrere Phytoöstrogene vor, wobei Genistein und Daidzein die Hauptvertreter bilden. Neben der Sojabohne beinhalten auch noch der Rotklee (Trifolium pratense), die Lupine (Lupinus), Kaffee (Coffea arabica) und Kudzu (Pueraria montana – Japanische Pfeilwurzel) diese Fraktionen in beachtenswerten Konzentrationen.

## Die aktuelle Studienlage

**Verbesserte Muskelleistung und Verbesserung der Knochengesundheit durch Sojaprotein?**
60 Frauen im durchschnittlichem Alter von 55 Jahren nahmen an einer Studie teil, bei der der Einfluss des Trainings mit und ohne Sojaproteinisolat auf die Muskelleistung und die Knochengesundheit, trotz bereits bestehender osteoporotischer Veränderungen, untersucht wurde. Es konnte festgestellt werden, dass sich sowohl die Muskelleistung und -stärke, wie auch die Knochengesundheit bei beiden Gruppen signifikant verbesserten. Beide Sojagruppen (mit und ohne Training) profitierten immens von der Einnahme von Sojaisolat – der Effekt wurde nach einer Einnahme von zwölf Wochen festgestellt. Die Trainings- und Sojasupplementierungsgruppe erzielte die besten Ergebnisse. Zusammenfassend kann konstatiert werden, dass weitere Studien zu einem ähnlichen Resultat kamen. Demnach dürfte es, mit und ohne Sport, für das weibliche Geschlecht sehr sinnvoll sein, Sojaproteinisolate als regulären Teil der Ernährung einzubauen [18].

**Einfluss von Sojaprotein und Molkenprotein (Whey) auf den Hormonresponse während hartem Widerstandtraining?**
Eine Supplementierung mit Sojaprotein nach dem Workout führte bei einer 14-tägigen Einnahme zu einem geringeren Testosteronresponse nach dem Training (es wurde im Vergleich mit der Molkenproteingruppe weniger Testosteron ausgeschüttet). Molkenprotein zeigte einen ausgeprägten Einfluss auf

die Ausschüttung von Cortisol. Dieses erhöht sich normal nach dem Workout als Stressantwort signifikant. In gleichem Maße nimmt Testosteron erstmals ab, bevor es wieder ansteigt (und Cortisol wieder absinkt). Bei der Einnahme von Molkenprotein direkt nach dem Workout stieg das Cortisol nicht in dem Maße wie gewöhnlich, was gemeinsam mit dem höheren Testosteronresponse auf eine bessere Regeneration schließen lässt. SHBG (Sexual Hormon Bindendes Globulin) und Estradiol (Östradiol) veränderten sich nicht [19]. Eine zweite Studie bestätigte, dass mit Molkenprotein ein vermehrter Aufbau von magerer Muskelmasse im Vergleich zu Sojaprotein einhergeht [20].

*Ähnliche Effekte werden durch die Einnahme von anabolen Steroiden erzielt. Mit reinem Eiprotein konnten dieselben Effekte wie für Molkenprotein beobachtet werden. Molken- und Eiprotein stellen somit die erste Wahl dar.*

## Im Zusammenhang mit Sojaverzehr negativ assoziierte Erscheinungen

**Verlust der Libido und erektile Dysfunktion durch Umstellung der Ernährung von normal und fleischlastig auf Soja?**

Das ist gemäß dieser Studie möglich und wurde anhand von Laboranalysen und der Bestimmung der Androgenspiegel eindeutig bewiesen, wenngleich keine statistisch abgesicherte Grundgesamtheit herangezogen wurde. Testosteron gesamt, Testosteron frei und DHEA wurden vor Beginn der Ernährungsumstellung, immer wieder während der zweijährigen vegetarischen Phase und bis zu einem Jahr nach der Rückkehr zur Normalernährung bei einem 19-Jährigen vermessen. Vor der Soja-Diät lagen die Androgenwerte im Referenzbereich und es lagen keine sexuellen Beschwerden oder Missstände vor. Während der zweijährigen Soja-Diät fielen die Werte für freies Testosteron und Gesamtestosteron signifikant ab. Der Wert für DHEA erhöhte sich hingegen. Ein Jahr nach Rückkehr zur Normalernährung „regenerierten" sich die Androgenwerte für Testosteron wieder und erreichten ihren im Normalbereich liegenden Ausgangswert [21].

*Dieser Fall gibt einen signifikanten Einfluss von Sojaisoflavonen auf die männlichen Hormonwerte wieder. Generell funktioniert jeder Mensch anders. Meiner*

*Meinung nach und aufgrund eigener Erfahrung weiß ich, dass Isoflavone mächtig wirken! Sie hatten einen maßgeblich spürbaren und sichtbaren Einfluss auf meinen gesamten Körper. Die physiologischen Zusammenhänge sind noch viel zu wenig erforscht. Jeder Metabolismus, jede Darmflora bringt andere Metaboliten (Beispiel Equol) hervor – hier liegen gewiss die Wirkunterschiede teilweise begründet! Zusammenfassend konnte ich einen stark negativen Einfluss auf die Körperverfassung und Leistungsfähigkeit feststellen, wenngleich die sexuelle Leistungsfähigkeit nicht beeinträchtigt wurde.*

### Änderungen in Fortpflanzungssystem und Knochenmetabolismus durch Sojakonsum (von der Geburt bis zur Volljährigkeit)?

Im Rahmen der ausgewerteten Studien wurde der Einfluss von zwei Sojaisoflavonen (Genistein und Daidzein) in hohen, aber durchaus durch Sojakonsum erreichbaren Dosen, auf das männliche Fortpflanzungs- und Knochensystem untersucht. Dabei wurden vor allem die Testosteron- und Estradiolwerte, die Struktur und der Aufbau des Hodengewebes, die Anzahl der Spermatozoen, sowie der Aufbau der Knochen beurteilt.

Bei der mit Sojaisoflavonen behandelten Gruppe wurden ein signifikant geringerer Anteil an Zink im Blutserum und ein erhöhter Anteil davon im Knochen festgestellt. Es wurden zudem strukturspezifische Unterschiede im Aufbau der Hoden festgestellt, wenngleich die Anzahl und Funktion der Spermatozoen nicht beeinträchtigt war. Entscheidend war eine festgestellte, starke Erhöhung der Östradiolwerte im Serum bei der Sojaisoflavongruppe.

Der Testosterondurchschnittswert im Serum unterschied sich hingegen nicht, aber der Testosterongehalt des Hodengewebes war signifikant reduziert [22,23].

*Soja führte zu einer maßgeblichen Verschlechterung des Testosteron- zu Östrogen-Verhältnisses im Mann.*

### Reduktion von Testosteron und freiem Testosteron durch die Einnahme von Sojaisoflavonen?

An dieser Studie nahmen 28 gesunde japanische Männer im Alter zwischen 30 und 59 Jahren teil. Von diesen waren 18 aufgrund ihrer spezifischen Darmflora in der Lage, aus Sojaisoflavonen Equol zu produzieren, dem die stärkste östrogenartige Wirkung nachgesagt wird. Nach einer 3-monatigen Einnahme von 60 mg Sojaisoflavonen täglich konnten keine Änderungen im Estradiol und Gesamttestosteronlevel festgestellt werden, aber es kam zu einem merklichen und statistisch relevanten Anstieg des SHBG.

Man erinnere sich: Nur freies, nicht an SHBG gebundenes Testosteron (und auch die anderen Geschlechtshormone!) können im Körper wirken. Die Levels des freien Testosterons und des DHT (Dihydrotestosteron) fielen signifikant ab [24]. Eine andere Studie aus Kanada kam zu demselben Ergebnis [25]. Niedrige Werte an freiem Testosteron bedeuten schlechthin weniger testosteronassoziierte Wirkungen. Ein niedriger DHT-Wert kostet, einfach ausgedrückt, Kraft!

*Durch eine Erhöhung des SHBG kam es wahrscheinlich zu dem starken Abfall des freien Testosterons und womöglich auch DHTs. Einflüsse auf die 5-Alpha-Reduktase, die die Umwandlung von Testosteron zu Dihydrotestosteron katalysiert, sind ebenfalls möglich. Fazit: Wenn man diese Studie als bare Münze anerkennt, sollte man als Mann die Finger von Soja lassen. Im Rahmen von Meta-Studien wurden keine Effekte auf den männlichen Hormonstoffwechsel festgestellt. Es handelt sich hierbei allerdings um ältere Auswertungen. Im Zweifel lieber für den Androgenhaushalt votieren und vorsichtig sein: Soja ist für Männer raus!*

Eine weitere Studie: Für die Dauer von 42 Tagen wurden tagtäglich 56 g Sojaproteinpulver eingenommen. Die am Versuch teilnehmenden Männer waren 18 Jahre alt oder geringfügig älter. Die Level von Testosteron, LH (luteinisierendes Hormon) wurden an den Tagen -7 (sieben Tage vor Beginn), null (Beginn), 14, 28 (Ende Verabreichung) und 42 (14 Tage nach der letzten Gabe) vermessen. Es wurde ein Abfall des Testosterons gesamt um durchschnittlich 19 % festgestellt. Auch das LH nahm signifikant ab. Die Werte regenerierten sich nach zwei Wochen wieder auf Normalwerte [26].

*Wiederum ein eindeutig bestätigter negativer Effekt auf den männlichen Hormonstoffwechsel.*

# BEEINFLUSSUNG DER MUSKELPROTEINSYNTHESE DURCH DIE PROTEINQUELLE

Die sogenannte MPS (Muskelproteinsynthese) wird stark durch das über die Nahrung angebotene Protein beeinflusst. Dabei spielen Faktoren wie der Anteil an essenziellen Aminosäuren, die Verdaubarkeit (saure und enzymatische Hydrolyse in Abhängigkeit der Zeit) und der Fettanteil die größte Rolle. Wird Protein mit Fett aufgenommen (z.B. im Rahmen einer Mahlzeit), verlangsamt sich die Aufnahme, auch wenn es sich um ein sonst schnell verstoffwechselbares Protein handeln würde. Eine kanadische Studie untersuchte an jungen Männern den Einfluss von unterschiedlichen Proteinen in puncto Muskelaufbau und Muskelproteinsynthese [27].

Die Einnahme von Molkenprotein (Whey) führte zu einem höheren Anstieg an essenziellen Aminosäuren (darunter auch Leucin) als Soja und Kuhmilchcasein (Molke > Soja > Casein). Die Muskelproteinsynthese (MPS) in der sogenannten „Rest"-Phase nach körperlicher Belastung war in der Molkenproteingruppe am größten (93 % größer als bei Casein und 18 % größer als bei Soja). Ein vergleichbares Resultat wurde direkt nach der Belastung festgestellt. Die MPS für das Molkenprotein lag 122 % höher im Vergleich zu Casein und 31 % höher im Vergleich zu Sojaprotein. Zusammenfassend wurde festgestellt, dass die Einnahme von Molkenprotein im Vergleich zu Sojaprotein und Casein in der Ruhephase, wie auch direkt nach Belastung den größten Aufbau an Muskelmasse ermöglichte. Nur reines Eiprotein führte zu vergleichsweise guten Ergebnissen wie Molkenprotein.

## Bioverfügbarkeit von Sojaisoflavonen

Genistein, ein Hauptöstrogen in Soja, weist im Vergleich zu Estradiol eine um den Faktor 100-1000 geringere Bindungsaffinität zum Rezeptor auf. Man führt bei regelmäßigem Konsum von Sojaprodukten aber bereits Konzentrationen an Sojaisoflavonen zu sich, die um den Faktor 100-1000 über dem normalen

Serumspiegel für Estradiol liegen (im Vergleich mit dem weiblichen Östradiol-Spiegel; im Mann ist dazu weitaus weniger notwendig).

**Die Anteile an Sojaisoflavonen in gängigen Sojaprodukten liegen bei ca.:**
- 20-92 mg/100 g (Sojabohne)
- 3-17 mg/100 ml (Sojamilch)
- 8-20 mg/100 g (Tofu)

Die mengenmäßigen Anteile liegen in Bezug auf die Hauptfraktionen wie folgt: Genistein (> 50 %), gefolgt von Daidzein (> 40 %) und von Glycetein (> 5-10 %).

## Resorption und durchschnittliche Aufnahme von Sojaisoflavonen

Die Resorption der Isoflavone erfolgt in Dünndarm und Dickdarm. Die durchschnittliche Pro-Kopf-Einnahme von Isoflavonen im Allgemeinen liegt im europäischem Durchschnitt (ohne Sojaverzehr und asiatische Ernährungsgewohnheiten) bei < 2mg. Für einen Asiaten (am Beispiel Japan) liegt der durchschnittliche Tagesverzehr bei 8-13 mg. Die Bioverfügbarkeit (was wirklich im Blutstrom ankommt) liegt bei 13-35 %. Es wurden starke Abhängigkeiten in Bezug auf die Darmflora festgestellt. Sojaisoflavone werden von der Darmflora zu weiteren Metaboliten abgebaut, die alle per se ebenfalls Östrogenwirkung entfalten.

Der bereits namentlich erwähnte Metabolit S-Equol gilt als eines der wirksamsten Östrogene und wird direkt mit humanem Estradiol verglichen. Gemäß Studienlage sind nur 25-30 % der Europäer mit ihrer spezifischen Darmflora in der Lage, diesen Metaboliten aus Sojaisoflavonen zu bilden. Bei Asiaten liegt dieser Prozentsatz weit höher, was eine Adaptierung der Magen-Darmflora an bestimmte Ernährungsgewohnheiten nahelegt. Es wird vermutet, dass vor allem S-Equol für die positiven Effekte von Sojaisoflavonen in der Frau verantwortlich ist.

# Phytinsäure in Soja

Sojabohnen weisen – wie andere Hülsenfrüchte, Getreide, Erdnüsse u.v.m. – einen hohen Anteil an Phytinsäure auf. Phytinsäure ist ein starker Komplexbildner, der vorwiegend zweiwertige Kationen wie Calcium ($Ca2+$), Magnesium ($Mg2+$), Zink ($Zn2+$), Eisen ($Fe2+$) abbindet. Damit stehen dem menschlichen Körper wertvolle Mineralstoffe und Spurenelemente nicht mehr zur Verfügung. In der Tiermast (vor allem beim Schwein) wird bei sojareichem Futter auch ein Phytinbinder verabreicht der die Phytinsäure abbindet, um diesen negativen Nebeneffekt zu eliminieren. Zu alledem stellen Sojaproteine starke Allergene dar.

## Aminosäurenbilanz – biologische Wertigkeit der Sojaproteine

Die biologische Wertigkeit für Sojaprotein liegt bei ca. 80 %. Damit stellt Soja aufgrund eines hohen Anteils an essenziellen Aminosäuren (vor allem Glutaminsäure) eine wertvolle Proteinquelle dar.

# CONCLUSIO FÜR SOJA

## For Ladies: YES

Angesichts der Studienlage und der überwiegenden positiven Ergebnisse darf eine Supplementierung mit Sojaprotein und der regelmäßige Einbau von Lebensmitteln aus Soja in die tägliche Ernährung für Frauen und Sportlerinnen als empfehlenswert festgehalten werden. Vor allem die stimulativen Effekte auf Knochen, Herz-Kreislauf-System und Muskeln machen Soja interessant. Aus Erfahrungen mit Sportlerinnen empfiehlt sich Sojaprotein während aller Trainingszyklen (auch während Definitionsphase und Abnehmzyklus).

## For Gentlemen: NO

Die Studienlage beweist den negativen Einfluss von Soja auf den männlichen Hormonstoffwechsel und das Fortpflanzungssystem. Damit scheidet Soja für Männer aus und hat in der männlichen Sporternährung nichts zu suchen.

## Einnahmeempfehlung

Für Frauen empfiehlt sich der regelmäßige Konsum von Sojaprodukten (für alle Typen und noch stärker für androgen dominierte Frauentypen). Hierbei stellen Sojajoghurts und Sojamilch (beide im besten Fall ungezuckert), Tempeh, Seidentofu und normaler Tofu geeignete Sojaproteinquellen mit guter Bioverfügbarkeit dar. Sojaexdrudat und Sojaschnetzel, sowie alle anderen trockenen Sojaprodukte (auch Flocken) scheiden aufgrund der schlechten Eiweißverfügbarkeit für die aktive Frau aus. Sojasauce eignet sich als propates Würzmittel. Als Supplement empfiehlt sich ein Präparat mit mindestens 80 mg Sojaisoflavone pro Tag.
Für Männer sollte Soja ein Fremdwort bleiben. Lediglich die Anwendung von Sojasauce geht in Ordnung. Alle anderen Sojaprodukte sollten gemieden werden. Einzig und allein der androgendominierte Mann „verkraftet" Soja hin und wieder in seiner Ernährung ohne hormonelle Nachwehen.

# YAMS – Dioscorea

Yams stellt in unseren Breiten eine relativ unbekannte Nahrungspflanze dar. Ihr Aussehen erinnert an eine überproportionale Süßkartoffel mit schwarzer Haut. Das Innenleben erstrahlt meist in einem klaren Weiß mit blass bis stark gelblichen Zügen (je nach Art und Herkunft). Die Zubereitung und generelle Verwendung erinnert an die Kartoffel. Yams wird beispielsweise traditionell in Nigeria und anderen afrikanischen Staaten konsumiert, wobei Frauen die Pflanze bevorzugen und dies nicht ohne Grund. Sie enthält natürliches Progesteron und erhöht den Spiegel, was sich positiv auf den weiblichen Hormonhaushalt auswirken kann. Aussagekräftige Studien mit Männern fehlen bisher. Es kann nicht ausgeschlossen werden, dass es auch Einflüsse auf den Androgenstoffwechsel gibt. Volksheilkundlich findet Yams aber vor allem bei der Behandlung von Wechselbeschwerden Anwendung und nicht bei männlicher Impotenz. In diesem Sinne ist eher eine Wirkung im Östrogenhaushalt zu erwarten und dies ist auch der Grund, warum die Pflanze innerhalb dieses Kapitels Erwähnung findet.

## Die aktuelle Studienlage

**Hat regelmäßiger Yamskonsum einen positiven Einfluss auf den weiblichen Hormonhaushalt?**
Eine mit 22 Frauen durchgeführte Studie stellte den potentiellen Nutzen von Yams unter Beweis. Die regulären Mahlzeiten wurden durch 390 g gekochten Yams täglich ergänzt (anstatt von Reis, Mais etc.). Nach der Yamsmahlzeit kam es zu signifikanten Anstiegen des Serumöstrons (Östrogenmetabolit) (26 %), von SHBG (9 %) und des Östradiols (27 %). Testosteron, LH und FSH veränderten sich nicht. Neben dem bereits genannten positiven Effekt auf den weiblichen Organismus senkte sich der Cholesterinspiegel signifikant.
In der Vergleichsgruppe, die mit Süßkartoffel versorgt wurde, konnten keine Effekte dieser Art festgestellt werden [28].

### Erhöhung des Wachstumshormonspiegels durch Yams-Extrakt?

Ein durch Lösungsmittelextraktion (Methanol, Butanol, Hexanol) gewonnener Gesamtextrakt löste eine signifikante Wachstumshormonausschüttung im Vergleich zur Kontrollgruppe aus. Diese lag in Abhängigkeit des Extraktionsmittels 10-fach, 8-fach bzw. 5-fach höher als in der Kontrollgruppe.

Für Dioscin als Monosubstanz (Dioscin stellt eine der Hauptwirkfraktionen in Yams) wurde eine doppelt so hohe Wachstumshormonausschüttung im Vergleich zur Kontrollgruppe festgestellt [29].

### Erhöhte DHEA-Ausschüttung durch Yams?

Durch die Injektion von Diosgenin (eine Hauptwirkfraktion im Yams) und Gesamtyams-Extrakt konnte die DHEA-Ausschüttung signifikant gesteigert werden, wobei der Peak 120 Minuten nach Administration erreicht wurde. Des Weiteren konnte ein Abfallen des Blutglukosespiegels (potenziell positiver Einfluss bei diabetischen Zuständen) und ein Anstieg der Sexualhormone festgestellt werden [30].

### Wirkt sich Diosgenin in Yams auf den weiblichen Hormonstoffwechsel aus und entfaltet es eine östrogenartige Wirkung?

Im Vergleich mit 17-Alpha-Östradiol zeigte Diosgenin in einer Konzentration von 20-200 mg/kg Körpergewicht keine östrogenartigen Effekte im weiblichen Versuchstier. Weder eine hormonelle Änderung noch eine Veränderung der sekundären, wie auch der primären Geschlechtsorgane konnte festgestellt werden [31].

## CONCLUSIO FÜR YAMS

### For Ladies and Gentlemen: YES

### Einnahmeempfehlung

Da Yams ein hervorragend schmeckendes Lebensmittel ist, sollten Sie Yams als fixen Bestandteil ihrer Ernährung aufnehmen. Yams erhalten Sie im Asialaden. Schälen Sie ihn wie eine Kartoffel und verarbeiten Sie ihn auch genauso. Alles was Sie mit Kartoffeln machen können, geht auch mit Yams. Sein Geschmack erinnert an Maroni. Wilder Yams beinhaltet weitaus mehr sekundäre Pflanzenstoffe und damit Wirkung als Kulturyams. Wilder Yams kann bei uns kaum bezogen werden, steht aber als Extrakt bzw. Supplement zur Verfügung. Der Wirksubstanz Diosgenin werden primär, neben anderen Pflanzenstoffen, die beschriebenen Wirkungen zugesagt. Frauen können getrost bis zu 1000 mg „Wild Yams"-Extrakt supplementieren.

Bei Männern reichen 500 mg täglich zur Ankurbelung der Prohormonsynthese und zur generellen Erhöhung der Sexualhormone und des HGH-Spiegels (Wachstumshormonspiegel).

## WEITERE LEBENSMITTEL MIT NENNENSWERTEM PHYTOÖSTROGENGEHALT

Angeführte Lebensmittel beinhalten Phytoöstrogene wie Isoflavone und Lignane. Alle liegen in puncto Quantität ca. eine Zehner- bis Hunderterpotenz unter Soja. Hohe Werte (mehr als 400 µg/g) erzielen letztendlich nur Soja(-produkte) und andere Leguminosen.

**Weitere Östrogenträger im Pflanzenreich:**
- Aprikosen (getrocknet)
- Verschiedene Bohnen und deren Keimlinge
- Kichererbsen
- Feigen
- Granatapfelkerne
- Pflaumen
- Süßkartoffeln

Hier eine tabellarische Darstellung, die als Richtlinie dienen kann. Die angeführten Werte wurden aus zitierten Studien [32,33] abgeleitet und dienen als einfache Richtwerte, wobei natürliche Fluktuationen in Lebensmitteln zu erwarten sind.

| Lebensmittel | Phytöstrogenanteil im Lebensmittel [µg/100 g] |
|---|---|
| Leinsamen | 379380 |
| Sojabohnen | 103920 |
| Tofu | 27150 |
| Sojajoghurt | 10275 |
| Sojaproteinisolat | 8840 |
| Sesamsamen | 8008 |
| Leinsamenbrot | 7540 |
| Vollkornbrot | 4798 |
| Sojamilch | 2957 |
| Hummus | 993 |
| Knoblauch | 603 |
| Mungbohnensprossen | 495 |
| Aprikosen | 444 |
| Alfalfa | 441 |
| Pistazien | 382 |
| Datteln | 329 |
| Sonnenblumenkerne | 216 |
| Kastanien | 210 |
| Olivenöl | 180 |
| Mandeln | 131 |
| Cashewnüsse | 121 |
| Grüne Bohnen | 105 |
| Erdnüsse | 34 |
| Zwiebel | 32 |
| Heidelbeeren | 17 |
| Mais | 9 |
| Kaffee | 6 |
| Wassermelone | 3 |
| Kuhmilch | 1 |

## Interpretation der angeführten Werte und Exkurs zum Thema Milch in der Ernährung

Die letzte Tabelle gibt den jeweiligen Östrogengehalt bekannter Lebensmittel wieder. Lassen Sie sich nicht vom Gesamtwert in die Irre führen – er gibt nur einen Hinweis auf die Gesamtöstrogenaktivität, beschreibt aber nicht die physiologische Wirkung und die Klassifizierung der Östrogene.

Phytoöstrogene können wie wir bereits wissen auch Anti-Östrogenwirkung entfalten. Bekannte Anti-Östrogenwirkung existiert beispielsweise bei Cashewnüssen, grünen Bohnen, Knoblauch und Zwiebeln. Milch erscheint mit dem Wert von 1 µg/100 g vernichtend gering, dennoch entfaltet sie im Vergleich mit vielen Pflanzenstoffen wahrnehmbar östrogenartige Wirkung! Es handelt sich hierbei vor allem um direkt humanaktives Beta-Östradiol und Östron, um die stärksten Östrogene im menschlichen Organismus. Diese wirken weitaus stärker als die meisten pflanzlichen Vertreter und müssen daher auch nur in geringen Konzentrationen vorkommen, um Wirkung zu entfalten. Wenn man sich vor Augen hält welchen Zweck Milch erfüllt, werden diese Zusammenhänge sichtbar und erscheinen logisch.

Milch stellt eine „Knochenaufbaumatrix" im wachsenden Kälbchen dar. Egal ob männlich oder weiblich, hier zählen der Aufbau von Körpersubstanz und die Verknöcherung. Durch die Erhöhung des Östrogens im Stoffwechsel findet eine weitaus effizientere Verknöcherung statt. Östrogen stellt den Hauptstoff für eine hohe Knochendichte dar und spielt im männlichen und weiblichen Organismus eine ausschlaggebende Rolle für starke Knochen (neben den Androgenen im Mann). Das Östrogen der Milch unterstützt gemeinschaftlich mit Calcium, Proteinen, Aminosäuren, Vitaminen (vor allem Vitamin D und K) und Mineralstoffen (z.B. Phosphor) den Aufbau von Knochen und Körpersubstanz. Nach der ersten Wachstumsphase muss kein Östrogen mehr supplementiert werden, da der Körper selbst in der Lage ist, dieses zu synthetisieren (im Mann wird dies vor allem durch die im Babyspeck vorkommende Aromatase bewerkstelligt).

Der Konsum von Kuhmilch sollte im leistungsorientierten Sportler eine vernachlässigbare Rolle einnehmen bzw. nur bewusst eingesetzt werden. Milch eignet sich primär als Genussmittel und sollte auch als solches betrachtet werden.

Vor allem Frauen mit hormonassoziiertem Leiden sollten den Konsum von Milchprodukten reduzieren und besser auf pflanzliche Milchersatzprodukte zurückgreifen (z.B. Hanfmilch). Bei Milch handelt es sich vereinfacht ausgedrückt um ultrafiltriertes Blut eines weiblichen Rindes – nur logisch, dass sich in der Milch weibliche Hormone im Übermaß finden. Rinder als Säugetiere liefern hoch bioverfügbare Hormone, die vom menschlichen Organismus gut absorbiert werden können. Männer mit Östrogendominanz sollten Milch meiden! Männer mit ausgeprägter Androgendominanz können Milch als „Alkoholersatz" sehen, um harmonisierend Östrogenmetaboliten in den Organismus zu schleusen.

## ALLGEMEINE ERNÄHRUNGSEMPFEHLUNGEN IN PUNCTO PHYTOÖSTROGENE

Im Gegensatz zur landläufigen Lehrmeinung erachten wir Phytoöstrogene als wirksame Östrogenmodulatoren, die unbedingt je nach Geschlecht getrennt Beachtung finden müssen. Phytoöstrogene entfalten, wie oben dargestellt, in Männern und Frauen grundlegend andere Wirkungen und dürfen nicht allgemein für beide Geschlechter als „gesund" und nutzbringend beschrieben werden, wie es in der gängigen Literatur allzu oft vorkommt.

### Empfehlung für Frauen

Ein gezielter Einsatz von Phytoöstrogenen ist sehr sinnvoll. Achtung bei östrogenabhängigen Krebserkrankungen (akut und in der Vergangenheit), hier sollte man gezielt auf Aromatasehemmer zugreifen, die die Bildung von körpereigenem Östrogen einschränken. Die Bindung von „schwächeren" Phytoöstrogenen kann anschließend einen zusätzlichen positiven Beitrag leisten. Letztendlich zählen wie immer zwei Dinge. Nummer eins und am wichtigsten: Das Körpergefühl, also Leistungsindikatoren wie allgemeines Wohlbefinden, sportliche Leistungen, Regenerationsvermögen, äußerliche Erscheinung und muskuläre Struktur. Nummer zwei: Der wissenschaftlich-medizinische Hintergrund, z.B. Blutanalyse, Leistungstests. Zusammengefasst empfiehlt sich der Einbau von phytoöstrogenhaltigen Pflanzen in die weibliche Ernährung unter Berücksichtigung der eben genannten Parameter.

## Empfehlung für Männer

Bei gezieltem und dosiertem Einsatz können Phytoöstrogene durch kompetitive Verdrängung von humaneigenem Östrogen von den Östrogenrezeptoren eine Anti-Östrogenwirkung entfalten und damit die Wirkung von Östrogen im männlichen Körper abschwächen. In Kombination mit aromatasehemmenden Lebensmitteln und Supplements kann hier gut gearbeitet werden. Jeder Mann besitzt ein individuelles „Östrogen-Verträglichkeitslimit". Tasten Sie sich unbedingt langsam an die optimale Wirkdosis heran! Ein Überschuss an Östrogen kann in der Regel leicht erkannt werden: Erhöhte Wassereinlagerung im Gewebe, Unlust, verringerte Leistungsbereitschaft, Verlust des „Alpha-Male"-Verhaltens (Leitwolf ade), Abnahme der muskulären Leistungsfähigkeit und Kraftleistung.

## VERGLEICH DER EUROPÄISCHEN ERNÄHRUNGSGEWOHNHEITEN MIT DENEN ANDERER REGIONEN

Bürger der Industrienationen verzehren traditionell einen großen Anteil an Getreide. Im Vergleich essen Asiaten, Afrikaner und Südamerikaner sowie die Bewohner der südpazifischen Inseln einen großen Anteil an Reis, Hirse, Mais und stärkehaltige Wurzeln wie Taro, Maniok, Pfeilwurzel und Süßkartoffeln. In der Aleuronschicht von Getreide kommen zwei Vorsubstanzen (Secoisolariciresinol und Matairesinol) vor, aus denen zwei östrogenaktive Lignane (Enterodiol und Enterolacton) entstehen. Getreide stellt neben Soja in unseren Breiten den Hauptlieferanten humanaktiver Phytoöstrogene dar und sollte von östrogendominierten Männern gemieden werden!

# PHYTOANDROGENE

Dieses Kapitel bietet eine konkrete Einführung in pflanzliche Phytoandrogene und ähnliche natürliche Stoffe, die sich zur Erhöhung der allgemeinen physischen und psychischen Leistungsfähigkeit im Mann (primär) und der Frau (sekundär) eignen. Sie stellen eine der Hauptsäulen des Natural Doping dar und verdienen aufgrund ihrer Potenz unsere besondere Aufmerksamkeit.

## Das Zepter der Macht

In weiten Teilen unbekannt, spärlich beachtet und vernachlässigt. Doch sie wirken und existieren: Phytoandrogene! Das Pendant zu Phytoöstrogenen kommt mannigfaltig in vielen Pflanzenarten vor und kann effizient zur männlichen Leistungssteigerung eingesetzt werden. Phytoandrogene binden wie Phytoöstrogene an Androgenrezeptoren und wirken damit androgenartig im Stoffwechsel oder greifen konstruktiv, über komplizierte Regelmechanismen, in den männlichen Hormonstoffwechsel ein. Sie fördern direkt oder indirekt die Bildung von Androgenen wie Testosteron und Dihydrotestosteron. Oft geschieht dies durch Verstärkung bestimmter Enzymsysteme (z.B. 17-Beta-Hydroxysteroiddehydrogenase) oder indirekt über das Luteinisierende Hormon (LH).
LH gibt dem Gehirn das Signal, wie viel Geschlechtshormone benötigt werden (eine Erhöhung des LH-Spiegels signalisiert: Geschlechtshormone bauen). Indirekt wirken Phytoandrogene auch an den Hoden und stimulieren diese zur Bildung von mehr Testosteron. Dies offenbart sich in einem erhöhten Geschlechtstrieb, besserer Fruchtbarkeit, der Bildung von Muskelmasse, gestiegener Leistungsfähigkeit und, ganz allgemein, dem „Alpha-Male-Status" (stark ausgeprägt männliches Verhalten, Dominanz- und Statusgehabe, hoher Sex-Drive und Führungsverhalten).
Hohe Androgenspiegel codieren auch unseren Pheromoncode, der vom weiblichen Geschlecht wahrgenommen wird. Sie machen uns interessant, attraktiv und männlich. Gesicherte Studien bestätigen: Männer mit hohem Androgenspiegel machen sexuell betrachtet das Rennen! Geblindete Frauen, die den Kör-

pergeruch von ungewaschenen Männern beurteilen mussten, ließen Männer mit hohen Androgenspiegeln gewinnen, denn Testosteron kann man riechen! Es steht für Muskeln, Kraft, Ausdauer und erhöht damit die Überlebenswahrscheinlichkeit potenzieller Nachkommenschaft. Das weibliche Geschlecht hat in Jahrtausenden der Entwicklung gelernt, gesunde Männlichkeit zu erschnüffeln. Es ist kein Zufall, dass gewisse Typen alle weiblichen Blicke erhaschen, wenn sie ein Lokal betreten. Dafür sorgen einerseits das körperliche Erscheinungsbild und das Auftreten (beides durch Hormone beeinflusst!), andererseits der unbewusst aufgenommene Pheromongeruch. Der Alpha-Male-Duft durchströmt binnen Sekunden die feinen weiblichen Riechorgane und löst chemische Signalkaskaden aus, die dem weiblichen Gehirn signalisieren, dass es sich um ein „paarungswürdiges Männchen" handelt. Vieles in der Welt geschieht unbewusst, Hormone sind in diesem Spiel überaus mächtig. Sie regeln mitunter, was wir wollen und ob wir es erhalten. Für jeden Mann korrelieren sein Leben und sein Erfolg stark mit diesem, seinem „Testosteronfaktor".

## DIE WIRKUNG VON PHYTOANDROGENEN IM MANN

- Erhöhung der Knochendichte
- Verbesserung der Fruchtbarkeit
- Erhöhung der sexuellen Leistungsbereitschaft und -fähigkeit
- Zuwachs an Muskelmasse und muskulärer Leistungsfähigkeit (anabole Effekte)
- Verbesserung der Lebensqualität und Lebensfreude (weniger Depressionen)
- Verbesserung der geistigen Leistungsfähigkeit (Lernfähigkeit)
- Prostataprotektive Effekte
- Anti-Aging-Effekte

## Die Androgenrevolution

Endlich ein Lichtschimmer, endlich Wahrheit für den Mann! Lange genug wurde diese Wahrheit unter den Tisch gekehrt. Wo man hinblickt, geht es um die Weiblichkeit, um die lebenszerrüttenden Prozesse, denen sich die Frau im Rahmen eines natürlichen Prozesses stellen muss: Die Wechseljahre. Phytoöstrogene und die Medien gehören zusammen wie Pippi und Langstrumpf. Wieso werden die Männer vergessen?

Auch Männer leiden unter Umständen an ihrem Wechsel. Ein Tabuthema!? Nein. Es wird Zeit, damit aufzuräumen. Ein Mann braucht in allen Bereichen und in jeder Phase seines Lebens eine angemessene Leistungsfähigkeit und Durchschlagskraft – im Bett wie im Beruf und Sport. Selbst im hohen Alter erfreut sich jeder Mann daran, wenn er noch resolut und „nicht von gestern" ist. Nicht selten eine Frage der Hormone!

## FETT MUSS WEG!

Diese Devise sollte sich das starke und schöne (!) Geschlecht auf die Fahne schreiben, denn Studien beweisen: Der Anteil an Androgenen korreliert verkehrt proportional mit dem Anteil an Bauchfett. Soll heißen: Je weniger Fett am Bauch, desto höher die Androgenwerte im Durchschnitt. Leptin, ein Hormon, wird umso mehr ausgeschüttet, je fetter wir sind. Im übergewichtigen Erwachsenen fallen die Androgenwerte (Testosteron gesamt und Testosteron frei) proportional zum Anstieg an Körperfett und Leptin im Blutkreislauf.

Ein Grund mehr, warum Dicke viel öfter über Unlust, fehlenden Tatendrang und Depressionen berichten als Dünne. Serotoninmangel schließt sich der Leptinspirale an und komplementiert den Teufelskreis! Ein Mangel an Serotonin korreliert wiederum mit dem vermehrten Auftreten von Depression, Lustlosigkeit und Antriebsschwäche. Im Gegensatz zum SHBG- und dem Estradiollevel zeigt sich Leptin als verlässlicher Indikator eines nahenden oder bestehenden Androgenmangels. Vor allem deshalb, weil es im Vergleich zu den Androgenen und Östrogenen relativ stabil im Serum bleibt und keinen starken tageszeitlichen Schwankungen unterworfen ist [34]. Daher lohnt es sich, Leptin im Rahmen der nächsten Blutuntersuchung mitzubestimmen!

*Männer dieser Welt! Durch gezielte Anpassung Eurer Ernährung könnt Ihr Euer Leben verändern und zu Topleistungen zurückkehren. Glaubt daran und lasst die Lebensmittel Eure Medizin sein (Paracelsus wusste genau Bescheid). ALLES ist möglich! Bei Naturstoffen zählen die Konsequenz und die Dosis – ein Zuwenig wird sich positiv äußern, aber vielleicht nicht den durchschlagenden Erfolg erzielen wie die kleine weiße Pille aus der Apotheke. In diesem Sinne durchhalten und (Grün-)Tee trinken – mit der Dosis kommt die Macht. Es ist alles drinnen und Ihr werdet staunen, was Kleinigkeiten ausmachen! Die folgenden Kapitel geben einen Überblick über Wirksubstanzen und Produkte pflanzlichen Ursprungs, die effizient zur männlichen Leistungssteigerung eingesetzt werden können.*

## PHYTOANDROGENE FÜR FRAUEN?

Phytoöstrogene und Frauenheilkunde gehören zusammen wie Beten und das Amen. Vor allem im Wechsel und danach zahlt es sich aus seinen Anteil an Phytoöstrogenen in der Ernährung maßgeblich zu erhöhen, um den Verlust an Östrogenen im weiblichem Stoffwechsel auszugleichen. Dies schützt vor dem Verlust von Knochendichte, bewahrt weiblichen Glanz und sorgt für den Erhalt von Fitness und Leistungsfähigkeit.

Phytoandrogene finden in Zusammenhang mit dem weiblichen Körper so gut wie nie Beachtung, obwohl sie einige Frauenträume wahr werden lassen. Androgendominierte Frauen kennen es nicht anders: Sie naschen und schlemmen und nehmen kein Gramm Fett zu. Ihre Libido und körperliche Leistungsfähigkeit gilt als unstillbar. Und sie verkörpern eher den athletischen Typus, mit dichterer Körperbehaarung, kleineren Brüsten und strafferem Gewebe. Natürlich will kaum eine Frau vermännlichen. Doch der Mittelweg ist mehr als interessant: Für östrogendominierte Frauen mit gegenteiligen Ausprägungen (verstärkte Körperfett- und Wasserspeicherung, weniger Antrieb und Lust) stellen Phytoandrogene den Heiligen Gral dar; sie schaffen hormonell betrachtet den optimalen Ausgleich!

Potente Phytoandrogene unterstützen Sie – verehrte weibliche Leserin – beim raschen Verlust von unliebsamen Pfunden, wirken entwässernd und pushen Antrieb sowie Libido bei gleichzeitiger Erhöhung des Grundumsatzes (dies erlaubt Ihnen mehr zu essen, ohne ungünstig Fett aufzubauen). Je eher Sie zu den östrogendominierten Frauen zählen, desto mehr werden Sie von Phytoandrogenen profitieren. Aus Erfahrung und zahlreichen Versuchen erachten wir Pinienpollen, Hirschwurzel-Extrakt und Heidelbeer-Extrakt, neben dem altbewährten Spinat, als die am besten geeigneten Phytoandrogene für die Frau. Setzen Sie diese bewusst ein und Sie werden bereits nach drei Tagen erste positive Veränderungen erfahren, wenn die Extraktdosis und -konzentration der Inhaltsstoffe passen. Alles Weitere dazu finden Sie im folgenden Kapitel.

## LEBENSMITTEL MIT ANDROGENER WIRKUNG

Die meisten der hier angeführten Lebensmittel lassen sich im Web oder sogar im Supermarkt beziehen. Einige allerdings gelten als schwer beziehbar. Man sollte sich auf die bekannten und einfach erhältlichen besinnen und diese Schritt für Schritt in den Ernährungsplan einbauen und Substanz für Substanz austesten (besonders im Fall von Extrakten).

Aufgrund der Umfänglichkeit werden die folgenden Pflanzen und Substanzen komprimierter dargestellt, mit dem Fokus auf die Fakten und Einnahmeempfehlungen.

# TESTO-BOOSTER UND IHR BEGRÜNDETER RUF

Am Markt sind zahlreiche Testo-Booster, die zu Recht als wirkungslos gebrandmarkt wurden. Das liegt an folgenden Gründen:

## 1. Suboptimale Zusammensetzung!

Manche Kombinationen blockieren sich gegenseitig und es kommt zu keiner wahrnehmbaren Wirkung. Manche Pflanzen „vertragen" sich auch nicht und eliminieren sich gegenseitig in puncto Effizienz und Wirkung. Ja sie können sogar zu Müdigkeit und Leistungeinbrüchen führen – z.B. Jiaogulan und Rhodiola in Kombination oder Bertram bei Frauen.

Sobald mehrere Pflanzen kombiniert werden, muss man genau wissen, wie die Substanzen miteinander harmonieren! Stellen Sie es sich vor wie ein gutes Essen: Zu viel Salz verdirbt alles! Also es kommt nicht nur auf die Inhaltsstoffe und deren Extraktqualität an, sondern auch auf die Kombination und das Verhältnis der Substanzen zueinander.

## 2. Lug und Trug!

Die am Markt befindlichen Booster claimen mitunter zahlreiche Pflanzen-extrakte, die das Produkt aber nur vom Hörensagen kennt. Da bauen die Hersteller dann auf das Zink und Arginin und mischen massig billiges Tribulus aus China dazu, was null wirkt; im schlimmsten Fall sorgen Pro-hormone für den Erfolg, wenn es einen solchen überhaupt gibt. Daher Vorsicht bei Produkten aus Ländern mit mangelnder Substanzsicherheit.

## 3. Keine Aufnahme!

Manche Verbindungen in den Pflanzen brauchen ein „Delivery System", damit sie überhaupt aufgenommen werden können, wie Beta-Carotin aus der Karotte Fett benötigt (s. Tabelle zu lipophilen Substanzen). Ohne Fett tendiert die Wirkung gegen null und der wertvolle Inhaltsstoff findet seinen Weg in die Toilette.

## 4. DHT-Senkung!

Was bringt ein Testo-Booster, wenn er auf Kosten des DHTs geht? Als Mann will man Östrogen reduzieren und Testosteron aber auch DHT erhöhen. Nicht DHT hemmen, um ein bisschen mehr Testo zu haben. Und Mann will SHBG senken, so weit es geht, damit die Hormone optimal wirken können.

### Alles in allem

Ein hart umkämpfter Markt mit vielen Schwächen, auf Kosten der Konsumenten. Hier helfen nur Fachwissen, Erfahrung und Vertrauen auf die richtigen Substanzen, Kombinationsmöglichkeiten, Mischverhältnisse, Einsatzfelder und Aufnahmekriterien. Mit diesem Buch liefern wir einen Baustein dafür.

## ASHWAGANDHA – Withania somnifera (Schlafbeere)

Ashwagandha zählt zu einer der großartigsten Pflanzen dieser Welt. Seit mehr als 6000 Jahren in Verwendung (belegt durch ayurvedische Texte) sind ihre Wirkungen genau aufgeschlüsselt und bekannt. Sie gilt wie Ginseng, Schisandra, Rosenwurz, Gojibeere, Hirschwurzel und andere zu der berühmten Pflanzenklasse der Adaptogene. Diese zeichnen sich auch in hohen Konzentrationen durch Unbedenklichkeit aus und wappnen den Körper gegen Stress. Die perfekte Waffe für Sportler gegen Cortisolstress und freie Radikale, die massiv während harten Workouts anfallen, die Regeneration bremsen und Trainingserfolge mindern. In Indien gilt Ashwagandha als das potenteste Stärkungstonikum und es findet bei allen Altersgruppen rege Anwendung. Die in Indien seinerzeit etablierte Kriegerkaste kochte Ashwagandha in Milch und gab es Kindern, die zu Kriegern ausgebildet werden sollten. Es verlieh ihnen übermenschliche Kraft und verschaffte ihnen konstitutionelle Vorteile.

Eine indische Studie stellte neben ausgeprägten stressprotektiven Effekten auch noch einen positiven Einfluss auf den Androgenstoffwechsel fest. Die Testosteronwerte und das LH stiegen signifikant an. 1000 mg wässriger Ashwagandha-Extrakt, verabreicht über eine Zeitdauer von 8 Wochen, verbesserte die Ausdauerleistungsfähigkeit von 40 Spitzenathleten (Radfahren) inklusive aller leistungsphysiologischer Parameter signifikant.

Eine ähnliche Studie bestätigte die Wirkung: Erhöhte Muskelleistung und Geschwindigkeit sowie eine verbesserte neuro-muskuläre Koordination wurden in 40 Ausdauerathleten festgestellt, die wiederum jeweils 1000 mg wässrigen Ashwagandha-Extrakt pro Tag erhielten [35,26,37].

*Absolut zu empfehlen! Tolle Pflanze mit garantierter Wirkung.*

## Einnahmeempfehlung

Für Ashwagandha kursieren unglaubliche Sagen, Geschichten und Erzählungen und wir können Ihnen verraten: Es stimmen gewiss nicht alle, aber viele!
„Ashwagandha" aus Tamil übersetzt bedeutet „Geruch des Pferdes" und soll auch gewissermaßen die Kraft eines Pferdes auf den Menschen übertragen. Der Geschmack von Ashwagandha erinnert entfernt an Süßholz. Die einfachsten Einsatzmöglichkeiten belaufen sich auf Teegetränke und die Einnahme von hochkonzentrierten Extrakten. Die Extraktion erfolgt aus dem Wurzelgut und nicht den Blättern – darauf achten!

Die Wirkfraktion nennt sich Withanolide – hier sollten Sie auf mindestens 50 mg Withanolide (ca. 1000 mg Extrakt) pro Tag achten. Die Einnahme erfolgt aufgrund der beruhigenden Wirkung am besten vor dem Schlafen gehen mit einem Glas heißer Milch oder Kräutertee (z.B. Melissentee). Eine Einnahme mit dem Frühstück beruhigt dosisabhängig zu stark und nimmt ein wenig die „Spritzigkeit". Die Einnahme empfiehlt sich für Frauen und Männer gleichermaßen. Der Einnahmezeitraum sollte sich auf mindestens sechs Wochen belaufen. Erste wahrnehmbare Effekte sind nach einer Woche zu erwarten.

# ARGANÖL, OLIVENÖL und RAPSÖL

## – Argania spinosa, Olea europaea und Brassica napus

Eine afrikanische Studie unter französischer Leitung zeigte an 60 gesunden, freiwilligen marokkanischen Männern im Alter zwischen 23 und 40 Jahren einen signifikanten Effekt von Olivenöl und Arganöl auf die Erhöhung der Androgene. Dazu wurde vorerst eine Basisdiät mit Butter als einzigem Fettlieferanten veranschlagt.

Daraufhin erfolgte die Supplementierung mit Olivenöl als Fixbestandteil der Ernährung und mit einer Menge von ca. drei Esslöffeln pro Tag. Nach dreiwöchiger Einnahme erhöhten sich der Parameter Gesamttestosteron um 19,9 % (Arganöl) bzw. 17,4 % (Olivenöl) und das luteinisierende Hormon um 18,5 % (Arganöl) bzw. 42,6 % (Olivenöl). DHEA, das Körpergewicht, der Body Mass-Index, Blutdruck, Energieaufnahme (Kilokalorien während der Diät) zeigten sich unverändert. Arganöl und Olivenöl zeigen somit einen eindeutigen, den Androgenlevel erhöhenden Effekt. SHBG wurde nicht bestimmt [38].

*Alte italienische Aufzeichnungen empfahlen bei Schwächezuständen (allgemein), Potenzproblemen des Mannes, bei Mangelzuständen etc. einen Schluck reines Olivenöl auf nüchternen Magen in der Früh vor dem Frühstück. Da diese Empfehlung nur etwas für Hartgesottene darstellt, lautet die allgemeine Einnahmeempfehlung: 3 x 15 ml (Esslöffel) Bio-Olivenöl, extra vergine, 1. Kaltpressung, ausschließlich mechanisches Verfahren (das sollte auf dem Etikett stehen, diese „Kleinigkeiten" machen den Unterschied aus) zwischen den Mahlzeiten oder im Rahmen von Salatdressing oder als Shakezusatz. Ein Erhitzen sollte vermieden werden. Die Ölqualität entscheidet maßgeblich. Gutes Öl duftet frisch nach Gras, Früchten und Blüten – modriger Geruch kann auf ranziges Öl hinweisen, welches nicht mehr konsumiert werden sollte! Weder die Farbe noch die Schärfe des Öls stellen entscheidende Qualitätsindikatoren dar (auch ein scharfes Öl mit vielen Polyphenolen gilt als wertvoll und empfehlenswert). Generell lässt sich Olivenöl auch zum Kochen und leichten Braten verwenden, wenngleich die kalte Verwendung bevorzugt werden sollte.*

Eine auf einer Hodenzellkultur basierende Studie konnte klar einen Effekt des konsumierten Nahrungsöles auf die Testosteronproduktion der Hoden nachweisen. So zeigte Olivenöl den stärksten Effekt, dicht gefolgt von Kokosöl und zuletzt von Sojaöl und Traubenkernöl [39].

Ähnliche Ergebnisse wurden durch eine polnische Studie des Jahres 2002 erzielt, wobei hier Rapsöl mit Palmöl und Fischöl verglichen wurde. Das Ergebnis bestätigte wiederum, dass die höchste Androgenproduktion durch Rapsöl, das Öl mit dem höchsten Anteil an ungesättigten Fettsäuren, erzielt wurde. Die niedrigste Ausschüttung resultierte bei Palmöl. Eines der wichtigsten Enzyme im Androgen-/Hormonstoffwechsel des Menschen, die 17-Beta-Hydroxysteroiddehydrogenase, wurde in ihrer Aktivität direkt durch den Fetttyp und die Länge der Fütterungsperiode beeinflusst, aber nicht durch die zugeführte Menge an Fett [40]. Damit empfehlen sich generell, basierend auf den vorangegangenen Studien, zur Stimulation hoher Androgenwerte qualitativ hochwertige ungesättigte Fettsäuren.

*ACHTUNG! Hier sind hohe Testosteronspiegel gemeint! Pflanzliche Öle üben einen hemmenden Einfluss auf die 5-Alpha-Reduktase aus und unterdrücken damit die Bildung von DHT – eine Reduktion von Körperkraft kann die Folge sein. Ergo fungieren Pflanzenöle einerseits als Testo-Booster, andererseits aber als DHT-Killer, was der Kraft- und Leistungssportler unbedingt beachten sollte!*

## Einnahmeempfehlung

Nutzen Sie Oliven-, Argan- und Rapsöl in der Küche. Decken Sie Ihren Tagesbedarf an ungesättigten Fettsäuren mit hochwertigen pflanzlichen Ölen ab. Sonst und in Hinblick auf Ihren DHT-Spiegel sollten sie auf Omega-3-Fettsäuren, Kokosfett und hochwertige tierische Fette (z.B. Biobutter) setzen.

## BANANE – Musa paradisiaca

Musa paradisiaca zeigte, als wässriger Auszug zubereitet, Einfluss auf das Hodengewicht (Zunahme), den totalen Proteinanteil im Hoden (Zunahme, anabole Effekte auf die primären Geschlechtsorgane), Zunahme an Glykogen, Cholesterol und der hodenaktiven Enzyme (Alkalische Phosphatase) und die Höhe des testikulären Testosterons. Insgesamt nahm damit die Hodenaktivität signifikant zu. Die Konzentrationen des LH (Luteinisierendes Hormon) und FSH (Follikel Stimulierendes Hormon) nahmen hingegen ab, was sich zusätzlich positiv auf einen eventuellen Anstieg der Androgene im Bluterserum auswirken dürfte (der aber nicht vermessen wurde). Der Extrakt wurde in einer Dosis von 100 mg/kg Körpergewicht, für eine Dauer von 14 Tagen, verabreicht [41]. Dies entspricht ca. einer täglichen Einnahme (oder besser, dem Genuss) von drei Bananen.

*Es gibt aus eigener Erfahrung nichts Besseres als eine Banane vor und eine Banane nach dem Training. Als einfache Richtlinie gilt: Reife Bananen nach dem Training und davor Unreife (zart gelb). Sie eignen sich auch als Zwischenmahlzeit oder im Tagesverlauf. Je reifer Bananen werden desto höher ihr Anteil an „schnellen" Einfachzuckern und desto größer ihr Effekt auf den Insulinstoffwechsel (je reifer, desto höher die Insulinausschüttung).*

## Einnahmeempfehlung

Essen Sie reichlich Bananen und verarbeiten Sie diese in Ihren Mahlzeiten. Generell gilt: Bananen mit braunen Punkten weisen einen höheren Wert an natürlichem Serotonin (Glückshormon!) und „schnellen", hochglykämischen Zuckern (Saccharose, Traubenzucker) auf und liefern daher rasch Energie bei parallel hoher Insulinausschüttung (anabole Stoffwechsellage). Sie eignen sich gut vor dem Training und während körperlicher Belastung. Zartgelbe Bananen ohne braune Punkte weisen einen weitaus höheren Anteil und komplexen Kohlenhydraten und Stärke auf. Sie gehen langsamer ins Blut und affektieren den Insulinspiegel nicht in der Stärke wie dies vollreife Bananen tun. Essen Sie diese im Tagesverlauf. Ebenso bieten sie sich als Verarbeitungsbasis für Smoothies, Backwaren usw. an.

Die Einnahme von Bananen sollte nie enden – sehen Sie diese ein Leben lang als funktionelle Nahrungsergänzung an. Sie eignen sich für Männer und Frauen gleichermaßen. Der Einsatz von Bananen-Extrakt ist dabei nicht notwendig.

## BAST – Deer Antler

„Deer Antler", das im Bast stehende Geweih von Rotwild, findet in der TCM belegt schon seit 2000 Jahren Anwendung (s. Shen Nong Ben Cao Jing – Klassisches Werk der TCM). Literarisch belegt fand es vor allem bei Minderwuchs, Schwächezuständen und zur Förderung der Jugend, Kraft und Ausdauer Anwendung. Dabei spielte vor allem das allgemeine Alter des Geweihs und die Stelle, aus welcher die „Medizin" gewonnen wurde, die entscheidende Rolle (Geweihspitze, Mitte, Unterteil).
Vor allem die Spitze gilt als wertvollster Teil – sie füllt das Yin, die Lebensenergie, wieder auf und tonisiert die Niere, gemäß TCM den Sitz der Lebensenergie. Die Spitze beinhaltet den höchsten Anteil an Testosteron und Wachstumshormon [42]. Deer Antler weist eine Vielzahl von biochemisch aktiven Substanzen auf. Darunter vor allem Hormone (Androgene, Östrogene, Wachstumsfaktoren) [317].
Elchbast-Geweih führte bei männlichen und weiblichen Athleten (Disziplin Rudern) zu keiner Leistungssteigerung oder verbesserten Regeneration – die applizierte Dosis lag bei 560 mg/Tag [43].
Im Rahmen einer Studie wurden im Deer Antler folgende Werte an Sexualhormonen vermessen: 589+/-58 pg/g Testosteron (Bast), 538+/-58 pg/g Testosteron (Knochen), 208 +/- 11 pg/g Östradiol (Knochen), Östradiol 150+/-12 pg/g Bast. Die Werte schwanken stark in Abhängigkeit des Alters des Geweihs [44].

An sich bewegen sich die vermessenen Werte unter der physiologisch wirksamen Dosisgrenze – eine Wirkung auf den Hormonstoffwechsel kann dennoch nicht ausgeschlossen werden und hängt, wie bereits erwähnt, stark vom Alter und den Anteilen des Geweihs ab.

*Es ist schwierig, ansprechende Qualitäten für faires Geld zu erhalten. 10 g der besten Qualität kosten selbst in China mindestens 300 USD (Durchschnittspreis). Die Gefahr von anabolen Verunreinigungen in Antler-Produkten ist aufgrund des sehr hohen Rohstoffpreises und der Kundenerwartung sehr groß! Aus Gründen der Aufklärung behandeln wir diese Substanz dennoch.*

## Einnahmeempfehlung

Hier kann keine generelle Einnahmeempfehlung gegeben werden. Antler Produkte unterscheiden sich in Qualität und Wirkung wie kaum ein anderes Naturprodukt. Beim Bastgeweih existiert eine starke Wirkungsabhängigkeit, die direkt von der Position im Geweih abhängt – je weiter unten im Geweih, desto höher der Verknöcherungsgrad, desto mehr mineralische Bestandteile und desto weniger hormonell wirksame Substanzen, wie Wachstumshormon, Testosteron, DHEA und Co.

Im Gegenzug gilt – je weiter man sich der Spitze des Geweihs nähert, desto hochwertiger die Ware und desto höher der Grad an hormonell wirksamen Bestandteilen. Die Elemente aus der Spitzenregion kosten natürlich um Welten mehr, als die stark verknöcherten Elemente nahe der Schädelplatte. Für die funktionelle Leistungssteigerung eignen sich nur diese Spitzenelemente wirklich und sie schlagen schnell mit über 1000 Euro pro Kilo zu buche. Die Tagesdosis sollte sich auf mindestens fünf Gramm belaufen, um maßgeblich von der Wirkung zu profitieren. Als Hauptanwender von Antler zur Leistungssteigerung gelten neben den Chinesen die Neuseeländer. Die meisten am Markt befindlichen Antler Produkte werden bei sehr geringen Antlerkonzentrationen stark überteuert angeboten. Leider werden diese aufgrund des hohen, vom

Kunden ausgehenden, Erwartungsdrucks (Antler als das „Wundermittel" schlechthin) oft mit anabolen Begleitstoffen angereichert, die sich negativ auf den männlichen wie auch weiblichen Hormonstoffwechsel auswirken können. In diesem Sinne kann von Antlerprodukten nur abgeraten werden, wenn man nicht ganz genau über Quelle und Qualität Bescheid weiß und über eine dementsprechend dicke Brieftasche verfügt. Die zu erwartende Wirkung kann durch hochwertige Pflanzenextrakte weitaus günstiger übertroffen werden.

Auch ethisch betrachtet ist es fragwürdig, solche Produkte zu nutzen. Dies gilt besonders für allerlei Wirk-, Potenz- und Heilsversprechen durch angebliche Wundersubstanzen, für die – mitunter vom Aussterben bedrohte – Tiere leiden oder gar sterben müssen. Nur Aufklärung über die Macht der Phytohormone vermag diesen Markt langfristig zu schließen. Also: Wählen sie Pflanzenextrakte und kein Tier muss leiden!

## BERTRAM – Anacyclus pyrethrum

A. pyrethrum, der von Hildegard von Bingen so viel besungene Bertram, von ihr traditionell als Stärkungsmittel, zur Klärung des Geistes und für eine vollkommene und umfassende Verdauung eingesetzt, zählt gemäß ayurvedischer Medizin zu den Vajikaran Rasayana und damit zu den leistungssteigernden und aphrodisierenden Pflanzen.

Bertram wird schon seit Jahrtausenden traditionell verwendet und ist im indischen Kulturkreis seit langem bekannt. Hauptindikationsgebiet sind männliche Schwäche, sexuelle Dysfunktion und Unfruchtbarkeit. Das reine Wurzelpulver soll eingenommen jugendliche Sexualität verleihen. Neben Bertram kennt man A. pyrethrum noch als „Pellitory root" oder spanische Kamille – Das Erscheinungsbild der Bertramwurzel ähnelt der Kamille. Die zur Extraktion herangezogene Wurzel weist eine durchschnittliche Länge von ca. 5 cm auf. Es ist nichts darüber bekannt, wann die leistungssteigernden Fraktionen in die Wurzel eingelagert werden – ähnliche Zusammenhänge wie beim Ginseng sind denkbar (je älter, desto mehr Wirkfraktionen). Bekannt ist, dass sich extreme Wetterbedingungen (Hitze, Trockenheit etc.) auf die Bildung der Wirkfraktionen positiv auswirken. Dies unterstreicht den Grundsatz: „Je extremer die Bedingungen, desto stärker die Pflanzenkraft".

Hildegard von Bingen beschrieb die Energetik der Pflanze – sinngemäß wiedergegeben – als trocken und warm und dadurch pur und kraftvoll. Die Bertramwurzel soll roh oder gekocht als Gewürz verwendet werden; dann verbannt Bertram bestehende Krankheiten und schützt vor neuer Krankheit. Im Mund angewendet aktiviert er den Speichelfluss und zieht all „die schlechten Säfte" heraus. Er gilt als wirksames entzündungshemmendes Mittel bei Zahn- und Halsschmerzen. Extern angewendet verbessert er die Hautdurchblutung, regeneriert müde Muskeln und verleiht schnell wieder Beweglichkeit. In der ayurvedischen Medizin findet Bertram des Weiteren noch bei Verwirrtheitszuständen Anwendung.

Als Ursprungsheimat gilt der Mittelmeerraum. Die Pflanze verbreitete sich aufgrund der hervorragenden Wirkung bald über die ganze Welt. Zusammenfassend zeigen sich folgende Wirkungen: Entzündungshemmend, immunstimulierend, antidepressiv, verdauungsfördernd, das Denk- und Lernvermögen verbessernd, sexuell aktivierend. Und letztendlich für den Sportler interessant: Extrem leistungsfördernd! [45]

Ein ethanolischer Extrakt zeigte in Konzentrationen von 50, 100 und 150 mg/kg Körpergewicht und einer Einnahmedauer von 28 Tagen einen statistisch abgesicherten Einfluss auf die fettfreie Muskelmasse, die Spermatogenese, die Vitalität der Spermien, den Testosteronwert, den LH-Level und das FSH. Eine Anpassung der Hodenstruktur ließ zusätzlich auf eine verstärkte Spermiensynthese schließen [46].

Ein spezieller Bertram-Extrakt zeigte bei 28-tägiger Einnahme dieselbe Wirkung wie synthetisches Testosteron (!!!) ohne Nebenwirkungen auf die Organsysteme und die körpereigene Testosteronproduktion (wird Testosteron extern zugeführt, stellt der Körper die Eigenproduktion ein). Der Bertram-Extrakt wirkte sogar zwei Wochen nach der letzten Gabe noch 100-prozentig nach (klingt nach einem Wundermittel für Sportler!). Im Rahmen der wissenschaftlichen Studie wurde ein Petrolether-Extrakt aus Bertramwurzel hergestellt und in Dosen von 50-100 mg/kg Körpergewicht oral verabreicht (nach Entfernung des Lösungsmittels).

Die Vergleichsgruppe erhielt 0,5 mg/kg Körpergewicht reines Testosteron injiziert (2-mal die Woche), das als Vergleich für die anabole, androgene Aktivität und die Auswirkung auf das Sexualsystem diente. Nach 28 Tagen wurde eine stärkere Gewichtszunahme (Muskelmasse) als in der Testosterongruppe festgestellt. Parameter wie „Orientierung dem weiblichen Geschlecht gegenüber" (Lust auf Weibchen), Sexbereitschaft, Anzahl der sexuellen Interaktionen, Verkürzung der Regenerationszeit nach sexueller Interaktion, Hodengewicht und Erektionen überstiegen sogar die Testosterongruppe und nahmen bis um den Faktor 4 zu.

Zwei Wochen nach der letzten Gabe fiel die Testosterongruppe erwartungsgemäß in ein tiefes Loch. Aufgrund der externen Testosteronzufuhr hatte der Körper die Eigenandrogenproduktion stark gedrosselt oder ganz eingestellt. Um die körpereigenen Prozesse wieder in Gang zu setzen und physiologisch gesunde Spiegel zu erreichen, kann es bis zu einem Jahr dauern. Deshalb ist das sogenannte „Absetzen", sprich die Wieder-Aktivierung körpereigener Hormonproduktion, nach der Gabe von Anabolika so wichtig.

In der Bertram-Gruppe hingegen lagen die positiven Effekte auch zwei Wochen nach der letzten Gabe noch augenscheinlich vor. Die Wirkung wird auf den hohen Gehalt an Pellitorin und Alkylamiden zurückgeführt. Ähnliche Wirkungen wurden auch schon für Gartenkresse (Lepidium sativum) publiziert [47].

## Einnahmeempfehlung

Einfach und effizient – Bertrampulver besorgen und 1 Esslöffel am Tag davon konsumieren (in heißes Wasser einrühren und trinken – Achtung: Nur für die harte Fraktion!) oder Bertram beim Kochen zumischen. Einfach Extraktzubereitung für daheim: 1 Liter Rotwein + 200 g Bertram, alles eine Woche ansetzen, Wein anschließend kurz aufkochen, um den Alkohol zu entfernen, Sud durch ein Geschirrtuch abseihen, Flüssigkeit in die Flasche zurückfüllen und jeden Tag davon ein Gläschen trinken. Die Flasche sollte im Kühlschrank aufbewahrt werden. Bertramkapseln bieten sich natürlich auch an! Bitte unbedingt sicherstellen, dass es sich um A. pyrethrum handelt; leider wissen aufgrund der geringen Bekanntheit der Pflanze die meisten Lieferanten selbst nicht genau, was sie verkaufen. Bertramwurzel in guter Qualität zu erhalten stellt somit eine Herausforderung dar.

Im botanischen Sprachgebrauch wird zwischen scharfer und milder Bertramwurzel unterschieden, wobei in der milden Wurzel kaum brauchbare Wirkfraktionen stecken. Als Selbsttest: Bertrampulver auf die Zungenspitze geben und dort für ein bis zwei Minuten belassen. Wenn erhöhte Durchblutung mit einem sanften Prickeln und leicht betäubendes Gefühl vernommen werden, handelt es sich in der Regel um scharfe und damit wirksame Bertramwurzel. Von dieser beläuft sich die empfohlene Tagesdosis auf 10-20 g Pulver oder bis zu 2000 mg Extrakt. Die Einnahme erfolgt am besten mit dem Abendessen oder nach dem Training. Synergistische Effekte konnten gemeinschaftlich mit Zink (30 mg) festgestellt werden.

## BOCKSHORNKLEE – Trigonella foenum (Fenugreek)

Icariin, eine im Bockshornklee vorkommende Substanz, übt massiven Einfluss auf den Androgenstoffwechsel und die körperliche Leistungsfähigkeit aus. Icariin verbessert den Allgemeinzustand der reproduktiven Organe und erhöht den Level an frei zirkulierendem Testosteron. Bockshornklee, genauer gesagt eine seiner Hauptwirkfraktionen (Furostanol), übt einen ausgeprägten anabolen Einfluss aus. Die verabreichte Dosis belief sich auf 35 mg/kg Körpergewicht über eine Dauer von 4 Wochen insgesamt.
Bockshornklee-Extrakt in einer Konzentration von 500 mg wirkte sich signifikant auf die Ober- und Unterkörperkraft in trainierten Athleten aus. In den Disziplinen Kniebeuge wie auch Bankdrücken verbesserte sich die Positivgruppe augenscheinlich. Auch eine Reduktion des Körperfettanteils wurde in der Positivgruppe festgestellt. Ein negativer Effekt war nicht zu bemerken (alle klinischen Laborwerte lagen innerhalb des Referenzbereiches) [412].

Bockshornklee-Extrakt verbesserte im Tierversuch (Schwimmtests) die Energiebereitstellung – in Form von Glukose (aus Speicherglykogen) und in Form von Fettsäuren (aus Speicherfett).

Bockshornklee-Extrakt mit einem hohen Gehalt an 4-Hydroxyisoleucine verbesserte die Glykogenresynthese nach Belastung, wenn er direkt mit einem kohlenhydrathaltigen Drink eingenommen wird (Glukose, 2 g/kg Körpergewicht) im Vergleich zur Kontrollgruppe.

Icariin zeigte im Tierversuch testosteronimitierende Eigenschaften und erhöhte die Menge an physiologisch aktivem Testosteron [50,51,52,53,54].

## Einnahmeempfehlung

Bockshornklee-Extrakt eignet sich als hocheffizientes Supplement zur Steigerung des Appetits (neben bereits genannten Fakten). Dazu zu jeder Mahlzeit 500 mg Extrakt supplementieren – durch den erhöhten Hunger lässt sich die Kalorienaufnahme um bis zu 50 % steigern, ohne das Gefühl „voll zu sein". Dies und die testosteronähnliche Wirkung machen Bockshornklee zu einem tollen Supplement in der Massephase.

In Frauen wirkt Bockshornklee östrogenartig und dadurch hoch anabol. Frauen verlängern durch die Einnahme von Bockshornklee ihre Laktationsphase (Milchproduktion während der Stillphase) und regen ihre Milchproduktion an (eine Option für Frauen mit geringer Milchproduktion bei Stillwunsch!).

Die Konzentration an Bockshornklee-Extrakt sollte bei mindestens 500-3000 mg pro Tag liegen. Die Einnahme erfolgt am besten mit den Mahlzeiten. Die Einnahmedauer sollte bei mindestens vier Wochen liegen. Erste Wirkungen können in der Regel ab dem 3. Tag verzeichnet werden (gestiegener Hunger).

## BUNTNESSEL – Plectranthus barbatus

P. barbatus findet traditionell in der ayurvedischen und afrikanischen Medizin zur Behandlung von Störungen des Herz-Kreislauf-Systems und Magen-Darm-Traktes Anwendung. Neben diesen positiven Effekten übt die Buntnessel anscheinend einen signifikanten Effekt auf die Körperfettverbrennung und die Bildung von freiem Testosteron aus. Forskolin ist ihre stärkste Wirkfraktion.

30 Testpersonen wurde 12 Wochen lang 250 mg eines 10-prozentigen Forskolin-Extraktes verabreicht. Nach den 12 Wochen wurden in der Forskolingruppe eine signifikante Zunahme der fettfreien Muskelmasse, eine Zunahme der Knochendichte und ein Anstieg des freien Testosterons festgestellt. Die Ergebnisse waren vor allem bei übergewichtigen Personen ausgeprägt. In diesem Sinne dürfte es sich bei Forskolin um das Mittel der Wahl im Rahmen einer Diät zur Reduktion von Körperfett und zur Harmonisierung des Hormonhaushaltes handeln [55].

## Einnahmeempfehlung

Sie können reines Forskolin und Pflanzenextrakt im Internet ordern, wenngleich Bockshornklee vergleichbare Wirkung mit sich bringt. In diesem Sinne empfiehlt sich der Einsatz von Bockshornklee als verlässliche und preiswertere Alternative.

## BRASILIANISCHER GINSENG – Pfaffia paniculata

Pfaffia paniculata-Wurzelextrakt führte in männlichen und weiblichen Versuchstieren zu einem signifikanten Anstieg der Geschlechtshormone. Dabei wurde ein Anstieg von 17-Beta-Östradiol und Progesteron in Frauen und ein Anstieg des physiologisch aktiven Testosterons in Männern detektiert. Eine zweite Studie bestätigte für Damiana (Turnera diffusa) und Pfaffia (alleine und in Kombination) stimulative Effekte auf den männlichen Sexualstoffwechsel. Dabei stieg die sexuelle Leistungsfähigkeit stark an [56, 393, 394].

## Einnahmeempfehlung

Pfaffia wirkt ohne Frage und darf in Wirkung und Verträglichkeit 1A mit Damiana verglichen werden. Damiana kann bei uns zu fairen Preisen und in sehr guter Qualität bezogen werden. In diesem Sinne sollte an dieser Stelle eher Damiana zum Einsatz kommen. Damiana und brasilianischer Ginseng eignen sich für beide Geschlechter. Dabei empfiehlt sich eine tägliche Dosis von ca. 1000 mg Extrakt zu den Mahlzeiten (Frühstück und Mittagessen).

## BROKKOLI – Brassica oleracea var. italica

Myostatin, ein Protein im Körper, reguliert direkt das Muskelwachstum. Es codiert die uns erblich vorgegebenen Muskelzuwächse (Verhältnis von Myostatin zu Follistatin). Eine dieses Gleichgewicht beeinflussende Substanz kommt in hoher Konzentration im Brokkoli vor und wird in der Fachliteratur als Sulforaphan beschrieben. Für Sulforaphan konnte eindeutig ein inhibierender Effekt auf das Protein Myostatin und dessen Expressionsrate festgestellt werden, was in einen signifikant erhöhten Anteil an Muskelmasse und stark beschleunigte Muskelreparaturmechanismen mündete [58]. Sulforaphan in einer Konzentration von 25 mg/kg Körpergewicht und einer Einnahmedauer von 3 Tagen schützte vor oxidativem Stress und akuter Muskelschädigung, hervorgerufen durch körperliche Belastung bis zur absoluten Aufgabe [59,60].

## Einnahmeempfehlung

Für Brokkoli gilt dasselbe wie für Kohlgewächse generell: Sie sollten reichlich und regelmäßig verzehrt werden. Eine der in Brokkoli vorkommenden Hauptwirksubstanzen heißt Sulforaphan. Es handelt sich hierbei um eine Schwefelverbindung mit stark anaboler Wirkung und Einfluss auf das Follistatin-Myostatinverhältnis (Anti-Myostatinwirkung).

Alternativ kann auch Brokkolipulver Anwendung finden (10-20 g täglich). Bei Brokkoli-Extrakt als Solo-Supplement: Mindestens 1000 mg mit einer Mahlzeit einnehmen. Einnahmedauer: Unbegrenzt. Für Frauen und Männer geeignet. Erste wahrnehmbare Wirkung nach Tag sieben zu erwarten.

## BETAIN – Spinat, Quinoa, Zuckerrübenmelasse, Rüben (Rote Bete)

Betain zeigte in einer an 23 trainierten Sportlern durchgeführten Studie große Wirkung. Die Trainingserfahrung der Probanden lag bei 4,8 (+/- 2,3) Jahren und der Körperfettanteil bei 16,9 (+/- 8) %. Die Betain-Gruppe erhielt eine tägliche Dosis von 2,5 g/Tag und nahm an einer sechswöchigen Testphase mit jeweils drei zweiwöchigen Micro-Zyklen teil. Von Zyklus zu Zyklus wurden die Wiederholungen und/oder die Gewichtsbelastung beim Bankdrücken und bei den Kniebeugen erhöht. Die Trainingsleistung wurde im Vergleich zur Kontrollgruppe nach Woche null, zwei, vier und sechs abgenommen. Diese umfasste einen Hochsprung (max) und eine Maximalkraftwiederholung der Kniebeugen und des Bankdrückens. Auch wurden der Körperfettanteil und die Muskelmasse bestimmt.

Die Zwischen- wie auch Endergebnisse lieferten klare Ergebnisse. Neben einer Vergrößerung des Armumfangs in der roten Bete-Gruppe (signifikant) wurden auch beim Hochsprung, bei den Kniebeugen und beim Bankdrücken signifikant höhere Werte erzielt. Das Verhältnis Körperfett zu Muskelmasse verschob sich in der Rote-Bete-Betain-Gruppe ebenfalls zum Positiven. Homocystein-Thiolacton-Spiegel erhöhten sich für die Betain-Gruppe nicht (positiv!)[61].

Eine weitere US-amerikanische Studie untersuchte den Einfluss von Betain auf Signalkaskaden im anabolen Stoffwechsel. Betain wurde gesunden männlichen Versuchspersonen im Alter von 19,7 (+/- 1,23) Jahren direkt nach hartem Workout verabreicht. Die Betainkonzentration betrug 1,25 g/Tag für einen Testzeitraum von 2 Wochen. In der Positiv-Gruppe (Betain-Gruppe) wurde ein signifikanter Anstieg des IGF-1, der molekularen ausschlaggebenden Proteine im anabolen Stoffwechsel sowie eine signifikante Reduktion des Cortisols festgestellt. In Summe wurde das anabole endokrine System aktiviert und im Gesamten ein anaboles Umfeld geschaffen, was eine stark erhöhte Stickstoffspeicherung und Proteinsynthese ermöglichte [62].

Betain verbessert die Maximalkraft und Durchschnittskraft für männliche und weibliche Athleten statistisch belegt. Bei dieser Studie wurde die Leistungsfähigkeit im Bereich Maximalsprint beim Radfahren getestet. Verabreicht wurde für eine Woche ein Kohlenhydratgetränk mit 0,42 g Betain pro 100 ml (die Gesamtdosis belief sich auf ca. 2 g Betain pro Tag). Es nahmen an der Studie sieben Frauen und neun Männer teil und bei allen wurde ein signifikanter Anstieg aller Kraftarten (Maximal- und Durchschnittskraft sowie Durchhalteausdauerkraft) festgestellt. Diese Ergebnisse wurden bereits nach einer Woche Betainverabreichung festgestellt [63].

Die Verabreichung von 2,5 g Betain pro Tag in einem isotonischen Kohlenhydratgetränk für die Zeitdauer von 14 Tagen führte im Vergleich zum Zustand vorher und nach einer 2-tägigen Auswaschphase zu einem Anstieg der schaffbaren Wiederholungszahl und des „total load" an Gewicht um 6,5 % [64].

## Einnahmeempfehlung

Essen Sie verstärkt Quinoa als Hauptgericht oder Beilage. Spinat sollte regelmäßig auf den Tisch (als Beilage, im Smoothie, im Auflauf). Essen Sie auch reichlich rote Rüben und trinken Sie roten Rübensaft (am besten vor dem Sport, 300-500 ml) und besorgen Sie sich Zuckerrübenmelasse zum Süßen Ihrer Speisen.
Eine zusätzliche Einnahme von Betain als Reinstoff macht durchaus Sinn! Die Konzentration sollte sich dabei auf 1000 – 3000 mg pro Tag belaufen. Die Einnahme erfolgt am besten mit einer zuckerhaltigen Speise oder

einem solchen Getränk vor oder direkt nach sportlicher Aktivität. Betain eignet sich für Frauen und Männer gleichermaßen. Die Einnahmedauer sollte sich mindestens auf vier Wochen belaufen. Erste wahrnehmbare Effekte sind nach ca. sieben Tagen zu erwarten.

## BETA-GLUCAN – Hafer, Hefe, Austernpilze

Beta-Glucan übt gemäß Studienlage einen äußerst positiven Effekt auf das Verhältnis von Muskelmasse zu Körperfett, einen stimulierenden Effekt auf das Immunsystem und einen die allgemeine Ausdauer verbessernden Effekt aus. Eine dazu durchgeführte chinesische Studie fußte auf der Verabreichung von 312 mg Beta-Glucan pro kg Körpergewicht und Tag (die publizierten empfehlenswerten Dosierungen im Menschen liegen bei drei Gramm täglich, aufgeteilt auf drei Dosen zu jeweils ein Gramm) für eine Dauer von sieben Wochen. Die festgestellten Ergebnisse gliederten sich zusammengefasst wie folgt: Signifikante Steigerung der Kraft-Ausdauerleistung, beschleunigte Erholung und Reduktion des Körperfettanteils [65].

Beta-Glucan aus der Hefe erhöht nach intensiver körperlicher Belastung den IgA-Spiegel (Immunoglobulin Alpha; immunisiert den Körper – die Aktivität des Immunsystems wird nicht wie gewöhnlich durch hartes Training geschwächt) und reduziert die Krankheitsgefühle einer Verkühlung nach einem Marathon um bis zu 37 % [66].

Durch hartes Training reduziert sich normalerweise die Anzahl natürlicher Killerzellen im Blut. Dies führt zu einer reduzierten Abwehrbereitschaft des Körpers und damit unweigerlich zu erhöhter Krankheitsanfälligkeit. Beta-Glucan aus dem Austernpilz kann einem Abfall der Killerzellen entgegenwirken, der in der Vergleichsgruppe 28 % unter der Baseline ausmachte. Die Wirkkonzentration des Beta-Glucans lag bei 100 mg pro Dosis und Tag [67].

Neben Austernpilzen dürften noch zahlreiche andere Pilze biofunktionelle Beta-Glucane aufweisen. Für Hericium erinaceus gilt dies als bewiesen. Grundsätzlich sollten Pilze rege verzehrt werden, da sie zahlreiche sich positiv auf die Leistungsphysiologie auswirkende Effekte mitbringen. Beispielsweise Maitake und Shitake wirken sich ebenso positiv auf das Immunsystem und die Regenerationskapazität aus [68,69,70].

## Einnahmeempfehlung

Neben Gojibeeren stellt Beta-Glucan die zweite Waffe für ein starkes Immunsystem dar. Ein großer Feind des leistungsambitionierten Sportlers ist die Krankheit. Sie eliminiert Trainingserfolge rasch und kann eine komplette Saison kosten. In diesem Sinne: Essen Sie reichlich Hafer, Hefe und Austernpilze, z.B. in Form von Hafer- und Hefeflocken oder auch Hefetabletten, die es günstig in der Drogerie gibt; vorzugsweise vor und nach dem Training. Sehen Sie diese Mahlzeiten als fixen Bestandteil Ihrer Ernährung.

Eine zusätzliche Supplementierung von Beta-Glucan (mit bis zu 1 g pro Tag) zahlt sich nur für Spitzenathleten mit mehr als sechs Trainingseinheiten die Woche aus. Hier sollte die Einnahme des Supplements, zusätzlich zur Ernährungsempfehlung, vor allem direkt nach dem Training erfolgen.

## CLA – Konjungierte Linolsäure

CLA stellt eine Fettsäure dar, die im Wiederkäuerpansen im Rahmen der biologischen Hydrierung von Linolsäure zu Stearinsäure durch ein spezielles Pansenbakterium (Butyirivibio fibrisolvens) gebildet wird. Dies geschieht vorwiegend bei der Verdauung von Grünfutter – bei frischem Gras! Studien haben klare Korrelationen zwischen der Art des Futters und der Jahreszeit (frisches Gras/getrocknetes Gras) festgestellt. Nur Kühe, die artgerecht mit einem hohen Anteil an Grünfutter gefüttert wurden und zudem auch noch die frische Luft und Sonne auf der Weide genießen durften, produzierten weitaus höhere Mengen an CLA als die Vergleichsgruppe. CLA geht in die Milch über und findet sich im Milchfett, im Käse etc. In diesem Sinne unbedingt auf biologische Milchprodukte von grasgefütterten Kühen achten [392].

Die Vorteile von CLA liegen für den Sportler auf der Hand: Konjungierte Linolsäure zeigt alleine und in Kombination mit Training einen synergistischen Effekt auf die Testosteronproduktion. In vivo wurde im Vergleich mit der Kontrollgruppe eine Überexpression der CYP17A1 mRNA und der Proteine in den Leydig-Zellen des Hodens festgestellt. Damit fungiert CLA, in Kombination mit Training, als eine den anabolen Stoffwechsel begünstigende Substanz und kann effizient als „Anti-Muscle-Wasting"-Supplement eingesetzt werden [71].
Im Rahmen einer ähnlichen Studie, die an zehn jungen trainierten Männern mit CLA durchgeführt wurde (Tagesdosis von sechs Gramm CLA), resultierte die CLA-Supplementierung nach hartem Widerstandstraining in einem signifikanten Anstieg des Testosterons in der Versuchsgruppe. Der Effekt wird molekularen Mechanismen zugeordnet, die einer weiteren Untersuchung bedürfen (Einfluss auf Zellebene) [72].

*Die empfohlene Mindestdosis von CLA sollte bei einem 70 kg Durchschnittsmenschen bei mindestens drei Gramm liegen. Ein Liter Milch liefert im besten Fall gemäß Studienlage ca. 2-30 g CLA pro kg Fett in der Milch. Der natürliche Fettgehalt in der Milch liegt bei ca. 3,6 %, was 3,6 g pro 100 g (Dichteannahme: 1) entspricht. Ergo beinhaltet ein Liter Milch ca. 36 g Fett. Der Anteil an CLA ist also vernichtend gering. In diesem Sinne empfiehlt sich die Einnahme von Kapseln zur Nahrungsergänzung und der standardmäßige Konsum von natürlichen Milchprodukten aus biologischer Grünfutterhaltung als unterstützende und ethisch korrekte Maßnahme.*

## Einnahmeempfehlung

Handelsübliche CLA wird in der Regel aus Distelöl, durch chemische Fettsäurenmodifikation, gewonnen. Ein natürliches CLA-Präparat aus Milchfett wäre eine tolle, aber auch kostspielige Sache.

Die empfohlene Tagesdosis beläuft sich auf 3-12 Liquid Caps oder 1,5-6 ml Öl.

Die Einnahme sollte am besten mit dem Frühstück oder einer anderen Mahlzeit erfolgen. Durch die Einnahme von CLA kann es zu einer erhöhten Talgproduktion im Gesicht kommen, was sich in einer besseren Hautfettung äußert. Dieser Effekt spricht für die Wirkung im Organismus und sollte positiv interpretiert werden.

Die Einnahme empfiehlt sich für Männer und Frauen gleichermaßen. Die Einnahmedauer sollte sich auf mindestens acht Wochen belaufen. Erste Effekte sind nach 14 Tagen zu erwarten.


## CHINESISCHER RAUPENPILZ – Ophiocordyceps sinensis

Der chinesische Raupenpilz blickt in China auf eine mehr als tausendjährige Verwendung zurück und gilt als eines der stärksten Qi-Tonika (Qi = Lebenskraft und Energie). Lange Zeit wurde sein Gewicht in Gold aufgewogen und er war lediglich dem König und der Königin vorbehalten.

Heute kostet ein Kilo getrockneter Pilz mit Raupe am Markt gut 24.000 Euro (der Preis schwankt stark). Ihm werden verjüngende, leistungssteigernde, organregenerierende, antidepressive und antimutagene Wirkungen zugeschrieben. Viele Studien stellen diese Wirkung auch unter Beweis.

Cordyceps zählen zu den invasiven Pilzen. Sie befallen ein Beutetier und fressen es von innen auf, bis sie durch den Beutetierkörper stoßen und einen Fruchtspross bilden – das ist jener Teil, den wir als Pilzkörper wahrnehmen und der in Tibet gesammelt wird (der Pilz kommt fast ausschließlich im tibetischen Hochland vor). Heutzutage wird der Pilz biotechnologisch kultiviert. Er wächst auf einer Nährstofflösung als natürliches Substrat anstatt auf einer Raupe.

Das biotechnologische, fermentativ gezogene Material soll in seiner Wirkung vergleichbar sein, obwohl viele wohlhabende Chinesen dies niemals anerkennen würden und lieber die native Variante wählen. Einige Studien stellten einen Vergleich an und konnten keinen merklichen Unterschied feststellen, andere schon. Da am westlichen Markt so gut wie nie natives Pilzmaterial zu erhalten ist, sollte man sich darüber nicht den Kopf zerbrechen. Die Einnahme des Pilzes zahlt sich auf alle Fälle aus. Er wirkt so wunderbar anders als alles andere.

Die Wirkfraktion des Pilzes wird als „CS4"-Fraktion bezeichnet. Viele Präparate heißen einfach „CS4" oder loben „mit CS4" aus. Eine chinesische Studie aus dem Jahr 2009 untersuchte den Einfluss auf den Körper in älteren Athleten. 20 Athleten im Alter von 50 bis 75 Jahren bekamen für die Dauer von zwölf Wochen drei Kapseln mit je 333 mg CS4-Pilz-Extrakt täglich. Es wurde eine eindeutige Steigerung des „metabolischen Umsatzes" verzeichnet – der Anstieg wird mit 10,5 % für den „Metabolic Treshold" und mit 8,5 % mehr für den „Ventilatory Treshold" im Vergleich mit der Vergleichsgruppe angegeben. Insgesamt führt das zu einer besseren Energieumsetzung, Energieausbeute und erhöhten Leistungsfähigkeit [73].

Die CS-Fraktion zeigte im Tierversuch bereits in geringster Konzentration von 0,02-0,2 mg/kg Körpergewicht signifikante Effekte auf den Androgenhaushalt und führte zu einem hohen Anstieg des Gesamttestosterons bereits nach 3 bzw. 7 Tagen Einnahme [74].

Eine weitere Studie aus dem Jahr 2008 kam zum eindeutigen Ergebnis, dass Cordyceps den Testosteronspiegel steigert, keinen Einfluss auf die LH- und TSH-Spiegel ausübt und überdies einen sehr positiven Einfluss auf die Anzahl der gesunden Spermien (Anstieg) zeitigt [76].

Cordyceps erhöht zudem die Insulinempfindlichkeit und übt damit einen antidiabetischen Effekt aus. Nach 20-tägiger Einnahme wurde eine Verbesserung des Zuckerstoffwechsels festgestellt, was eine geringere Insulinausschüttung nach zuckerhaltiger Kost zur Folge hatte [75].

*Dies spielt vor allem im Weight-Management eine große Rolle! Hohes Insulin führt zu Verfettung, Leistungstiefs und Verschleiß an der Bauchspeicheldrüse, was irgendwann Diabetes nach sich ziehen kann.*

Die Leber, das wichtigste Entgiftungs- und Stoffwechselorgan im Körper, wird durch Alkohol, Nahrungsgifte, Umweltkontaminanten und dergleichen in Mitleidenschaft gezogen. Da die Leber aber das Schlüsselorgan im anabolen Ami-

nosäurenstoffwechsel spielt, sollte der bedachte Sportler stets „Leberpflege"
betreiben. Eine Studie aus dem Jahr 2010 zeigte für Cordyceps leberschonende
Effekte auf. Einen durch Medikamente induzierten Leberschaden konnte Cordyceps (Hauptwirkstoff Cordycepin) besser reparieren und die Leber vor wei-
terem Schaden bewahren als die bei uns bekannte Mariendistel (Hauptwirkstoff
Silymarin) [76].

Der Schwimmtest stellt im Tierversuch ein etabliertes Testverfahren zur Feststellung des leistungssteigernden Potentials einer Substanz dar. Es werden genetisch gleiche Ratten herangezogen, die genau die gleichen Mahlzeiten mit
derselben Kaloriendichte erhalten, plus den Testfaktor. Durch Cordyceps wurde eine Verlängerung der durchschnittlichen Schwimmzeit um 35 % erzielt [77,78].

## Einnahmeempfehlung

Chinesischer Raupenpilz stellt ein zuverlässiges und hocheffizientes Supplement dar. Wild gesammelter Raupenpilz schlägt mit bis zu 80 Euro pro
Gramm zu Buche und wird traditionell im tibetischen Hochland gesammelt. Neben wildem Cordyceps eignet sich als Supplement noch biotechnologisch gezogenes Pilzmycel. Dabei wird der Pilz auf einer Nährlösung
kultiviert, vermehrt sich zu einem dichten Geflecht und wird zu guter
Letzt abgeerntet, getrocknet und vermahlen in Supplements eingesetzt.

Studien haben eine Äuqivalenz zwischen wildem und biotechnologisch
gezogenem Pilz bewiesen – damit sollte es per se kaum einen Wirkunter-
schied geben. Kenner wissen aber, dass wilder Cordyceps weitaus höhere Gehälter an Adenosin aufweisen kann und damit auch weitaus stärker
wirkt. Um die Brieftasche zu schonen, sollte dennoch kultivierter Pilz supplementiert werden und dass in einer Dosierung von 500-5000 mg pro Tag.
Am besten erfolgt die Einnahme vor körperlicher Aktivität oder am Morgen vor dem Frühstück. Cordyceps eignet sich für Frauen und Männer
gleichermaßen. Steigern Sie die Dosis langsam und beginnen Sie mit der
ersten Wirkdosis. Die Einnahme sollte mindestens vier Wochen erfolgen.
Erste Wirkungen treten oft schon mit der ersten Dosis auf.

## COTTON TREE – Bombax ceiba

Bombax ceiba stellt eine traditionell in der ayurvedischen Medizin verwendete Arznei dar – auch bekannt als Semal Musli. Sie findet vor allem als sexuelles Stimulans Anwendung. Ein wässriger Extrakt in einer Konzentration von 100 mg/kg Körpergewicht zeigte ausgeprägte anabole Effekte, eine Zunahme des sexuellen Verlangens, eine Zunahme der Erektionen und der Ejakulationen und einer Vergrößerung der Hoden wie auch der Spermienmenge. Eine Erhöhung des Testosterons gesamt und Testosteron frei konnte nur in geringem Maße, aber nicht statistisch signifikant festgestellt werden [79].

## Einnahmeempfehlung

Aufgrund der momentanen Erkenntnisse, lohnt es sich, weitere Forschungen abzuwarten und lieber auf die fundierter erforschten Natural Doping-Substanzen zu setzen.

## DAMIANA – Turnera diffusa

Yohimbin und Damiana in Kombination stellen ein probates Mittel zur Steigerung der sexuellen Leistungsfähigkeit im Mann dar. Eine Konzentration von 20-80 mg/kg Körpergewicht Damiana-Extrakt und 2 mg/kg Körpergewicht Yohimbin ermöglichen Mehrfachorgasmen und eine signifikant schnellere Erholung nach dem Sexualverkehr. Auch als Monodroge schnitt Damiana vergleichbar wie Yohimbin ab und könnte damit eine nebenwirkungsärmere Variante darstellen [80].

Auch Damiana und brasilianischer Ginseng wirken sich einzeln und in Kombination signifikant auf die sexuelle Leistungsfähigkeit aus. Das Triebverhalten wird genauso positiv beeinflusst wie die Anzahl der Paarungen, der Orgasmus- und der Erektionsfähigkeit allgemein [81].

In Damiana kommen starke, die Aromatase hemmende, Substanzen vor (Pinocembrin und Acacetin), abgesehen davon wirken Apigenin-7-Glucoside, Z-Echinacin und Pinocembrin als (Anti)-Östrogene [393].

## Einnahmeempfehlung

Damiana stellt einen tollen „Lustbringer" für beide Geschlechter dar. Neben erhöhter Hautdurchblutung verzeichnet man verbesserte Durchblutung der Geschlechtsorgane und eine eindeutige Zunahme der physischen wie auch psychischen Leistungsfähigkeit.

Eine Tagesdosis von zehn Gramm Pflanzenmaterial (zubereitet wie Grüner Tee) oder 1000 mg Extrakt sollte nicht überschritten werden. Damiana kann in hohen Dosierungen leicht lebertoxische Wirkungen aufweisen. Damiana eignet sich auch als „Lustelixier", wenn es in Alkohol angesetzt wird (ca. 100 g Pflanzenmaterial auf 700 ml Schnaps mit mindestens 35 % Alkohol).
Damiana eignet sich als Natural Doping-Supplement für Frauen und Männer. Die Einnahmedauer sollte vier Wochen nicht überschreiten. Erste Effekte sind schon nach der ersten Dosis zu erwarten.

## ERD-BURZELDORN – Tribulus terrestris

T. terrestris hält sich seit Jahrzehnten in Sportlerkreisen als Testosteronbooster, obwohl es keine Studien gibt, die diese Wirkung wissenschaftlich fundiert, abgesichert und reproduzierbar wiedergeben. Wie bei allen Pflanzenextrakten wird auch hierbei die Komposition des Extraktes und die Höhe der Wirksubstanzen über potentielle Wirkung oder Nichtwirkung entscheiden. 200 mg Extrakt A sind nicht gleich 200 mg Extrakt B. Der Anteil an Protodioscin wird oft als Referenzwert und zur Standardisierung der Extraktqualität und Produktstärke herangezogen. Wenige Produkte am Markt sind wirklich auf Protodioscin standardisiert (es steht bei vielen auf der Packung, aber Nachmessungen ergeben inkorrekte Werte). Als erstes Tribulus-Produkt wurde „Tribestan" von Sopharma aus Bulgarien bekannt, dass man nach wie vor in Bulgarien in der Apotheke oder über ausgewiesene Händler im Inland beziehen kann.

*Tribestan wirkte im Eigenversuch hervorragend! Kraftleistung und Trainings-leistung steigerten sich zunehmend. Die Nebenwirkungen waren Stimmungs-schwankungen und eine leichte Zunahme der Aggressivität. Im Rahmen einer ärztlichen Kontrolluntersuchung wurden keine negativen Auswirkungen im Blutbild ersichtlich. Die Wirksamkeit in anderen Tribulus-Produkten resultiert leider oft nicht aus der hervorragenden Extrakt-Qualität, sondern aus Verun-reinigungen mit anabolen Steroiden. Solche Verunreinigungen wirken schnell und effektiv und schaffen rasch Kundenbindung („Endlich ein Tribulus-Pro-dukt, das wirkt!"). Hier sollte man aber zügig Effekte auf den Hormonstoff-wechsel (Drop-Down) sowie Leber- und Nierenstoffwechsel feststellen können. Eine Erhöhung der Leberenzyme spricht oft für anabole Verunreinigungen. In diesem Sinne ein Tipp am Rande: Im Zweifelsfall immer Blutüberprüfungen durchführen und vor allem auf die Leber- und Nierenwerte achten. Die Leber wird bei allen oral zugeführten Substanzen stark gefordert – sie modifiziert fettlösliche Substanzen wie Steroide, um sie wasserlöslich zu machen, damit sie über die Niere und den Harn ausgeschieden werden können (First-Pass-Effekt). Orale anabole Steroide weisen aufgrund verbesserter Bioverfügbarkeit oft eine 17-Alpha-Alkylierung auf, die einerseits einen verstärkten Abbau in der Le-ber verhindert und andererseits die Aufnahme ins Serum verbessert. Über eine negative Rückkoppelung werden Leber, Gallenblase und umgebende Blutgefäße geschädigt und die Leberenzyme im Serum erhöhen sich.*

Gemäß biochemischer Studienlage zählt Protodioscin nach wie vor zu den effektiven Wirkbestandteilen. Es findet eine Metabolisierung zu Dehydroepi-androsteron (Aglykone Diosgenin) statt, was einen ausgeprägten Effekt auf die Libido und das Erektionsvermögen mit sich bringt [82].

Für Protodioscin ist eine Interaktion mit dem Androgenrezeptor belegt. Es wird metabolisch in Dehydroepiandrosterone umgesetzt, das ebenfalls Effekte auf das Fortpflanzungssystem ausübt [82].

Eine australische Studie aus dem Jahr 2007, durchgeführt mit Rugby-Spielern, lieferte eindeutige Ergebnisse. Innerhalb der fünfwöchigen Einnahmedauer in einer Konzentration von 450 mg/Tag wurde kein Unterschied zwischen der Test- und der Kontrollgruppe in Bezug auf Zunahme der Muskelmasse, Ver-lust an Körperfett sowie der Leistungsparameter festgestellt. Das Verhältnis zwischen Testosteron und Östrogen wies keinen Unterschied in den beiden Gruppen auf. In diesem Sinne wurde keine spezielle Wirkung von T. terrestris festgestellt [83].

*Dieses Ergebnis kann nun in einer schlechten Extraktqualität begründet liegen oder einfach daran, dass T. terrestris nur von der Legende lebt und viele Produkte aufgrund anaboler Verunreinigungen punkten. Ohne die Standardisierung auf bestimmte Wirksubstanzen kann man rein gar keine Aussage tätigen. Versuche dieser Art werden zum Roulette – eine Art „Setzen auf eine Zahl" – man kann etwas Gutes erwischen oder, wie so oft, einem billigen Extrakt ohne Wirkstoffe aufsitzen. In Conclusio: 1) Den bestmöglichen Extrakt beziehen 2) Ausprobieren und selber Erfahrungen sammeln 3) Wenn es wirkt: Zum Arzt marschieren und die Blutwerte im Abstand von 2 Wochen überprüfen 4) Wenn Wirkung und Top-Blutwerte = WinWin! UNBEDINGT Produkt merken, Vorrat anlegen und eine wertvolle Waffe im Kampf für Muskeln sein Eigen nennen.*

Auch ein Verwandter des Erd-Burzeldorns – Tribulus alatus – führte zu einem signifikanten Anstieg des freien und damit physiologisch wirksamen Serumtestosteronspiegels [197].

## Einnahmeempfehlung

Wie bei allen Extrakten entscheidet die Extraktqualität über Wirkung und Nichtwirkung. Tribulus aus Tribestan wirkt aus Erfahrung garantiert und erhöht messbar und verlässlich die LH-Spiegel. Dies äußert sich wahrnehmbar in erhöhter Libido und verbesserter Stimmungslage. Trotz Verbesserung der anabolen Ausgangslage und damit einhergehendem verbessertem Muskelaufbau, darf man zusätzlich auch mit merklichen Kraftsprüngen rechnen! Allerdings konnte ein massiver Anstieg der DHT-Spiegel, trotz populärwissenschaftlich-kursierender Meinungen nicht bewiesen werden und blieb auch in der Praxis aus.
Tribulus wirkt auch in Frauen positiv auf Libido und Fruchtbarkeit.

Männer und Frauen nehmen dreimal täglich ca. 300 mg Extrakt, jeweils mit einer Hauptmahlzeit. Wie bei vielen Extrakten wird zur Aufnahme der steroidalen Saponinfraktionen Fett benötigt. Conclusio für Tribulus: Anaboles luststeigerndes Mittel für die Verbesserung der anabolen Ausgangslage in der Massephase.

Die Einnahme sollte mindestens für vier Wochen erfolgen. Erste wahrnehmbare Effekte sind ab dem 3. Tag zu erwarten.

## ECDYSTEROIDE – Hirschwurzel, Quinoa, Spinat, Ajuga

Klein, kaum sichtbar wie Vitamine und Mineralstoffe im Gemüse, entfalten sie eine rundum wohltuende Wirkung, bislang ohne bekannte Nebenwirkungen. Zahlreiche medizinische Studien sprechen von außergewöhnlichen Möglichkeiten einer Alternativbehandlung, die auf Ecdysteroiden basiert. Der Gedanke, den der russische Wissenschaftler Chemnykh hegte und durch seine Testergebnisse bestätigt wurde, fasziniert unbeschreiblich. Doch kann ein Naturstoff mit einem anabolen Steroid konkurrieren?

*Anabole Steroide wirken einerseits Wunder, bringen andererseits aber gefürchtete Nebenwirkungen mit sich. Die Problematik anaboler Steroide wurde schon vielen Spitzensportlern zum Verhängnis. Das Verlangen, den Gegner zu schlagen und auch einmal ganz oben zu stehen, lassen sich viele zu viel kosten. Ein fairer Wettkampf mit Hilfe der Kraft einer natürlichen und bedarfsgerechten Ernährung wird stets von Dopingberichten überschattet. Warum riskiert man so viel für eine Minute Ruhm, wenn es auch anders geht?*

Ecdysteroide finden sich vor allem in Pflanzen, die einen wichtigen Bestandteil der menschlichen und animalischen Ernährung ausmachen. Sie besitzen nachgewiesene Wirkungen auf den Körper und dessen Funktionen, von denen unzählige Menschen, ob gesund oder krank, profitieren können. Ecdysteroide besitzen ein leistungssteigerndes Potential und unterstützen Sportler in ihrer Wettkampfvorbereitung. Phytoecdysteroide begeisterten in den letzten Jahren einige namhafte Wissenschaftler. Ihre Forschungsergebnisse setzten neue Maßstäbe in der Steroidforschung, ebenso wie im Leistungssport: Die beiden Wissenschaftler Sláma und Lafont bestätigten 1995 den Einsatz ecdysteroidhaltiger Substanzen an Spitzensportlern. Ihr Einsatz lohnt sich beiderseits, zum einen besitzen sie keine bekannten Nebenwirkungen und zum anderen werden sie gemäß den aktuellen IOC-Richtlinien nicht als Dopingmittel eingestuft. Zu den Pflanzen, die Ecdysteroide enthalten, zählen auch Spezies, die der menschlichen Ernährung dienen. Beispielsweise wurden hohe Konzentrationen für 20-Hydroxyecdyson in Spinat gefunden, je nach Abschnitt der Pflanze bis zu 800 mg/kg [423, 424, 425, 426, 427, 428, 429, 430]. Am Popeye-Spinat-Mythos ist tatsächlich etwas dran. In einer Studie mit Mäusen zeigten die mit Ecdysteron behandelten Tiere einen erstaunlichen Massezuwachs von 82,3 %. Auch die Aktivität der Leberproteine stieg im Vergleich zu unbehandelten Mäusen um sagenhafte 67,3 %. Dies hat mit dem strukturellen Aufbau der Ecdysteroide zu tun. Sie haben zwar mit dem männlichen Sexualhormon Testosteron und dessen Derivaten lediglich das Grundgerüst gleich, trotzdem lassen diese Untersuchungen den Schluss zu, dass sie direkt mit den korrespondierenden Rezeptoren in Warmblütern interagieren und einen anabolen Effekt auslösen, der durchaus mit dem von anabolen Steroiden verglichen werden kann [431].

Wachstumsfördernde Effekte ließen sich auch in der Schweinezucht und vor allem in der Schafzucht detektieren. Durch die Zugabe von Ecdyson in das Schaffutter erhöhten sich der Magerfleischanteil und die Wollbildung signifikant im Gegensatz zur Vergleichsgruppe [453]. Überraschenderweise zeigten sich diese Effekte bereits bei einer Ecdyson-Minimalkonzentration von 0,02 mg/kg pro Tag und obwohl die Tiere eine kalorienreduzierte Futterdiät erhielten. Aufgrund der gesammelten Messergebnisse darf davon ausgegangen werden, dass Ecdysone die Futterverwertungsrate des Körpers hochschrauben.

Ecdysteroide erhöhen die Magermasse in Schweinen: Schon eine Dosis von 0,2-0,4 mg/kg und Tag resultierte in einer verbesserten Stickstoffspeicherung sowie einer Gewichtssteigerung von 112-116 % im Gegensatz zur Vergleichsgruppe, wobei die Futtermenge zusätzlich um bis zu 16 % verringert wurde [454]. In anderen Versuchsreihen verfütterte man direkt ecdysteroidhaltige Pflanzen (Rhaponticum carthamoides) und stellte ein weiteres Mal den gleichen überraschenden Massezuwachs fest [455].

Bei einer aufschlussreichen, von S. Simakin durchgeführten Studie, wurden 78 Athleten herangezogen und unterschiedlich supplementiert. Er teilte die Teilnehmer in drei Gruppen, wobei einer Gruppe ein proteinloses Placebo, der zweiten reines Proteinpulver und der dritten ein Kombinationspräparat aus 20-Hydroxyecdyson und Proteinpulver gegeben wurden. Alle drei Gruppen absolvierten im Rahmen einer Woche dasselbe Trainingsprogramm. Die Gruppe, welche das Kombinationspräparat einnahm, verzeichnete einen eindeutig feststellbaren Zuwachs an Muskelmasse von 6-7 % und parallel dazu eine Abnahme des Körperfettgehaltes um ca. 2 %, unabhängig vom Geschlecht [456].

Auch die Leistungszunahme wurde erforscht: Ratten, denen eine Woche lang Ecdysteroide verabreicht wurden, hielten bei einem Schwimmtest signifikant länger durch als unbehandelte Versuchstiere [457]. Diese Effekte entsprechen denen von anabolen Steroiden wie z.B. Dianabol.

Darüber hinaus zeigt es eine leberschützende Wirkung und beschleunigt die Leberregenerationen nach einer Leberentzündung (Hepatitis) signifikant [445, 447] ebenso positiv wirkt es sich auf das Immunsystem, besonders auf die Produktion von Antikörpern aus [451, 445].

Das Schöne daran: Ecdysteroide weisen keine toxischen Effekte bei Wirbeltieren auf. Trotz ihrer ausgeprägten anabolen Eigenschaften tauchen keinerlei androgenbedingte Nebenwirkungen auf. Eine Konvertierung in Östrogen kann ebenfalls ausgeschlossen werden (keinerlei Virilisierungserscheinungen) [458].

Die mächtigste steroidale Verbindung die vor allem in R. carthamoides vorkommt repräsentiert Turkesteron. Es weist im Gegensatz zu Ecdysteron eine Seitenkettenmodifikation der chemischen Struktur auf (Hydroxygruppe extra). Durch diese zusätzliche Hydroxygruppe am Molekül verbessern sich die Bioverfügbarkeit und der anabole Charakter schlagartig.

Warum Supplements am Markt, die aus reinem Ecdysteron bestehen, kaum wirken:

1. das Fehlen einer passenden lipohilen Transportmatrix (die steroidalen Verbindungen sind wie erwähnt fettlöslich).

2. das Fehlen von Turkesteron. Die maßgeblich entscheidende Fülle an Phytopower liefert nur die Gesamtpflanze [445, 446, 449].

## 20-Hydroxyecdysteroid und Quinoa

Quinoa lagert von Natur aus und im Vergleich zu anderen Pflanzentypen einen sehr hohen Anteil an 20-Hydroxyecdysteroid in das Samenkorn ein. Die Höhe variiert von Quinoa-Spezies zu Spezies relativ stark, wobei der rote Quinoa die höchsten Werte aufweisen soll. Die Spanier ließen den Anbau während ihrer Eroberungszüge in Mittel- und Südamerika verbieten. Sie glaubten, dass die Indios aus dieser Pflanze ihre Kraft und ihre Furchtlosigkeit gewinnen. Vielleicht liegt in dieser Legende ein Körnchen Wahrheit begründet. Neben einem großen Anteil an 20-Hydroxyecdysteroid beinhaltet Quinoa noch andere Ecdysteroide wie Makisterone und Abkömmlinge. Selbst nach 20-minütiger Kochzeit liegen die Ecdysteroide hoch konserviert, unzerstört und damit bioaktiv im Korn vor und stehen für die Humanaufnahme bereit [383].

Fakt ist: 20-Hydroxyecdysteroid wirkt. Das bestätigt auch die aktuelle Studienlage: Eine ungarische Studie aus dem Jahr 2008 bewies zweifelsfrei einen stark positiven Einfluss auf die Größe der Muskelfasern und anabole Effekte auf die Muskelfasern generell. Dabei wurde eine Erhöhung der Anzahl der Muskelfasern von unbeanspruchten und sich regenerierenden Muskeln festgestellt. In Summe wurde 20-Hydroxyecdysteroid als potentiell pflanzliche Alternative zu anabolen Steroiden eingestuft [381].

Eine amerikanische Studie bewies eine Steigerung der Proteinsynthese im Muskel um bis zu 20 % durch die Verabreichung von 20-Hydroxyecdysteroid. Überdies nahm die Griffstärke zu – der Griffstärketest stellt ein standardisiertes Verfahren zur Feststellung der Körperstärke dar und die Ergebnisse korrelieren in der Regel mit der Höhe der muskulären Leistungsfähigkeit und des Testosteronspiegels [382].

Die Effekte von Ecdyson lassen sich wie bereits angemerkt durch zusätzliche Gabe von Turkesteron (Gesamtextrakt!) schlagartig steigern!

*Es gab in den letzten Jahren einige Produkte mit dem hier behandelten Wirkstoff, die einen hervorragenden Zuwachs an Muskelmasse versprachen, aber nur zögerlich oder gar nicht halten konnten. Dies liegt aber nicht daran, dass 20-Hydroxyecdysteroid nicht funktioniert. Es liegt unter anderem an der Schwierigkeit, ein geeignetes Pflanzenausgangsmaterial für die Extraktion zu finden und die Extraktion an sich korrekt durchzuführen. Vor allem die Standardisierung auf die Hauptfraktionen ist ein komplexes analytisches Geschäft und sollte von Spitzenfachleuten durchgeführt werden.*

Auch in die Kosmetikindustrie halten ecdysteroidhaltige Cremen Einzug. Sie werden erfolgreich bei Schuppenflechte angewandt und schützen die Haut bzw. wirken sich hautverjüngend aus [438].

## Einnahmeempfehlung

Verabschieden Sie sich vom Gedanken, dass Sie in reinem 20-Hydroxyecdysteroid die Allheilformel und einen natürlichen Anabolikaersatz finden. In diese „Falle" sind schon mehrere Hersteller getappt – mit bösem Erwachen: Die erhoffte Wirkung blieb aus.

Dies liegt auch daran, dass chemisch synthetisierte Ecdysteroide in ihrer Reinform kaum wirken. Sie benötigen den synergistischen Effekt der anderen, in der natürlichen Pflanzenmatrix vorkommenden, Pflanzenstoffe. Ein ecdysteroidreicher Extrakt aus Spinat, Hirschwurzel und Quinoa z.B. kann mehrfach besser und effizienter wirken, als die hundertfache Menge an reinem Ecdysteroid. Die im Konglomerat vorkommenden Pflanzenstoffe ermöglichen eine bessere Aufnahme der Wirkstoffe und wirken zudem oft ähnlich wie die Hauptwirkfraktionen bzw. ergänzen sich in Wirkung und Effekt perfekt. Wie so oft gilt der Grundsatz: Die Natur weiß es besser. Lange Rede kurzer Sinn: Bauen Sie Spinat, Quinoa und Amaranth in Ihre Ernährung ein und supplementieren Sie mit hoch anabolem Hirschwurzel-Extrakt.

Hirschwurzel stellt ein hocheffizientes Phytoandrogen dar, welches in der Frau und im Mann ausgeprägt positive Wirkung entfaltet. Frauen müssen dabei weitaus geringer dosieren; hier liegt die empfohlene Tagesdosis bei 5 g Wurzelpulver oder 1000 mg Extrakt (1:5-1:10). Da Männer von Natur aus einen weitaus höheren Wert an Androgenen aufweisen, muss die Hirschwurzel höher dosiert werden. Die empfohlene Tagesdosis liegt bei mindestens 20 g Wurzelpulver oder 2000 mg Extrakt.

Ecdysteroide brauchen Fette für die optimale Aufnahme. Nehmen Sie Hirschwurzelpräparate mit einer Mahlzeit ein oder ergänzen Sie die Einnahme mit wertvollen Fettquellen wie CLA- oder Omega-3 -Präparaten oder Kokosfett. Sie erhöhen damit maßgeblich die Bioverfügbarkeit der Wirkfraktionen.
Die Einnahme sollte für mindestens vier Wochen erfolgen. Erste Effekte ab Tag drei zu erwarten.

## EPICATECHIN – Kakao, Beeren, Apfelschalen

Epicatechin findet sich hauptsächlich in Kakao, Beeren und Apfelschalen. Im Grünen Tee liegt es als Epicatechin-3-Gallate vor, welches in einem späteren Abschnitt noch Erwähnung finden wird. Generell empfiehlt sich die regelmäßige Einnahme von Rohkakao aufgrund des hohen Anteils an Antioxidantien (Epicatechin zählt als Polyphenol selbst dazu). Dunkler Schokolade sollte in jedem Fall der Vorzug gegeben werden. Funktionell interessant wird die ganze Sache ab 70 % Kakaoanteil.

> *Kakaosnips (gecrushte Kakaobohnen) ergeben gemischt mit Gojibeeren und Bienenpollen die ultimative Superfood-Dreierkombi und ein geschmackliches Abenteuer, das schnell süchtig macht – gesundes, leistungssteigerndes Naschen ist möglich!*

Epicatechin zeigte stark adaptive Prozesse im „oxidativen Komplex" – aller im Muskelstoffwechsel beteiligten Faktoren bei aerober Belastung. Diese Effekte wurden zusätzlich durch aerobes Ausdauertraining verstärkt. Sie traten jedoch auch ohne Belastung und Workout in signifikanter Höhe in Erscheinung. Im Gesamten wurden strukturelle wie auch metabolische Änderungen in der

Skelettmuskulatur wie auch im Herzmuskel beobachtet, die das ganze Körpersystem auf erhöhte Ausdauerbelastungen vorbereiteten und letztendlich in eine erhöhte Ausdauerleistung mündeten [84]. In diesem Zusammenhang empfiehlt sich der Einsatz von Epicatechin oder epicatechinhaltigen Extrakten für Athleten, vor allem für Ausdauersportler.

Das Verhältnis zwischen Myostatin/Follistatin im Körper gibt die Veranlagung der Muskelbildung wieder, wobei Myostatin das Muskelwachstum eingrenzt („Myos" = Der Muskel, „Statin" steht für statisch) und Follistatin das Muskelwachstum fördert. Myostatin-„Knock-Out-Rinder" wachsen muskulär auch ohne Betätigung weiter und bauen Unmengen an Muskelgewebe auf – der Traum eines jeden Bodybuilders.

*Um sich einen Überblick der Wirkung zu verschaffen, bitte einfach die Keywords „Myostatin" oder „Follistatin" googeln. Dabei werden sofort „mutierte" Ratten, Rinder und Hunde ins Auge springen.*

Eine interessante Studie aus dem Jahr 2014 untersuchte den Einfluss von Epicatechin auf das Verhältnis zwischen Myostatin und Follistatin. Generell sinkt im Alter oder durch erschwerte Lebensumstände (Hungern, Stress etc.) der Follistatinspiegel ab und Myostatin gewinnt die Oberhand (zu viel Muskelmasse gilt in Zeiten begrenzter Nahrungszufuhr als unwirtschaftlich, denn sie verbrennt zu viele Kalorien). Nach einer 7-tägigen Einnahme von Epicatechin wurde bei älteren Versuchspersonen eine Zunahme der Griffstärke und eine Verschiebung des Follistatin/Myostatin-Gleichgewichts in Richtung Follistatin beobachtet. Also können altersbedingte, den Muskelabbau fördernde, Effekte mit der Einnahme von Epicatechin eingebremst werden. Epicatechin könnte so einem Muskelschwund auf molekularer Ebene entgegenwirken [85].

Zu Leistung und Regeneration: Catechine reduzieren die durch Belastung hervorgerufenen Entzündungen im Muskel, die zu Übersäuerung und Muskelermüdung führen, signifikant. In Relation zur Vergleichsgruppe konnte bei Mäusen eine um 35 % gesteigerte Trittleistung festgestellt werden. Die Kreatin-Phosphokinase-Werte lagen um 52 % niedriger. Des Weiteren wurden in der Epicatechin-Gruppe signifikant weniger Entzündungsmediatoren ausgeschüttet. Die Schlussfolgerung der Studie war, dass durch eine Langzeiteinnahme von Polyphenolen (wie Epicatechin) eine Steigerung der Muskelleistung und eine Reduzierung der muskulären Entzündungsreaktion erreicht werden kann. Dies mündet in einer weitaus höheren Regenerationskapazität nach sportlicher Betätigung [86]. Epicatechin stellte sich im Rahmen einer Studie als hervorragendes Mittel heraus, um dem Verlust von einmal antrainierten Muskeln bei Einstellen des Trainings entgegen zu wirken Dies bezieht sich vor allem auf die muskuläre Kapillarität und das mitochondriale System. Zudem interessant: Polyphenolreiches Kakaopulver verhindert eine durch Testosteronpropionat hervorgerufene Prostatavergrößerung [87,88,89,90].

## Einnahmeempfehlung

Kaufen Sie sich 100 % reines Kakaopulver und verwenden Sie es eifrig und hochdosiert beim Backen, als Getränk oder im Smoothie. Die Tagesdosis sollte sich auf mindestens 15 g belaufen, um ausgeprägt positive Effekte zu verzeichnen. Die Aufnahme der Kakaopolyphenole wird durch die Zugabe von Fetten erleichtert. Rühren Sie Ihren Kakao z.B. in Kokosmilch ein. Das liefert eine tolle und sehr effektive Geschmackskombi. Schokolade eignet sich ab 70 % plus als Epicatechinspender.

Ergänzen Sie Kakao mit Äpfeln und naturtrübem Apfelsaft sowie Beerenfrüchten wie Heidelbeeren, Cranberries und Preiselbeeren (vor allem als Saft) und essen Sie reichlich Zwiebeln. Bei allen gibt es keine Obergrenze. Optimal wären 30 g Kakao, 500 ml Apfelsaft naturtrüb (oder 2 frische Äpfel), sowie 250 g Heidelbeeren pro Tag. Auch der Einsatz von Kakao-, Apfel- und Heidelbeer-Extrakt eignet sich zur Supplementierung und zur Verbesserung des Myostatin- zu Follistatinverhältnisses.

## ULMENRINDE – Eucommia ulmoides

Eucommia wird in der TCM rege angewandt. Es ist erwiesen, dass das enthaltene Phytoandrogen direkt mit dem menschlichen Androgenrezeptor interagiert. Konkrete Einflüsse auf die Leistungsphysiologie wurden studientechnisch noch nicht untersucht und stehen bis dato aus [91].

## Einnahmeempfehlung

Ulmenrinde wird oft im Rahmen von TCM-Rezepturen angewandt. Da ihre Wirkung noch nicht ausreichend erforscht ist, sollten wir auf andere und besser untersuchte Alternativen zurückgreifen.

## ELFENBLUME – Epimedium sagittatum

Epimedium wirkt als potenzförderndes Androgen und erhöht die Standfähigkeit wie sexuelle Leistungsfähigkeit [92].

## Einnahmeempfehlung

Die kleine Elfe hat es in sich! Als luststeigernder Extrakt im Mann lohnt sich eine tägliche Dosis von 500 mg zu einer der Mahlzeit. Die Einnahmedauer sollte 14 Tage nicht überschreiten. Elfenblumen zählen in der EU zu den Novel Foods und sind daher in diesem Raum nicht für den menschlichen Verzehr vorgesehen.

## Fadogia agrestis

Fadogia agrestis steigerte in Dosen von 18-100 mg/kg Körpergewicht die Anzahl der sexuellen Interaktionen der Versuchstiere und erhöhte den Serumtestosteronspiegel augenmerklich [93].

## Einnahmeempfehlung

Zu exotisch – aufgrund schwieriger Beschaffbarkeit und mangelnder Erforschung am Menschen lieber auf andere Alternativen zurückgreifen.

## GELEE ROYAL

Grundsätzlich entscheidet im Bienenstock die Nahrung, was aus der Biene wird. Genetisch betrachtet sind Bienen alle gleich. Wenn eine Arbeiterin zum Beispiel mit Gelee Royal gefüttert wird, erwächst sie zu einer Königin – faszinierend! Etwas Ähnliches passiert mit einer ganz normalen Stubenfliege, Mücke oder Fruchtfliege. Wenn diese kleinen Wesen Gelee Royal zum Naschen erhalten, werden daraus Megaexemplare, die einer Bienenkönigin in Größe und Verhalten ähnlich sind - unglaublich! Gelee Royal scheint aufgrund der enormen Wirkung auf den Hormonhaushalt eine Rettung für unfruchtbare und/oder lustlose Männer darzustellen. Mit einem hohen Testosteron- bzw. DHT-Spiegel steigt bekanntlicherweise auch die Lust auf Sex und auf hartes Workout im Fitnesscenter.

Im Rahmen einer japanischen Studie wurde die hervorragende Wirkung von Gelee Royal unter Beweis gestellt: Die 61 gesunden Probanden lagen im Alter zwischen 42 und 48 Jahren. Die tägliche Dosis von Gelee Royal schlug in der Positivgruppe mit drei Gramm für durchgehend sechs Monate zu Buche.
Nach diesen sechs Monaten zeigte sich in der Positivgruppe eine eindeutig bessere Blutbildung (Erhöhung Hämoglobin und rote Blutkörperchen), eine

Verbesserung der Glukosetoleranz (antidiabetischer Effekt), eine generelle Erhöhung der mentalen Leistungsfähigkeit, eine Erhöhung des Testosteronlevels und eine Verschiebung des DHEA zu Testosteron-Gradienten in Richtung Testosteron. Der gesteigerte Focus, die erhöhte Motivation und Leistungsbereitschaft können eindeutig auf genannten Faktoren zurückgeführt werden [161].

*Die Bekanntheit von Gelee Royal nahm in den letzten Jahren massiv zu. Früher nur dem hohen Adelsstand vorbehalten, kann heute jeder Mann und jede Frau in den Genuss dieses Jungbrunnens und Kraftelixiers kommen. Tatsache ist, dass vor allem billiges Gelee Royal aus China den Markt überschwemmt. Ich rate persönlich dazu, Bienen- und Honigprodukte beim Imker des Vertrauens zu beziehen, bei man weiß, wo die Stöcke stehen. Umweltkontaminationen bilden sich 1:1 im Honig, in Pollen (vor allem in Pollen!), im Bienenbrot und im Gelee Royal ab. Daher: Wenn man sich für hochwertige Lebensmittel entscheidet, dann richtig! Immer auf die Qualität achten! Bio-Ware bevorzugen! Bio ist bei Bienenprodukten allerdings eine Schwierigkeit. Bienen kennen den Unterschied zwischen Bio- und Nichtbiopflanze nicht und nehmen sich alles, was sie bekommen können. In diesem Sinne ein weiterer Tipp: Je weiter die Stöcke von Verkehr und Zivilisation entfernt stehen, desto hochwertiger und unbedenklicher der Honig.*

Eine arabische Studie mit 83 unfruchtbaren Männern, die täglich eine Menge von 25-100 mg Gelee Royal oder als Vergleich Honig erhielten, erbrachte signifikante Ergebnisse. Obwohl das Gelee Royal sehr niedrig dosiert wurde, konnte man bereits nach drei Monaten einen ausgeprägten Effekt auf die Hoden und die Hormonparameter feststellen. Es wurden wieder ausreichend gesunde und bewegungsfreudige Spermien gebildet, der Testosteron- und der LH-Level stiegen signifikant, und die Lust auf Sex nahm schlagartig zu. Es konnten keinerlei negative Begleiterscheinungen (Nebenwirkungen) festgestellt werden. In Conclusio eignet sich Gelee Royal zur Behandlung von männlicher Unfruchtbarkeit [162]. Studien mit Ratten bestätigen die signifikanten Einflüsse auf den Hormonstoffwechsel, wobei überdies ein positiver Effekt auf den oxidativen Stress (freie Radikale) nachgewiesen werden konnte [163]. Gelee Royal stellt damit eines der Top-Supplemente für den aktiven Mann und die aktive Frau dar.

Da es sich bei Gelee Royal um Rohkost handelt, sollten Kinder erst ab drei Jahren mit Gelee Royal versorgt werden. Zudem sollte bei Allergien vorsichtig getestet werden!

## Einnahmeempfehlung

Generell schmeckt Gelee Royal ein wenig wie säuerlicher Honig und ähnelt diesem auch in der Konsistenz. Die Farbe ist zumeist weiß-cremeartig. Eine leicht süße, mitunter garstige Note wird durch honigartigen Geschmack unterstützt.

Die Tagesdosis sollte bei mindestens 1000 mg pro Tag liegen, wenn Gelee Royal als Solo-Supplement Anwendung finden soll. Die Dosis kann bis auf fünf Gramm pro Tag gesteigert werden (ca. ein Teelöffel voll) – am besten pur oder in den Eiweißshake gerührt. Die Gefahr von allergischen Reaktionen bei diesem Bienenprodukt ist gegeben: Jucken im Hals, Magen-Darmbeschwerden oder generelles Unwohlsein weist auf allergische Reaktionen hin. Bei Beschwerden dieser Art und Weise sollte mit der Einnahme von Gelee Royal unmittelbar gestoppt werden. Grundsätzlich eignet sich Gelee Royal als Superfood für Männern und Frauen und stellt ein Vorzeige-Anti-Aging Supplement dar, welches kurweise Anwendung finden sollte. Eine Anwendung über zwei bis drei Monate, gefolgt von mindestens ebenso vielen Monaten Pause reduziert die Wahrscheinlichkeit von allergischen Reaktionen und entfaltet wohltuend stärkend-verjüngende Wirkung.

## GINGKO – Gingko biloba

240 mg/Tag eines frei am Markt erhältlichen Gingko biloba-Extraktes zeigten bei 14-tägiger Einnahme keinen Einfluss auf Cortisol, 11-Deoxycortisol, 17-alpha-Hydroxyprogesteron, Testosteron, Dihydrotestosteron, Dehydroepi-

androstendion, SHBG, den Androstendion-Wert und das freie Testosteron. An der Studie nahmen sechs Männer und vier Frauen mittleren Alters teil [95]. Dennoch übte das Extrakt einen anabolen Effekt auf die Skelettmuskulatur aus und förderte die muskuläre Leistungsfähigkeit. Des Weiteren überzeugte es als Arzneitherapeutikum bei der Behandlung von Sarkopenie (Muskelerkrankung) [96]. Weitere Erkenntnisse: Gingko-Extrakt übt in einer Konzentration von 14-56 mg/kg Körpergewicht und Tag einen positiven Einfluss auf die Knochendichte aus [97]. 120 mg Gingko-Extrakt als Einzelgabe verhinderte unter Belastungsstress im Rahmen der Teststudie einen Anstieg des Cortisolwertes und Blutdrucks [98].

*Trotz nicht eindeutiger Studienlage darf ich aus eigener Erfahrung berichten: Gingko verbessert den Gehirnstoffwechsel, die Durchblutung, Libido und die allgemeine physische wie auch psychische Leistungsfähigkeit und gehört in den Werkzeugkasten des auf Natursubstanzen vertrauenden Athleten.*

## Einnahmeempfehlung

Gingko schmeckt bitter und gewöhnungsbedürftig. In geringen Konzentrationen lässt er sich als Tee konsumieren, wenngleich erst bei höherer Dosierung und beim Einsatz von Extrakt eine wahrnehmbare Wirkung erzielt werden kann. Erwarten Sie sich von Gingko nicht den Testosteronboost Ihres Lebens und auch nicht massiven Muskelaufbau. Gingko erhöht wahrnehmbar die geistige Leistungsfähigkeit. Für Gingko gilt besser wie für alle anderen Pflanzen das Statement: „Stärker fühlen, aber nicht unbedingt stärker sein".

Gingko bewährt sich auch in Zeiten erhöhter geistiger Beanspruchung (z.B. Prüfungszeiten in Schule und Studium). Es verbessert Ihre psychische Leistungsfähigkeit, bei kaum wahrnehmbarem Einfluss auf den Androgenstoffwechsel. Es eignet sich für Mann und Frau bei einer Konzentration von zweimal 500 mg Extrakt (z.B. zum Frühstück und Abendessen). Die Einnahmedauer sollte sich mindestens auf vier Wochen belaufen. Erste wahrnehmbare Effekte sind nach sieben Tagen zu erwarten.

## GINSENG – Panax ginseng

Ginseng zeigt beim Menschen starke Auswirkungen auf den Androgenhaushalt. Neben einer Zunahme der Spermienmenge konnten auch eine Erhöhung des Testosterons, des Dihydrotestosterons, des FSH- und LH-Levels detektiert werden. Ginsensoside dürften somit einen starken Einfluss auf die Hypothalamus-Hoden-Achse ausüben [99].

Panax ginseng erhöhte bei größerer Nahrungsmittelaufnahme die Körperfettmasse nicht, wirkte sich aber positiv auf einen Anstieg des Testosteronspiegels aus. Eine Vergrößerung der Prostata durch die erhöhten Androgenspiegel wurde nicht verzeichnet [100]. Ginseng schützt die Muskelzellen vor trainingsbedingtem oxidativen Stress. Das antioxidative „Abwehrsystem" des Körpers wird auf Vordermann gebracht und wirkt sich positiv auf die muskuläre Erholung nach körperlicher Beanspruchung aus [101].

*Wer Ginseng probieren möchte: Einfach den Tee in der Apotheke kaufen oder roten Ginseng-Extrakt im Internet bestellen. Bitte auch hier nur von Anbietern des Vertrauens!*

## Einnahmeempfehlung

Ginseng ist nicht für jeden Typ geeignet – eignet sich aber für Männer und Frauen.

Aus eigener Erfahrung wirkt Ginseng nicht wie ein „Androgenbomber" – er wirkt dezent und unterschwellig. Ginseng harmonisiert mehr und gleicht aus, als das er „pusht" und stark fördert. Für Männer und Frauen mit stabil hohen Androgen- bzw. Östrogenwerten eignet sich Ginseng nur bedingt, da er dazu neigt zu Hohes zu senken, genauso wie er zu Niedriges erhöht. Er stellt die innere Balance wieder hier und spiegelt wie kein anderes Heilkraut die perfekte Balance zwischen Ying und Yang wieder! Vor allem bei älteren Athleten mit einem Defizit oder Frauen im Wechsel eignet sich Ginseng hervorragend als ausgleichendes, harmonisierendes Agens.

Bei Athleten im besten Alter und „voll im Saft" sollte Ginseng nur mit Bedacht eingesetzt werden, da er dazu neigt den „Wind aus den Segeln" zu nehmen und zu vermehrter Müdigkeit führt. Hier sollte selbst im Selbsttest erfahren werden wie der Körper auf die Supplementierung mit Ginseng reagiert!

Androgendominierte Typen werden sich ein wenig „hormonell beschnitten" fühlen, östrogendominierte Typen werden neue Kräfte schöpfen. Aus Erfahrung scheint weißer Ginseng besser bei Männern und roter Ginseng besser bei Frauen zu wirken.

Die empfehlenswerte Dosierung liegt bei 300-800 mg Extrakt pro Tag. Die Einnahme erfolgt am besten zu einer Mahlzeit (Abendessen). Auf eine achtwöchige Einnahmephase, sollte eine vierwöchige Pause folgen.

## GOJIBEERE – Lycium barbarum (Wolfsbeere)

Die Wolfsbeere erlangte in den letzten Jahren als „Superfood" Bedeutung und genießt in China seit Jahrhunderten hohes Ansehen. Dort zählt sie zu den Qi-Tonika und wird traditionell zur Behandlung von sexueller Schwäche und Energiemangel eingesetzt. Die Indikationen gemäß östlicher Medizin liegen im Bereich der Antriebsschwäche (Mangel an Energie) und der sexuellen Dysfunktionen. Die stimulierende Wirkung auf das Sexualsystem wird vor allem den Polysacchariden (komplexen Kohlenhydraten) in den Samen der Wolfsbeere zugeschrieben, wenngleich die Carotinoide (Farbstoffe und Antioxidantien) des Fruchtkörpers auch eine ausschlaggebende Rolle spielen dürften.

Im Rahmen einer 21-tägigen Tierversuchsstudie, in der täglich Gojibeeren als regulärer Bestandteil der täglichen Ernährung verabreicht wurden, erhöhte sich die sexuelle Leistungsfähigkeit maßgeblich, wobei die Anzahl der Geschlechtsverkehre wie auch die Spermienproduktion und -menge signifikant zunahmen. Eine durch Corticosteron (Cortisol) hervorgerufene Unterdrückung sexueller Triebe wurde durch die Gabe von Gojibeeren verhindert [102].

Basierend auf einer amerikanischen Studie beeinflussen Gojibeeren körperliche Zustände positiv und umfassend. Positive Effekte wurden auf das Energielevel, allgemeine Athletik, Schlafqualität, mentale Leistungsfähigkeit und Glücksempfinden festgestellt. Die Teststudie wurde für 15 Tage durchgeführt. Es wurde ein standardisierter Gojibeerensaft verabreicht [103].

Zusätzlich zu den Farbstoffen (Carotinoiden) in Gojibeeren üben die in den Kernen vorkommenden Polysaccharide eine starke Wirkung aus. Neben der bekannten immunstimulativen Wirkung untersuchte eine chinesische Studie noch deren Einfluss auf durch Training hervorgerufenen oxidativen Stress. Dabei wurde festgestellt, dass Gojibeerenpolysaccharide in einer Konzentration von 100-400 mg/kg Körpergewicht die oxidativen „Stressmarker" signifikant senkten [104]. Dadurch kommt es zu weniger Zellschädigungen und damit zu verkürzten Regenerationsintervallen.

## Einnahmeempfehlung

Wir zeigen uns anerkennend, denn die Gojibeere besticht durch ihre Vorteile – ein Superfood das schmeckt!

Essen Sie reichlich Gojibeeren. Diese aktivieren Ihre Selbstheilungskräfte, pushen Ihr Immunsystem, verbessern Ihre Libido und fördern Ihren Hunger nach Leistung. Gojibeeren lassen sich hervorragend in Müsli, Backwaren, Shakes u.v.m. einarbeiten oder einfach als Snack einsetzen (vorzüglich nach dem Training, um sie als Insulinbooster zu nutzen).

Die Tagesdosis sollte sich auf mindestens 20 g belaufen. Die in den Samen der Gojibeeren vorkommenden Samen fungieren als tolles Immunstimulans – aus Ihnen werden auch die handelsüblichen, wirkstoffpotenzierten Extrakte hergestellt. Sie eignen sich in einer Konzentration von 500 mg für beide Geschlechter als wirkungsvolle Waffe gegen Schwäche, Krankheit und Übertraining. Die Einnahme erfolgt am besten zu einer Mahlzeit.
Die Einnahmedauer sollte sich auf mindestens acht Wochen erstrecken und kann auch dauerhaft weitergeführt werden. Erste Effekte sind nach sieben Tagen zu erwarten.

# GRANATAPFEL – Punica granatum

Der Granatapfel repräsentiert seit dem Altertum aufgrund der großen Anzahl an Samen ein Fruchtbarkeitssymbol. Symbol der Aphrodite war der Granatapfel – und nicht der „normale" Apfel. Im Mittelmeerraum gilt er als Jungbrunnen und Energiespender.

Im Rahmen einer türkischen Studie wurde der Effekt von Granatapfelsaft auf die reproduktiven männlichen Organe untersucht. In der Studie konnte eine Erhöhung der Spermienanzahl und Qualität (weniger unterentwickelte Spermien), sowie positive Einflüsse auf die Hodenstruktur festgestellt werden. Die Einnahme belief sich auf 7 Wochen [105]. Die täglich konsumierte Menge an Granatapfelsaft lag bei umgerechnet auf den Menschen ca. 100-250 ml, was einem normalen Glas entspricht. In diesem Sinne empfiehlt sich die Einnahme von Granatapfelsaft nicht nur wegen des antioxidativen Potentials, sondern auch aufgrund des positiven Einflusses auf die Fortpflanzungsorgane für den sportlich aktiven Mann.

Granatapfel erhöht die Höhe der antioxidativ wirksamen Enzyme im Blut (z.B. Glutathion) und reduziert aufgrund des hohen Anteils an Antioxidantien die Oxidation von Fetten und Proteinen im Körper [106].

Granatapfelsaft, vor körperlicher Beanspruchung getrunken, wirkt sich sehr positiv auf das kardiovaskuläre System aus – dabei wurden vor allem positive Effekte auf die Venen (Weitung) und die Blutversorgung unter Belastung festgestellt, was in einer erhöhten körperlichen Leistungsfähigkeit mündete [107].

Ellagtannin, eine der Hauptwirkfraktionen im Granatapfel, erhöht die Regenerationskapazität des Körpers (2-3 Tage nach der Belastung signifikant bessere Erholung im Vergleich mit der Kontrollgruppe). Durchgeführt wurde ein intensives isometrisches Training [108].

# Einnahmeempfehlung

Im Iran wird der ganze Granatapfel gerollt und anschließend mit einem Edelstahlstrohhalm ausgeschlürft – damit erspart man sich die Sauerei beim Auspressen, die bitteren Bestandteile der Schale und das Kauen der harten Kerne. Traditionell trinken Männer nur den Saft – zurecht, denn die Polyphenole unterstützen den männlichen Organismus perfekt. Die Samen beinhalten humanidentes Östrogen und eignen sich hervorragend als Östrogenspender für das weibliche Geschlecht. Die Schalen des Granatapfels strotzen vor Bitterstoffen und Polyphenolen und dienen mehr dem Kurieren von Magen-Darminfekten als der Leistungssteigerung.

Die generelle Einnahmeempfehlung für Männer und Frauen lautet daher: Granatäpfel reichlich konsumieren, wobei die Männer zugunsten der Frauen auf die Kerne verzichten sollten.

Neben der frischen Frucht kann Granatapfel-Extrakt (vor allem für Männer) in einer Konzentration von mindestens 500 mg pro Tag (polyphenolreich) und Granatapfelkernöl als natürliches Beauty-Öl (für Frauen) in einer Konzentration von mindestens zwei Gramm pro Tag Anwendung finden. Die Einnahme kann dauerhaft erfolgen und ohne Limitierung. Erste wahrnehmbare Effekte: nach 14 Tagen.

## GROSSE KLETTE – Arctium lappa

Arctium lappa wurde traditionell in der TCM für die Behandlung von Impotenz eingesetzt, fand und findet aber ebenso Anwendung bei den „Native Americans"-Frauen. Die Pflanze erhöhte im Tierversuch in einer Menge von 300-1200 mg/kg Körpergewicht die Paarungsbereitschaft insgesamt, also alle reproduktiven Parameter (Erektionsindex, Ejakulationsmenge, Anzahl der Ejakulationen usw.). Zusätzlich kam es zu einem starken Anstieg des Testosteronspiegels nach einer 3-17-tägigen Einnahmephase [109].

## Einnahmeempfehlung

Anno dazumal wurden die Wurzeln der Klette ausgegraben, getrocknet, gemahlen und als Stärkungsmittel konsumiert. Kletten-Extrakt findet traditionell bei rheumatischen Erkrankungen Anwendung und ergänzt sich dazu perfekt mit Ingwer und Bertram. Neben den stark entzündungshemmenden Effekten stärkt die Klette den Organismus und sorgt für steigende Testosteronspiegel. Die Anwendung von Extrakten empfiehlt sich in Dosierung von mindestens 500-2000 mg pro Tag. Männer sprechen auf die Anwendung von Kletten-Extrakt besser an als Frauen. Die Einnahme sollte für mindestens vier Wochen erfolgen. Erste wahrnehmbare Wirkungen sind nach sieben Tagen zu erwarten.

## GRÜNER TEE – Camellia sinensis

*Achtung, Grüntee weist sehr komplexe Wirkung auf (siehe dazu auch die anderen Kapitel). Er wirkt sowohl als Androgen als auch als anti-androgen und unterstützt zudem die Fettverbrennung (je nach Schwerpunkt werden die unterschiedlichen Studien kapitelweise abgehandelt). Grüner Tee wirkt harmo-*

*nisierend und greift komplex in alle Systeme ein! Er normiert, wodurch andere Extrakte anschließend gezielt in eine gewünschte Richtung gelenkt werden können.*

Epigallocatechin-3-Gallat könnte, regelmäßig eingenommen, unter Belastung einen wertvollen Beitrag zur verstärkten Körperfettverbrennung und Energiebereitstellung aus Körperfett liefern. Neuseeländische Forscher untersuchten den Einfluss von Epigallocatechin-3-Gallate auf acht Radrennsportler. Dabei erhielt die Epigallocatechin-3-Gallate-Gruppe 270 mg der Substanz über den Zeitraum von sechs Tagen, jeweils eine Stunde vor der körperlichen Belastung. Jeder Athlet absolvierte drei 60-Minuten-Zyklen mit einer maximalen Sauerstoffaufnahme von 60 %, gefolgt von einer 40 km Radrunde in Eigenregie. In Conclusio wurde durch Epigallocatechin-3-Gallat ein positiver Effekt auf die Körperfettoxidation unter Belastung festgestellt [89].

Eine chinesische Studie untersuchte den Einfluss von Epigallocatechin-3-Gallate, Epicatechin und Catechin auf die Testosteronproduktion und stellte fest, dass sowohl Testosteron als auch LH durch Grünteekonsum anstiegen. Die Mechanismen gehen von einer Beeinflussung der 17-Beta-Hydroxysteroiddehydrogenase aus [90].

*Standardisierte Grüntee-Extrakte sind leicht erhältlich, wenngleich die Qualität oft zu wünschen übriglässt. Die Wirkung ist unbestritten und kann aus eigener Erfahrung bestätigt werden. Die Optimaldosierungen liegen bei ca. 400 mg Polyphenole pro Tag, aufgeteilt auf mehrere Einzeldosen. Bei Grüntee stellt die Extraktqualität den wichtigsten Indikator dar! Allzu oft wird minderwertige Ware extrahiert, die einen hohen Grad an Pestizidverunreinigungen aufweist. Vorsicht beim Einkauf.*

Neben den genannten Faktoren auf das Hormonsystem wirkt sich Grüner Tee zusätzlich positiv auf das Immunsystem aus. Im Rahmen einer Studie aus dem Jahr 2014 wurde bei Taekwondo-Athleten eine Verbesserung des Immunstatus (antibakterielle Kapazität des Speichels und Alpha-Amylase-Bildung) im Vergleich zur Kontrollgruppe festgestellt. Durch Training (physischer Stress) wird das Immunsystem normalerweise affektiert und der Körper zeigt sich kurzzeitig anfälliger für Krankheiten – die Einnahme von Grünem Tee kann hier positiv eingreifen [110].

**Info für Chemical Doper:**

Grüner Tee zeigt wie andere Naturstoffe, Antibiotika und Xenobiotika ausgeprägte Effekte auf das endokrinologische (hormonelle) Enzymsystem. Die sogenannte UDP-Glucuronosyltransferase fungiert als Phase-II-Enzym und „hängt" an anabole Steroide einen Glucuron-Säure-Rest an, der anabole Steroide wasserlöslicher werden lässt, um eine natürliche Ausscheidung über die Nieren und den Harn zu ermöglichen. Grüner Tee wirkt sich hier genauso wie roter Wein inhibierend aus – die Glucuronidierung und damit auch die Ausscheidung (Außerkraftsetzung) der Steroidhormone wird verzögert, was zu höheren Serumspiegeln führen kann [111].

Grüner Tee reduziert den durch sportliche Betätigung (im konkreten Fall durch Downhill Running) resultierenden oxidativen Stress sowie allgemeine Entzündungsreaktionen und Mikromuskelschäden, was summativ in besserer Regeneration mündet [112].

Grüner Tee schützt gegen oxidativen Stress und hilft, einen schlagkräftigen Status an antioxidativer Kapazität aufzubauen. Physischer Stress und dessen negative Auswirkungen, ausgelöst durch Ausdauerleistungsüberprüfung und Widerstandstraining, werden durch die Verwendung von Grüntee-Extrakt abgeschwächt [113].

L-Theanin, eine Aminosäure aus Grünem Tee, weist mental wie auch physisch ausgeprägte Anti-Stress-Wirkung auf, verbessert die Denkfähigkeit und wirkt anti-depressiv. Zudem: Im Schwimmtest mit Ratten hielten die Versuchstiere der L-Theaningruppe nicht nur länger durch, sie absolvierten die Übung auch mit mehr Einsatz und Körperspannung [114].

*Durch die Zugabe von Vitamin C verbessert sich die Bioverfügbarkeit der Teepolyphenole. So empfiehlt sich die Anwendung von Zitronensaft im Grünen Tee/Schwarztee, auch um eine Oxidation der Polyphenole zu reduzieren.*

## Einnahmeempfehlung

Mittlerweile hält der Grüne Tee-Hype mehr als hundert Jahre an. Er fasste neben dem schwarzen Tee schnell Fuß und gilt mittlerweile als nichts Besonderes mehr. Doch im Grünen Tee steckt mehr als gedacht – um hier Wirkung zu erzielen, muss allerdings weitaus höher dosiert werden als zumeist üblich. Eine Tasse die Woche wird nichts ändern, drei Tassen am Tag schon eher und wenn wir einmal bei ca. fünf Tassen und umgerechnet ca. 10 g Tee pro Tag angelangt sind, bewegen wir uns im Bereich des Natural Dopings.

Es gilt als kein Geheimnis, dass Grüner Tee bitter und adstringierend schmeckt und kulinarisch für viele nur bei kurzer Ziehzeit ein erträgliches „Übel" darstellt. Dabei gilt: Je länger die Ziehzeit, desto mehr physiologisch wirksame Polyphenole lösen sich aus den Blättern, desto mehr „leidet" aber auch der kulinarische Genuss. Trinken Sie Grünen Tee so häufig wie möglich und mischen Sie ihn mit Zitronensaft.

Wenn Sie Grünen Tee mit voller Kraft erleben möchten, sollten Sie Extrakt einsetzen. Umgerechnet gelten zehn Gramm Pflanzenmaterial als gute Basis. Grüner Tee kann auch in Form von Matcha-Pulver supplementiert werden.

Schwarzer Tee wird genauso wie Grüner Tee aus der Teepflanze gewonnen. Der Unterschied liegt in der Fermentation; Schwarzer Tee wird fermentiert was zu einer beschleunigten Freisetzung des Koffeins führt. Schwarzer Tee regt ähnlich wie Kaffee an und sollte nicht höher als fünf Gramm pro Dosis angewandt werden.

Weißer Tee repräsentiert die ersten Triebspitzen der Teepflanze im Frühjahr. Diese weisen zarten weißen Flaum auf, der sich für die Benennung verantwortlich zeigt. Weißer Tee stellt die edelste Variante dar und ähnelt in der Wirkung Grünem Tee. Es gelten damit dieselben Einnahmeempfehlungen.

Roter Tee oder Pu-Erh-Tee stellt eine spezielle Fermenationsvariante (Fermentation mit speziellen Pilzen) dar. Pu-Erh wird traditionell bei Fettstoffwechselstörungen getrunken und weist belegt cholesterinsenkende Wirkung auf. Für Leistungssportler kann er aufgrund des starken Einflusses auf den Cholesterinstoffwechsel nicht empfohlen werden. Verringerte Cholesterinsynthese führt zu geringeren Werten an Sexualhormonen und daher zu reduziertem Leistungspotential.

Die Einnahmeempfehlung für Grünen Tee lautet zusammenfassend: Vier bis fünf Tassen Tee am Tag (hergestellt aus zehn Gramm Pflanzenmaterial) oder 200-500 mg Extrakt. Frauen können hier höher dosieren als Männer. Die Einnahme kann dauerhaft erfolgen. Erste wahrnehmbare Effekte: Ab der ersten Dosis, aufgrund des Koffeins.

## Heteropterys aphrodisiaca

H. aphrodisiaca – für die es keinen deutschen Namen gibt – erhöht die Testosteronausschüttung und wirkt sich positiv auf die Hodenaktivität (erhöhte Aktivität der Hodenzellen und Spermienbildung) aus[115]. Die Effekte verstärken sich durch parallel durchgeführtes Ausdauertraining. Abgesehen davon wurden sehr positive Effekte auf die Sehnen- und Bändergesundheit und die muskuläre, feinstrukturelle Entwicklung festgestellt (Stärke der Muskelfasern, Sehnen und Bänder). Im Rahmen des Testansatzes wurde eine wässrige Lösung für die Dauer von 8 Wochen verabreicht. Zusammengefasst konnten stark anabole Prozesse auf die gesamte muskuläre Struktur verzeichnet werden, die auch mit einer Erhöhung der Ausdauer- und Kraftleistungsfähigkeit einhergingen. Im Vergleich zu anabolen Steroiden wurden keinerlei negative Effekte festgestellt [400].

## Einnahmeempfehlung

Vielversprechend, der Name steht schon für sich. Doch aktuell in guter Qualität schwer zu erhalten. Besser auf andere Alternativen zurückgreifen.

## HIBISKUSBLÜTEN/-BLÄTTER – Hibiscus rosasinensis

Hibiskus rosasinensis übt einen stark anabolen Effekt auf die Skelettmusku-latur aus. Nach einer 8-wöchigen Einnahmedauer von wässrigem (Tee) oder ethanolischem Hibiskusblätterauszug wurden im Tierversuch merkliche Kör-pergewichtszunahmen an magerer Muskelmasse festgestellt. Dazu stellte sich ein positiver Effekt auf die reproduktiven Organe (positive Vergrößerung der Hoden und erhöhte Spermatogenese) ein [116]. Hisbiskus weist einen ausgepräg-ten anti-depressiven Effekt auf und erhöht sowohl die Leistungsbereitschaft als auch das Durchhaltevermögen im erzwungenen Schwimmtest im Vergleich zur Kontrollgruppe [385].

### Einnahmeempfehlung

Hibiskusblütentee eignet sich für beide Geschlechter als sanftes Antide-pressivum. Er schmeckt herrlich fruchtig-sauer und eignet sich im Som-mer wie auch im Winter als Kaltgetränk oder erfrischend-stärkender Tee. Im Verbund mit winterlichen Gewürzen wie Zimt, Nelken wird er gerne als Punschbasis verwendet. Hibiskus stärkt vor allem den männ-lichen Organismus und regt den Sexualtrieb an. Die Tagesdosis sollte bei mindestens fünf Gramm Fruchtkelchen liegen (als Tee zubereitet). Hibiskus-Extrakt gilt ebenfalls als wirksam, wenngleich mindestens 1000 mg Anwendung finden sollten. Die Einnahme kann dauerhaft erfolgen.

## INDISCHER SPARGEL, SAFED MUSLI und KALI MUSLI – Asparagus ra-cemosus, Chlorophytum borivilianum und Curculigo orchioides

Alle drei genannten Pflanzen finden seit Jahrhunderten Anwendung in der ayur-vedischen Heilkunst und werden wie auch andere Pflanzen den „pro-andro-genen" (dem Mann zuträglichen) Pflanzen zugeordnet. Safed Musli gilt als

Kräuterviagra. Alle Drei zusammen zählen als starke, den Sexualtrieb stärkende Tonika mit testosteronähnlichen Effekten. Bei der Applikation von 200 mg wässrigem Extrakt wurden im Tierversuch starke Effekte auf die männlichen Fortpflanzungsorgane festgestellt. Die Orientierung dem weiblichen Geschlecht gegenüber nahm stark zu, ebenso die Anzahl der sexuellen Interaktionen. Eine Verkürzung der Regenerationszeit nach Samenerguss wurde genauso festgestellt wie eine signifikante Zunahme der Spermienmenge [411,415].

## Einnahmeempfehlung

Das Dreierteam in dieser Form ist schwer erhältlich. Besser auf andere Alternativen zurückgreifen oder die Einzelsubstanzen auf Individualwirkung testen.

## INGWER – Zingiber officinale

Ingwer spielt im europäischen Bereich seit dem Mittelalter eine große Rolle und findet mannigfaltige Anwendung. Seine Heilkraft verhalf ihm in der ayurvedischen, traditionell chinesischen und europäischen Medizin schnell zu hohem Ansehen. Neben den schützenden Effekten auf die Leber wirkt Ingwer entzündungshemmend, stimulativ, antioxidativ und antithrombotisch (Blutgerinnseln entgegenwirkend).

In einer Tagesdosis von 50-100 mg/kg Körpergewicht und bei einer Einnahmedauer von 20 Tagen zeigte er ausgeprägte Effekte auf das männliche Fortpflanzungssystem und führte zu einem Anstieg des Gesamttestosterons sowie der Spermienqualität und -anzahl. LH und FSH veränderten sich nicht [118].

Ingwer übte in männlichen Ratten einen positiven Effekt auf das Fortpflanzungssystem aus, welches eine Erhöhung des Gewichtes der primären Geschlechtsorgane wie auch einer Erhöhung der Androgenwerte nach sich zog. Auch die Spermienanzahl und Qualität verbesserte sich zum Positiven. Neben den genannten Effekten verbesserte sich der antioxidative Status [117].

Ein Kombinationspräparat aus Zimt und Ingwer bewirkte in iranischen Athletinnen allerdings keinen positiven Effekt in puncto oxidativem Stressstatus, körperlicher Leistungsfähigkeit und Körperzusammensetzung [122].

Ingwer erhöhte gemeinschaftlich mit Pentadiplanta brazzeana und alleine in einer Konzentration von 600 mg/kg Körpergewicht und Tag als wässriger Extrakt das Hodengewicht und den Serumtestosteronlevel. Zusammenfassend wurde beiden Pflanzen ein stark androgener Effekt zugeschrieben, wobei der von P. brazzeana noch stärker ausgeprägt war [123].

In einer großangelegten Studie mit 75 unfruchtbaren Männern im Alter zwischen 19 und 40 Jahren, die alle mindestens zwei Jahre verheiratet waren und keine Kinder zeugen konnten, regulierte die tägliche Einnahme von Ingwer die Spermienproduktion – es wurden wieder voll funktionsfähige Spermien in ausreichendem Maße gebildet. Die Gesamtmenge an Spermien nahm gemäß Studie um 16,2 % zu, die Lebensfähigkeit und Beweglichkeit um 47,3 % und die Ejakulatmenge um 36,1 %. Des Weiteren wurde ein signifikanter Anstieg des FSH, LH und Testosteron-Levels festgestellt [118].

Ingwer erhöht die Thermogenese (Wärmeproduktion im Körper und damit den Grundumsatz -> Kalorienverbrauch pro Tag) und hilft bei der Kontrolle des Hungergefühls (reduziertes Hungergefühl und Nahrungsaufnahme) [119].

Ingwer reduziert den muskulären Schmerz unter Trainingsbelastung und lässt Athleten länger durchhalten. Dieser Effekt wurde mit einer Nachwirkungsdauer von 24 Stunden eindeutig bei 40 Freiwilligen festgestellt. Dies macht Ingwer zu einem der Top-Post-Workout Supplements. Die Studie wurde über elf Tage durchgeführt und die tägliche Menge Ingwer belief sich auf zwei Gramm pro Person und Tag [120].

*Ähnlich der Zwiebel wurden für Ingwer vor allem im Mann positive Effekte festgestellt!*

## Einnahmeempfehlung

Ingwer darf in der Sportlerküche nicht fehlen. Seine Heil- und Wirkkraft erstaunt immer wieder aufs Neue. Verwenden Sie ihn reichlich und regelmäßig als Würzmittel in Ihren Speisen, klein geschnitten als heißer oder kalter Aufguss und als Extrakt zur Leistungspotenzierung.

Ingwer hilft hervorragend bei einer Reihe von gesundheitlichen Beschwerden wie chronischer Übelkeit, Magen- und Darmbeschwerden, Erkrankungen des rheumatologischen Formenkreises, Schwäche- und Antriebslosigkeit, wie auch Kältezuständen. Er wird auch gerne als das pflanzliche „Clomifencitrat" bezeichnet, da er eine stark modulierende Wirkung auf den weiblichen und männlichen Hormonstoffwechsel aufweist. Er gilt als Androgen- und Östrogenbooster und damit als verlässliches Mittel zur nachhaltig gesunden Leistungssteigerung.

Frischer Ingwer ist in seiner Wertigkeit gleichgesetzt mit Extrakt, gefolgt von Ingwerpulver (nur verwenden, wenn kein frischer Ingwer zur Verfügung steht). Das Wirkprofil von Galgant (Galanga) ähnelt dem von Ingwer und er lässt sich vergleichbar einsetzen. Die empfohlene Tagesdosis sollte sich bei frischem Ingwer (oder auch Galgant) auf mindestens fünf Gramm (Frauen) und zehn Gramm (Männer) belaufen; bei Einsatz von Extrakt als Solosupplement auf mindestens 1000 mg pro Tag. Die Einnahme kann zu oder zwischen Mahlzeiten erfolgen (sollte bei empfindlichen Magen ausgetestet werden). Ingwer kann fortwährend, ohne Limitierung, von beiden Geschlechtern eingesetzt werden.

## JIAOGULAN – Gynostemma pentaphyllum

G. pentaphyllum trägt in China den Beinamen „Kraut der Unsterblichkeit". Eine Studie aus dem Jahr 2012 stellte klar unter Beweis, dass G. pentaphyllum die Ausdauerleistung unter Belastung verbessert, einen potenten Radikalfänger darstellt und die Glykogenspeicherung in der Muskulatur verbessert, was eine zusätzliche Leistungssteigerung nach sich zieht [124]. Eine Studie aus dem Jahr 2014 stellte zudem eine ausgeprägte Anti-Adipositaswirkung fest [125].

*Jioagulan lässt sich einfach über das Web als Tee beziehen. Der Tee schmeckt süß und leicht seifig. Es empfiehlt sich der Genuss von zwei Esslöffeln Tee, in 1 Liter Wasser pro Tag, zwischen oder zu den Mahlzeiten. Gemäß EU Novel*

*Food Verordnung gilt Jioagulan trotz jahrhundertelanger Tradition in China bei uns nicht als Lebensmittel und darf nur als „Badezutat" verkauft werden, also bitte nicht wundern, wenn dies auf der Verpackung steht.*

## Einnahmeempfehlung

Gilt als Novel Food in der EU und daher per Definition als nicht für den menschlichen Verzehr geeignet. Für den Gebrauch außerhalb Europas lässt sich festhalten: Aus eigener Erfahrung stellt Jiaogulan nicht nur einen Badezusatz dar, sondern auch ein hoch wirksames Stärkungsmittel. In Jiaogulan kommen ähnliche Wirkfraktionen wie im Ginseng vor, aber in weitaus höherer Konzentration und strukturchemisch nicht komplett identisch. Jiaogulan wirkt rasch und zuverlässig in Form einer spürbaren Leistungssteigerung. Vor allem im Ausdauerbereich lässt sich eine solche Wirkung feststellen.

Jiaogulan schmeckt als Tee bekömmlich, mit arttypischem, seifig-süßem Geschmack. Die Einnahmeempfehlung beläuft sich auf fünf Gramm Kraut (als Teeaufguss) pro Tag. In letzter Zeit werden auch Extrakte angeboten, wobei in diesem Fall der traditionell in China getrunkene Tee bevorzugt werden sollte. Jiaogulan eignet sich für Frauen und Männer gleichermaßen. Er sollte kurweise Anwendung finden. Spürbare Wirkung ist nach drei Tagen zu erwarten.

## JUCKBOHNE – Mucuna pruriens

Basierend auf der ayurvedischen Heilkunst findet Mucuna pruriens, aus der Familie der Leguminosen, traditionell seit Jahrhunderten Anwendung. Die Anwendung erfolgt primär als sexuelles Tonikum und zur Behandlung von sexueller Schwäche. Im Vergleich mit Sidenafil (Viagra) schnitt M. pruriens im Tierversuch hervorragend ab, in Konzentrationen von 150, 200 und 250 mg/

kg Körpergewicht, bei einer Einnahmedauer von 45 Tagen. Neben einer starken Erhöhung der Erektionen im Tagesverlauf wurden eine verkürzte Regenerationszeit zwischen Ejakulationen und Geschlechtsverkehr, eine vermehrte Spermienbildung und eine starke Orientierung dem weiblichen Geschlecht gegenüber festgestellt [126].

Die Anwendung von M. pruriens wurde an 75 Männern im besten Alter durchgeführt. Vor und nach der Verabreichung von M. pruriens wurden folgende Parameter vermessen: Testosteron gesamt, LH (Luteinisierendes Hormon), FSH (Follikel stimulierendes Hormon), Dopamin, Adrenalin und Noradrenalin. Alle Parameter mit Ausnahme von FSH sind in unfruchtbaren, lustlosen Männern in der Regel erniedrigt. Hier schaffte M. pruriens signifikante Abhilfe und katapultierte alle gewollten, in diesem Zusammenhang positiv assoziierten, Werte (Testosteron, Dopamin, Adrenalin und Noradrenalin) in den oberen Referenzbereich und senkte negativ assoziierte Werte wie FSH und PRL. Spermienanzahl und -qualität wurden in unfruchtbaren Männern wiederhergestellt [127]!

Auch eine weitere Studie kam zu dem Ergebnis: Mucuna reharmonisierte den Hormonstoffwechsel in unfruchtbaren Männern [309]. Es stellt damit ein probates Mittel zu Behandlung von Unfruchtbarkeit dar.

Ebenfalls interessant: Chlorophytum borivilanum und Juckbohnen-Extrakt in Kombination erhöhten den Wachstumshormonspiegel bei trainierten Männern [128].

## Einnahmeempfehlung

Die Juckbohne gilt in Europa als Novel Food und somit als für den menschlichen Verzehr ungeeignet. Eine direkte Einnahmeempfehlung muss daher aus der Studienlage abgeleitet werden und wird nur für Regionen außerhalb der EU ausgesprochen. Die Tagesdosis sollte dort 1000 mg nicht übersteigen.

Die Juckbohne eignet sich vor allem für Männer und zeigte in Frauen keinerlei positive Effekte. Aufgrund eines unbekannten Nebenswirkungsprofils sollte sie nicht länger als drei Wochen angewandt werden. Im Zweifelsfall lieber auf Alternativen setzen.

## KAFFEE – Coffea arabica

Kaffee – und dabei vor allem nicht entkoffeinierter Kaffee – zeigte nach einer einmonatigen Einnahme von sechs kleinen Tassen pro Tag einen positiven Einfluss auf den Androgenstoffwechsel im Mann. Es wurde eine Erhöhung des Gesamttestosterons und des freien Testosterons sowie eine Reduktion des Östradiols festgestellt. In der Frau wurde der gegenteilige Effekt detektiert: Verringerung der Androgene und Erhöhung des Östradiols [129].

> *Die Verringerung der Androgene und die Erhöhung des Estradiols können dauerhaft die Bildung von östrogenassoziierten Krebsarten fördern, das sollte von Frauen mit erhöhter Wahrscheinlichkeit (Fälle in der Familie etc.) bedacht werden. Dennoch gilt wie jeher der Grundsatz von Paracelsus: „Die Dosis macht das Gift". Gegen ein bis zwei Tassen Kaffee pro Tag spricht nichts. Ich persönlich empfehle den Einsatz von Kaffee explizit vor harten Trainingseinheiten und Wettbewerben, um den – möglichst koffeinentwöhnten – Körper richtig zu pushen und eine wahrnehmbare Leistungssteigerung herauszuholen.*

Kaffee wirkt sich leistungssteigernd aus. Die Ausdauerleistungsfähigkeit wird signifikant gesteigert. Kaffeepulver wie auch Koffein erreichten in einer Konzentration von 5 mg/kg Körpergewicht vergleichbare Resultate. Entkoffeinierter Kaffee unterschied sich in der Wirkung nicht von der Placebogruppe [130] (keine Wirkung!).

Die vorgefasste Meinung, dass Koffein eine starke diuretische Wirkung besitzt, die aufgrund des Wasserverlustes eventuell zu einem Leistungsverlust führt, ist unbegründet. Gemäß aktueller Studienlage wurden nur milde diuretische Effekte und kein negativer Einfluss auf die körperliche Leistungsfähigkeit festgestellt [131].

Koffein führt in Team- wie auch Kraftsportarten zu wahrnehmbaren und statistisch abgesicherten Leistungssteigerungen. Diese sind ausgeprägter, wenn Athleten Koffein selten und nur bei z.B. Leistungsüberprüfungen einsetzen – je seltener Koffein konsumiert wird, desto sensibler reagiert der Körper auf die Applikation. Koffein erhöht in geringer Konzentration die Ausdauerleistung ohne negative Begleiterscheinungen. Mit einer Mischung aus einem isotonischen Kohlenhydratgetränk und Koffein wurden die besten Ergebnisse erzielt. Koffein in einer Dosis von 5 mg/kg Körpergewicht erhöhte die muskuläre Leistungsfähigkeit signifikant und erlaubte höhere Belastungen bei gleichem Schmerzempfinden als ohne Koffeingabe.

Eine weitere Studie aus dem Jahr 2009 bestätigt bei Radfahren und Extremspinning eine starke Reduktion des muskulären Schmerzempfindens unter Belastung. Dies hatte einen physischen Effekt zur Folge, der in einer erhöhten Ausdauer mündete. Koffein erhöht die muskuläre Kontraktion und Leistungsfähigkeit auch bei Kurzzeitbelastungen mit hohem Intensitätsniveau, basierend auf einer verbesserten Nerv-Muskel-Interaktion. Eine Zubereitung aus Kaffeebeeren verbesserte den antioxidativen Status in Athleten (männlich und weiblich), führte aber zu keiner verbesserten Regeneration im Vergleich mit der Kontrollgruppe [132, 133, 134, 135, 136, 410].

## Einnahmeempfehlung

Kaffee entwickelte sich in den letzten Jahrzehnten von der Genussdroge zum Alltagsgetränk. Wir wollen uns für den gezielten Einsatz von Kaffee als funktionelles Lebensmittel und gegen den massenhaften Konsum aussprechen. Der Körper gewöhnt sich relativ schnell an die erhöhte Koffeinlast und verliert nach und nach seine Sensitivität gegenüber diesem Wirkstoff (es wird immer mehr Koffein notwendig, um Wirkung zu verspüren). Neben Koffein als Wirkträger beinhaltet Kaffee noch Polyphenole wie Chlorogensäure (grüner Kaffee mehr als gerösteter) und andere Antioxidantien, Fettsäuren, Aminosäuren. Durch die Röstung entstehen auch krebserregende Begleitstoffe – bevorzugen Sie daher sanfte Röstungen. Kapselkaffees werden zum Teil aus Kaffee und zahlreichen unnötigen Geschmacksadditiven zusammengesetzt – zusätzlich weisen sie des Öfteren erhöhte Aluminiumgehälter auf. Die korrekteste und sinnvollste Zubereitung von Kaffee ist die türkische Art. Dadurch wird der Kaffee optimal extrahiert und behält seine komplette „Seele" sowie Wirkung. Trinken Sie weniger Kaffee, aber wenn: dann richtigen.

Am besten eignet sich Kaffee als Natural Booster vor körperlicher Belastung in einer Dosierung von 1-2 Tassen oder einem doppelten Espresso. Auch Löslichkaffee kann eingesetzt werden – richten Sie hier ihr Augenmerk auf die Trocknungsmethode. Helle kristalline Formen oder sehr feines Pulver sprechen für eine Gefrier- und Wirbelschichttrocknung bei niedrigen Temperaturen. Hier bleiben Geschmack und Wirkung bei gleichzeitig geringerer Bildung von krebserregenden Begleitsubstanzen besser erhalten. Sprühgetrocknetes Pulver weist in der Regel poröse und dunklere Strukturierung auf. Hier erfolgt die Trocknung zumeist bei 120 °C – was sich negativ auf den Geschmack und die Bildung von krebserregenden Begleitsubstanzen auswirken kann. Eine Dose Löslichkaffee lässt sich elegant überall hin mitnehmen und in Wasser gelöst rasch vor dem Training trinken. Kaffee muss nicht immer ein himmlischer Genuss sein. Für den Athleten soll er vor allem eines: Wirken!

Trinken Sie Ihren Kaffee für schnellere Wirkstoffaufnahme ohne Milch. Wenn Sie eine italienische Espressomaschine oder altbewährte Filtermaschine verwenden, geben Sie dem Kaffee zusätzlich funktionelle Geschmacks- und Wirkpflanzen zu. Hier empfehlen sich grüner Kardamon für zitronig-frischen Geschmack (gut für Magen/Darm, Verdauung, Leber und Galle), Zimt (reguliert Zucker- und Insulinstoffwechsel, als „Anti-Heisshunger"-Mittel) sowie Vanilleschotenmark (Libido).

Sie sollten den täglichen Maximalwert von fünf Tassen Kaffee oder ca. 300 mg Koffein nicht überschreiten. Zu viel Koffein stellt eine Belastung für ihr Herz-Kreislaufsystem dar. Koffein entwässert nicht wie einst angenommen durch Anregung des Nierenstoffwechsels (direkt diuretische Wirkung), aber es reduziert die Rehydrierung der Muskelzellen (gegenteiliger Effekt zu Kreatin) nach körperlicher Betätigung und mindert dadurch die Regenerationskapazität des Körpers (wenn Sie zu viel davon konsumieren!).

Wenn Sie Supplements mit Koffein konsumieren, dann verwenden Sie diese ausschließlich vor dem Training und dosieren Sie dann nicht höher als 100 mg Koffein. Setzen Sie Ihren Körper den Rest des Tages auf Koffeinentzug, damit es wieder besser zu wirken beginnt.

Kaffee eignet sich für Männer und Frauen gleichermaßen. Von einer regelmäßigen Einnahme ist abzuraten – besser: Eine funktionelle und zielgerichtete Applikation vor dem Training, Wettkampf oder bei Wunsch nach verbesserter geistiger Leistungsfähigkeit. Unregelmäßiger ist hier mehr!

## EXKURS ZU KOFFEINLIEFERANTEN UND GUARANA

### Was haben Grüner Tee, Schwarzer Tee, Kakao, Kaffee und Guarana gemeinsam?

All' diese populären Pflanzen beinhalten unterschiedliche Mengen an Koffein. Nicht nur die Menge an Koffein entscheidet, auch die Art wie das Koffein in der Pflanze vorliegt. Genauer gesagt: In Form welcher Verbindung. In Kaffee und schwarzem Tee liegt das Koffein nahezu ungebunden, also „frei" vor. In diesem Fall entfaltet es im Körper rasch wahrnehmbare Wirkung, welche nach 5-15 Minuten voll einsetzt. Die Wirkung fällt anschließend aber auch rascher wieder ab und rasch wirkendes Koffein beeinflusst das Herz-Kreislaufsystem unter Akutbelastung unter Umständen negativ. Es muss also auch schnell wieder „nachgeladen" werden, denn der Körper will Nachschub, um aktiviert zu bleiben. Dasselbe gilt für alle Produkte, denen freies chemisches Koffein zugesetzt wurde (wie Energy-Drinks).

In Grünem Tee und Kakao liegt langsames Koffein vor. Durch die Bindung an Gerbstoffe wird die Freisetzung verzögert und der Koffeinpegel im Serum schnellt nicht ungezügelt rasch nach oben. Er hebt sich konstant und moderat und sinkt anschließend auch langsamer ab. Durch die verzögerte Freisetzung aktivieren Grüner Tee und Kakao länger, nachhaltiger und schonender als freies Koffein aus Kaffee oder Schwarzem Tee. Es empfiehlt sich beim Wunsch nach einem „sanften" Kick. Ein bekannter Ausspruch besagt: „Kaffee regt auf und Grüner Tee regt an."

Guarana vereint nun in seiner Zusammensetzung langsames und schnelles Koffein und liefert beide Effekte. Rasch einsetzende Wirkung und zusätzlich nachhaltige Wirkung über mehrere Stunden.

Grundsätzlich lässt sich festhalten: Kakao und Grüner Tee am Morgen als sanfter Kick, um den Tag motiviert zu beginnen. Kaffee, Schwarzer Tee und Guarana in moderater Konzentration ausschließlich vor dem Sport. Dasselbe gilt für die jeweiligen Extrakte. Eine Konzentration von 100 mg Koffein sollte nicht überschritten werden (ca. 2 Tassen Kaffee, 1 Teelöffel Guarana, 2-3 Tassen Schwarzer oder Grüner Tee, 3-4 Tassen Kakao). Durch den Zusatz von Taurin kann die negative Auswirkung von Koffein auf das Herz-Kreislaufsystem (Erhöhung des Blutdruckes und Herzschlages) gebremst werden.

Für Leistungssportler empfiehlt sich auf alle Fälle die Anwendung von Guarana-, Grüner Tee- und Kakao-Extrakt anstatt von chemischen Koffeinboostern und Kaffee-Extrakten.

## KALI MUSLI – Curculigo orchioides (Das „schwarze Gold")

Bei C. orchioides handelt es sich um ein ayurvedisches Rasayana der ganz besonderen Art, mit großem Nutzen für Topathleten und Normalbürger. In Indien ist es unter dem Namen „Kali Musli" bekannt und wird dort wie viele Pflanzen dieser Stoffklasse als immunstimulatives, stärkendes, die Leber schützendes und antioxidatives Kraut hoch geschätzt. B. orchioides zählt zu den Rasayana-Kräutern, genauer gesagt zu den Vajikaran Rasayana. Diese verbessern vor allem die körperliche Leistungsfähigkeit, Vitalität und sexuelle Potenz.

Die getrockneten Wurzeln werden neben der ayurvedischen Medizin auch traditionell in der TCM eingesetzt – vor allem, um einem Abfall an körperlicher Leistungsfähigkeit entgegenzuwirken. Neben den kraftsteigernden Effekten werden noch weitere für den aktiven Menschen positive Effekte beschrieben: Ausgeprägte Positiveffekte auf das respiratorische System (Verbesserung der Lungenfunktion, Anti-Asthmatikum) und die Sehnengesundheit. Zusammengefasst gliedern sich die Haupteffekte wie folgt:

1. Hepatoprotektive Wirkung (Leberschutz),
2. Immunmodulierende Wirkung,
3. Aphrodisierende Wirkung,
4. Antidiabetische Wirkung,
5. Antiasthmatische Wirkung,
6. Antibakterielle Wirkung,
7. Antikanzerogene Wirkung [48.]

Ein ethanolischer Wurzel-Extrakt in einer Konzentration von 100 mg/kg Körpergewicht wirkte sich stark auf das Sexualverhalten und die sexuelle Leistungsfähigkeit der Testtiere aus. Darüber hinaus wurden signifikante Gewichtszunahmen an den reproduktiven Organen (Penis und Hoden) festgestellt [49.].

## Einnahmeempfehlung

Kali Musli findet nach und nach den Weg nach Europa. In Indien gilt es wie der Bertram als berühmtes Vajikaran Rasayana und eignet sich als Stärkungs- und Potenztonikum für männliche Athleten. Die Tagesdosen sollten bei mindestens 500 mg (maximal 2000 mg) rangieren. Eine Ergänzung mit Bertramwurzel bietet sich an. Die Einnahme empfiehlt sich zu den Mahlzeiten. Die Einnahmedauer sollte bei mindestens vier Wochen liegen. Erste wahrnehmbare Effekte in der Regel ab Tag drei.

# KOHL – Brassica (Brassinosteroide)

Brassinosteroide ähneln in ihrer Struktur den Ecdysteroiden im Spinat oder der Hirschwurzel und im chemischen Aufbau dem Cholesterin und den humanen Sexualhormonen. In einer Konzentration von 20-60 mg/kg Körpergewicht und über eine Dauer von 24 Tagen wurde im Tierversuch verstärkter Hunger, erhöhte Futteraufnahme und eine Gewichtszunahme an magerer Muskelmasse im Vergleich zur Kontrollgruppe festgestellt. Brassinosteroide führten zu einer Zunahme der Griffstärke um 6,7 %. Im Gesamten übten Brassinosteroide einen ausgeprägten anabolen Effekt aus [58]. Eine zweite Studie bestätigt diese ausgeprägten anabolen Effekte und damit die Ergebnisse der Erststudie [137].

## Einnahmeempfehlung

Kohlgewächse wurden noch vor einem Jahrhundert um den Faktor 100 mehr verzehrt als heute. Sauerkraut stand beinahe täglich (roh, gekocht, anderweitig verarbeitet) als wichtiger Vitalstoffspender auf dem Tisch. Es liefert hochwertiges Vitamin C, leicht verfügbare Pflanzenstoffe und spezielle Milchsäurebakterien mit stärkender Wirkung. Neben Kraut beinhalten noch Brokkoli, Karfiol, Wirsing und Kohl allgemein sowie Krenwurzel und Maca sogenannte Brassinosteroide, Glucosinolate und die bei Beschädigung des Zellgewebes entstehenden Isothiocyanate (die auch den stechenden Geruch geriebener Krenwurzel verursachen).

Kohlgewächse (Kreuzblütler) eignen sich für effizientes Östrogenmanagement und stärken den Organismus allgemein in Mann und Frau. Sie sollten viel öfter den Weg auf den leistungsorientierten Speisetisch finden! Die Zubereitung muss nicht immer kompliziert oder langwierig sein – geschnittenes Kraut mit heißem Wasser überbrühen und als Salat konsumieren. Wirsing dünsten und als Beilage zu Fleisch oder mit ein wenig Öl und Essig ebenfalls als Salat verzehren. Sauerkraut roh mit Kartoffeln und Speck oder verarbeitet in Eintöpfen: Ein Hochgenuss.

Als Nahrungsergänzungsmittel eignen sich Kohl-Extrakte mit hohen Anteilen an DIM (Diindolylmethan) und I3C (Indole-3-Carbinol) – in der Regel wird auf diese zwei Substanzen standardisiert. Da Extraktionsmethoden und -mittel die DIM und I3C anreichern, auch die ebenso fettlöslichen Steroidfraktionen lösen, gelten diese zwei Substanzen als gute „Zeigerwerte" für qualitativ hochwertige Extrakte. Die Konzentrationen sollten bei ca. 100 mg DIM bzw. I3C am Tag liegen. Nehmen Sie Kohl-Extrakte immer mit den Mahlzeiten ein. DIM und I3C riechen beide unangenehm, kohlartig und penetrant aufdringlich. Entsprechender Geruch bzw. Geschmack der Kapseln deutet in diesem Sinne auf das Vorhandensein der Extrakte hin.

## KOKILAKSHA – Asteracantha longifolia (Liebeskraut)

Ein ethanolischer Extrakt aus den Samen von Kokilaksha (wird in der ayurvedischen Medizin auch als Liebeskraut bezeichnet), wies im Tierversuch in einer Konzentration von 100-200 mg/kg Körpergewicht ausgeprägte aphrodisierende Effekte auf. Auch waren stark anabole Effekte augenscheinlich feststellbar. Ein Zuwachs an fettfreier Muskelmasse konnte genauso verzeichnet werden wie eine Zunahme des Gewichtes der primären Geschlechtsorgane im Männchen. Das Interesse an weiblichen Versuchstieren wurde stark gesteigert – die Regenerationszyklen zwischen dem Sexualverkehr verkürzten sich signifikant [138].

## Einnahmeempfehlung

Im europäischen Bereich noch nicht etabliert. Aufgrund nicht bekannter Rohstofflage und -qualität besser auf andere Alternativen zurückgreifen. Grundsätzlich für Männer geeignet; nicht für Frauen zu empfehlen.

# KOKOSNUSS – Cocos nucifera

Kokoswasser gilt als der Jungbrunnen schlechthin und wird weltweit wegen der vielen, der Gesundheit zuträglichen Vitalstoffe rege verzehrt. Kokoswasser wird sogar wegen des hohen Anteils an Wachstumsfaktoren und Phytohormonen als Nährboden in der Pflanzenzellkultur verwendet. Die Zusammensetzung von Kokoswasser in Bezug auf den Anteil an Phytohormonen, Aminosäuren, Mineralien, Vitaminen und Zuckern gilt als einzigartig und nahezu perfekt in Bezug auf den Gesundheitswert [139].

*Frische, grüne Kokosnüsse lassen sich in den meisten Asia-Läden oder über das Internet bestellen. Es empfiehlt sich die Lagerung im Kühlschrank – die Nüsse halten sich so ein paar Wochen. Sie werden nicht schlecht, nur das Fruchtwasser wird weniger und das Fruchtfleisch mehr. Am Anfang lässt sich dieses noch leicht mit einem Löffel herausschaben, bei älteren Nüssen hingegen empfiehlt sich die Spaltung mit einem starken Messer oder einer Machete. Man sollte den Inhalt (das Fleisch) unbedingt mit verputzen! Es stellt ein wertvolles Lebensmittel dar. Generell kann man grüne Nüsse mit einem Messer kerben oder mit einem großen Nagel ein Loch hinein schlagen. Es existieren auch eigene Kokosnussbohrer. Strohhalm hinein und fertig ist der perfekte Sommerdrink. Bei einem größeren Loch lassen sich auch noch gecrushtes Eis, Palmzucker, Kokosmilch und ein Schuss Malibu applizieren - ein (Sommer)Traum von einem Cocktail! Und das Kokosfett verhindert die Unterbindung der Testosteronproduktion durch Alkohol in den Hoden – auch nicht verkehrt.*

Eine iranische Studie verglich die Knochenstabilität und Bruchfestigkeit der Knochen in Abhängigkeit des Nahrungsfettes und anderer Mikronährstoffe. Dabei wurden Sonnenblumenöl, Weizenkeimöl und Kokosöl allein und in Kombination mit Vitamin D, Calcium und Bor untersucht. Die Kokosöl + Vitamin D + Calcium + Bor-Gruppe erzielte mit Abstand die höchste Bruchfestigkeit und Knochenstabilität. Damit dürften neben Calcium und Vitamin D, wie bereits bekannt, auch die Nahrungsfette eine ausschlaggebende Rolle in Bezug auf die Knochenfestigkeit spielen [140].

*Für das Braten von Speisen eignet sich ungehärtetes, undesodoriertes (nicht des Geruchs beraubtes), kaltgepresstes Kokosöl hervorragend. Es verleiht den Speisen eine tropische Note und weist im Vergleich zu Olivenöl eine höhere Hitzebeständigkeit auf. Aufgrund des hohen Anteils an MCTs (mittelkettige Triglyceride) eignet es sich überdies perfekt als „Sportöl". Die MCTs werden direkt in Energie umgesetzt und können nicht als Körperfett gespeichert werden – sie liefern rasch sehr viel Energie! Die bessere Alternative zu Kohlenhydratgetränken und auf Fruktose-Glukosesirup basierenden Zubereitungen, die vor allem in Radler- und Läuferkreisen bei Wettbewerben eingesetzt werden. Kokosfett belastet den Organismus nicht, wird unabhängig von Insulin verstoffwechselt und verhindert Leistungstiefs.*

Natives Kokosnussöl (virgin coconut oil) zeigt eine erstaunliche Wirkung im Zusammenhang mit der Bewahrung normaler Testosteronwerte und Alkoholkonsum. Normalerweise unterbindet Alkohol effizient die Testosteronsynthese und greift in den Hormonstoffwechsel bei Mann und Frau nachhaltig ein. Es kann mehr als eine Woche dauern, bis die Prozesse wieder normal verlaufen. Dieser Umstand verstärkt auch Katerbeschwerden. Eine Gabe von 7 ml Kokosnussöl pro kg Körpergewicht zeigte im Tierversuch eine signifikante Wirkung und verhinderte ein Abfallen des Testosterons durch Alkoholgenuss. Die FSH- und LH-Werte wurden nicht maßgeblich beeinflusst. Des Weiteren wurde der durch Alkohol ausgelöste oxidative Stress in den Hoden (gemessen an den Malondialdehyd-Werten) gesenkt [141].

*Da die Menge von sieben ml/kg Körpergewicht als sehr hoch erachtet wird, gilt die generelle Empfehlung von 30 ml Kokosnussöl oder der Konsum von Kokosnussöl/Wasser-Gemischen wie Kokosnussmilch etc. zwischen oder zu alkoholischen Getränken. Aus eigener Erfahrung weiß ich, dass das seinen Zweck voll und ganz erfüllt (z.B. kokosmilchhaltige Cocktails, da auch Sportler sich ab und an nach Alkohol sehnen).*

Die Kokosnuss stellt in ihrer Gesamtheit ein sehr wertvolles Lebensmittel dar und sollte in der leistungsorientierten Ernährung nicht fehlen. Kokoswasser repräsentiert quasi die perfekte Elektrolytlösung mit isotonischen Eigenschaften. Es wurde genau deshalb während des 2.Weltkrieges im Südpazifik als Blutersatz intravenös verabreicht und rettete Leben. Vor allem der hohe Grad an Kalium, Magnesium und geringe Anteile Calcium wirken sich positiv auf die Herz-Kreislaufgesundheit aus. Die im Kokoswasser vorkommenden Phytoöstrogene gelten als Jugendelixier und wurden von Hollywoodstars schon vor einem Jahrzehnt für sich entdeckt (z.B. soll Madonna darauf schwören).

Kokoswasser darf nicht mit Kokosmilch verwechselt werden – im Gegensatz zur verbreiteten Meinung ist Kokoswasser nicht weißlich. Es ähnelt Wasser mit einem Stich ins Trübe. Der Geschmack von Kokoswasser beschert den meisten einen gemischten Gesichtsausdruck – der „Kokosgeschmack" bleibt aus. Kokoswasser schmeckt süß (in Abhängigkeit des Reifegrades), dezent nach Honig und lediglich entfernt nach Kokos. Kokosmilch hingegen wird aus geraspeltem Kokosfleisch und Wasser gewonnen. Im Gegensatz zu Kokoswasser (nahezu fettfrei) weist Kokosmilch einen moderat hohen Fettanteil auf. Dabei handelt es sich vor allem um gesättigte Fettsäuren mit hohem Gesundheitswert (belegt cholesterinsenkende Wirkung). In Kokos- sowie Palmkernfett findet sich die sogenannte MCT-Fettfraktion. MCTs stellen mittelkettige Triglyceride dar. Sie werden vom Körper ähnlich schnell wie Kohlenhydrate, aber ohne Insulin und Gallenflüssigkeit verstoffwechselt und in der Regel sehr gut vertragen. Sie gelten als hochwertiger Hochleistungsenergiespender und können sowohl in der normalen wie auch in der ketogenen Diät effizient eingesetzt werden. MCTs liefern im Vergleich zu Kohlenhydraten fast doppelt so viel Kalorien (toll in der Massephase!) und können jedoch nicht als Depotfett gespeichert werden. Das macht sie zum idealen Sportlerfett!

## Einnahmeempfehlung

Kokoswasser, 500 ml am besten direkt nach dem Sport.
Kokosmilch: 250 ml am Tag als Milchersatz im Rahmen von Shakes, Smoothies, zum Kochen. Kokosfleisch und Kokosmehl lassen sich sehr gut in Süßspeisen verarbeiten. Kokosflocken und Chips eignen sich als gesunder Snack. Kokosöl kann aufgrund der Stabilität und Hitzeresistenz gut als Bratöl eingesetzt werden. Es kann aber auch pur verzehrt werden und schmeckt z.B. auch im Kaffee!

Achtung beim Kauf von Kokosöl: Öffnen Sie das Glas und atmen Sie tief ein. Kokosöl muss stark nach Kokos riechen und bei Zimmertemperatur halb fest bis cremig sein. Kaufen Sie kein Kokosfett, welches bei Zimmertemperatur ganz hart ist und keinen Kokosgeruch mehr aufweist. Dabei handelt es sich um desodoriertes (das Kokosaroma wurde entfernt) und gehärtetes Fett. Durch die Härtung wird das Fettsäuremuster unphysiologisch verändert. Gehärtete Fettsäuren stehen im Verdacht einer der Hauptverantwortlichen für Herz-Kreislaufbeschwerden, Arteriosklerose usw. zu sein.

Im Handel werden auch reine MCT-Öle angeboten. Dabei handelt es sich zumeist um fraktionierte Palm- und Kokosöle. Reine MCT-Fettsäuren können dosisabhängig Flatulenzen und andere Darmbeschwerden verursachen. Sie gelten aber auch als probates Naturmittel zur Behandlung von Darmbeschwerden. MCTs selektieren die Darmflora. Schädliche Hefen und Pilze und kommen mit ihnen eher schlecht zurecht. Durch das vermehrte Absterben werden Darmgase frei. In diesem Sinne: Dosis langsam steigern und mit einem Teelöffel am Tag beginnen. Dosis langsam auf bis zu zehn Esslöffel oder 100 ml pro Tag anpasssen (je nach Kalorienbedarf). Kokosprodukte eignen sich für beide Geschlechter und können dauerhaft, ohne Limitierung, verzehrt werden.

## MACA – Lepidium meyenii

Maca erhöht gemäß vorherrschender Studienlage den Testosteronspiegel nicht und zeigt auch keine anderen Effekte auf das humane Hormonsystem. In einer anerkannten Studie wurde für zwölf Wochen bestes Andenmaca (Maca gelatinizada) herangezogen. Dabei wurde Männern im Alter zwischen 21 und 56 Jahren 1500-3000 mg Maca verabreicht. LH, Testosteron gesamt und frei, FSH, Prolactin, 17-Alpha-Hydroxyprogesterone und 17-Alpha-Östradiol änderten sich während der gesamten Studienlaufzeit im Durchschnitt nicht [142]. Allerdings wurden andere, nicht genau definierte Effekte auf den Sexualdrang und eine „sexuelle Zufriedenheit" festgestellt [143].

Abgesehen von den bereits genannten Effekten wurde des Weiteren eine Verbesserung der Samenqualität, eine Erhöhung der Samenmenge, eine verbesserte Beweglichkeit und ein besserer Gesundheitsstatus der Samen festgestellt, wenngleich sich die Hormonwerte im Vergleich zur Kontrollgruppe nicht im Geringsten änderten [144].

*Maca eignet sich gemäß vorhandener Studienlage nicht als Testosteronbooster, aber dennoch zur Steigerung des sexuellen Verlangens und der sexuellen Zufriedenheit. Zusätzlich liefert Maca eine Fülle wertvoller Vitamine, Mineralstoffe und Spurenelemente.*

## Einnahmeempfehlung

Maca stellt neben Quinoa „Das Gold der Anden" dar. Es rangiert in Südamerikas Exportliste ganz oben und genießt weltweit guten Ruf. Es eignet sich als Lustbringer im Mann, zeigt aber keinen signifikanten Einfluss auf die positive Entwicklung des Leistungspotentials (dies gilt vor allem für weißes und gelbes Maca). Braunes, rotes und schwarzes Maca, welches bei uns nahezu als unbekannt gilt und kaum gehandelt wird, weist auch stark physiologisch stärkende Effekte auf. Die für die Wirkung verantwortlichen sekundären Pflanzenstoffe kommen im schwarzen Maca in hoher Konzentration vor. Wenn Sie Maca supplementieren wollen, dann gilt: Schwarzes und rotes Maca, wenn Sie Zugriff darauf haben. Ansonsten: Maca-Extrakt mit einem Konzentrationsgrad von mindestens 1:5 kaufen (ein Gramm Extrakt entspricht damit fünf Gramm Ausgangspflanze). Davon mindestens einen gehäuften Teelöffel pro Tag.

Mischen Sie Maca in Smoothies oder genießen Sie es pur mit einer Fettquelle – diese erhöht die Aufnahme der Wirkstoffe. Die Tagesdosis sollte bei mindestens 20 g Pflanzenpulver oder zwei bis fünf Gramm Extrakt liegen.

Für Frauen eignet sich Maca nur bedingt. In der Frau konnten keine lust-steigernden Effekte festgestellt werden. Maca kann fortwährend, ohne Einschränkung, eingenommen werden. Bei Darmbeschwerden Dosis halbieren oder Einnahme stoppen.

## MONDI – Mondia whitei

Eine achttägige Einnahme von Mondia whitei, in einer Konzentration von 400 mg/kg Körpergewicht, erhöhte im Tierversuch das Gewicht der Hoden, den Testosteronwert in den Hoden und im Serum und die Spermiendichte signifi-kant [145].

## Einnahmeempfehlung

Aufgrund mangelnder Erkenntnislage beim Menschen und der unsiche-ren Versorgung in Deutschland besser auf andere Alternativen zurück-greifen.

## PARADIESKÖRNER – Aframomum melegueta

Aframomum melegueta erhöht in einer Konzentration von 115 mg/kg Körper-gewicht täglich, über die Dauer von 55 Tagen, den Serumtestosteronspiegel wie auch den Testosteronspiegel in den Hoden [146].

## Einnahmeempfehlung

Auch hier aus genannten Gründen:
Besser auf andere Alternativen zurückgreifen.


## PARAKRESSE – Spilanthes acmella

Die ursprüngliche Heimat der Parakresse wird in Peru oder Brasilien vermutet. Ihre Wirkfraktionen ähneln denen des Bertram (Anacyclus pyrethrum). Es handelt sich dabei um N-Alkylamide. Wie der Bertram wurde die Pflanze traditionell bei Entzündungen im Mund- und Rachenraum sowie im Magen-Darm-Trakt angewandt. Sie wirkt stark den Speichelfluss fördernd und betäubt den Mund kurzzeitig. Sie wurde früher auch bei Zahnschmerzen eingesetzt und besitzt den Beinamen „toothache herb" – „Zahnschmerzkraut". Die Pflanzenteile sind essbar und haben neben den bereits genannten Eigenschaften einen starken Einfluss auf den männlichen Testosteron- und Androgenstoffwechsel allgemein. Die Pflanze stellt somit sozusagen den südamerikanischen Bertram dar. Bei S. acmella handelt es sich wie bei anderen „androgenen" Pflanzen auch um eine Vajkara Rasayana in der ayurvedischen Medizin – diese Pflanzenklasse wird traditionell bei Androgenmangel eingesetzt. Ein ethanolischer Extrakt zeigte im Vergleich mit Viagra (Sildenafil) eine direkt vergleichbare Wirkung (in Konzentrationen von 50, 100 und 150 mg Pflanzenextrakt pro kg Körpergewicht).

Viagra ließ jedoch die Androgenwerte im Vergleich zum Extrakt unberührt. S. acmella erhöhte dosisabhängig Testosteron, LH und FSH. Selbst zwei Wochen nach der vorangegangenen 28-tägigen Einnahme wurden noch signifikante Effekte festgestellt (Zunahme der sexuellen Interaktionen, Ejakulation, Anstieg des Testosterons etc.). Die Wirkungen wurden ähnlich wie beim Bertram auf das Vorhandensein von Alkylamidverbindungen zurückgeführt – Isobutylamid in diesem Fall [147].

*S. acmella-Extrakte, frische wie auch getrocknete Pflanzen werden angeboten. Standardisierte Extrakte sind schwer erhältlich, aber auftreibbar, Applikationen sind im Bereich von Antifaltencremen patentiert – dabei wird die stark muskelrelaxierende Wirkung ausgenutzt. Gemäß Literatur soll diese „botox-ähnlich" wirken. S. acmella ist auch noch unter dem Namen „Jambu" bekannt und wird des Öfteren unter dieser Bezeichnung gehandelt. Generell empfehle ich, Bertram in primärer Instanz auszuprobieren und bei gewünschtem Wirkeintritt dabei zu bleiben (weil günstiger und einfacher zu beziehen).*

## Einnahmeempfehlung

Der im Bertram vorkommende Hauptwirkstoff Pellitorin ähnelt in Struktur und Wirkung dem in der Parakresse vorkommenden Spilanthol. Es wirkt im Körper biochemisch vergleichbar, wodurch Bertram anstatt von Parakresse eingenommen werden kann. Parakresse genießt in Südamerika einen gewissen Bekanntheitsgrad aufgrund von stark hautstraffenden Eigenschaften, wird aber bei uns kaum gehandelt und vertrieben. Greifen Sie somit besser auf Bertram als bekannte Alternative zurück! Grundsätzlich eignen sich Bertram und Parakresse besser für Männer als für Frauen, bei denen es Müdigkeit verursacht.

## PINIENPOLLEN – Pinus sylvestris / Pinus massoniana

Pinienpollen zählen zu den ältesten bekannten Stärkungsmitteln und sind belegt seit mehr als 2000 Jahren in Verwendung – sie sprengen in Wirkung und Effizienz alles bis dato Dagewesene. Sie wirken schnell und effektiv und stellen unserer Meinung nach die vollkommenste Nahrungsergänzung dar; zumindest wenn es um eine Monosubstanz geht.
In China konnte sich die Verwendung bis heute erhalten; die letzten eindeutigen Spuren im mitteleuropäischen Raum gehen auf die alten Griechen (Spartaner) und Römer zurück [148], wenngleich sich allgemeine, unspezifizierte Bienenpol-

len bis heute als Teil der menschlichen Nahrung erhalten haben. Pinienpollen dürfen aber nicht mit Bienenpollen verwechselt werden. Hier existieren große Unterschiede!

Bienen sammeln, was sie finden, und kleben die Pollenkörner zusammen, wobei zum Schluss eine Pollenmischung verschiedener Pflanzenarten übrig bleibt. Der Pollen der Bienen ist nicht aufgeschlossen und daher liegen die wertvollen Inhaltsstoffe des Pollens der menschlichen Verdauung nur sehr begrenzt zur Verfügung und das Meiste davon verlässt den Körper auch wieder auf natürlichem Wege – eine probate Quelle für Ballaststoffe.

Die Palette der Wirksubstanzen in Pinienpollen ist lang und lässt aufhorchen. Dabei handelt es sich tatsächlich um bioidentische Hormone: Testosteron, DHEA, Androstendion, Androstenon [152].

Die Pinien produzieren Androgene und Prohormone in wirksamer und bioverfügbarer Konzentration. Die vorkommenden Hormone entsprechen in Struktur und Funktion den humanen. Pinienpollen stellen somit einen 100 % natürlichen Androgenbooster dar, der bei Mann und Frau stark leistungsfördernd wirkt. Pinienpollen führen die Hormone aber nicht nur zu, sie regen zusätzlich im Körper die Eigensynthese an.

Die Kombination dieser zwei Aspekte führt zu einem Direkteffekt (man spürt die Pollen nach Tag eins) und zu einem positiven Langzeiteffekt, der sich in erhöhtem Antrieb und einer signifikanten Verbesserung des Fett-/Muskelverhältnisses zeigt. Darüber hinaus: Signifikante Anti-Aging-Effekte [149], immunstärkende Wirkung, Anti-Krebs-Wirkung [151], stark entzündungshemmende Wirkung und positive Wirkung bei Arthrose und Arthritis [150].

*Aus Erfahrung verbessert sich die Lebensqualität um 100 Prozent. Pinienpollen repräsentieren für mich den goldenen Schrein der Naturheilstoffe neben der Hirschwurzel, Schisandra und dem chinesischen Raupenpilz. Wichtig bei Pollen: Sie müssen aufgeschlossen („cell wall broken") vorliegen – nur so können die Wirkstoffe auch im Magen-Darmtrakt aufgenommen und voll ausgenützt werden. Leider werden oft „normale" Pollen als aufgeschlossene vertrieben. Diese wirken vorwiegend als Ballaststoff, auf Kosten der beschriebenen Wirkungen. Pollen schmecken dezent nach Wald und Harz und weisen sonst keinen Eigengeschmack auf. Interessant: Androstenon, ein menschliches Pheromon das*

*auch in Pollen vorkommt, wird von Männern mitunter als „störend männlich“.*
*Empfunden, von Frauen aber als „sehr angenehm“ eingestuft. Die Macht der*
*Pheromone lässt grüßen.*

Andere Inhaltsstoffe in Pollen gliedern sich wie folgt: Alle essenziellen Aminosäuren, hoher Grad an Vitaminen und Mineralstoffen, MSN, Lignane, Polyphenole und Flavanoide (starke Antioxidantien), Resveratrol, Quercetin, Inositol, Rutin, Enzyme wie die Superoxid-Dismutase. Menschen mit bekannter Pollenallergie sollten hier Vorsicht walten lassen und langsam antesten (mit sehr kleinen Mengen und dann bei Beschwerdefreiheit Dosis erhöhen).

## Einnahmeempfehlung

Pinienpollen lassen sich vielseitig in der Küche einsetzen. In China werden sie traditionell dem Backteig zugegeben (Kuchen). Pinienpollen stellen einen starken Androgenspender dar, der unmittelbar wirkt. Die Wirkung erreicht nach Tag drei der Verabreichung in der Regel ihren Höhepunkt. Nach zwei Wochen flacht die Wirkung wieder ab. Für Pinienpollen empfiehlt sich eine kurweise, hochdosierte Anwendung vor allem in der Wettkampfvorbereitung. Sie lassen sich auch problemlos in Wasser oder Milch (besser) einrühren sowie dem Eiweißpulver im Shaker zugeben.

Die empfohlene Tagesdosis liegt bei bis zu fünf Gramm dreimal täglich wenn es als Solosupplement genutzt wird. Die in Pinienpollen vorkommenden Verbindungen lösen sich in Fett – daher gilt Fett als Wirkstoffcarrier. Möglichst immer mit Fett in natürlicher Form, wie z.B. mit Milch, Omega-3-Kapseln, Kokosöl oder zum Essen einnehmen.

Frauen verspüren die Androgenwirkung meist schneller und bei niedrigeren Konzentrationen als Männer. Achtung bei bekannten Allergien gegen Pollen (dann Dosis langsam steigern). Pollen können von beiden Geschlechtern effektiv zur Steigerung der Androgenwerte und als natürlicher Vitamin-, Mineralstoff-, Aminosäuren- und Pflanzenstoffspender genutzt werden. Sie stellen das Superfood der Superfoods dar und repräsentieren ein fast schon vollwertiges Lebensmittel. Die Einnahme sollte für drei Wochen, gefolgt von einer Woche Pause, erfolgen. Dieser Zyklus kann beliebig lange wiederholt werden. Pollen eignen sich somit für beide Geschlechter ohne Limitierung.

## PLOSSOBAUM – Butea superba

Butea superba stellt in der traditionell thailändischen Heilkunst ein bekanntes Androgen mit Anti-Östrogen-Wirkung dar und wird bei Männern wie auch Frauen zur Leistungssteigerung und bei östrogenassoziierten Krankheitsgeschehen (z.B. bei Brustkrebs) eingesetzt. Bevorzugt Frauen profitieren von der Wirkung: In einer Studie wurde diese direkt mit Testosteron verglichen, wobei 10-250 mg/kg Körpergewicht Superba-Extrakt zum Einsatz kam. In der Superba-Gruppe wurde eine Zunahme der Gebärmutter und umliegender Organe (Indiz für zunehmende Fruchtbarkeit), neben eines Anstiegs des LHs festgestellt. In der Testosteron-Gruppe wurden dieselben Ergebnisse erzielt, wobei es zu einer negativen Rückkopplung und Reduktion des LH und FSH kam [153]. Dies führt zu einer reduzierten Fruchtbarkeit der Frau (im Vergleich zur Superba-Gruppe, die keine negativen Begleiterscheinungen zeigte).

## Einnahmeempfehlung

Vor allem für die weibliche Athletin zur Leistungssteigerung und als Fruchtbarkeitsmittel geeignet. Die Tagesdosis sollte sich auf 500 mg Extrakt pro Tag belaufen. Die Einnahme sollte mindestens für eine Dauer von vier Wochen erfolgen. Zur Steigerung der Fruchtbarkeit empfiehlt sich eine kombinierte Einnahme mit T. terrestris und Nachtkerzenöl.

## ROTALGE – Lithothamnium calcareum

L. calcareum zählt zu den Rotalgen – diese Art wächst sehr langsam und lagert in ihr Gerüst einen hohen Anteil an Calcium, Magnesium, Eisen und über 20 andere Spurenelemente ein. Das hochwertige Calcium und Magnesium wirkt im Muskelstoffwechsel leistungsinduzierend. Ergänzend zu Calcium und Magnesium findet sich in L. calcareum auch Fluor – dieses wirkt struktur- und festigkeitsinduzierend auf unser Skelett und unsere Zähne. Auch Jod (essenziell für eine gesunde Schilddrüsenfunktion) kommt in L. calcareum in geringem Maße vor. Zusammengefasst eignet sich die Rotalge perfekt als Ersatz für synthetisch gemischte Basenpulver und zum Ausgleich von Mineralstoffverlusten vor und nach körperlicher Belastung. Weitere Anwendungsfelder wären eine Erhöhung der muskulären Leistungsfähigkeit und eine Unterstützung des Knochenstoffwechsels (Anti-Osteoporose-Aktion). Andere aus der Studienlage abgeleitete Fakten gliedern sich wie folgt: Verbesserung der Knochenstruktur und Festigkeit [154], positiver Einfluss auf die Lebergesundheit, entzündungshemmend bei chronischen Darmentzündungen, Wirkung gegen Polypenbildung und zytostatische Wirkung auf Darmkrebszellen [155, 156, 157]. Die Zufuhr von Calcium erhöht den Gesamttestosteronspiegel und den Spiegel an freiem Testosteron bei Athleten während und nach harter körperlicher Belastung [158]. Magnesium wirkt sich überaus positiv auf den anabolen Stoffwechsel und den Erhalt von hohen Testosteronwerten im Mann aus [159]. Hohe Magnesiumspiegel im Mann korrelieren direkt mit körperlicher Fitness, hohen Testosteron- sowie IGF1-Werten und stellen somit einen wichtigen Leistungsfaktor dar [160].

## Einnahmeempfehlung

Setzen Sie die Rotalge vermahlen und getrocknet (graues Pulver) zur Remineralisierung ein, am besten nach körperlicher Betätigung. In diesem Sinne empfehlen sich fünf Gramm Pulver (ca. ein Teelöffel) in Wasser oder Fruchtsaft. Eine andere Möglichkeit wäre die Einnahme des Pulvers in einem Glas Wasser vor dem Schlafengehen. Rotalge stellt ein natürliches Basenpulver dar und hilft einen ausgeglichenen Säure-Basenstoff-wechsel aufrecht zu halten. Rotalge eignet sich für Männer und Frauen gleichermaßen. Die Einnahme sollte kurweise erfolgen (drei Wochen Ein-nahme, gefolgt von einer Woche Pause).

## ROSENWURZ & GINGKO – Rhodiola rosea & Gingko biloba

Rhodiola crenulata bzw. R. rosea und Gingko biloba zeigten im Test am Men-schen eine ausgeprägte Steigerung der Ausdauerleistung sowie eine Verbesse-rung des Cortisol- bzw. Androgenstoffwechsels im Vergleich zur Kontrollgrup-pe. Die Tests wurden an 70 gesunden Männern im Alter zwischen 18 und 22 durchgeführt. Um die Wirkung auszutesten, wurden 270 mg Misch-Extrakt viermal täglich für eine Dauer von sieben Wochen verabreicht. Die Positiv-gruppe zeigte im Vergleich zur Kontrollgruppe eine signifikant gesteigerte Sau-erstoffaufnahme, ein unverändertes Cortisollevel (Stressindikator und „Feind" von Testosteron) und ein unaffektiertes Verhältnis zwischen Testosteron und Cortisol (Stressindikator für Übertraining) [94]. Damit konnte eindeutig gezeigt werden, dass Rosenwurz/Gingko in Kombination eine leistungssteigernde Wir-kung besitzt und einem Abfall des Testosterons unter Belastung entgegenwirkt, was zu einer signifikant schnelleren Erholung führt [94].
Rhodiola rosea-Extrakt reduzierte die Bildung von muskulären Schä-den und die Milchsäureproduktion unter akuter körperlicher Belastung[164]. Abgesehen davon erhöhte er die Ausdauerleistungsfähigkeit im Schwimmver-such aufgrund erhöhter Glykogenspeicherung und verbesserter Fettsäurenfrei-setzung (verbesserte Energiebereitstellung aus Speicherfett) [165].

### Einnahmeempfehlung

Die Tagesdosen sollten bei ca. 1000 mg je Extrakt liegen. Die Wirkung ergänzt sich hervorragend – beide sorgen für einen wachen Geist und hohe geistige Leistungsbereitschaft. Neben guter Laune steigt die physische Leistungsbereitschaft maßgeblich. Rosenwurz greift sehr positiv auf den Dopaminstoffwechsel ein und motiviert.

Beide Pflanzen eignen sich für Männer und Frauen gleichermaßen und stärken das Immunsystem. Nehmen Sie die Extrakte vier Wochen ein und pausieren Sie für eine Woche bevor Sie wieder starten. Erste wahrnehmbare Effekte sind nach zwei Tagen zu erwarten (Rosenwurz wirkt in der Regel rasch).

## SAFRAN – Crocus sativus

Safran eignet sich nicht nur als farblich markante Komponente im Reisgericht und als orientalischer Geschmacksträger, sondern auch als antidepressiv wirkendes Mittel, was zusätzlich das sexuelle Verlangen anheizt. Safran zeigte bei Lustlosigkeit und prämenstruellem Syndrom sehr positive Wirkungen. Patienten mit erektiler Dysfunktion (Erektionsschwäche beim Mann) half die morgendliche Einnahme von 200 mg Safran zuverlässig. Zusätzlich konnten sehr positive Wirkungen auf das Immunsystem, kardiovaskuläre System und bei Allergien festgestellt werden. Safran wirkt sich gemäß Studienlage auch sehr positiv bei dem Wunsch nach Körperfettreduktion aus [166,167,168,169].

*Echter Safran weist ein sehr starkes Aroma auf, welches den ganzen Raum erfüllt. Bitte lassen Sie sich nicht mit Paprikafäden ködern, die zu gerne als Safran verkauft werden. Verlassen Sie sich im Zweifelsfall auf Ihre Nase.*

### Einnahmeempfehlung

Würzen Sie, wenn Sie es sich leisten können, mit Safran! Für Männer und Frauen gleichermaßen gewinnbringend. In finanziell leistbaren Dosierungen ohne Einschränkung anwendbar (< 500 mg pro Tag).

## SELLERIE – Apium graveolens

Selleriesamenöl zeigte alleine und in Kombination mit zusätzlich zugesetztem Vitamin E ausgeprägte Effekte auf die Hodengesundheit und die Androgenwerte. Eine tägliche Dosis von 100-200 mg Selleriesamenöl pro kg Körpergewicht für vier Wochen erhöhte das Hodengewicht, die Anzahl und Qualität der Spermien und den Testosteronspiegel nachhaltig [170].

## Einnahmeempfehlung

Egal ob Selleriegrün, -knollen oder -samenöl: Setzen Sie Sellerie oft und regelmäßig ein. Neben der stark entzündungshemmenden Wirkung wirkt Sellerie entwässernd und regt die Ausscheidungsorgane an (wirkt „entgiftend"). Achtung bei bekannten Lebensmittelallergien – testen Sie langsam und erhöhen Sie die Dosis bei Ausbleiben typisch assoziierter Beschwerden (beispielsweise Magen-Darmbeschwerden).

Der Einsatz von Selleriesamen-Extrakt ist in der Regel nicht notwendig, jedoch rentiert sich die Einnahme von Selleriesamenpulver, leistungsphysiologisch wahrnehmbar. Supplementieren Sie dazu einen Teelöffel (ca. fünf Gramm) pro Tag zu einer Mahlzeit. Sellerie eignet sich für Frauen und Männer gleichermaßen.

## SCHISANDRA – Schisandra chinensis

In der Traditionellen Chinesischen Medizin gilt die Schisandrabeere als die Beere der fünf Geschmäcker: Süß, sauer, bitter, adstringierend und salzig. Dementsprechend werden die Geschmäcker der chinesischen Lehre auch verschiedenen Organen zugeteilt und davon positive Effekte abgeleitet. Sauer und salzig für die Leber und Hoden. Bittere und adstringierende Komponenten für das Herz und die Lunge. Die süßen Anteile für den Magen/Darm. In der chinesischen

Volksheilkunde findet die Pflanze bei sexueller und allgemeiner körperlicher Schwäche, Impotenz, Erkrankungen des Darms, Erkrankungen das Harn-Blasensystems und der Niere, spontanem Schwitzen und Nachtschweiß (Yin-Mangel), Asthma, Kurzatmigkeit, Erschöpfung, Diabetes und dergleichen Anwendung – ein Allheilmittel sozusagen. Basierend auf den alten Werken gelten nur die Pflanzen mit den dunklen Beeren, beheimatet im Norden Chinas, als nutzbringend, wobei die im Süden vorkommenden roten Beeren keinen oder wenig Nutzen bringen (= Qualitätsmerkmal beim Kauf!). Schisandra chinensis gilt als eines der Vorzeigebeispiele der Traditionellen Chinesischen Medizin. Neben den Chinesen und Indern schenkten vor allem auch die Russen in den 60er Jahren dieser außergewöhnlichen Pflanze erhöhte Aufmerksamkeit – dies vor allem aufgrund der enorm leistungssteigernden Fähigkeiten. Pharmakologische Studien zeigten einen deutlichen Einfluss auf die Arbeitskapazität und einen protektiven Effekt vor Stress, hervorgerufen durch verschiedene Einflussfaktoren wie extreme Hitze, Hautverbrennungen, Unterkühlung, Erfrierungen, Infektionen, Vergiftungen mit Schwermetallen sowie Belastungen hervorgerufen durch Sauerstoffmangel (extremes Höhentraining). Die phytoadaptogenen Einflüsse wurden bezugnehmend auf das Nervensystem, Immunsystem, endokrine System, respiratorische System, kardiovaskuläre und gastrointestinale System im Tierversuch und auch am Menschen bewiesen. Neben den bereits genannten Eigenschaften wurde auch eine stark antioxidative Kapazität nachgewiesen. In gesunden Personen verbesserte Schisandra die muskuläre Ausdauerleistung, die Koordinationsfähigkeit, die mentale Leistungsfähigkeit sowie die muskuläre Arbeitsfähigkeit im anaeroben Belastungsbereich (intensive Kraftanstrengung). Zudem wurde ein unter Stress einsetzender regulierender Effekt auf die Cortisolausschüttung (verringerte Ausschüttung des Stresshormons, damit keine Erniedrigung der Androgene und verbesserten Regeneration nach körperlicher Belastung) festgestellt. Neben den Effekten an Gesunden können auch Kranke massiv von der Pflanze profitieren. Sie greift nahezu in alle Systeme ein und übt gemäß Literatur vor allem positive Effekte auf neurologische Störungen, Seh- und Gehörgangserkrankungen, kardiovaskuläre Erkrankungen, Allergie-assoziierte Erkrankungen (Dermatitis), Gastritis und verschiedene Krebsarten aus. Die Samai oder Samagir, ein Urvolk, ursprünglich beheimatet im Amurbecken zwischen Russland und China, nutzen die Beere seit Jahrhunderten als Tonikum zur Verbesserung der Nachtsicht und zur Kontrolle von Hunger und Durst der Jäger während der oft Tage dauernden Jagdausflüge im eisigen und dunklen Winter. Sie verminderten damit signifikant die geistige und körperliche Ermüdung, der unter schwerer Belastung stehenden Jäger, und sicherten so das Überleben [171].

## Einnahmeempfehlung

Die Beere der fünf Geschmäcker bietet als Supplement viele Vorteile und schmeichelt dem gestressten Organismus auf vielschichtige Art und Weise. Als Lebensmittel empfiehlt sich die Schisandrabeere aufgrund des sehr gewöhnungsbedürftigen Geschmackes nicht! Selbst eine Verwendung als Smoothiezutat ist nur etwas für Hartgesottene.

Der Extrakt in einer Konzentration zwischen 500 mg und 2000 mg pro Tag stärkt das Immunsystem sowie die Arbeitskapazität und reduziert den Level an Stresshormonen. Schisandra eignet sich gut als Basissupplement für Männer und Frauen und gewährleistet ein stabiles Leistungsfundament.

## CHINESISCHER SCHNITTLAUCH – Allium tuberosum

Für die zugehörigen Schnittlauchsamen konnten signifikante pro-sexuelle (aphrodisierende) Effekte festgestellt werden [172].

## Einnahmeempfehlung

Chinesischer Schnittlauch wird auch unter dem Namen „Knoblauch-Schnittlauch" gehandelt. Schnittlauch zählt wie Knoblauch und Zwiebel zu den Liliengewächsen und bringt ähnliche Wirkfraktionen mich sich. Auch der Bärlauch zählt zu dieser Pflanzenfamilie. Alle Genannten sollten oft und reichlich verzehrt werden. Bauen Sie allerlei Schnittlaucharten so oft es geht in Ihren Speiseplan ein. Er eignet sich für den männlichen Organismus besser als für den weiblichen.

## SCHWARZE HIMBEERE – Rubus coreanus

Die schwarze Himbeere findet vor allem in Korea in der regulären Küche und zum Herstellen des traditionellen Himbeerweins Anwendung. Gemäß Volksheilkunde besitzt sie große Kraft und positiven Einfluss auf die Lebensenergie und die männliche Leistungsfähigkeit. Sie zeigt bereits in relativ geringen Konzentrationen (als Fermentationsrückstand) von 100 mg/kg Körpergewicht positive Einflüsse auf den Erektionsindex, die Anzahl und Gesundheit der Spermien und auf den Androgenstoffwechsel (Erhöhung des Testosteronwertes) [173].

*Da diese Frucht eher schwierig zu bekommen ist, tendiere ich aufgrund ähnlicher Inhaltsstoffe zum Konsum einheimischer Himbeeren in BIO-Qualität oder zu Wildhimbeeren, die jeden Frühsommer zahlreich in unseren Wäldern vorkommen und köstlich schmecken. Zur Not und im Winter tun es auch Tiefkühlhimbeeren als Zugabe im Superfood-Shake, wobei sich die Kombination aus 2 Esslöffeln Eiweißpulver, 500 ml Milch, 200 g Himbeeren und das Mark einer BIO-Vanille als empfehlenswert herausgestellt hat.*

Die Schwarze Himbeere greift auf genetischer Ebene in die Differenzierung der Fettzellen ein – sie erhöht die Bildung von braunem Fettgewebe, welches besser durchblutet ist (daher die Farbe) und im Gegensatz zu weißem Fettgewebe sehr viele Mitochondrien (Kraftwerke der Zelle) besitzt. Dieses hochaktive Fettgewebe verbrennt somit Energie, statt sie nur zu speichern; primär zur Ankurbelung der körpereigenen Thermogenese (des Wärmehaushalts), wodurch ein Teil der aufgenommenen Nahrungsenergie schnell wieder verstoffwechselt wird. Im Rahmen einer kalorisch hoch angesiedelten Diät fiel deswegen die

Zunahme an Körperfett in der Himbeergruppe geringer aus als in der Kontrollgruppe. Ein Extrakt aus der Schwarzen Himbeere erhöhte zudem die Ausdauerleistungsfähigkeit und verringerte die Akkumulation von Ammoniak im Blut unter Belastung (im erzwungenen Schwimmtest) [174,175].

## Einnahmeempfehlung

Bei uns schwer zu erhalten. Greifen Sie auf normale Himbeeren zurück und bauen Sie diese regelmäßig in Ihre Ernährung ein.

## SCHWARZER INGWER – Kaempferia parviflora

Schwarzer Ingwer wird in Thailand traditionell als männliches Stärkungsmittel und zur Behandlung von Magen-Darminfekten eingesetzt. Thaimänner schwören auf seine Wirkung als Potenzmittel, was im Rahmen von Studien bewiesen wurde [176].

*In Thailand wird schwarzer Ingwer noch „the fighters'ginger" genannt. Muay Thai Fighter konsumieren ihn traditionell für mehr Kraft und Ausdauer sowie bessere Regeneration nach harten Fights.*

## Einnahmeempfehlung

Schwer zu bekommen! Wenn Sie die Chance haben, nutzen Sie schwarzen Ingwer in gleicher Dosierung wie weißen „normalen" Ingwer. Besser für Männer als für Frauen geeignet.

## SCHWARZER TEE – Camellia sinensis

Der Unterschied zwischen Schwarzem und Grünem Tee wurde schon erläutert. Kurze Wiederholung: Beide stammen, botanisch betrachtet, von derselben Pflanze. Schwarzer Tee wird fermentiert und anschließend getrocknet, Grüner Tee wird nicht fermentiert, sondern nur kurz gedämpft und dann getrocknet. Durch diese Behandlung verändern sich das Polyphenolprofil und auch die Freisetzungsgeschwindigkeit des Koffeins: Schwarzer Tee setzt weitaus schneller frei.

Eine Studie aus dem Jahr 2008 ging einer volkstümlichen Behauptung auf den Grund und untersuchte den Einfluss von Schwarzteekonsum auf das sexuelle Verlangen und den Serumtestosteronwert. Der im Rahmen der Studie festgestellte Effekt wird als schnell einsetzend und kurz anhaltend beschrieben. Eine rasche Erhöhung des Testosterons konnte gemessen werden. Schwarzer Tee wird als rasch wirkendes und sicheres Sexualtonikum empfohlen, welches bei leichter Lustlosigkeit angewendet werden kann. Die eingesetzte Konzentration schwarzen Tees belief sich auf 84-501 mg/ml Flüssigkeit, was umgerechnet auf eine Tasse Tee (ausgehend von 250 ml) einer Menge von 12-125 g Blattmaterial entspricht [177]. Die normale Dosis einer typischen Tasse Schwarztee beläuft sich auf ca. 3 g Teematerial getrocknet. Die hier angewendeten Dosierungen liegen um den Faktor 4-42 höher. Ergo empfiehlt sich die Anwendung von Schwarztee-Extrakt um eine vergleichbare Wirkung zu erzielen (der Extrakt erlaubt die Aufkonzentrierung der Wirkstoffe), wobei eine Tasse normaler Schwarztee ebenso bereits leichte Effekte erzielen dürfte.

Die Applikation von mit Theaflavin angereicherten Schwarztee-Extraktes führte zu einer signifikanten Reduktion des oxidativen Stresses während HIT-Einheiten (High-Intensity-Training) [178].

### Einnahmeempfehlung

Hier gelten die Einnahmeempfehlungen von Kaffee. Nutzen Sie schwarzen Tee genauso und sehen Sie ihn als Kaffeealternative. Weitere Infos auch im vorherigen Abschnitt zu Grünem Tee.

## SIBIRISCHER GINSENG – Eleutherococcus senticosus

In Rahmen einer Studie wurde der Effekt von 800 mg E. senticosus-Extrakt pro Tag an acht trainierten Sportlern getestet. Die Einnahmedauer betrug insgesamt acht Wochen. Es wurden summativ positive Effekte auf die Ausdauererleistungsfähigkeit (23 % Verbesserung), das Herz-Kreislauf-System (Anstieg der höchstmöglichen Herzschlagrate um 4 %) und eine verbesserte Glykogenspeicherung der Muskulatur festgestellt [179]. Dies macht sibirischen Ginseng zu einem Top-Ausdauersupplement.

Im Rahmen einer japanischen Studie wurde die Wirksamkeit von Ginseng-Rinden-Extrakten im Tierversuch (erzwungener Schwimmtest mit Ratten) erprobt und ausgetestet. Die enthaltene Substanz „Eleutherosid E" zeigte neben den anderen Eleutherosiden den ausgeprägtesten „Anti-Erschöpfungseffekt" [180].

Der Ginseng beeinflusst auch die körperliche Abwehr, die physische Fitness wie auch den Fettstoffwechsel positiv [181].

Ebenso erhöhte er die Schwimmleistung im Schwimmbelastungstest (schwimmen bis zur absoluten Aufgabe) und erhöht die Glykogenspeicherung in der Muskulatur. Ebenso reduzierte er unter Belastung den Laktat- und Harnstofflevel im Blut, was beides zu signifikant verbesserter Ausdauer führt [182].

## Einnahmeempfehlung

Sibirischer Ginseng wirkt weniger harmonisierend als Panax Ginseng – er hebt an und kennt nur eine Richtung: Nach oben! Er wirkt als kräftiges Stärkungstonikum und eignet sich als stabile Leistungsbasis im leistungsorientierten Sportler und für alle die Mehr wollen. Die Tagesdosis sollte sich auf mindestens 1000-2000 mg Extrakt belaufen, wenn er als Solosupplement Anwendung findet (Frauen max. 1000 mg). Führen Sie die Einnahme kurweise durch (vier Wochen Einnahme gefolgt von einer Woche Pause).

## TONGKAT ALI – Eurycoma longifolia

Wird in Südostasien auch als der Malaysische Ginseng gehandelt und traditionell wie Ginseng als „Antistressmittel" (Adaptogen) und zur Verbesserung der physischen Leistungsfähigkeit eingesetzt.

200 mg standardisierter, wässriger Wurzel-Extrakt zeigte bei einer Einnahmedauer von 1 Monat und einer Positivgruppe von 76 Männern mit leichtem Androgenmangel einen signifikanten Anstieg des Testosterons und eine maßgebliche Verbesserung des Allgemeinbefindens. Vor der Studie wiesen nur 35,5 % der Männer einen normalen Testosteronspiegel auf. Nach der Studie 90,8 %. Damit eignet sich Tongkat Ali als Therapeutikum bei der Behandlung von Hypogonadismus (verringerte Testosteronproduktion).

Im Rahmen einer aktuellen Studie aus dem Jahr 2014 konnte die eindeutige Wirksamkeit von E. longifolia bei älteren Männern dargestellt und bewiesen werden. Dabei wurde Tongkat Ali konkret als Alternative zur TRT („Testosterone Replacement Therapy") betitelt. Basierend auf den vorherrschenden Ergebnissen könnte sich E. longifolia als Mittel zur Anregung „normaler" Hormonwerte im Mann eignen, jedoch nicht zur Steigerung der Androgenwerte über das normale Maß hinaus.

Für E. longifolia wurde ein ADI (Acceptable daily intake) von 1,2 g pro Erwachsenen und Tag errechnet und bestimmt. Bei dieser Konzentration konnten negative Effekte ausgeschlossen werden.

Bei Athleten im Alter zwischen 57 und 72 Jahren (zwölf Männern und zwölf Frauen) wurden im Rahmen einer fünfwöchigen Testserie, mit 400 mg Tongkat Ali-Extrakt pro Tag, bei einer Einnahmedauer von einem Monat, ausgeprägte Effekte auf den Hormonstoffwechsel festgestellt. Dabei erhöhte sich der Anteil an Testosteron frei und Testosteron gesamt in den männlichen und weiblichen Testpersonen. Die Effekte wurden auf eine messbare Reduktion des SHBG (Sexual Hormon Bindendes Globulin) zurückgeführt. Die Studie bestätigte eine Zunahme der Muskelstärke durch E. Longifolia-Extrakt. Trotz sehr positiver Studienlage konnten nicht alle Studien eine positive Wirkung für Tongkat Ali nachweisen [183, 184, 185, 186, 187].

*Erklärung: Immer vom Extrakt auf Nativpflanze umrechnen. Vor allem spielt auch das im Rahmen der Extraktion verwendete Lösungsmittel eine entscheidende Rolle. Lösungsmittelreste (Hexan, Phenol, Benzol, Aceton) oder mikrobiologische Verunreinigungen aus Wasser können ebenfalls negative Auswirkungen mit sich bringen, wenngleich die Pflanze selbst eine niedrige Toxizität aufweist.*

## Einnahmeempfehlung

Tongkat Ali wirkt in Männern als konstante Androgenbasis. In Dosierung von 500-1000 mg pro Tag gewährleistet es eine stabile Libido, gute Androgenwerte und konstante Leistungssteigerung. Die Einnahmeintervalle sollten mindestens bei zwei Monaten liegen. Tongkat Ali eignet sich gemäß traditioneller Anwendung nur für Männer.

## TRAUBEN – Vitis vinifera

Resveratrol findet sich vor allem hochkonzentriert in der Schale roter Weintrauben und im Japanischen Knöterich. Es geht aufgrund des Maischungsprozesses bei Rotwein vermehrt in den Wein selbst über. Resveratrol zeigt einen Effekt auf die Aromatase (Inhibierung) und kommt deshalb unter Kapitel „Aromatasehemmer" ebenfalls zur Sprache. In diesem Zusammenhang soll der Einfluss von Resveratrol auf die Testosteronproduktion und die Spermienbildung beleuchtet werden.

Eine 2005 durchgeführte Studie bestätigte die eindeutige Erhöhung des Testosterons und des Spermienoutputs. Die Qualität der Spermien wurde nicht beeinflusst. Es wurden keine anderen negativen Begleiterscheinungen während der 90-tägigen Einnahmedauer – Resveratrol wurde in einer Konzentration von 20 mg/kg Körpergewicht und Tag verabreicht – festgestellt [188].

Die regelmäßige Einnahme von organischem, rotem Traubensaft (300 ml/Tag über 20 Tage), zeigte umfassend positive Effekte auf die Leistungsfähigkeit in Athleten. Verbessert wurden die Kapillardichte der Blutgefäße und die postokklusive reaktive Hyperämie (Blutversorgung der Muskulatur nach Beanspruchung) in Triathleten [194].

Für die Monosubstanz Resveratrol konnten keine positiven Effekte dieser Art und Weise bei Athleten (Marathonläufer) festgestellt werden [192]. Die Kombination mit den enthaltenen sekundären Pflanzenstoffen in den Trauben scheint das Resveratrol erst in diesem Sinne wirksam zu machen.

Ein Extrakt aus roten Traubenblättern verbesserte die Fettoxidation und Energiebereitstellung im Muskel [195].

Resveratrol nahm Einfluss auf die Ausbildung von Blutgefäßen im beanspruchten und trainierten Muskel. Im Vergleich zur Kontrollgruppe wurde in der Resveratrol-Positivgruppe eine verringerte Bildung neuer Blutgefäße festgestellt (verringerte Angiogenese) [193].

*Für den Breitensportler: Einbau von BIO-Traubensaft rot in den Ernährungsplan. Trauben-Extrakte und Extrakte aus rotem Weinlaub stellen ebenfalls empfehlenswerte Supplements dar.*

Im Rahmen einer Studie mit Handballern wurde festgestellt, dass sich Trauben-Extrakt als wirksames Mittel gegen den durch sportliche Betätigung verursachten oxidativen Stress einsetzen lässt und die körperliche Leistungsfähigkeit unter Belastung steigert. Sogenannte Sport-Gele auf Zucker und Fruchtsaftbasis (oft ergänzt mit Mineralstoffen und Vitaminen) finden vor allem bei Ausdauerleistungswettbewerben Anwendung, um eine fortwährende Leistungsbereitstellung unter Belastung gewährleisten zu können. Eine Studie aus dem Jahr 2007 stellte hier einen Vergleich mit Rosinen an und schlussfolgerte, dass es hier keinen Unterschied in puncto Wirksamkeit und Effizienz gäbe – lediglich das Preis-Leistungsverhältnis wäre bei Rosinen weit besser. Daher lassen sich Rosinen als geeignete Alternative einsetzen, um eine schnelle Energiebereitstellung vor und während sportlicher Belastung zu gewährleisten (190,196).

## Einnahmeempfehlung

Essen Sie reichlich rote Trauben und verarbeiten Sie diese in Smoothies und Co. Weinbeeren (in der Regel aus roten Trauben hergestellt) sind

„normalen" Rosinen (aus weißen Trauben) vorzuziehen. Sie eignen sich als energiereicher Snack vor, während und nach Belastung. Auch roter Traubensaft mit Mineralwasser und Zitronensaft stellt ein tolles Sportgetränk dar. Traubensaft rein (100 % Fruchtsaft) nach dem Training gilt als Top-Mittel um Insulin zu „boosten" und stellt gemeinschaftlich mit schnell verfügbarem Protein einen anabolen Regenerationsfaktor dar.

Traubenkern-Extrakt oder OPC-reicher Trauben-Extrakt eignet sich als Anti-Aging-Supplement zur Unterstützung gegen oxidativen Stress (starkes Antioxidans), zur Venen- und Gefäßpflege und als Herz-Kreislauftonikum, welches sich vor allem im Ausdauerbereich gemeinschaftlich mit Weißdorn-Extrakt und Weißdornbeerenmark synergistisch ergänzt. Eine zusätzliche Einnahme von Weinpolyphenolen zahlt sich als Anti-Aging Mittel mit 500 mg pro Tag in Mann und Frau aus.

## URSOLSÄURE – Apfel, Heidelbeeren und andere Beerenfrüchte

Ursolsäure kommt in hoher Konzentration in Beerenfrüchten wie Preiselbeeren und Heidelbeeren sowie auch in Apfelschalen und Kernen vor. Im Rahmen einer amerikanischen Studie aus dem Jahr 2011 wurden für Ursolsäure stark anabole Effekte auf die Skelettmuskulatur festgestellt. Sie wirkte einer Muskelatrophie durch Aktivierung der Insulin/IGF-Signalkaskade in der Muskulatur entgegen. Des Weiteren inhibierte sie im Muskelabbau beteiligte Enzyme auf molekularer Ebene (mRNA Ebene). Als Nebeneffekt wurde ein positiver Einfluss auf das Speicherfett (Körperfettreduktion), den Blutzucker und die Cholesterin- wie auch Triglyceridwerte festgestellt [198]. Ursolsäure vergrößert den Anteil an reiner Muskelmasse, den Faserdurchschnitt von roter (langsame Ausdauermuskulatur) und weißer (schneller Kraftmuskulatur) Muskulatur, die Griffstärke und die Leistungsfähigkeit unter Belastung.

Auch wurde der Anteil an weißem Speicherfett verringert, wobei der Anteil an braunem „Verbrennungsfett" zunahm. Damit wurde ein höherer Anteil an Körperfett direkt für die Produktion von Kalorien freigegeben. Neben einer

Verbesserung der Glukosetoleranz (positiver Einfluss auf den Zuckerstoff-wechsel), wurden auch positive Effekte auf die Leberwerte und Lebergesund-heit festgestellt. In diesem Sinne stellt die Ursolsäure eine geeignete Substanz zum Muskelaufbau, zur Behandlung von Übergewicht und zur Unterstützung der Lebergesundheit dar [199].

Besonders Heidelbeeren üben einen erwähnenswert positiven Effekt auf die Erholung nach sportlicher Belastung aus: Egal ob ein Heidelbeersmoothie direkt vor oder direkt nach einem harten exzentrischen Workout konsumiert wurde – die Entzündungsmarker und der durch oxidativen Stress verursachte Anstieg an freien Radikalen lag in der Heidelbeergruppe niedriger. Die Regenerationszeiten verkürzten sich ebenso signifikant. In der Nicht-Heidelbeer-gruppe lagen die Entzündungsbiomarker selbst 60 Stunden nach dem Workout noch hoch, während sie in der Heidelbeergruppe nach 60 Stunden wieder im Normalbereich lagen [200].

Zu einem ähnlichen Ergebnis kam eine amerikanische Studie, die die Wirkung von 250 g bzw. 375 g Heidelbeeren auf gut trainierte Läufer untersuchte. Die Heidelbeergruppe wies wiederum signifikant reduzierte Entzündungswerte nach schwerer körperlicher Belastung auf und zusätzlich erhöhte sich der An-teil an sogenannt „Killerzellen" maßgeblich, was für ein fittes Immunsystem spricht [201].

*Heidelbeeren schmecken nicht nur vorzüglich, sie lassen sich auch tadellos in verschiedene Gerichte einbauen, die von Joghurt mit Heidelbeeren über Heidel-beerkuchen bis hin zu Heidelbeersmoothies reichen. Sie strotzen vor Vitalstof-fen, verbessern die Nachtsicht, sind potente Radikalfänger und vergrößern nicht nur die muskuläre Leistungsfähigkeit. Sie fördern auch die Fettverbrennung bei gleichzeitigem anabolen Impuls auf die Skelettmuskulatur. Besser geht's nicht. Vaccinum, der lateinische Name für diese Pflanzenfamilie, zu der auch Preiselbeere, Moosbeere, Rauschbeere und Cranberry gehören, leitet sich von „Medizin" ab. Das ist sie fürwahr, denn sie findet auch breite Anwendung bei der Behandlung von entzündlichen Erkrankungen des Urogenitaltraktes. Vor allem bei Harnwegsentzündungen wirkt sie sicher und nebenwirkungsfrei. Aber auch die anderen Ursolsäurequellen dürfen nicht vergessen werden.*

## Einnahmeempfehlung

Essen Sie reichlich Äpfel und zwar mit Schale. Trinken Sie primär naturtrüben Apfelsaft (Direktsaft) – am besten mindestens 500 ml am Tag. Verwenden Sie natürlich hergestellten naturtrüben Apfelessig.

Um die Ursolsäurezufuhr in Ihrer Ernährung zusätzlich zu pushen eignen sich mindestens 250 g Heidelbeeren am Tag und Preiselbeersaft (mind. 100 ml). Ursolsäure liefert ebenso der Küchensalbei. Trinken Sie reichlich Salbeitee im Winter – er schützt Sie vor Verkühlung, schmeichelt Ihrem Magen-Darmtrakt, stärkt generell Ihre Abwehrkräfte, reduziert die Schweißproduktion und damit den Verlust an Elektrolyten und bringt Sie aufgrund der Ursolsäure in einen anabolen Stoffwechsel. Hier gilt bei allen genannten Lebensmitteln: Keine Limitierung vorhanden und für Männer und Frauen ohne Einschränkung empfehlenswert.


## WILDER FENCHEL – Ferula hermonis

Diese Pflanze findet ihr Hauptverbreitungsgebiet am Berg Hermon, an der Grenze zwischen Syrien und dem Libanon. Traditionell wird der Wurzelsaft dieses Fenchelgewächses konsumiert. Die Verwendung geht bis auf das biblische Zeitalter zurück. Er war bereits damals als Stärkungsmittel hoch geschätzt. Ferula hermonis stellt heute im Mittelmeerraum noch immer ein Stärkungsmittel bei Schwächezuständen dar.
Ein mittels Ethanol/Aceton hergestellter Trockenextrakt zeigte im Mann signifikanten Einfluss auf die Androgenproduktion und dabei vor allem auf das Serumtestosteron. Im Rahmen dieser Studien wurde des Weiteren der Effekt des Extraktes auf die muskuläre Leistungsfähigkeit, Struktur und Dichte der Muskelfasern untersucht und es konnte ein eindeutiger Effekt (Anteil und Dicke der Muskelfasern lag in der Ferula-Gruppe eindeutig höher als in der Placebo-Gruppe) festgestellt werden. Der Versuch wurde lediglich für eine Dauer von 20 Tagen durchgeführt [202].

*Bestellungen über das Internet sind bestimmt möglich, allerdings aufgrund der begrenzten Zahl der Anbieter sehr limitiert. Der Bekanntheitsgrad der Pflanze könnte in den kommenden Jahren massiv an Bedeutung zunehmen. Ein gewerblicher Anbau wäre beispielsweise in Marokko denkbar.*

## Einnahmeempfehlung

Aufgrund der schweren Erhältlichkeit: Auf „normalen Fenchel" zurückgreifen. Wie bereits historisch belegt „mehret er den männlichen Samen". Also am besten Fencheltee trinken und mit Fenchel würzen. Bei Frauen wirkt Fenchel wie Bockshornklee und Anis den Milchfluss anregend (sinnvoll in der Stillzeit). Ohne Einschränkung geeignet!

## YOHIMBIN – Pausinystalia yohimbe

Yohimbin stellt ein in der traditionell afrikanischen Heilkunst verankertes Potenzmittel dar. Es zählt bisweilen zur einzigen anerkannten Natursubstanz, mit starker die Potenz anregender Wirkung!
Yohimbin zeigte signifikanten Einfluss auf die Ausschüttung von Noradrenalin im Körper und fördert damit unumgänglich impulsives Verhalten [203].
Es gibt keine konkreten Hinweise, dass Yohimbin sich zur Leistungssteigerung (abgesehen vom Sexualsystem) im Bodybuilding, Kraft- oder Ausdauerbereich eignet. In hohen Dosen sind toxikologisch bedenkliche Nebenwirkungen möglich – eine Überdosierung ist in jedem Fall zu vermeiden [204].
Yohimbin-Supplementierung in einer Konzentration von 20 mg für 21 Tage veränderte die körperliche Leistungsfähigkeit bei Fußballspielern nicht – lediglich ein Effekt auf die Körperfettverbrennung konnte festgestellt werden [205].

## Einnahmeempfehlung

Bei der Anwendung von Yohimbin sollte man Vorsicht walten lassen. Bei Überdosierung können schwere Nebenwirkungen auftreten. Die Einnahme sollte nur unter Aufsicht eines Arztes und niedrig dosiert begonnen werden. Yohimbin eignet sich als starkes Lustmittel im Mann und kann Impotenz kurieren, wenn mit Bedacht eingesetzt. Yohimbin eignet sich nicht zur physischen Leistungssteigerung. Grundsätzlich sollte auf andere und sicherere Alternativen zurückgegriffen werden.

## ZWIEBEL – Allium cepa

Die Zwiebel, eine nicht wegzudenkende Ingredienz in vielen schmackhaften Gerichten, wirkt sich frisch verabreicht als Presssaft positiv auf den Androgenstoffwechsel aus und erhöhte neben dem LH auch das Testosteron signifikant. FSH blieb von einer „Zwiebelbehandlung" unberührt. Die Optimaldosis wurde mit 2-4 g/kg Körpergewicht veranschlagt. Die Einnahmedauer in der zitierten Studie belief sich auf 20 Tage [206].

> *Bei einem stattlichen Mann mit 100 kg macht das eine tägliche Menge von 200-400 g Zwiebel – ganz schön viel Holz vorm Haus. Grundsätzlich denke ich, dass das Kochen mit Zwiebeln und die Zugabe von frischen Zwiebeln in fruchtige Shakes eine immense Bereicherung darstellt und zum Standardprogramm des Elitesportlers zählen sollte. Die Zwiebel beinhaltet eine unzählige Vielfalt an funktionellen Inhaltsstoffen (Scharfstoffe, MSN als Knorpelschutz etc.). Den Zwiebelgeruch bekommt man ganz leicht durch den Zusatz von Zitronenschalen und Zitronensaft in den Griff (dasselbe gilt für Knoblauch).*

Zwiebelsaft (frisch) führt zu einem starken Anstieg der sexuellen Leistungsfähigkeit. Die Anzahl der Geschlechtsakte nahm im Tierversuch genauso signifikant zu wie die Regenerationsphase sich beschleunigte. Die Testosteronspiegel stiegen stark an und der Effekt wird auf diesen ausgeprägten Anstieg zurückgeführt [207].

Zwiebelsaft wirkt hormonähnlich im Körper – er übt einen testosteronähnlichen Effekt aus. Das Hodengewicht wird erhöht. Er besitzt eine dem Insulin ähnliche Wirkung, da er den Glukosespiegel im hyperglykämischen (über-zuckerten) Zustand senkt. Zudem wurden einem Wachstumshormon ähnliche Effekte festgestellt, da Zwiebelsaft junge Ratten im Vergleich zur Kontrollgruppe schneller und größer wachsen ließ. Negative Effekte wurden auf den weiblichen Uterus festgestellt [208].

*Negative Effekte auf die weiblichen Geschlechtsorgane, hervorgerufen durch chronisch hohen Verzehr von rohen Zwiebeln, wurden bereits im Altertum und auch von Hildegard von Bingen beschrieben. Sie erachtete die Zwiebel im rohen Zustand als giftig und zu nichts nütze. Im gekochten Zustand sei sie jedoch für Alt und Jung gleichermaßen empfehlenswert. Im Rahmen der hier dargestellten Studien beschränkten sich die negativen Effekte lediglich auf das weibliche Geschlecht (negativer Einfluss auf die Fruchtbarkeit).*

## Einnahmeempfehlung

Zwiebeln sollten häufig verzehrt werden – am besten gedämpft, gekocht oder gebraten. Rote Zwiebeln fein geschnitten eignen sich auch als Rohkost im Salat – dasselbe gilt für spezielle Züchtungen. Die normale Zwiebel sollte nur begrenzt roh verzehrt werden, wobei sie in weiblichen Versuchspersonen zu verringerter Fruchtbarkeit führte. Die in der Zwiebel vorkommenden Heil- und Wirksubstanzen entstehen erst durch Beschädigung der Zellmembran. Dabei werden bestimmte Enzyme aktiviert die Schwefelverbindungen abbauen. Das Resultat kann man riechen und schmecken – der typische Zwiebelgeruch und die reizende Wirkung gehen von diesen Substanzen aus. Dasselbe gilt beispielsweise auch für Knoblauch. Diese Substanzen zerfallen vor allem im wässrigen Milieu sehr rasch und verlieren ihre Wirkung. Ergo: Zwiebel zubereiten und anschließend gleich verzehren. Mehrmaliges Erhitzen und Stehenlassen der Mahlzeit reduziert die Wirksamkeit der Schwefelverbindungen. Die einzige Möglichkeit Knoblauch- und Zwiebelverbindungen länger zu konservieren, ist eine rasche Gefriertrocknung der vermahlenen Zwiebel bzw. des Knoblauches und ein direkt anschließendes Pressen in Tabletten.

Die Einnahme von Zwiebel- und Knoblauchtabletten ergänzt mit Rutin, Rosskastanie und Weißdorn eignet sich vor allem bei chronischen Herz-/Kreislaufbeschwerden und zur Stärkung der Abwehrkräfte.

Der leistungsorientierte Sportler versucht Liliengewächse (Knoblauch, Zwiebel, Schnittlauch usw.) so gut wie möglich und täglich in die Ernährung einzubauen. Die zusätzliche Einnahme von Tabletten/Kapseln ist bei keiner gesundheitsassoziierten Beschwerdelage an dieser Stelle nicht notwendig. Liliengewächse harmonieren grundsätzlich mit dem männlichen Organismus besser, sollten aber auch von Frauen in geringerer Menge regelmäßig verzehrt werden.

## ZAHNHOLZ – Massularia acuminata

Zahnholz findet in Afrika traditionell als „natürliche Zahnbürste" Verwendung und dies vor allem aufgrund der ausgeprägten antimikrobiellen Effekte der beim Kauen der „Sticks" entstehenden Pflanzensäfte. Eine 21-tägige Gabe von 250-1000 mg/kg Körpergewicht zeigte einen Anstieg des Hodengewichtes, des Testosteronwertes, des LH sowie des FSH [209].

### Einnahmeempfehlung

Schwer zu erhalten – auf andere Alternativen zurückgreifen.

## ZAUNRÜBE – Bryonia laciniosa

B. laciniosa zeigt ausgeprägte androgene Effekte und beeinflusst den männlichen Hormonstoffwechsel äußerst positiv. Der Anteil an Androgenen (Testosteron gesamt, Testosteron frei in den Hoden wie auch im Serum und LH), sowie die Anzahl und Qualität der Spermien nimmt bei einer täglichen Dosis von 50-150 mg/kg Körpergewicht für eine Dauer von 28 Tagen signifikant zu. Im Rahmen der Studie wurde aus den Kernen ein Extrakt hergestellt und oral verabreicht. Neben den bereits genannten Fakten konnte man überdies einen ausgeprägten Effekt auf die Libido feststellen (signifikante Zunahme) [57].

Für B. laciniosa konnten im Tierversuch ausgeprägte anabole Effekte festgestellt werden. Ein ethanolischer Extrakt in der Konzentration von 50-150 mg/kg Körpergewicht zeigte im Rahmen der 28-tägigen Applikationsdauer signifikante Einflüsse auf das hormonelle Gefüge. Eine Zunahme der Hoden- und Spermienproduktion ging mit einem Anstieg des Testosteronwertes und LH-Wertes einher. Der Extrakt wies ausgeprägte androgene Aktivität auf. Der Einfluss auf das Sexualverhalten ist direkt mit Kokilaksha vergleichbar.

## Einnahmeempfehlung

Auf andere Alternativen zurückgreifen. Qualität, Beschaffung und Preis-Leistungs-Verhältnis sind oft problematisch.

# DIE BIOVERFÜGBARKEIT VON PFLANZENEXTRAKTEN

Die „Bioverfügbarkeit" beschreibt, wie sehr ein Wirkstoff vom Körper aufgenommen und genutzt werden kann. Sie wird von zahlreichen Faktoren beeinflusst. Die ausschlaggebendsten Faktoren stellen die Art der Substanz selbst und die Art der Aufnahme dar. Viele Substanzen im Pflanzenreich benötigen Zusatzsubstanzen, um optimal aufgenommen werden zu können. Das wohl populärste Beispiel ist der Karottensaft mit der Leitsubstanz Beta-Carotin.

Beta-Carotin benötigt einen gewissen Grad an Fett, um vom Körper aufgenommen werden zu können. Wird beispielsweise kein Fett – in Form von hochwertigem Öl, Butter o.ä. – zum Saft hinzugegeben, verlässt das meiste Beta-Carotin den Körper wieder auf natürlichem Wege. Es wird nicht genutzt und entfaltet keinen oder nur stark reduzierten Mehrwert und gesundheitlichen Nutzen. Man kann somit Gesundes essen, ohne wirklich gesundheitlichen Nutzen aus einer Speise zu ziehen (z.B. Karotten ohne Fett).

Dieses Gleichnis lässt sich auf zahlreiche Pflanzenstoffe ummünzen. Viele Substanzen „lieben" Fett (lipophile Substanzen) und gehen in das Fett über, wie z.B. färbende Stoffe in Safran und Kurkuma. Genau diese lipophile Pflanzenstoff-Fraktion braucht Fett als Begleitsubstanz, um hoch bioverfügbar im Körper wirken zu können.

Im Rahmen der Extraktherstellung gibt es mehrere Möglichkeiten diese lipophilen Substanzen optimal zu extrahieren. Hier kommen meist polare Flüssigkeiten zum Einsatz. Oft wird mit Alkohol (Ethanol) gearbeitet, da sich dieser nach der Extraktion leicht wieder abtrennen lässt (verdampft leicht). Leider finden aufgrund des hohen Preises von Ethanol auch Methanol, Aceton, Petrolether und andere toxische Extraktionsmittel Anwendung (günstiger). Diese verbleiben zu geringen Spuren im Extrakt und sind selbst im trockenem Pulver noch nachweisbar. Grundsätzlich sollte auf Rückstände von Extraktionsmitteln getestet werden (in Arzneimitteln Pflicht, in Nahrungsergänzungsmitteln nicht vorgeschrieben). Gute Hersteller werden für die Extraktion nur reinen Alkohol, Wasser und Gemische aus Alkohol und Wasser einsetzen. Wenn der Alkohol z.B. durch Vakuum und Wärme abgetrennt wird, besteht der zurückbleibende Rückstand (ethanolisch extrahierter Trockenextrakt) primär aus den gewünschten fettliebenden Substanzen, weil Alkohol ähnliches Lösungsverhalten aufweist wie heißes Fett.

Wenn man z.B. Wasser und Alkohol zur Extraktion verwendet und diese Mischung zudem noch erwärmt, lösen sich hydrophile (wasserliebende) und lipophile (fettliebende) Substanzen aus dem Extraktionsgut. Einen der bekanntesten alkoholischen Flüssigextrakte stellt der Kräuterbitter dar. Hier unterstützt der Alkohol die Extraktion der lipophilen Substanzen aus den Pflanzenstoffen. Durch den Alkohol lösen sich Stoffe aus der Pflanze, die sich alleine durch Wasser nicht in der Höhe und Art lösen würden und gehen in die Flüssigphase über. Der Alkohol dient in solcherlei Getränken also nicht nur dem Geschmack und der Berauschung – er erfüllt auch einen wichtigen Zweck bei der Extraktion wertvoller Pflanzenstoffe.

Rein ethanolisch extrahierte Extrakte sollten immer mit Fett eingenommen werden. Viele Substanzen wie Kurkumin, Beta-Carotin und die meisten Phytohormone lassen sich auch nur mit Alkohol zufriedenstellend extrahieren. Obwohl es sich hier oft um alkoholisch extrahierte Extrakte handelt, wird auf der Verpackung meist nicht angegeben, wie extrahiert wurde. Das macht es für den unwissenden Verbraucher schwer, hier eine klare Einstufung vorzunehmen. Aus diesem Grund liefern wir Ihnen eine Tabelle, die zwischen Extrakten differenziert, die mit Fett und ohne Fett konsumiert werden sollten.

Die Einstufung basiert auf den primär in den Pflanzen vorkommenden Wirksubstanzen und deren Lösungsverhalten (unter Berücksichtigung optimaler Bioverfügbarkeit, basierend auf Erfahrungswerten und Studien).

Normalerweise reicht bei der Empfehlung „mit Fett" die Einnahme zu einer vollwertigen Mahlzeit, da eine normale Speise ausreichend Fett liefert, um die Aufnahme der Pflanzenstoffe zu ermöglichen.

Wässrig extrahierte Extrakte benötigen in der Regel auch kein Fett um optimal verstoffwechselt zu werden. Im Zweifelsfall nehmen Sie am besten ein oder zwei Kapseln Omega-3-Fischöl dazu oder einen Teelöffel hochwertiges Öl.

Aus den dargestellten Zusammenhängen resultieren die gebräuchlichen Einnahmeempfehlungen wie „zu einer Mahlzeit einnehmen", „vor der Mahlzeit einnehmen", „auf nüchternen Magen einnehmen", die sie auf den Verpackungen von Arznei- und Nahrungsergänzungsmitteln finden. Sie dienen vor allem der Erhöhung der Bioverfügbarkeit der Substanz und sollen dafür sorgen, dass soviel Wirkstoff wie möglich vom Körper aufgenommen wird.

Andere Faktoren, die hier ebenfalls eine große Rolle spielen, wären unter anderem die Magenverweilzeit (Säure kann Wirkstoffe zerstören – z.B. lebende Probiotika) und Mahlzeiten mit einem hohen Gehalt an Calcium (wie Milchprodukte). Viele Pflanzenextrakte verlieren durch zu viel Calcium ihre Wirkung. Sie werden inaktiviert und abgebunden (z.B. Grüner Tee), andere werden durch die Aufnahme gemeinsam mit Proteinen, wie sie in der Milch vorliegen, besser aufgenommen (z.B. Ashwagandha). Da die Mehrzahl der Extrakte aber unter dem Calcium leidet, lautet die generelle Empfehlung: Mit Fett, aber ohne Milch- und Milchprodukte.

Die Tabelle bietet eine grobe Übersicht der empfohlenen Einnahme (mit oder ohne Fett). Die am Ende des Buches zu findenden Einnahmeschemata berücksichtigen die eben genannten Zusammenhänge und führen Fett – z.B. in Form einer Omega-3-Kapsel – an, sollte Fett essenziell wichtig für die Wirksamkeit der Gesamtformel sein.

## Kategorie 1 – Mit Fett

Apfel – Malus domestica

Baikal Helmkraut – Scutellaria baicalensis

Bast – Deer Antler

Bertram – Anacyclus pyrethrum

Birne – Pyrus communis

Black Musli – Curculigo orchiodes

Bockshornklee – Trigonella foenum

Brennnesselwurzel – Urtica dioica

Brokkoli – Brassica oleracea var. italica

Chili – Capsicum annuum

Citrus (Schale) – Citrus

Erd–Burzeldorn – Tribulus terrestris/alatum

Gelee Royal

Goji Beeren – Lycium barbarum

Günsel – Ajuga turkestanica

Hanf – Cannabis sativa

Harzklee – Psoralea coryfolia

Heidelbeere – Vaccinium myrtillus

Himbeere – Rubus idaeus

Hirschwurzel – Raponthicum carthamoides / Leuzea spp.

Indischer Spargel – Asparagus racemosus

Juckbohne – Mucuna pruriens

Kakao – Theobroma cacao

Knoblauch – Allium sativum

Kohl allgemein – Brassica

Kokilaksha – Asteracantha longifolia

Kurkuma – Curcuma longa

Maca – Lepidium meyenii

Mönchspfeffer – Agnus castus

## Kategorie 2 – Ohne Fett

Adzuki Bohne – Vigna angularis

Afrikanische Mango – Irvingia gabonensis

Arnika – Arnica montana

Austernpilz – Pleurotus ostreatus

Balsampappel – Populus balsamifera

Banane – Musa paradisiaca

Anti-Androgenlische Quitte – Aegle marmelos

Brahmi – Bacopa monnieri

Brasilianischer Ginseng – Pfaffia paniculata

Buntnessel – Plectranthus barbatus

Catuaba – Trichilia catigua

Chinesischer Raupenpilz – Ophiocordyceps sinensis

Chlorella Alge – Chlorella vulgaris

„Cotton Tree" – Bombax ceiba

Damiana – Turnera diffusa

Fadogia agrestis

Hydroxyzitronensäure – Garcinia cambogia

Gingko – Gingko biloba

Ginseng – Panax ginseng

Goldtrompete – Allamanda cathartica

Granatapfel – Punica granatum

Grapefruit – Citrus paradisi

Große Klette – Arctium lappa

Grüner Kaffee – Coffea arabica

Grüner Tee – Camellia sinensis

Guarana – Paullinia cupana

Hafer – Avena sativa

Hefe – Saccharomyces cerevisae

Hibiskus – Hibiscus rosasinensis

## Kategorie 1 – Mit Fett

Parakresse – Spilanthes acmella

Phönizischer Wacholder – Juniperus phoenica

Pinienpollen – Pinus sylvestris

Plossobaum – Butea superba

Quassiabaum – Quassia mara

Quinoa – Chenopodium quinoa

Rosmarin – Rosmarinus officinalis

Rotklee – Trifolium pratense

Rotes Weinlaub – Vitis vinifera

Safed Musli – Chlorophytum borivilianum

Safran – Crocus sativus

Schnittlauch – Allium tuberosum

Schwarze Himbeere – Rubus coreanus

Schwarzer Ingwer – Kaempferia parviflora

Schwarzkümmel – Nigella sativa

Schwarzer Pfeffer – Piper nigrum

Spinat – Spinacia oleracea

Sägepalmen-Extrakt – Serenoa repens

Süßholzwurzel – Glycyrrhiza glabra

Tomate – Solanum lycopersicum

Tongkat Ali – Eurycoma longifolia

Yams – Dioscorea

Zwiebel – Allium cepa

## Kategorie 2 – Ohne Fett

Honigbusch – Cyclopia genistoides

Hopfen – Humulus lupulus

Hoodia Kaktus – Hoodia gordonii

Ingwer – Zingiber officinale

Jiaogulan – Gynostemma pentaphyllum

Kaffee – Coffea arabica

Kaktusfeige – Opuntia ficus

Kirsche – Prunus avium

Knollige Kapuzinerkresse – Tropaeolum tuberosum

Kokosnuss – Cocos nucifera

Lein – Linum usitatissimum

Magnolie – Magnolia officinalis

Mondi – Mondia whitei

Ostindischer Hanf – Crotalaria juncea Linn.

Paradieskörner – Aframomum melegueta

Papaya – Carica papaya

Pequi-Frucht – Caryocar brasiliense Camb.

Pfefferminze – Mentha spicata Labiatae, „Spearmint"

Pfeilbambus – Pseudosasa japonica

Potenzholz – Liriosma ovata

Pu-Erh-Tee – Camellia sinensis

Reishi Pilz – Ganoderma lucidum

Rooibos – Aspalathus linearis

Rosenwurz – Rhodiola rosea

Rotalge – Lithothamnium calcareum

Rote Bete – Beta vulgaris

Sanddorn – Hippophae rhamnoides

Schisandra – Schisandra chinensis

Schwarzer Tee – Camellia sinensis

| Kategorie 1 – Mit Fett | Kategorie 2 – Ohne Fett |
|---|---|
| | Seegras – Zostera |
| | Sellerie – Apium graveolens |
| | Shilajit – Moomiyo |
| | Sibirischer Ginseng – Eleutherococcus senticosus |
| | Siamkraut – Chromolaena odoratum |
| | Sojabohne – Glycine max |
| | Spirulina-Algen – Spirulina platensis |
| | Steinsame – Lithospermum erythrorhizon |
| | Tragant – Astragalus kentrophyta |
| | Traube – Vitis vinifera |
| | Wassermelone – Citrullus lanatus |
| | Weinraute – Ruta graveolens |
| | Weiße Bohne – Phaseolus vulgaris |
| | Weiße Maulbeere – Morus alba |
| | Wilder Fenchel – Ferula hermonis |
| | Wüsten–Sommerwurz – Cistanche deserticola |
| | Zahnholz – Massularia acuminata |
| | Zaunrübe – Bryonia laciniosa |

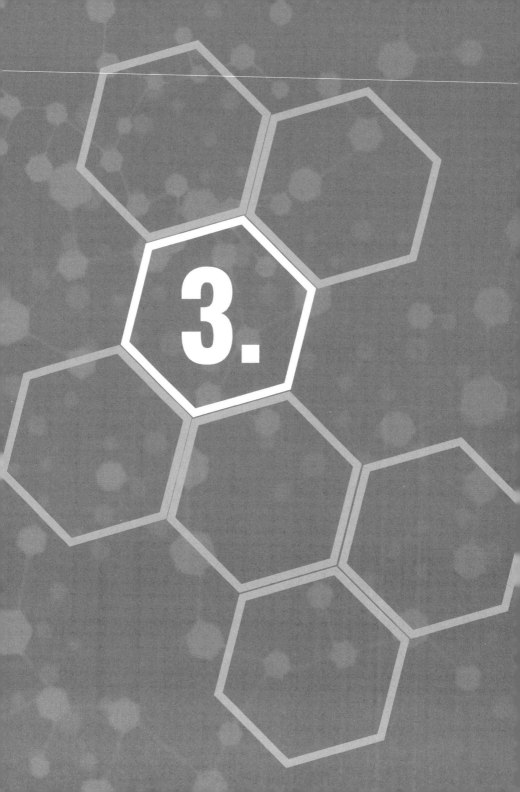

# 3. ANTI-HORMONFOODS

Nun befassen wir uns mit speziellen Superfoods. Speziell, weil wir sie kennen und gezielt meiden oder einsetzen sollten. Dabei handelt es sich um Wirkstoffe, die wirken wie Anti-Hormone. Sie blockieren bestimmte Enzyme, die die Umwandlung in erwünschte oder unerwünschte Hormone katalysieren. Sie können aber auch die Produktion körpereigener Hormone direkt hemmen.

Wir beginnen mit den sogenannten Anti-Androgenen: Diese wirken sich hemmend auf den Androgenstoffwechsel aus. Besonders für Leistungsathleten, aber auch für alle, die ihre Power erhalten oder steigern wollen, keine gute Botschaft.

Zu Beginn gehen wir etwas tiefer ins Detail, um die fachlichen Hintergründe zu vermitteln. Kurz darauf wird es wieder verständlicher und pragmatischer. Ein wichtiges Thema! Lassen Sie es nicht aus. Sie sollten nicht nur wissen, was sie stärkt, sondern immer auch, was Sie schwächt. Nur die kombinierte und bewusste Anwendung beider Aspekte kann sie umfassend stark machen – im Sinne von Natural Doping.
Zudem: In bestimmten Situationen wirken Anti-Androgene überaus heilsam. Auf den folgenden Seiten erfahren Sie, warum und wann das auch bei Männern zutrifft.

Für Frauen sieht es schon wieder ganz anders aus: Wo die folgenden Pflanzen und Substanzen für Männer eher „Anti" sind, sind sie für Frauen wahre Superfoods, die die Weiblichkeit erhöhen und eine evtl. zu stark androgene Frau wieder ins hormonelle und somit gesunde Gleichgewicht bringen können.

Anschließend beschäftigen wir uns mit Anti-Östrogenen, hier vor allem mit den sogenannten Aromatasehemmern, die die Umwandlung von Testosteron in Östrogen verhindern.

# ANTI-ANDROGENE

Anti-Androgene werden per Definition in steroidale und nicht-steroidale Anti-Androgene eingeteilt.

Die steroidalen Anti-Androgene diffundieren aufgrund ihres fettlöslichen Charakters durch Phospholipidmembranen (Haut, Zellen und Zellverbände im Körper allgemein, auch Darmschleimhaut etc.) und greifen direkt auf molekularer Ebene in den Androgenstoffwechsel ein.

Nicht-steroidale Anti-Androgene (wie Nilutamide und Flutaminde) wirken, indem sie direkt an Androgenrezeptoren binden und verhindern, dass Androgene wie Testosteron und Dihydrotestosteron dies tun können [396].

Die meisten bekannten Anti-Androgene wirken durch ein Blockieren der Androgenrezeptoren [397]. Ketoconazol z.B. wirkt zusätzlich noch auf das Cytochrome P450 Enzymsystem und die 17,20-Lyase, die bei der Steroidsynthese und deren Abbau eine ausschlaggebende Rolle spielt [398].

Im Androgenstoffwechsel wirkt sich neben SHBG auch noch GnRH (Gonadotropin-Releasing-Hormone) maßgeblich aus. Gonadotropine wirken indirekt auf die Androgensynthese. Zu ihnen zählen LH und FSH und sie steuern über die Hirnanhangdrüse die Androgensynthese in den Hoden und Eierstöcken (in den Keimdrüsen allgemein). Wird durch Anti-Androgene die Gonadotropinsynthese direkt nach unten reguliert oder die Expression der GnRH-Rezeptoren auf molekularer Ebene reduziert, mündet dies in verminderter LH- und FSH-Wirkung und in Folge in stark verminderter Androgensynthese. Neben bereits genannten chemischen Arzneimitteln greifen bereits dargestellte hormonelle Disruptoren hier effizient ein. Diese zählen ebenfalls zu den Anti-Androgenen.

Auch im Pflanzenreich existieren Substanzen die Anti-Androgene Wirkung entfalten und gezielt als solche Anwendung finden können. Hier reihen sich vor allem 5-Alpha-Reduktase-Hemmer ein, die nur unter bestimmten Umständen und in abgestimmter Dosierung Anwendung finden sollten (als „normales" Lebensmittel einfach reduziert und als Extrakt oder Konzentrat am besten nur indikationsbezogen). Die 5-Alpha-Reduktase ist das Enzym, das die Umwandlung von Testosteron in die biologisch wirksamere Form, das Dihydrotestosteron (DHT), katalysiert.

DHT steht für Körper- und Muskelkraft und ist bei der Ausbildung der primären Geschlechtsorgane sowie -merkmale ausschlaggebend. Männer mit angeboren hohem DHT-Spiegel leiden oft unter einer Glatze. Haarwurzeln reagieren empfindlich auf hohe DHT-Spiegel und sterben ab (die Empfindlichkeit der Haarwurzeln gegenüber DHT ist ebenfalls genetisch begründet) – ganz im Gegenteil zur Körperbehaarung (Gesicht, Brust, Rücken), die direkt durch DHT gefördert wird. Einfache Formel: Je mehr DHT, desto „bäriger" der Mann.

DHT kann aber auch wahre Probleme schaffen. Vor allem die Prostata leidet gerne unter zu hohen DHT-Spiegeln – Prostatavergrößerungen und Prostatakrebs gehen oft mit einem erhöhten DHT-Spiegel einher. Deshalb werden Naturstoffe, die die 5-Alpha-Reduktase und damit DHT in Schach halten, als Wunder- und Gesundheitsmittel für den Mann angepriesen. Diese reichen von Kürbiskern(öl), Sägepalmen-Extrakt (Saw Palmetto) bis zur Brennnesselwurzel. Wenn man diese gezielt (z.B. in Kombination) mit einem Aromatasehemmer einsetzt, kann man damit effizient seinen Testosteronspiegel erhöhen und zugleich das kritische DHT bremsen. Man sollte dies aber gekonnt und abgestimmt durchführen.

Das altbekannte Kreatin erhöht auch den DHT-Spiegel, was neben dem Einfluss auf den Kreatinphosphat-Stoffwechsel und die Energiebereitstellung den Kraftzuwachs erklären könnte. Generell sind 5-Alpha-Reduktase-Hemmer vom gesunden Mann dosiert und nach Sinn und Zweck einzusetzen – vor allem Kraftsportler sollten hier Vorsicht walten lassen, um keine unerwünschten Leistungseinbrüche zu provozieren.

## Die gezielte, geschlechtsspezifische Einnahme

Die folgenden Einnahmeempfehlungen von Anti-Androgenen dienen nicht primär der Leistungsverbesserung, sondern vielmehr der temporär empfehlenswerten Nutzung zur Verbesserung des Gesundheitszustandes und bei androgenassoziierter Beschwerdelage. Bestimmte Erkrankungen wirken sich sehr negativ auf die Leistungsfähigkeit aus. Sportverletzungen können eine erfolgreiche Karriere beenden oder eine maßgebliche Beeinträchtigung der Lebensqualität mit sich bringen. Hier können Anti-Androgene aufgrund ihrer oftmals ausgeprägten Heilkraft Anwendung finden. Anschließend empfiehlt sich nach der Genesungsphase eine androgene Therapie, um eine eventuelle Supprimierung (Hemmung/Unterdrückung) des Androgenstoffwechsels aufzuheben.

Es werden nur für noch nicht besprochene Pflanzenstoffe Einnahmeempfehlungen erteilt. Alle anderen Pflanzenstoffe, die bereits in vorhergehenden Kapiteln behandelt wurden, werden nicht nochmals erklärt, aber dennoch erwähnt – ihre Nennung soll die Bipolarität ihrer Wirkung darstellen. Viele Substanzen besitzen zwei oder mehrere Wirkcharakteristika mit unterschiedlich starker Ausprägung (beispielsweise androgen und Anti-Androgen – je nach Dosierung).

Ein dosierter Einsatz von Anti-Androgenen macht bei Bedarf in allen Altersstufen Sinn und sollte im höheren Alter vermehrt Beachtung finden. Je älter der Athlet wird, desto mehr stehen Gesundheit und Leistungserhaltung im Vordergrund und das Setzen neuer Rekorde verliert an Bedeutung.

Das aufmerksame Studium des folgenden Kapitels empfiehlt sich dennoch für alle Athleten. Stets sollte man wissen, was Mann(!) nicht bzw. nur bei spezifischer Symptomatik aufnehmen sollte.

Für Frauen hingegen gelten die folgenden Lebensmittel, wenn nicht extra ausgeführt, ohne Beschränkung als empfehlenswert! Besonders gilt dies bei all jenen, die von Vermännlichungserscheinungen betroffen sind und sich nicht weiblich genug fühlen. Auch empfiehlt sich die gezielte Einnahme in der Pubertät bei einer zu hohen Talkproduktion (Akne) oder einer zu dichten Behaarung (Hirsutismus).

## BENGALISCHE QUITTE – Aegle marmelos

A. marmelos zeigte im Tierversuch eine stark anti-androgene Wirkung, als ethanolischer Extrakt in einer Dosierung von 100-300 mg/kg Körpergewicht und Tag. Die Gesamteinnahmedauer belief sich auf 60 Tage. In der 300 mg Gruppe wurde die Fruchtbarkeit zu 100 % unterbunden, dabei stellte sich die Spermienbildung komplett ein, die Serumtestosteronwerte sanken unter die physiologisch gesunden Werte und die Hodenaktivität reduzierte sich gegen null. Nach 120 Tagen Ausschwemmphase wurden die Ausgangswerte und -funktionen wieder erreicht [254].

## Einnahmeempfehlung

Von einer Einnahme wird dem Mann abgeraten (Androgenkiller).

## BRAHMI – Bacopa monnieri

Brahmi zeigte in einer Konzentration von 200 mg/kg Körpergewicht eine ausgeprägt negative Wirkung auf die Geschlechtsorgane, die Struktur des Hodengewebes, die Spermienqualität und Spermienbildung. Es wurde kein Einfluss auf den Androgenstoffwechsel festgestellt, genauso blieben alle toxikologisch relevanten Parameter (Organgesundheit) im Referenzbereich (keine Veränderung der Leberenzyme und Nierenparameter). Nach Einstellen der 28-tägigen Verabreichungsdauer dauerte es weitere 56 Tage, bis die Hoden ihre ursprüngliche Funktion wiederaufgenommen hatten [140].

## Einnahmeempfehlung

Brahmi eignet sich, basierend auf den vorliegenden Daten, als pflanzliches Verhütungsmittel. Sollte von Männern mit Fruchtbarkeitswunsch gemieden werden!

## BRENNNESSEL – Urtica dioica

Die Brennnessel übt eine so vielfältige Wirkung auf den Organismus aus, dass es schwierig erscheint, sie einem bestimmten Kapitel zuzuordnen. Sie zählt zu einer der heilsamsten Pflanzen unserer Breiten und besticht durch eine Vielzahl von Vitalstoffen, die sich vom Scheitel bis zur Sohle positiv auswirken.

Je nach Pflanzenteil wirkt Brennnessel anders: Die Blätter mit hohem Anteil an Kieselsäure, Folsäure, zahlreichen Phytohormonen und anderen mineralischen Verbindungen wirken sich positiv auf das Bindegewebe aus. Die Samen, im Herbst gesammelt, gelten seit dem Altertum als Jungbrunnen, Kraft- und Segenspender. Die Wurzel gilt als bekannter 5-Alpha-Reduktasehemmer und hat sich bei Prostatavergrößerungen und Beschwerden des Uro-Genitaltraktes Rang und Namen gemacht. Generell kann man die Brennnessel gezielt, nach gewünschtem Nutzen, einsetzen – sie vermag auch mit SHBG zu interferieren (bestimmte Substanzen in ihr), was zur Folge hat, dass die Geschlechtshormone verstärkt in freier Form vorliegen und ihre Wirkung voll entfalten können.

> *Aufgrund ihrer bipolaren Wirkung stufen wir die Brennnessel als androgene wie auch anti-androgene Pflanze ein – je nach Pflanzenteil und Dosierung. Vielleicht erlebt der alte Leitspruch: „Alles oba da Erd für de Weibersleit – alles unter der Erd fiar de Manda", bei der Brennnessel ein Revival.*

Das Lignan Secoisolariciresinol, wie auch andere Lignane in der Brennnessel, binden effektiv an das SHBG. Wenn man diese Lignane zusätzlich chemisch modifiziert (methyliert), verzehnfacht sich ihre inhibierende Wirkung [256].

Mehrere Studien bewiesen diese starke SHBG-bindende Wirkung von Brennnesselinhaltsstoffen. Des Weiteren wurde bewiesen, dass SHBG auf molekularer Ebene reduziert exprimiert (gebildet) wird und dass Brennnesselinhaltsstoffe die Aromatase hemmen, was beides zu einem höheren Serumtestosteronspiegel führt [257, 258].

Die Brennnesselwurzel wirkt so hochkomplex und beeinflusst den gesamten Hormonstoffwechsel. Die Abbindung von SHBG führt initial zu einem höheren, physiologisch wirksamen Spiegel von Testosteron, Dihydrotestosteron und Östrogen. Durch die Blockierung der 5-Alpha-Reduktase „schrumpft" der Anteil an freiem DHT nach und nach, weil durch die Blockierung kein neues DHT „nachgeliefert" wird. Durch die ebenso stattfindende Aromatasehemmung wird nahezu der gesamte Anteil von Androstendion (Prohormon der Androgene und Östrogene) in Testosteron umgesetzt, das wegen der Abbindung von SHBG frei und funktionell vorliegt. Der Anteil an Testosteron erhöht sich nach und nach effizient, was den Körper in eine hoch anabole Stoffwechsellage bringt. Den aromataseinhibierenden Effekt kann man zusätzlich durch die Gabe von 30 mg Zink pro Tag verstärken, was den Testosteronwert zusätzlich erhöht. Aus eigener Erfahrung bringt das Folgendes: 1) Verlust von Körperwasser und bessere Abzeichnung der Muskulatur durch Reduktion der physiologisch wirksamen Östrogene im Serum; 2) erhöhte Körperfettverbrennung und Verschiebung des Verhältnisses von Muskelmasse zu Körperfett in Richtung magere Muskelmasse; 3) durch initial erhöhte DHT-Spiegel erhöhter Sex-Drive, mehr Libido und Kraftsteigerung; 4) durch zunehmende Redukion der DHT-Produktion: langsames Einstellen des Kraftzuwachses und der Libidozunahme, also Reduktion der androgenen Wirkung nach ca. zwei Wochen; 5) anabole Komponenten und verbessertes Verhältnis Muskelmasse zu Körperfett bleiben erhalten – Muskelaufbau ist möglich. Kraft pro Muskeleinheit nimmt aber mit zunehmend niedriger werdendem Anteil von DHT ab. Conclusio: Brennnesselwurzel-Extrakt eignet sich hervorragend für alle mit einem Östrogenproblem zur „Zähmung" der Aromatase. Darüber hinaus eignet er sich zur Behandlung von DHT-bedingten Beschwerden wie Prostatavergrößerung, Kopfhaarausfall etc. Er eignet sich auch für „Ego-Trainierer" und „Sommer-Figur-Poser" vor der Badesaison, weil Brennnessel-Extrakt die letzten Ecken und Kanten so richtig schön herausarbeitet.

Aber: Die Brennnessel eignet sich auf Dauer nicht für Kraftsportler und Leistungsathleten, die auf Schnell- und Maximalkraft trainieren – diese werden an Kraft verlieren! Läufer können hingegen profitieren. Die Brennnessel macht geschmeidig und erlaubt eine hervorragend schnelle Erholung und muskuläre Regeneration.

## Einnahmeempfehlung

Sehr empfehlenswert! Kaum eine andere Pflanze spiegelt die Vielfältigkeit pflanzlicher Wirkvarianz in solch ausgeprägter Form wieder wie die Brennnessel – ihre Blätter wirken anregend auf den weiblichen Hormonstoffwechsel und fördern aufgrund ihres hohen Anteils an Phytostoffen und bioaktiver Kieselsäure das gesunde Wachstum von Bindegewebe, Knorpeln, Sehnen, Bändern, Haut, Haaren und Nägeln.

Brennnessel sollte kurweise angewendet werden – im Frühjahr eignet sich die ganze Pflanze, bis zum Herbst der Terminaltrieb (die obersten drei Blätter) als Frischgemüse oder sonst wie in der Küche verarbeitet. Immer können getrocknete Blätter Anwendung finden. Die Mengen sollten sich auf mindestens 10 (getrocknet) bis 100 g Pflanze (frisch) belaufen. Als Teezubereitung werden ca. 10 Gramm getrocknete Blätter kaltem Wasser zugeben und fünf Minuten ausgekocht.

Die Samenstände im Spätsommer/Herbst (auch „Nüsschen" genannt) stellen ein tolles Superfood für Männer dar. Sie enthalten viele Saponin- und Schleimstofffraktionen, die sich verjüngend und tonisierend auf den männlichen Stoffwechsel auswirken. Im Mittelalter war es den Mönchen untersagt diese Nüsschen zu essen, da sie die Libido zu stark aktivieren. Wenn Sie Nüsschen oder Brennnesselsamen einnehmen wollen, dann nehmen Sie mindestens einen Teelöffel täglich zu sich. Vermischen Sie die Samen gut mit Ihrem Speichel und kauen Sie diese so lange, bis sich eine schleimige Masse in Ihrem Mund bildet; dann erst schlucken (das Kauen erhöht die Bioverfügbarkeit und Aufnahme der Wirkstoffe).

Die Wurzeln der Brennnessel repräsentieren ein tolles Heilmittel für alle möglichen männlichen Leiden. Sie harmonisieren den Hormonstoffwechsel auf wunderbare Weise, erhöhen freie Androgene und deren Wirkung. Erst in höheren Konzentrationen wirkt sich Brennnesselwurzel-Extrakt inhibierend auf die 5-Alpha-Reduktase aus, was sich sehr positiv auf die Prostatagesundheit auswirkt.

Zur funktionellen Leistungssteigerung sollte Brennnesselwurzel-Extrakt in Konzentrationen von dreimal 500 mg pro Tag (Einnahme mit den Mahlzeiten) eingenommen werden (nicht höher dosieren). Bei Prostata-assoziierter Beschwerdelage sollte die Konzentration bei mindestens drei Gramm pro Tag liegen. Bei einer kurweisen Anwendung von mehr als drei Wochen sind die Erfolge spürbar – im Rahmen der oben genannten Komplexität.

## GOLDTROMPETE – Allamanda cathartica

Wie bei vorangegangen Pflanzen in diesem Kapitel wurde auch hier ein signifikant negativer Einfluss auf die Hodenarchitektur, Spermienbildung und -qualität festgestellt. Es kam zu einem ersichtlichen Einfluss auf den Androgenstoffwechsel, die Leberenzyme und Nierenwerte. Die Fruchtbarkeit war bei einer täglichen Dosis von 200 mg Extrakt pro kg Körpergewicht stark eingeschränkt, wenngleich die Libido unberührt blieb. Die Ausgangsfunktion und Level der Hoden wurde 56 Tage nach dem Einstellen der 28-tägigen Testphase wieder erreicht [261].

### Einnahme

Für Männer: Nicht empfehlenswert.

## GRANATAPFEL – Punica granatum

Granatapfel wirkt sich stark auf den Androgenstoffwechsel aus. Die Kerne beinhalten reines, humanphysiologisches Östrogen und die im Saft enthaltenen Polyphenole reduzieren die Expressionsrate des Androgen-Rezeptors. Je weniger Androgen-Rezeptoren für das Andocken der Androgene zur Verfügung stehen, (Schlüssel/Schloss-Prinzip) desto weniger Wirkung können die Androgene hervorrufen. Vor allem in Bezug auf DHT wurden ausgeprägte Effekte festgestellt [262].

*Eine Reduktion der DHT-Wirkung im Körper verursacht unweigerlich eine Reduktion der Kraftleistung, auch wenn Granatapfelpolyphenole parallel zu einer Erhöhung von Testosteron führen würden. Die anabole Komponente (Testosteron) steht für Muskelaufbau, Verhältnis von Muskelmasse zu Körperfett etc. – die androgene Komponente „DHT" für Kraft. Eine Reduktion von DHT oder ein Verlust von dessen Wirkung führt unweigerlich zum Verlust von Körperkraft und Leistungsfähigkeit.*

## Einnahmeempfehlung

Die Kerne des Granatapfels stellen einen weiblichen Jungbrunnen dar. Dasselbe gilt für das aus ihnen gewonnene Granatapfelkernöl. Die hohen Werte an humanidenten Östrogenverbindungen machen ihn zu einer „weiblichen Waffe" gegen den Verlust jugendlicher Schönheit.

Für die Frau gilt: Essen Sie reichlich Granatäpfel und supplementieren Sie Granatapfelkernöl in einer Menge von mindestens zwei Gramm pro Tag, mit oder unabhängig von einer Mahlzeit. Die Einnahme kann dauerhaft erfolgen. Lagern Sie Granatapfelkernöl wie Leinöl immer im Kühlschrank und lichtgeschützt.

Für den Mann gilt: Konzentrieren Sie sich bei erwünschter Testo-Wirkung auf den polyphenolreichen Saft und achten Sie auf die Hinweise zum Granatapfel im Kapitel „Hormonfoods".

## GRAPEFRUIT – Citrus paradisi

Die Grapefruit wirkte sich maßgeblich auf das P450-Enzymsystem in der Leber aus und verursachte durch dessen Beeinflussung eine Verlangsamung des Östrogenabbaus, was sich vor allem im Mann negativ auswirken kann (Östrogendominanz). Eine Kombination von östrogenhaltigen Lebensmitteln (Soja, Lein, Hopfen) mit Grapefruit kann diesen Effekt zusätzlich negativ verstärken. Grapefruit inhibierte teilweise den Abbau von 17-Beta-Östradiol über Beeinflussung des Leberenzymsystems (CYP450), wodurch eine langsamere Metabolisierung von Östrogen stattfand und die natürliche Ausscheidung über die Nieren langsamer erfolgte [263,264].

*Die Grapefruit sorgt für mehr Östrogen im Körper. Das will Mann nicht haben!*

### Einnahmeempfehlung

Grapefruit gilt dem männlichen Organismus als nicht besonders zuträglich – sie erhöht die Wasserspeicherung und den Östrogenspiegel.
Frauen profitieren figurspezifisch und leistungsphysiologisch von der Grapefruit und können diese getrost in ihre reguläre Ernährung einbauen. Grapefruitkern-Extrakt wird oft als Antipilzmittel angepriesen – Knoblauch wirkt da weitaus besser.

## GRÜNER TEE – Camellia sinensis

Wie bereits in früheren Kapiteln erwähnt (s. Hormonfoods) wirkt sich Grüntee (bzw. dessen Wirkstoffe wie Epicatechingallat) positiv auf den Testosteronspiegel aus. Dies hört sich im ersten Moment überzeugend und toll für den Mann an, wenn man sich die Angelegenheit aber genauer ansieht und die „Biochemie pflanzlicher Verbindungen"-Bücher wälzt, erklärt sich die Angelegenheit vielschichtiger: Grüner Tee weist ohne Frage viele positive Effekte auf und wirkt, wenn man den Chinesen und zahlreichen Studien glauben möchte, auch lebensverlängernd. Damit zusammenhängend: Epicatechin-3-gallate zählt zu einem der stärksten 5-Alpha-Reduktase Hemmern. Es hemmt das Enzym, das aus Testosteron reine Kraft und Männlichkeit werden lässt, nämlich die androgene Komponente: Das Dihydrotestosteron – DHT. Dies ist neben einem inhibierenden Effekt auf die Aromatase auch der Grund, warum der Testosteronspiegel ansteigt: Weil weniger Östrogen (gut!), aber auch weniger DHT (schlecht!) gebildet wird. Wenn man sich die Sache wie einen Kohlehaufen vorstellt und es trivial und leicht verständlich ausdrücken möchte: Wenn man den Testosteronhaufen wegen blockierter Aromatase und 5-Alphareduktase nicht wegschaufelt, muss dieser anwachsen.

Ein hoher Testosteronspiegel assoziiert mit vielen positiven Begleiterscheinungen wie Zunahme der Skelettmuskelmasse, Zunahme des Hämoglobinspiegels im Blut, Zunahme der Erythrozytenmenge, prozentuelle Abnahme des Körperfetts bzw. Umverteilung des Körperfetts, verstärkte Calciumaufnahme der Knochen und eine Zunahme der Körperbilanz verschiedener Elektrolyte, aber: Was bringt uns eine höhere Muskelmasse, wenn wir keinen Dampf mehr in den Muskeln habe?!

Kein DHT heißt: Die Eliminierung der androgenen Komponente, die den Geschlechtstrieb und das sexuelle Interesse, die Penisgröße, die muskuläre Kraft und Leistungsfähigkeit und neben der Tiefe der Stimme auch die Körperbehaarung u.v. m. beeinflusst.

Ein hoher DHT-Spiegel bringt auch Prostatazellen zum Wachsen – stimmt! Aber solange es sich nicht um ein unkontrolliertes Wachstum (Krebs) handelt, ist das keine schlechte Sache. Eine aktivierte Prostata sorgt u.a. für mehr Spermienvolumen.

Aus eigener Erfahrung bringt Grüner Tee in puncto Kraftentwicklung nichts, verbessert aber im aeroben Bereich (z.B. Laufen im Grundlagen-Ausdauerbereich) die Ausdauerleistungsfähigkeit maßgeblich. Grüner Tee sollte nie alleine appliziert werden, sondern immer mit anderen pflanzlichen Komponenten. Dadurch lassen sich die positive Wirkung konservieren und andere Wirkungen unterstützen. Dies lässt den Grüntee zu einer wirksamen Waffe werden.

Die Grüne Tee-Pflanze regulierte die Expressionsrate des Androgen-Rezeptors herunter. Grüner Tee stellte des weiteren einen starken 5-Alpha-Reduktase Hemmer dar [265].

## Einnahmeempfehlung

Folgen Sie den bereits getätigten Empfehlungen aus dem Kapitel zu den Hormonfoods.

## HANF – Cannabis sativa

Substanzen im Hanf und dabei vor allem das im THC-Hanf („Rauchhanf") vorkommende Delta-9-Tetrahydrocannabinol senkten den Testosteronspiegel akut. Es reichte der Genuss eines „Joints", um den Testosteronwert um bis zu 70 % zu senken. Es dauerte 24 Stunden, bis die Probanden wieder ihren Testosteronausgangswert erreichten [266].

Cannabis inhibierte die Bindung von DHT (dem Powerhormon) an den Androgenrezeptor. Dadurch kann DHT nicht seine Wirkungen entfalten und die Androgenwirkung wird bereits auf Rezeptorebene stillgelegt [267].

Cannabis-Extrakt in einer Konzentration von 12,5 mg/kg Körpergewicht verursachte in männlichen Hunden den kompletten „Hoden-Breakdown" – nach 30-tägiger Verabreichung kam die Spermienproduktion komplett zum Erliegen. Die Hunde waren unfruchtbar geworden [268].

Cannabinoide wirkten sich auf Rezeptorebene auf das Hungerempfinden (Hunger wird verstärkt) und den Fettsäuremetabolismus (verstärkt Übergewicht und beeinflusst den Hormonstoffwechsel in Richtung Übergewicht) [269]. Für THC-freie Hanfprodukte liegt bis dato keine abgesichert fundierte Studienlage vor. Die 5-Alpha-Reduktase hemmende Wirkung gilt basierend auf den ungesättigten Fettsäuren im Hanföl als bestätigt.

Alles in allem: THC-Träger greifen fundiert in den Androgenstoffwechsel ein und wirken deshalb auch so besänftigend. THC sorgt für Liebesstimmung und raubt den Kampf- und Trainingsgeist; ein negativer Einfluss auf die Zeugungsfähigkeit gilt als bestätigt. Das steckt man – wie Arni – nur weg, wenn man über einen über-natürlichen Hormonspiegel verfügt.

## Einnahmeempfehlung

Die klassische Frage, ob Tüte oder Bong, sollte Mann stets verneinen. Dennoch gelten „normale" Hanfprodukte wie Hanfmilch, Hanfsamen oder Hanfprotein als heilsame Lebensmittel mit hohem funktionellen Wert. Sie eignen sich vor allem zur Aufwertung der weiblichen Ernährung, aber auch Männer können im geringem Maße von Hanf profitieren. Im therapeutischen Bereich zeigt sich: THC-Anreicherungen aus Hanf wirken stark entzündungshemmend und schmerzstillend. Sie lassen viele chronische Schmerzpatienten hoffen und versprechen Linderung – dies repräsentiert auch den tieferen Wert von Hanf: Heilen!

Conclusio: Bauen Sie Hanfprodukte wie Hanfmilch moderat und ergänzend in Ihre Ernährung ein und Sie profitieren vom hohen gesundheitlichen Wert dieser alten Kulturpflanze, aber machen Sie sich kein Köpfchen um THC.

## HARZKLEE – Psoralea coryfolia

P. coryfolia zeigte ausgeprägt hodenschädigende Effekte. Im Testzyklus wurden drei Prozent der täglichen Nahrungsaufnahme als P. coryfolia-Extrakt verabreicht. Die Testdauer belief sich auf zwölf Wochen. Die Testosteron- wie auch FSH-Werte sanken rapide. Eine Zerstörung von Hodengewebe und Einschränkung der Hodenaktivität konnte detektiert werden [291].


## Einnahmeempfehlung

Nicht empfehlenswert.


## KNOBLAUCH – Allium sativum

Eine tunesische Studie aus dem Jahr 2013 zeigte, dass eine wasserlösliche Substanz aus Knoblauch, die in Ethanol präzipitiert (ausflockt), zu einer Unterdrückung der Spermienproduktion und zu einer Reduktion des Serumtestosteronspiegels führte [270].

> *Die Studienlage über Knoblauch gibt zwiegespaltene Ergebnisse in Bezug auf den Androgenhormonstoffwechsel-Einfluss wieder. Roher Knoblauch dürfte eher einen destruktiven Einfluss auf die Hoden und die reproduktiven Organe ausüben, wobei sich verarbeiteter, prozessierter Knoblauch (beispielsweise getrocknet oder erhitzt) sich schwächer auszuwirken scheint.*

Eine japanische Studie aus dem Jahr 2001 gelangte zum Ergebnis, dass eine 28-tägige Verabreichung von 0,8 g Knoblauchpulver (entspricht ca. drei Gramm frischem Knoblauch) zu einer Erhöhung der Testosteronmenge im Hoden und zu einer Reduktion der Stresshormone am Beispiel Cortisol führte. Als ausschlaggebende Substanz wurde eine Schwefelverbindung namens Diallylsulfid identifiziert. Sie wird beim Pressen von frischem Knoblauch frei und verursacht z.B. neben anderen flüchtigen Verbindungen den typischen Knoblauchgeruch. Diallylsulfid baut sich relativ rasch ab, ist aber im pulvrigen Knoblauch, wenn rasch nach dem Pressen verarbeitet, relativ stabil. Diallylsulfid wirkte sich positiv auf die LH-Ausschüttung aus, die direkt die Testosteronproduktion in den Hoden anregt [271].

Eine ägyptische Studie aus dem Jahr 2010, geschrieben von einer bekannten Forschungsgruppe im Bereich „Knoblauchforschung", gelangte zum wiederholten Male zum Ergebnis, dass regelmäßiger Verzehr von rohem Knoblauch zu einer Rückbildung von Hodengewebe, einer Reduzierung von Serum- und Hodentestosteron und zu einer reduzierten Spermatogenese (Spermienbildung) führt. Die Ursache dafür könnte darin liegen, dass Knoblauch die Cholesterinaufnahme in die Hoden blockiert [272].

Das ist ein wesentlicher Aspekt: Die Auswirkung von Knoblauch auf den Cholesterin-Stoffwechsel. Heilsam bei cholesterinbedingten Problemen – aber destruktiv für den Androgenstoffwechsel. Die Natur ist eben nicht schwarz und weiß, sondern bunt und granatenstark. Je mehr wir über diese komplexen Zusammenhänge in Erfahrung bringen, desto differenzierter können wir sie einsetzen.

## Einnahmeempfehlung

Knoblauch schmeckt und wirkt und sollte in der leistungsorientierten Ernährung einen fixen Platz einnehmen – trotz geteilter Studienlage! Es gibt andere, wertvolle Wirkungen: Knoblauch repräsentiert ein mächtiges Mittel, denn er hält umfassend gesund und wirkt gegen Vieles, was den menschlichen Organismus schwächt. Er wirkt natürlich antibiotisch und räumt pathogene Viren und Bakterien verlässlich aus.

Nehmen Sie Knoblauch regelmäßig als Würzmittel und bleiben Sie gesund und leistungsfähig!

Zusätzlicher Knoblauch-Extrakt empfiehlt sich bei Krebsgeschehen als unterstützende Therapie, bei Erkältungskrankheiten, grippalen Infekten sowie bei bekannten Herz-Kreislauferkrankungen und Arteriosklerose. Die Tagesdosis sollte beim Mann aber bei höchstens zwei Zehen liegen (ca. fünf Gramm). Bei Extrakt oder Pulver sollte die Dosis 1000 mg nicht überschreiten. Frauen brauchen sich nicht einzuschränken.

Flüssige Knoblauchdarreichungen gelten aufgrund der hohen Zerfallsrate der Wirkstoffe als unwirksam – von einem Kauf wird abgeraten.

## KNOLLIGE KAPUZINERKRESSE – Tropaeolum tuberosum (Mashua)

Tropaeolum tuberosum kommt (wie Maca) neben anderen bekannten Spezies in der Andenregion vor und wird (entgegen zu Maca) traditionell zur Reduktion der Zeugungsfähigkeit und der sexuellen Lust im Mann eingesetzt.

Die Hauptwirkkomponenten in der Pflanze sind Benzyl-Glucosinolate, vergleichbare Vertreter dieser Stoffklasse sind, wenn auch mit Komplimentärwirkung, in Kohlgewächsen (Brassicaceae – wie Brokkoli, Weißkohl, Rotkohl, Kren, Kresse, Raps) vertreten.

Nach einer 42-tägigen Einnahme von einem Gramm Tropaeolum tuberosum (Mashua) pro kg Körpergewicht reduzierte sich die Zahl der Spermien und die Spermienbildung generell signifikant. Ein Einfluss auf den Testosteronspiegel wurde innerhalb der Einnahmedauer nicht festgestellt [273].

### Einnahme

Für Männer: Nicht empfehlenswert.

## KURKUMA – Curcuma longa

Kurkuma zählt zur Familie der Ingwergewächse (Zingiberaceae) und gilt als Hauptzutat in Currymischungen. Es ist vor allem wegen des verdauungsfördernden und entzündungshemmenden Potenzials wie auch aufgrund der stark tumorhemmenden Wirkung in vielen Medien präsent und – wortwörtlich – in aller Munde.

Kurkuma wies im Tierversuch stark anti-androgene Wirkung auf. Von sechs identifizierten Sesquiterpenen zeigte Germacrone die stärkste Wirkung auf die 5-Alpha-Reduktase, die die Umwandlung von Testosteron in das wirksamere Dihydrotestosteron katalysiert [274].

Kurkuma führte in einer Konzentration von 600 mg Wurzel, bei einer Verabreichungsdauer von 84 Tagen, zu einem ausgeprägt negativen Effekt auf die Fruchtbarkeit. Die Spermatogenese (Spermienbildung) wurde unterdrückt. Verbleibende Spermien waren in der Leistungsfähigkeit (Viabilität) eingeschränkt. Zusätzlich wurden die Testosteronwerte im Serum negativ affektiert. Erst 56 Tage nach der letzten Dosis wurden dieselben Ausgangswerte wie vor der Studie erreicht [275].

Studien aus den Jahren zwischen 1999 und 2004 bestätigen mehrfach die anti-androgene Wirkung von Kurkuma auf den männlichen Organismus. Neben einem signifikanten, die Fruchtbarkeit einschränkenden Effekt wurde ein Abfall der Androgene (Testosteron und DHT) festgestellt. Im Gesamten wirkte sich Kurkuma sehr negativ auf die männliche Potenz und Leistungsfähigkeit aus [276, 277].

*Neben der anti-androgenen Aktivität besitzt Kurkuma natürlich eine Fülle wertvoller Eigenschaften für den aktiven Menschen und Sportler von heute. Vor allem in der Therapie von Verletzungen des Bewegungsapparates hat sich Kurkuma in den letzten Jahren einen guten Namen gemacht. Die stark entzündungshemmende Komponente entfaltet vor allem bei Arthrose, Arthritis und chronisch-entzündlichen Magen-, Darm- wie auch Wirbelsäulenerkrankungen seine wohltuende Wirkung. Durch das hohe antioxidative Potenzial werden überdies minimal-muskuläre Entzündungen der Muskulatur erfolgreicher abgepuffert, was zu einer besseren Regeneration führen kann – weshalb Kurkuma auch zu den Persistencefoods gezählt werden kann.*

Curcumin, bekannt als die Hauptwirkfraktion in Kurkuma, reduzierte den durch Bergablaufen verursachten Muskelschaden aufgrund der stark anti-entzündlichen Wirkung [278].

Curcumin senkte die Marker für oxidativen Stress im Körper nach sportlicher Belastung, im Vergleich zur Kontrollgruppe [279]. Neben den bereits genannten Wirkungen übte Curcumin anti-depressive Effekte aus.

Im erzwungenem Schwimmtest hielt die Curcumingruppe länger durch und zeigte mehr Einsatz und Leistungswillen [280].

*Es empfiehlt sich Kurkuma nicht im Rahmen der täglichen Ernährung, aber gezielt indikationsbezogen einzusetzen – bei entzündlichen Geschehen und zum Kurieren von Krankheiten. In Indien mischt jede Familie, sogar für Frauen und Männer verschieden, ihr eigenes Curry – nicht ohne Grund beinhaltet „Männer-Curry" weitaus weniger Kurkuma als die weibliche Variante. Männliche Curries beinhalten in der Regel mehr Bockshornklee und Chili, also Stoffe, die den männlichen Stoffwechsel besser unterstützen!*

## Einnahmeempfehlung

Kurkuma gilt als unverzichtbar in indischen Curries und verleiht diesen die gelbe Farbe. Es schmeckt in purer Form arttypisch. Bei der Verwendung von Kurkuma als Gewürz empfiehlt sich die Zugabe, genauso wie bei Curry, gleich zu Beginn des Kochens: Curry bzw. Kurkuma dem geschmolzenen Fett zugeben, leicht anrösten und anschließend erst die anderen Zutaten ergänzen. Dies sorgt einerseits für besseren Geschmack und Aromabildung, andererseits für bessere Aufnahme der Wirkstoffe wie Curcumin.

Neben Curcumin birgt Kurkuma noch einen Anteil an hochwertigen ätherischen Ölen und Begleitsubstanzen. Die Medizinalhauptanwendung von Kurkuma liegt im Bereich rheumatologische Erkrankungen, Erkrankungen des Verdauungstraktes und Prostataerkrankungen. Kurkuma eignet sich aufgrund seiner abschwellenden Wirkung als wertvoller Entzündungshemmer – nach Extrembelastungen macht die Applikation von Curcumin oder Kurkuma-Extrakt temporär durchaus Sinn. Dazu empfiehlt sich die hoch dosierte Anwendung von bis zu zehn Gramm Kurkumapulver pro Tag oder zwei bis drei Gramm Kurkuma-Extrakt. Die Einnahme sollte mit Fett erfolgen.

Eine gezielt gesundheitlich orientierte Anwendung erfolgt über mindestens sechs Wochen mit einer täglichen Dosis von mindestens 500 mg Extrakt pro Tag. In diesem Fall Kurkuma auch regelmäßig in die Ernährung einbauen.

Kurkuma eignet sich für beide Geschlechter. Immer im Bewusstsein: Im männlichen Organismus schränkt es die 5-Alpha-Reduktase ein, was zu einer geringeren DHT-Produktion führt.

## MAGNOLIE – Magnolia officinalis

Der Magnolienbaum und seine Bestandteile finden innerhalb der traditionell asiatischen Medizin (China, Japan und Korea) seit Jahrtausenden Anwendung. Diese erstreckt sich über die Behandlung von Schwächezuständen bis hin zu Depression.

Eine französische Studie aus dem Jahr 2012 stellte für einen aus der Magnolie isolierten Stoff, das Honokiol, eine starke Wirkung auf den männlichen Hormonstoffwechsel fest. Honokiol wird im Rahmen dieser Studie als die „biofunktionelle, natürliche Waffe gegen Hautalterung" beschrieben. Honokiol inhibierte in einer Konzentration von 50 μM die 5-Alpha-Reduktase und die Aromatase [417]. Ergebnis und Erklärung: Sinkende DHT- und steigende Testosteron-Spiegel. Aufgrund der Absenkung des DHT-Spiegels sinkt das Kraftvermögen, wenngleich erhöhte Testosteronspiegel mit positiven, anabolen Wirkungen assoziiert werden. Hohe Testosteronspiegel bis ins Alter garantieren weniger Faltenbildung und eine straffere Haut.

### Einnahmeempfehlung

Magnolie wirkt ähnlich wie die Brennnessel – ein Umstieg auf die Brennnessel als heimischer Rohstoff macht Sinn; Einnahmeempfehlung im zugehörigen Abschnitt. Magnolien-Extrakt in guter Qualität lässt sich hierzulande schwer auftreiben (Kostenfrage).

## MÖNCHSPFEFFER – Agnus castus

Alkoholischer Mönchspfeffer-Extrakt führt zu einer signifikanten Senkung der Testosteron- und LH-Werte und kann zur Behandlung von krankhaften Testosteron- und LH-Überproduktionen effektiv eingesetzt werden. Ein ausgesprochen positiver Effekt den Agnus castus mit sich bringt, ist die Auswirkung auf die Knochendichte und Knochenstruktur.

Während die Verabreichung von Testosteron lediglich die trabekuläre (innere) Knochendichte verbessert, wirkt sich eine Mönchspfeffer-Applikation positiv auf die trabekuläre und kortikale (äußere) Knochendichte aus. Diese modernen wissenschaftlichen Erkenntnisse werden durch historische Aufzeichnungen und Befunde untermauert, die von Asklepios Agnita (aus dem antiken Sparta) gemacht wurden. Während des römischen Zeitalters wurde Mönchspfeffer zur Therapie von Unfruchtbarkeit (Frau) und zur Behandlung von Gefechtswunden angewandt und mit Erfolg eingesetzt.

Mönchspfeffer beinhaltet Phytoöstrogene, die mit den Östrogenrezeptoren interagieren. Dabei wurden vor allem Apigenin (z.B. auch in der Kamille vorkommend), Vitexin und Penduletin als Hauptwirksubstanzen identifiziert.

Für Mönchspfeffer wurden positive Effekte auf den Melatoninstoffwechsel festgestellt. Bei einer Wirkdosis von 120-480 mg konnte in 20 gesunden männlichen Testpersonen im Alter zwischen 20 und 32 Jahren eine vermehrte Melatoninausschüttung (nach 14-tägiger Einnahme) und ein verbessertes Schlafverhalten festgestellt werden.

Mit Mönchspfeffer wurden auch bereits Versuche in puncto Behandlung weiblicher Sterilität durchgeführt. Vor allem das Ausbleiben des weiblichen Zyklus und Eisprunges waren im Fokus. Im Rahmen einer drei bis sechs Monate andauernden Behandlungsphase wurden positive Ergebnisse erzielt. Das beprobte Arzneimittel trug den Namen Mastodynon [281, 282, 283, 284, 285, 286].

### Einnahmeempfehlung

Für Männer ein starker Androgenkiller, aber bei Knochenbrüchen effektiv einsetzbar. Wenig unterstützt die Knochenheilung nach Verletzungen besser als Agnus castus. Nehmen Sie dazu Mönchspfeffer hochkonzentriert über zwei bis drei Wochen ein – 1000 mg Extrakt täglich sollten es in diesem Fall schon sein. Eine Ergänzung mit Zinnkraut-Extrakt bietet sich an. Agnus castus nimmt Ihnen aber den Geschlechtstrieb (beim Mann) – damit sollten Sie rechnen! Nach der Anwendung finden Sie aber schnell wieder zu gewohnter sexueller Leistungsfähigkeit zurück und im Falle eines Knochenbruchs hat Mann sicher auch andere Prioritäten.

In Frauen wirkt Agnus castus fruchtbarkeitsverbessernd und sehr anregend auf Eierstöcke und Gebärmutter. In Kombination mit Tribulus terrestris, Nachtkerzenöl und Schwarzkümmelöl stellt er die „Fruchtbarkeitsformel" bei Kinderwunsch und Problemen in dieser Richtung dar. Nehmen Sie dazu zweimal täglich 500 mg Agnus castus-Extrakt mit jeweils 1000 mg Tribulus-Extrakt (aufgeteilt auf zwei Dosen) und mindestens je ein Gramm Nachtkerzen- wie auch Schwarzkümmelöl ein. Die Anwendung sollte bis zur bestätigten Schwangerschaft fortgeführt werden.

## OSTINDISCHER HANF – Crotalaria juncea Linn.

C. juncea stellt ein starkes Anti-Androgen dar. Die Spermienproduktion wurde nahezu gedrittelt, die Hoden waren nicht mehr in der Lage, Cholesterol aufzunehmen und daraus Androgene zu produzieren. Darüber hinaus nahm das Gewicht der primären Geschlechtsorgane ab, was ebenfalls auf eine stark anti-androgene Wirkung schließen lässt. Zum Einsatz kamen ethanolische Extrakte und andere Lösungsmittel mit vergleichbarem Löslichkeitsverhalten. Die Einnahmedauer belief sich auf 30 Tage. Die Konzentration lag bei 25 mg Extrakt pro kg Körpergewicht (25 mg entsprechen ca. 100 g Pflanze) [260].

### Einnahme

Für Männer: Nicht empfehlenswert.

## PAPAYA – Carica papaya

Ein aus Papaya-Samen extrahierter Alkaloid-Extrakt zeigte bei Konzentrationen zwischen 10 und 150 mg/kg Körpergewicht einen maßgeblichen Einfluss auf den Androgenstoffwechsel, wobei ein Anstieg von FSH (oder Abfall, in Abhängigkeit der Extraktstärke) und Östrogen sowie ein Abfall von LH und Testosteron festgestellt wurde. Die längere Einnahme von Papayasamen könnte in diesem Zusammenhang zu männlicher Impotenz führen [421,422].

*Papayasamen stellen neben Mönchspfeffer eines der stärksten pflanzlichen Lustkiller- und Verhütungsmittel für den Mann dar.*

## Einnahmeempfehlung

Papayafrucht ist ein moderates Anti-Androgen. Die Kerne hingegen haben es in sich. Sie beeinflussen die Spermien- und Testosteronproduktion stark negativ. Durch die regelmäßige Einnahme von Papaya-Samen können Männer sich annähernd komplett biologisch sterilisieren. Es laufen bereits Experimente um aus Papayasamen die „Pille für den Mann" herzustellen. Aufgrund des parallel negativen Einflusses auf die Androgenwerte, kann aber ein ungewollter Einfluss auf die Potenz nicht ausgeschlossen werden. Männer sollten daher Papaya in jedem Fall meiden. Für Frauen gilt die Limitierung nicht.

Der übergreifende Gesundheitsnutzen von Papaya liegt im Papain begründet, einem Enzym, welches den Eiweißabbau und die Verdauung positiv beeinflusst. Die androgene Alternative für den Mann: Bromelain in der vollreifen Ananas (höchste Konzentration im Strunk).

## PFEFFERMINZE – Mentha spicata labiatae (Spearmint)

Pfefferminze zeigte ausgeprägt anti-androgene Effekte und wirkte sich negativ auf den männlichen Androgenstoffwechsel aus. Des Weiteren wurde im Rahmen dieser Studie eine Reduktion von sogenannten „Radikal-Fänger-Enzymen" festgestellt. Diese helfen, freie Radikale abzufangen, die z.b. bei körperlichem und psychischem Stress vermehrt ausgeschüttet werden. Zu den Enzymen dieser Klasse zählen beispielsweise die Superoxide Dismutase, Katalase, Glutathione Peroxidase und Glutathion-Reduktase.

Darüber hinaus wurde ein signifikanter Einfluss auf die Expressionsraten bestimmter, im Androgenstoffwechsel beteiligter Enzyme (Hydroxysteroiddehydrogenasen) festgestellt. Die Studie schlussfolgerte die Auslösung von Stress im Hypothalamus aufgrund der Pfefferminze, einhergehend mit einer reduzierten Bildung von LH und FSH, was direkt zu einer Reduktion des Testosteronwertes führte [287].

*Männliche Sportler sollten die Finger von Pfefferminzprodukten lassen. Aus eigener Erfahrung eignet sich Pfefferminzöl äußerlich angewendet bei Verspannungen der Muskulatur und eingeatmet bei Spannungskopfschmerzen. Pfefferminztee allerdings scheint den männlichen Organismus bei längerem Konsum zu schwächen. Das Gefühl lässt sich als „ausgebrannt" beschreiben. Für kurze Anwendungen bei entzündlichen Magen-Darm-Erkrankungen absolut empfehlenswert, aber dauerhaft als Lebensmittel fragwürdig. Es wird nicht gesondert aufgeschlüsselt, welche Substanzen in der Pfefferminze für die Wirkung verantwortlich sind. Es ist davon auszugehen, dass Aromastoffe (z.B. Menthol) eine ausschlaggebende Rolle spielen, da auch beim Eukalyptus im Mann ähnliche Effekte festgestellt wurden. Verwandte der Pfefferminze (andere Minzen) könnten ähnliche Wirkungen verursachen.*

Extern appliziert (oder als ätherisches Öl eingeatmet) entfaltet Pfefferminzöl allerdings eine leistungssteigernde Wirkung. Die leistungssteigernden Effekte wurden auf eine erhöhte Sauerstoffaufnahme (auch im Gehirn), verbesserte Atmung und Lungenfunktion wie auch positive Effekte auf die Laktatbildung zurückgeführt [288]. Eine Studie an weiblichen Athleten hingegen konnte keinerlei positive Effekte feststellen (Inhalation von Pfefferminzöl während körperlicher Belastung) [289,418].

## Einnahmeempfehlung

Die Pfefferminze findet in Mitteleuropa seit dem Mittelalter rege Anwendung und genießt als angesehene Heilpflanze den besten Ruf. Sie kann bei chronischen Magen-Darmerkrankungen (Morbus Crohn, Colitis ulcerosa) Linderung verschaffen und heilsam wirken, sie senkt den Cholesterinspiegel und wirkt sich positiv auf den Leber- und Gallenstoffwechsel aus. Ihre Frische und reinigende Wirkung ergänzt sich durch entzündungshemmende Wirkung – der Hauptgrund warum sie rege Anwendung in Mundpflegemitteln findet. Pfefferminze ist dem weiblichen Stoffwechsel zuträglich und kann regelmäßig als Tee konsumiert werden.

Eine zusätzliche Anwendung von Pfefferminzöl in einer Dosierung von 1000 mg täglich (in drei Einzeldosen zu den Mahlzeiten) empfiehlt sich bei gesundheitlicher Indikation. Japanisches Pfefferminzöl eingeatmet soll auch Migräne zügig kurieren. Atmen sie Pfefferminzöl vor Ausdauerbelastungen ein und verbessern sie Ihre respiratorische Kapazität.
Männer sollten Pfefferminze nur bei konkreter gesundheitlicher Indikation temporär anwenden. Für Frauen keine Limitierung, außer in der Schwangerschaft und Stillzeit – hier den Konsum reduzieren oder besser ganz einschränken. Etwas später können Frauen mit Pfefferminze wirksam abstillen.

# PFLANZLICHE ÖLE UND FETTE

Fettsäuren, wie sie in gängigen Pflanzenölen vorkommen, wirken sich inhibierend (die Funktion einschränkend) auf die 5-Alpha-Reduktase aus.

Dazu zählen ...
**Linolsäure (essenzielle Fettsäure)**
z.b. vorkommend in der Sonnenblume, im Sojaöl, im Erdnussöl, im Leinöl, Baumwollsamenöl und weiteren Ölen und Fetten in geringerer Konzentration.

**Alpha-Linolensäure (essenzielle Fettsäure)**
z.B. vorkommend im Kürbiskernöl, im Leinöl u.v.m.

**Ölsäure**
z.B. vorkommend im Olivenöl, Avocadoöl, Sonnenblumenöl, Erdnussöl u.v.m.

**Palmitinsäure**
z.B. vorkommend im Kokosöl und Palmkernfett u.v.m.

Da es sich teilweise um essenzielle Fettsäuren handelt, sollte über die Ernährung (nur) der benötigte Teil zugeführt werden. Des Weiteren wirkt sich Elaidinsäure inhibierend auf die 5-Alpha-Reduktase aus. Sie kommt vor allem in Granatapfelkernen vor (in diesen findet sich auch ein hoher Anteil an Östrogenen wieder) [419].

## Einnahmeempfehlung

Pflanzliche Öle und Fette werden allzu oft als gesund, unentbehrlich und absolut notwendig angepriesen. Das stimmt nur bedingt – da den meistern Anwendern der Hintergrund fehlt, werden unwissend physiologisch kritisch zu bewertende Billigöle aus Sonnenblumen, Soja, Mais und Co konsumiert. Obwohl diese die essenziellen ungesättigten Fettsäuren beinhalten, überschwemmen sie den Organismus mit einem weitaus zu hohen Anteil an Omega-6-Fettsäuren. Omega-6-Fettsäuren wirken im Übermaß und im Gegensatz zu Omega-3-Fettsäuren entzündungsfördernd und wirken sich negativ bei bereits bestehenden Erkrankungen des rheumatologischen Formenkreises und anderen Auto-Immunerkrankungen, wie auch bei Krebs, aus. Sie sollten vom Sportler im Gegensatz zur verbreiteten Meinung nur in höchster Qualität und bewusst dosiert eingesetzt werden.

Für die Zufuhr von hochwertigen Fettsäuren eignen sich im Vergleich zu den genannten Pflanzenölvertretern besser Oliven- und Rapsöl, Walnuss-, Macadamia- und Haselnussöl, wie auch Fischöle und Kürbiskernöl als Ergänzung. Sie sind für beide Geschlechter empfehlenswert. Für die Frau empfiehlt sich zusätzlich Leinöl. Diese Öle liefern neben Omega-6-Fettsäuren auch wertvolle, abschwellend und entzündungshemmend wirkende Omega-3-Fettsäuren und potente Pflanzenstoffe. Reduzieren Sie maßgeblich den Anteil an Omega-6-Fettsäuren und erhöhen Sie den Anteil an Omega-3-Fettsäuren.

Nehmen Sie zusätzlich reichlich hochwertige gesättigte Fettsäuren zu sich, wie sie in fettem Seefisch, biologisch gezogenem Geflügel und grasgefüttertem Rindfleisch vorkommen. Auch biologische Milchprodukte stellen neben Eiern eine gute Quelle von hochwertigen Fetten dar. Die hochwertigsten, leistungsphysiologisch wertvollen, Fettsäurezusammensetzungen finden Sie in Wildfisch und -fleisch. Ergo: Pflanzliche Öle bewusst konsumieren, natürliche Quellen präferieren und so viel Wild wie möglich konsumieren!
Eine zusätzliche Supplementierung mit hochwertigen Pflanzenölen zahlt sich nur bei gesundheitlichen Beschwerden wie Neurodermitis aus. Hier haben sich Pflanzenöle wie hochdosiertes Lein- und Borretschöl als sehr wertvoll und hilfreich erwiesen. Viele Hautbeschwerden resultieren aus einem ungünstigen Fettsäureverhältnis in der Ernährung. Sollten Sie auf Lein- und Borretschöl nicht ansprechen, streichen Sie die ungesättigten Fettquellen so gut es geht und konsumieren Sie eine Zeit lang fast ausschließlich nur heilsames Kokosöl als Fettquelle.

## PHÖNIZISCHER WACHOLDER – Juniperus phoenica

Juniperus phoenica, beheimatet im Mittelmeerraum, wird traditionell zur Behandlung von Erkrankungen des rheumatischen Formenkreises, Ödemen und Entzündungen des Harn-Blasen-Trakts eingesetzt.
Die Injektion von 400 mg/kg Körpergewicht ethanolischem Extrakt führte zu einer signifikanten Reduktion der Spermienanzahl und reduzierte die Schwangerschaftsrate von weiblichen Versuchstieren um bis zu 80 %, damit übt J. phoenica einen negativen Einfluss auf die Fortpflanzungsfähigkeit aus [290].

> *Die Injektion von 400 mg/kg Körpergewicht erscheint utopisch hoch. Diese Studie sollte nicht für bare Münze genommen werden, wenngleich sie eine Ahnung vom potenziell fertilitätsinhibierenden Effekt von J. phoenica gibt. Wacholder allgemein gilt als Verhütungsmittel im Mann, wirkt in der Frau luststeigernd, aber im Rahmen einer Schwangerschaft abortiv.*

### Einnahmeempfehlung

Nicht empfehlenswert.


### QUASSIABAUM – Quassia mara

Q. mara reduzierte im Tierversuch das Hodengewicht und die Hodenaktivität. Es senkte als methanolischer Extrakt die Testosteronwerte, FSH und LH im Versuchstier und übte damit ausgeprägt anti-androgene Effekte aus. Die sich negativ auswirkende Substanz wurde als „Quassin" identifiziert [292].

### Einnahmeempfehlung

Nicht empfehlenswert.

# REISHI PILZ – Ganoderma lucidum

Reishi wirkte sich im Vergleich zu anderen getesteten Speisepilzen (insgesamt wurden 19 untersucht) am stärksten inhibierend auf die 5-Alpha-Reduktase aus. Die 5-Alpha-Reduktase katalysiert, wie erwähnt, die Umwandlung des Testosterons in das potentere Dihydrostestosteron [293].

Ganoderma verbesserte den Immunstatus nach einer Belastungsphase [294].

Eine Kombination aus Ganoderma und Ophiocordyceps beeinflusste während einer dreimonatigen Einnahmephase die Performance von Athleten positiv. Nach Belastung verringerte sich das Testosteron zu Cortisol-Verhältnis nicht um minus 30 %, wie in der Kontrollgruppe, sondern hielt annähernd das Level, was zu einer besseren Erholung führte [295].

*Mein persönlicher Verdacht: Hauptwirkung wird verursacht durch Ophiocordyceps (s. Chinesischer Raupenpilz – Cordyceps).*

## Einnahmeempfehlung

Reishi geniesst in der TCM als angeblich lebensverlängerndes Mittel großes Ansehen. Die Sporen des Pilzes schmecken bitter und riechen modrig nach Wald. Reishi wächst als Baumpilz und kommt in ähnlichen Formen in allen gemäßigten Klimazonen vor. In unseren Breiten wurden Speise- und Heilpilze bereits in der Steinzeit rege verwendet, gerieten im Mittelalter aber zunehmend in Vergessenheit. Die Kirche stempelte die seltsamen Gewächse des Waldes als „Teufelsdreck" und „Hexenwerk" ab und sie wurden kaum mehr angewandt (gilt vor allem für Heilpilze). Heilpilze fanden rege bei Darmverstimmungen, zur Blutstillung und Wundreinigung Anwendung.

Reishi sollte erst bei Athleten ab 40 Jahren Anwendung finden. Er schränkt die 5-Alpha-Reduktase in ihrer Aktivität stark ein, was der Prostagesundheit sehr zuträglich erscheint, aber die Kraftentwicklung negativ beeinflusst. Abgesehen davon regt er den Gallenfluss an und unterstützt damit das Leber-Gallenystem. Athleten ab 40 können mit 800 mg

Extrakt einen wertvollen Beitrag zur Gesunderhaltung beisteuern. Die Einnahme sollte vor den Mahlzeiten erfolgen, um die Gallensaftsekretion positiv anzuregen und die Verdauung bestmöglich zu unterstützen.


## ROSMARIN – Rosmarinus officinalis


Rosmarin-Extrakt wirkt sich positiv auf das Wachstum von Kopfhaar aus. Er zeigt ausgeprägte anti-androgene Effekte und hemmt wie auch die Brennnesselwurzel signifikant die 5-Alpha-Reduktase.

Der Extrakt zeigte in Dosen von 200 bzw. 500 µg/ml inhibitorische Effekte von 82,4 % bzw. 94,6 % auf die 5-Alpha-Reduktase. Als Wirksubstanz im Rosmarin wurde Methoxy-Carnosinsäure identifiziert. Diese scheint die Bindung von DHT an den Androgenrezeptor zu verhindern [296].

Rosmarin stellt für den Mann ein pflanzliches Verhütungsmittel dar und wirkt sich negativ auf die Spermienbildung aus: In einer Konzentration von 250-500 mg Rosmarinkraut pro kg Körpergewicht, für eine Dauer von 63 Tagen aufgenommen, nahm die Spermienmenge, Spermienproduktion und die reproduktive Leistung der Hoden signifikant ab. Des Weiteren wurde der Testosteronspiegel signifikant gesenkt [297].


### Einnahmeempfehlung

Rosmarin eignet sich als natürliches Haarwuchsmittel und sorgt parallel auch für höhere Haardichte und -fülle. Zu diesem Zweck und zur Behandlung von gutartiger Prostatavergrößerung sollte die Konzentration von Rosmarin-Extrakt bei ca 1000 mg pro Tag liegen. Andernfalls gilt für Männer: Keine Empfehlung!

## ROOIBOS – Aspalathus linearis

Rooibos gilt als starkes Anti-Androgen.

Es wirkte sich negativ auf die Testosteronproduktion isolierter Hodenzellen aus [299].

Zudem werden stark inhibierende Effekte auf Enzymsysteme im Körper ausgeübt, die eine wichtige Rolle im Hormonstoffwechsel spielen. Rooibos hemmt
die 11-Beta-Hydroxysteroidhehydrogenase 1, was zu einer signifikanten Reduktion des Cortisol zu Cortison-Verhältnisses führt. In diesem Sinne wirkte
sich Rooibos positiv auf den Stresshormonlevel aus, affektierte aber auch die
Androgenproduktion (Reduktion der Testosteronsynthese). Langzeitkonsum
von Rooibos wirkte sich negativ auf das männliche Fortpflanzungssystem aus,
wobei unfermentierter Rooibos stärkere Wirkung zeigte als fermentierter Rooibos [298].

## Einnahmeempfehlung

Rooibos wird genau wie Süßholz als Genussmittel verstanden – beide
fungieren aber vielmehr als Heilmittel, mit unter Umständen ungewollten Effekten bei Langzeitanwendung und sollten auch als solche eingesetzt werden. Von einem Rooiboslangzeitkonsum für Männer muss
abgeraten werden, da negative Effekte auf den Androgenstoffwechsel
festgestellt wurden.

In puncto Stressmanagement kann Rooibos aber effizient eingesetzt
werden (in beiden Geschlechtern). Frauen verfallen allzu gerne dem
Rooibos-Vanille-Tee und das zurecht – toller Geschmack und eine herrlich entspannende „destress"-Wirkung. Tauschen Sie Ihren Nachmittags-
kaffee gegen Rooibos-Tee und nehmen Sie sich den Abendstress auf
sanfte Art und Weise. Eine zusätzliche Supplementierung oder Einnahme von Rooibos ist nicht notwendig; bei leistungsorientierten Männern
raten wir sogar davon ab.

## SIAMKRAUT – Chromolaena odoratum

C. odoratum übt einen anti-androgenen Effekt aus. Es reduzierte in einer Dosis von 250-500 mg/kg Körpergewicht innerhalb von 14 Tagen das Hodengewicht, die Hodenaktivität, die Anzahl und die Qualität der Spermien, wie auch den Serum- und Hodentestosterongehalt. In Conclusio interferierte der wässrige, aus Siamkraut-Blättern hergestellte Extrakt mit dem Androgenstoffwechsel und wirkte sich negativ auf die Spermatogenese (Spermienbildung) aus [259].

## Einnahme

Für Männer: Nicht empfehlenswert.

## SCHWARZER PFEFFER – Piper nigrum

Schwarzer Pfeffer und andere Pfeffersorten (wie P. cubeba) wiesen einen ausgeprägt inhibitorischen Effekt auf die 5-Alpha-Reduktase aus. Neben Piperidin wurde noch ein spezielles Lignan für den inhibitorischen Effekt verantwortlich gemacht [300].
Neben der 5-Alpha-Reduktase-Hemmwirkung dürfte Piperin (Verbindung aus Piperinsäure und Piperidin) leicht anti-depressive Effekte aufweisen [301].

## Einnahmeempfehlung

Pfeffer eignet sich aufgrund des Piperins, neben Gingerol aus Ingwer und Curcumin aus Kurkuma als Wirkstoffverstärker. Sogennante Wirkstoffverstärker erleichtern die Aufnahme von anderen Natursubstanzen im Körper. Pfeffer schmeckt damit nicht nur stark, er verstärkt auch eine breite Palette Ihrer Natural-Supplements. Allerdings gilt: Die Dosis macht das „Gift" für den Androgenstoffwechsel. Gebräuchliche Mengen, unregelmäßig eingesetzt, sind weniger kritisch. Würzen Sie getrost mit Pfeffer. Bei regelmäßigem Konsum wird es schon wieder kritisch: Setzen Sie z.B. Piperin in Supplements möglichst nur bei stark abbaugefährdeten Stoffen ein. Hersteller von Prohormon- und Hormonpräparaten (orale Formen wie Kapseln, Tabletten) ergänzen ihre Formeln nicht umsonst mit Piperin (im Fachlatein bekannt als „Bioperine"). Bioperine ermöglicht eine schnellere und bessere Aufnahme der Wirkstoffe, bei parallel reduziertem Abbau durch die Leber. Dies ermöglicht einen besseren Wirkstofftransport und deshalb eine verbesserte Wirkung der Produktinhaltsstoffe. Für Männer eignet sich Gingerol aus Ingwer weitaus besser für diesen Wirkstoffverstärkungszweck, da es keinen negativen Einfluss auf den Androgenstoffwechsel mit sich bringt und sogar das Gegenteil bewirkt.

## SÄGEPALMEXTRAKT – Serenoa repens

Sägepalmen-Extrakt wird traditionell als Arzneimittel zur Behandlung einer Prostatavergrößerung eingesetzt. Er hemmt effizient die 5-Alpha-Reduktase, die die Umwandlung von Testosteron in Dihydrotestosteron katalysiert. Dieses DHT will man bei einer Prostata-assoziierten Beschwerdelage nicht haben und ausschalten. Neben dem Effekt auf die 5-Alpha-Reduktase wirkt sich Sägepalmen-Extrakt direkt auf den Androgenrezeptor aus – als Gegenspieler. Er blockiert den Rezeptor, verursacht aber keine Wirkung. Unter anderem wird zusätzlich von einer Abbindung des Testosterons und Dihydrotestosterons berichtet (der Effekt wird wahrscheinlich durch eine erhöhte Expression des SHBG beeinflusst), was sich zusätzlich negativ auf den Androgenstoffwechsel auswirkt [302].

Sägepalmen-Extrakt wirkt im Mann als starkes Anti-Androgen und dürfte in der Frau starken Einfluss auf die Bildung von Brustgewebe (Brustvergrößerung) haben. Dazu gibt es traditionelle und studienbewiesene Aussagen [303].

Bei der Behandlung von Prostatabeschwerden konnte bei Sägepalmen-Extrakt und bei angemessener Konzentration kein Unterschied zum Arzneimittel „Finasterid", einem bekannten 5-Alpha-Reduktasehemmer, festgestellt werden. S. repens verhinderte die Aufnahme der Androgene in die Zellen und dadurch die Wirkung der Steroidhormone Testosteron und Dihydrotestosteron um 40,9 bzw. 41,9 %. Dies führte zu einer Entkräftung androgener Wirkung im Körper [304,305,306].

*S. repens stellt meiner Meinung nach ein Arzneimittel zur Behandlung akuter DHT-assoziierter Erkrankungen wie Prostatakrebs dar und sollte vom gesunden Normalbürger und Sportler gemieden werden. Sämtliche „Testo-Booster" mit Sägepalmen-Extrakt (Saw palmetto) können Sie getrost in die Tonne treten.*

## Einnahmeempfehlung

Sägepalmen-Extrakt hat in leistungssteigernden Rezepturen nichts verloren. Durch den stark negativen Einfluss auf den Androgenstoffwechsel sollten alle Männer ohne bestehende Prostatabeschwerden oder prophylaktische Therapie, aufgrund von vermehrten Fällen von Prostatakrebs in der Familie, Sägepalmen-Extrakt meiden.

Für Frauen gibt es Hinweise, dass es zum vermehrten Wachstum von Brustgewebe unter Anwendung von Sägepalmen-Extrakt kommt. Dazu wäre eine Konzentration von 500 mg pro Tag, ergänzt mit Nachtkerzenöl und reichlich Sellerie, einen Versuch wert, wenngleich hier fundierte Studien fehlen. Die Einnahme sollte mit den Mahlzeiten erfolgen.

## SÜSSHOLZWURZEL – Glycyrrhiza glabra

Süßholz zeigte in Konzentrationen von 75, 150 und 300 mg/kg Körpergewicht ausgeprägte Effekte auf den Androgenstoffwechsel. Das Gesamttestosteron sank stark – die Prostata schrumpfte.

*Aus eigener Erfahrung: Süßholzwurzel zerstört den Androgenstoffwechsel, reduziert die Spermienbildung und raubt dem Mann Kampfgeist und Kraft. Für die Frau hat es aber gegenteilige Wirkung und ist durchaus positiv einzusetzen. Durch die Erhöhung des Cortisolspiegels kann es nach Verletzungen als „natürlicher Cortisolbooster" dienen und Gutes tun. Dann aber nur temporär und indikationsbezogen anwenden!*

Süßholz blockierte auch in der Frau die 11-Beta-Hydroxysteroid-Dehydrogenase Typ 2, was zu einem verstärkten mineralcorticoiden Effekt des Cortisols führt. 3,5 g Süßholzwurzel-Extrakt mit einer Konzentration von 7,6% Glycyrrhizin-Säure täglich senkte den Serumtestosteronspiegel. Androstendion, 17-OH-Progesteron und die LH-Werte veränderten sich nicht aussagekräftig in der Positivgruppe.

In gesunden Männern löst Süßholzwurzel einen „Androgen-Supergau" aus: Bereits nach einer Woche Süßholzkonsum brachen die Testosteronwerte um 26 % ein, auch das freie Testosteron sank. LH und 17-OHP (17-Hydroxyprogesteron) stiegen an.

Süßholz greift gleichzeitig an mehreren Ecken in den Hormonstoffwechsel ein und interagiert auf biochemischer Ebene mit mehreren Rezeptortypen. Zum einen wird der Aldosteron-Rezeptor affektiert, zum anderen der Cortisol-Rezeptor (führt zu massiv erhöhten Cortisol-Konzentrationen im Blut) und zu guter Letzt der Östrogenrezeptor (stark östrogenartige Wirkung im Körper durch Rezeptorstimulation). SHBG steigt stark an und bindet das verbleibende Testosteron effektiv ab. Als ausschlaggebend für die Wirkung werden die 18-Beta-Glycyrrhizinsäure und die Glycyrrhizinsäure beschrieben [307,308,309,310].

*Süßholz hat bei gewissen Krankheitsgeschehen seine Berechtigung, sollte jedoch im Normalfall und damit in 99 Prozent der Fälle vom Mann unbedingt gemieden. Aus eigener Erfahrung: Östrogensupergau – aufgeschwemmtes Erscheinungsbild, Verlust von Muskelkraft, Potenzprobleme usw., bereits nach zwei bis drei Tagen bei einer Konzentration von 3 g Süßholzwurzel zweimal täglich. Einer der schrecklichsten Selbstversuche: Es dauerte 10 Tage, bis sich die Werte im Blut erholt hatten ...*

## Einnahmeempfehlung

Süßholzwurzel repräsentiert ein mächtiges „weibliches Adaptogen". Sie zählt wie Engelswurzel zu den Stärkungstoniken für die Frau. Da Süßholz einen stark erhöhenden Einfluss auf den Cortisolstoffwechsel ausübt, sollte es nicht über einen längeren Zeitraum angewandt werden. Es eignet sich gut bei akuten Erkrankungen und Verletzungen, bei denen medizinal auch Cortisol eingesetzt werden würde.

Süßholzwurzel erhöht aufgrund des Cortisoleffektes die Wasserspeicherkapazität des Körpers, was wiederum zu Blutdruckanstiegen führen kann. Deshalb und aus den genannten Gründen sollte Süßholz nur temporär in der Akutphase Anwendung finden.

Bei Männern addiert sich zusätzlich der negative Effekt auf die Testosteronproduktion hinzu. Zusammenfassend: Süßholztee, Lakritze und Extrakt nur über maximal zwei Wochen anwenden. Die Konzentration sollte dabei fünf Gramm Pflanzenwurzel, 30 g Lakritze (als zusätzliche Ergänzung) und 500 mg Extrakt pro Tag keinesfalls übersteigen. Bei bekanntem Bluthochdruck oder eingeschränkter Nierenfunktion sollte die Einnahme nur unter Aufsicht und Kontrolle des Arztes stattfinden.

## TOMATE – Solanum lycopersicum

Die allseits bekannte Tomate, besser gesagt das Lycopin, das auch noch in anderen Obst- und Gemüsesorten (z.B. Hagebutten) vorkommt, interagiert, wie das bereits dargestellte THC, mit dem Androgenrezeptor. Zudem greift es in die Expressionsrate auf molekularer Ebene ein, die vorgibt, wie viele Androgenrezeptoren überhaupt gebildet werden. Was ebenso problematisch ist: Selbst wenn viele Androgene im Blutkreislauf zirkulieren, aber nur wenige Rezeptoren vorhanden sind, werden die normalerweise durch Androgene aktivierten Signalkaskaden nicht aktiviert [311,312].

Tomatenpulver und Lycopin reduzieren den Testosteronspiegel im Serum und in den Hoden selbst. In Studien wurden stark inhibierende Effekte auf die 5-Alpha-Reduktase und die 17-Beta-Hydroxysteroiddehydrogenase festgestellt. Auch wurde ein weiteres Mal die geringere Expression des Androgenrezeptors durch Lycopin unter Beweis gestellt [165].

In anderen Studien wurde überdies herausgefunden, dass sich Lycopin auf die IGF-Signalkaskaden auswirkt. Bereits eine normale Portion Tomaten reduziert die Blut-IGF1-Levels um bis zu 31,5 % [459] – dadurch weniger Muskelwachstumsfaktoren in ihrem Stoffwechsel und weniger Wachstumshormon assoziierte Wirkungen (nur bei akuten Krebsgeschehen sinnvoll)!

## Einnahmeempfehlung

Die Tomate zählt zu den beliebtesten Gemüsen (eigentlich handelt es sich bei der Tomate um eine Frucht) unserer Breiten. Tomaten zählen, wie Auberginen und Kartoffeln, zu den Nachtschattengewächsen. Die Blätter und Wurzeln enthalten beachtliche Mengen Giftstoffe (wie Nikotin), was sie für den Verzehr ungeeignet macht.

Tomaten, wie andere Nachtschattengewächse auch, wirken sich auf die Funktion und Aktivität der 5-Alpha-Reduktase aus. Der in Tomaten enthaltene rote Farbstoff Lycopin gilt es eine der mächtigsten Waffen bei Prostatabeschwerden. Wenn Sie Ihre Prostatagesundheit unterstützen möchten, essen Sie reichlich Tomaten und verwenden Sie regelmäßig Tomatenmark. Eine zusätzliche Einnahme von Lycopin-Extrakt in Konzentrationen von 500 mg pro Tag, mit einer Mahlzeit, wird sich ebenfalls positiv auswirken.

Leistungsambitionierte Sportler sollten die Menge an Nachtschattengewächsen in Ihrer Ernährung auf eine vertretbare Menge reduzieren. Tauschen Sie Nachtschattengewächse besser gegen Kohlgewächse um Ihre Leistung zu potenzieren und „würzen" Sie wohldosiert, für den Geschmack, mit Tomaten und anderen Nachtschattengewächsen.

## WEINRAUTE – Ruta graveolens

Ruta graveolens findet traditionell als Diuretikum, Betäubungsmittel und zur Behandlung von Erkrankungen des rheumatischen Formenkreises Anwendung. In einer Dosierung von 500 mg/kg Körpergewicht und einer Einnahmedauer von 60 Tagen zeigte es einen negativen Einfluss auf die reproduktive Leistungsfähigkeit der Hoden, wobei es zusätzlich zu einem Abfall von Testosteron und LH kam [313].

### Einnahmeempfehlung

Keine Einnahmeempfehlung – abgesehen vom gezielt therapeutischen Einsatz.

# ANTI-ÖSTROGENE

Die folgenden Lebensmittel weisen eine inhibierende Wirkung auf die Aromatase auf. Sie erinnern sich: Aromatase ist das Enzym, welches die Umwandlung von Testosteron zu Östrogen katalysiert. Die hemmende Wirkung ist dabei von Pflanzenart zu Pflanzenart verschieden und wird in „Aktivitätseinheiten" angeben. Teilweise existieren auch große Unterschiede zwischen Pflanzenteil und Art der Extraktion (ob ein wässriger Auszug wie ein Tee oder ein alkoholischer Auszug herangezogen wurde).

Die Auflistung soll effizientes Östrogenmanagement im Rahmen der täglichen Ernährung ermöglichen. Eine östrogenkontrollierte Ernährung spielt vor allem beim Wunsch nach mehr Leistung (für männliche und weibliche Athleten) und bei der Kontrolle von östrogenassoziierten Erkrankungen (wie beispielsweise Brust- und Gebärmutterkrebs) eine wichtige Rolle und kann unterstützend viel bewirken [345].

## Staffelung der Aktivität

10-50 Aktivitätseinheiten = leicht inhibierende Wirkung = Level 1
50-500 Aktivitätseinheiten = mittel inhibierende Wirkung = Level 2
500-1500 Aktivitätseinheiten = stark inhibierende Wirkung = Level 3
> 1500 Aktivitätseinheiten = ausgeprägt inhibierende Wirkung = Level 4

## Pflanzliche Aromatasehemmer und ihr Level [345, 389]

| Pflanzenname | ... auf Latein | Aromatase-Level |
| --- | --- | --- |
| Champignon | Agaricus bisporus | 1-2 |
| Grüner Tee | Camellia sinensis | 1-4 |
| Mangostan | Garcinia mangostana | 1 |
| Paprika | Capsicum sp.a. | 1-4 |
| Rosskastanie | Aesculus glabra | 1 |

| Pflanzenname | ... auf Latein | Aromatase-Level |
|---|---|---|
| Weintraube | Vitis sp.a. | 1-2 |
| Apfel | Pyrus malus | 2 |
| Austernpilz | Pleurotus ostreatus | 2 |
| Bienenpropolis | Propolis | 2 |
| Brotfrucht | Encephalart os ferox | 2 |
| Erdbeere | Fragaria sp. | 2 |
| Grapefruit | Citrus | 2 |
| Granatapfel | Punica granatum | 2 |
| Hopfen | Humulus lupulus | 2 |
| Karotte | Daucus carota | 2 |
| Kreosotbusch | Larrea tridentata | 2 |
| Kurkuma | Curcuma longa | 2 |
| Mandelpilz | Agaricus blazei | 2 |
| Orange | Citrus | 2 |
| Pfirsich | Prunus persica | 2 |
| Sago Palme | Cycas revolta | 2 |
| Schwarze Himbeere | Rubus occidentalis | 2 |
| Shitake Pilz | Lentinula edodes | 2 |
| Süßholz | Gycyrrhiza glabra | 2 |
| Zwiebel | Allium sp.a | 2 |
| Strauch aus Asien | Brassaiopsis glomerulata | 2 |
| Endiviensalat | Cichorium | 3 |
| Kaffee | Coffea sp.a. | 3 |
| Petersilie | Petroselinum crispum | 3 |
| Römersalat | Lactuca sp.a. | 3 |
| Spargel | Asparagus officinalis | 3 |
| Zitrone | Citrus | 3 |
| Brokkoli / Grünkohl | Brassica oleracea et.al. | 4 |
| Grüner Senf | Brassica juncea | 4 |
| Kakao | Theobroma cacao | 4 |
| Kartoffelblätter | Solanum tuberosum | 4 |
| Löwenzahn | Taraxacum officinale | 4 |

| Pflanzenname | ... auf Latein | Aromatase-Level |
|---|---|---|
| Noni | Morinda citrifolia | 4 |
| Spinat | Spinacia oleracea | 4 |
| Tomatenfrucht / -blätter | Lycopersicon esculentuma | 0/4 |

Für Männer eignen sich Aromatasehemmer zur Erhöhung der Androgenwerte. Eine andere Möglichkeit der Anwendung: Gemäß einer niederländischen Studie eignen sich Aromatasehemmer in pubertierenden Jugendlichen zur Verlangsamung der „epiphysial maturation" (Reifung der Epiphyse/Wachstumsfuge der Knochen). So kann das Längenwachstum positiv beeinflusst und eine höhere Endgröße erzielt werden [346].

## Empfehlenswerte Vorgehensweise

Bauen Sie Lebensmittel mit Level 3 und 4-Hemmkapazität regelmäßig in Ihre tägliche Ernährung ein. Wie Sie sehen, handelt es sich dabei um Lebensmittel mit hohem Gesundheitswert. Vor allem Grünkohl und Kohlgewächse, Senf, Endiviensalat, Zitrusfrüchte, Petersilie, Spinat, Löwenzahn und Kakao dürfen in der leistungsorientierten Ernährung nicht fehlen!
Lassen Sie die Finger von Tomatenblatt-Extrakt (giftig!) und Kartoffelblatt-Extrakt (ebenfalls hoch giftig!).

## CHEMISCHE AROMATASEHEMMER UND IHRE FOLGEN

Im Internet werden Supplements der Klasse „Aromatasehemmer" angeboten. Viele dieser Produkte beinhalten chemische Verbindungen, die den Prohormonen und anderen Steroidverbindungen zugeordnet werden können. Einige dieser Substanzen wirken sich sehr negativ auf Ihren Hormonhaushalt aus und können Ihrem Leber-Gallensystem schaden. Chemische Aromatasehemmer hemmen die Aromatase oft so effizient, dass die verleibende Konzentration an Östrogen nicht ausreicht, um die

Aktivität der knochenaufbauenden Zellen ausreichend zu stimulieren, was in einer Reduktion von Knochendichte und in weiterer Folge zu Osteoporose führen kann. Lassen Sie die Finger von chemischen Aromatasehemmern und wählen Sie nebenwirkungsfreie pflanzliche Varianten. Natursubstanzen wirken weitaus vielschichtiger und effizienter und leisten einen wertvollen Beitrag zu Ihrer Gesundheit und Leistungsbereitschaft.

## GRÜNER TEE - EPIGALLOCATECHIN-3-GALLATE

*Achtung, Grüntee weist sehr komplexe Wirkung auf; siehe auch andere Kapitel dazu.*

Catechinreicher Grüntee-Extrakt beeinflusst in hohen Konzentrationen, wie bereits in vorhergehenden Kapiteln erwähnt, den Testosteron-, LH- und TSH-Spiegel. Neue Erkenntnisse in diesem Zusammenhang sind eine Abnahme der T3- und T4-Werte (Schilddrüsenhormone, die die Fettverbrennung und den generellen Grundumsatz signifikant beeinflussen). Des Weiteren wurde für Epigallocatechin-3-Gallate ein mit 20 % betitelter Inhibierungseffekt auf die Aromatase festgestellt. Für Epicatechin und Catechin wurde kein Effekt festgestellt [347].

### Einnahmeempfehlung

Es gelten die bereits für Grünen Tee ausgesprochenen Einnahmeempfehlungen.

### LUTEOLIN

Luteolin, ein Flavanoid, vorkommend in Petersilie, Karotten, Artischockenblättern, Oliven u.v.m., stellt ein starkes, die Aromatase hemmendes Agens dar. Es reduziert sowohl auf molekularer Ebene die Expressionsrate (es wird weniger

Aromataseenzym gebildet) als auch die Funktion bereits gebildeter Aromatase (sie wird destabilisiert und kann nicht mehr so effizient wirken) [348].

## Einnahmeempfehlung

Essen Sie reichlich der angeführten Lebensmittel! Sie liefern eine Vielzahl hochfunktioneller Vitalstoffe.

## ROTER WEIN - RESVERATROL

Resveratrol in der Konzentration von 50 µM inhibierte die Aromatase signifikant auf enzymatischer Ebene (das aktive Enzym) wie auch auf molekularer Ebene (mRNA Ebene) [349].

Damit stellt Resveratrol ein wertvolles Instrument in der begleitenden Behandlung von Brustkrebs, aber auch zur Erhöhung der Androgenwerte in der Frau und vor allem im Mann dar.

## Einnahmeempfehlung

Konsumieren Sie Rotweinessig und 1-2 Gläser Rotwein die Woche. Generell muss sich der Natural Doper aber nicht auf Rotwein beschränken. Resveratrol ist in vielen pflanzlichen Strukturen enthalten, wie z.B. in Trauben, Kakao, Erdnuss (rotes Häutchen), roten Zwiebeln u.v.m. Zudem gibt es noch den Extrakt; die Einnahme von 200 mg pro Tag macht durchaus Sinn, am besten zu den Mahlzeiten. Resveratrol eignet sich für beide Geschlechter.

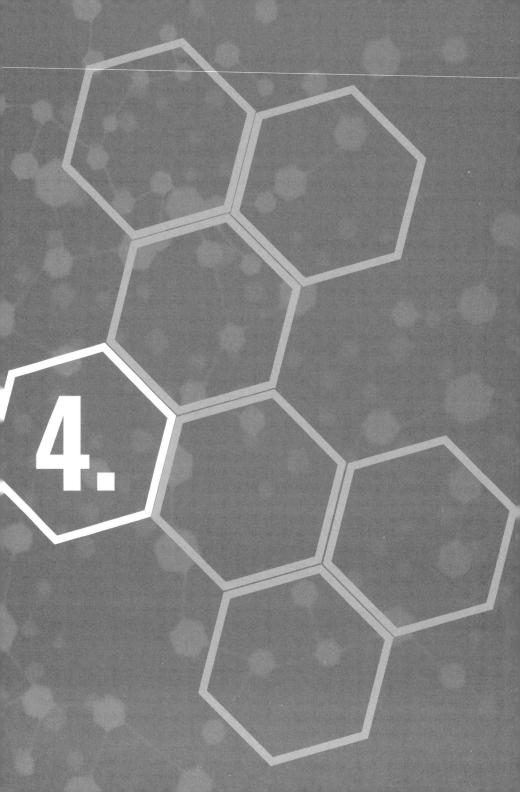

**4.**

# 4. PERSISTENCEFOODS

Dieses Kapitel umfasst Natursubstanzen, für die eine direkt leistungssteigernde Wirkung bewiesen wurde, allerdings ohne wahrnehmbaren
oder durch Studien ableitbaren Einfluss auf den Hormonstoffwechsel.

Grundsätzlich spielen neben dem Hormonstoffwechsel natürlich noch
andere Faktoren maßgeblichen Einfluss für die Leistungskapazität
und -bereitstellung. Leistungsphysiologische Parameter (wie die Bildung von Laktat, Sauerstoffsättigung, Blutbildung, Säure-Pufferkapa-
zität, Ausdauer-, Kraft- und Maximalkraftkapazität der Muskeln) werden maßgeblich durch Substanzen dieser Stoffklasse beeinflusst.

Substanzen dieser Kategorie wirken zudem stark regenerationsfördernd und immunstärkend. Hier gilt generell: Reichlich davon und
regelmäßig. Diese Substanzen stellen die Basiskomponenten mit
„Unisexcharakter" dar – sie eignen sich für beide Geschlechter gleichermaßen und sollten regelmäßig den Weg in ihren Magen finden!

# AUSDAUER- UND REGENERATIONSPFLANZEN

In Folge geht es um Pflanzen, die für den Ausdauerathleten wie geschaffen sind, um noch ein paar Kilometer mehr heraus zu kitzeln. Hunger auf endlose Ausdauer? Dann heißt es einkaufen und diese Lebensmittel in die Ernährung aufnehmen.

Wiederum andere der hier vorgestellten Pflanzen verstärken die Immunfunktion und Regeneration. Absolut wesentliche Aspekte für jeden ernsthaften Athleten. In Kombination bieten diese Persistencefoods einen wesentlichen Hebel für alle Leistungssportler und Vieltrainierer.

## ACAI – Euterpe oleracea

Ein Getränk basierend auf Acai, verbesserte die Kraft- und Ausdauerleistungsfähigkeit in Athleten maßgeblich. Das Getränk beinhaltete mindestens 27,6 mg Anthocyanidine. Gemessen wurden muskuläre Stressmarker, Herz-Kreislaufparameter und die Zeit bis zur absoluten Aufgabe (Laufen). Die Acai-Positivathleten hielten über eine Minute länger durch. Ähnliche Effekte ließen sich bei Heidelbeeren, Goji und Kakao erzielen [210].

### Einnahmeempfehlung

Nehmen Sie 3 x 500 mg Acai-Extrakt über den Tag verteilt zu den Mahlzeiten ein. Für Männer und Frauen geeignet.

## APFELSÄURE

Eine Dosis von 210 mg/kg Körpergewicht bzw. 630 mg/kg Körpergewicht Apfelsäure (L-Malat) erhöhte die Ausdauerleistungsfähigkeit im Schwimmtest um 26,1 % bzw. 28,5 %. Darüber hinaus wurden positive Effekte auf den Leberstoffwechsel und die Erholung der Muskulatur nach körperlicher Belastung festgestellt [211].

*Apfelsaft trinken! Die hier angeführten Dosen gelten als utopisch hoch und stellen keine Praxisempfehlung dar.*

## Einnahmeempfehlung

Essen Sie reichlich Äpfel und Produkte aus Äpfeln. Eine zusätzliche Supplementierung mit Apfelsäure eignet sich lediglich für Leistungsathleten. Achtung bei zu viel Säure: Kann Sodbrennen verursachen. Besser eignet sich an dieser Stelle Natriumbicarbonat (Natron). Eine Messerspitze in der Früh 30 Minuten vor dem Frühstück und eine vor dem Schlafengehen erhöht die Säure-Bufferkapazität des Blutes beachtlich und erhöht die Ausdauerleistungsfähigkeit um bis zu 30 %.

## ARNIKA – Arnica montana

A. montana führte als D30-Form (Homöopathische Form D30) im Rahmen eines Marathonevents zu verringertem oxidativen Stress in der Muskulatur, reduzierter Muskelermüdung unter Belastung sowie verminderter Entzündungsantwort [212].

## Einnahmeempfehlung

Arnika eignet sich vor allem als alkoholische Tinktur, äußerlich angewandt. Nach hartem Training oder Sportevents kann Arnika muskulären Schäden und ausgeprägtem Muskelkater vorbeugen und damit die Regeneration und das Körpergefühl maßgeblich verbessern.

# CATUABA – Trichilia catigua

Catuaba wirkt sich durch Einfluss auf den Dopaminstoffwechsel stark antidepressiv aus [213].

*Neben Bananen als Serotoninspender, Kakao und Johanniskraut ein weiterer pflanzlicher „Sonnenbringer" und Motivationsfaktor bei leichter Unlust und Antriebsschwäche. Catuaba wird traditionell in Brasilien und anderen südamerikanischen Ländern als Cocktailzutat angewandt und schmeckt würzig sowie leicht bitter, aber sehr angenehm.*

Catuaba wird zu den Novel-Foods gerechnet und demnach für den menschlichen Verzehr in Europa nicht empfohlen. Dennoch wird Catuaba seit Jahrhunderten in Südamerika, ohne bekannte negative Auswirkungen, regelmäßig als Heiltee und Genussmittel konsumiert. Catuaba heißt aus der Sprache der Guarani frei wörtlich übersetzt „Was den Indio stark macht" und fürwahr entfaltet Catuaba sehr positive Wirkung. Es stärkt vor allem die Psyche und wirkt antidepressiv. Durch das verbesserte körperliche Empfinden steigt auch die Lust auf Leistung.

## Einnahmeempfehlung

Catuaba Tee wird auch traditionell bei Magen- und Darmbeschwerden angewendet. In Brasilien findet Catuaba oft den Weg in wohlschmeckende Cocktails und sorgt für Party-Laune und den notwendigen Motivationsschub.

Per Definition besteht Catuaba aus den Rinden mehrerer Baumarten in bestimmtem Verhältnis zueinander (starke regionale Unterschiede). Den Hauptteil bildet in der Regel Trichila catigua.

Zubereitung für den Konsum außerhalb Europas: Weichen Sie Catuaba (ca. zehn Gramm pro 1000 ml Wasser) über Nacht in Wasser ein. Kochen Sie die Lösung anschließend für zwei bis drei Minuten auf, seien Sie die

Lösung ab und trinken Sie 250 ml zweimal täglich. Die Einnahme empfiehlt sich am Morgen als Kaffeeersatz, vor dem Sport oder Ausgehen.

## CHLORELLA-ALGEN – Chlorella vulgaris

Chlorella-Algen erhöhen die Ausdauer und verbessern den Immunstatus während und nach körperlicher Belastung, wobei positive Effekte auf den Blutstickstoffwert, die Laktatdehydrogenase, die Kreatin-Kinase und den Blutzucker festgestellt wurden [215].

*Am besten direkt nach dem Training im Shake einnehmen (5-10 g). Ähnliche Effekte durch Spirulina-Algen!*

Süßwasseralgen wie Chlorella und Spirulina stellen hervorragende Chlorophyll-Spender dar. Chlorophyll kommt basierend auf modernsten wissenschaftlichen Auswertungen der Status eines zumindest semi-essenziellen Vitamins zu, welches vor allem im Bereich Zellalterung (Anti-Aging), Organregeneration sowie -gesundheit und Entgiftung eine große Rolle spielt. Neben einem Pool an Aminosäuren bringen Chlorella und Spirulina noch den Vorteil der einfachen Einnahme (zumindest als Presslinge).

### Einnahmeempfehlung

Die stark regenerationsfördernden Effekte sollte man sich zunutze machen, indem man 5-20 g Pulver (sehr gewöhnungsbedürftiger Geschmack!) oder Tabletten zum Shake nach dem Training zuführt. Süßwasseralgen eignen sich für das schöne und starke Geschlecht gleichermaßen.

# EIWEISSMAHLZEIT

Der glykämische Index beschreibt, wie stark eine Mahlzeit sich auf den Blutzucker- und Insulinhaushalt auswirkt. Die Forschung zeigt: Eine niederglykämische Mahlzeit (z.B. Eierspeise, Eiweißshake, Vollkornbrei) erhöhte die Ausdauerleistungsfähigkeit von Ausdauersportlern im Vergleich zu einer hochglykämischen Mahlzeit (z.B. Honigbrote, Müsli mit Zucker) signifikant. Die verglichenen glykämischen Indices lagen bei 77 % (hoch) und 37 % (niedrig). Die Mahlzeiten wurden jeweils drei Stunden vor körperlicher Belastung eingenommen. Vor der Überprüfung wurde eine 7-tägige Initialphase veranschlagt, um alle Sportler, vom ernährungsphysiologischen Standpunkt aus betrachtet, auf denselben Level zu bringen. Überdies war die Fettoxidation der niederglykämischen Gruppe stark erhöht (vermehrter Körperfettabbau) [217].

Damit beeinflusst der glykämische Index und nicht direkt die primäre Energiequelle die Leistungsfähigkeit. Hochglykämische Energiequellen sollten primär NUR unter ausdauernder Akutbelastung und nach dem Sport für rasche Glykogenresynthese herangezogen werden. Während des üblichen Trainings wird kein hoher Insulinspiegel benötigt. Der anabole Response muss anschließend gesetzt werden, um effektive Reparaturmechanismen anzustoßen. Niedrige Insulinspiegel während des Sports garantieren auch eine effizientere Fettverbrennung. Man merke sich: Hoher Insulinspiegel = unterbundene Fettverbrennung.

## Einnahmeempfehlung

Ernähren Sie sich im Tagesverlauf niederglykämisch und belohnen Sie sich nach dem Training mit hochglykämischen funktionellen Kohlenhydraten. Dies bedeutet, dass Sie Ihre Glykogenresynthese vor allem mit Superfoods wie bestimmten Früchten anregen sollten; erst dann folgen süße Sünden wie Schokolade, Kuchen o.ä.

Wenn Sie es schaffen, Ihren Tagesablauf und Ihre Ernährung so im Griff zu haben, dass Sie nur nach dem Training hochglykämisch arbeiten, werden Sie mit maßgeblich verbessertem Körperfettabbau und Muskelaufbau belohnt. Direkt nach dem Training empfiehlt sich stets der klassische Shake mit hochwertigem schnellverfügbarem Eiweiß (Whey) in Kombination mit Früchten und anderen hochglykämischen Zutaten Ihrer Wahl. Sonst lohnt es sich, den Schwerpunkt auf primär eiweißreiche Mahlzeiten zu legen.

## ENGELSWURZEL – Angelica sinensis

Engelswurzel, auch „weiblicher Ginseng" genannt, verbesserte im Schwimmtest die Ausdauerleistungsfähigkeit. Gemessen wurde eine Abnahme der Laktatbildung, der Creatin-Kinase und des Blutammoniakwertes, wobei die Werte an Leberglykogen höher lagen als in der Kontrollgruppe. Engelswurzel findet im Rahmen der (Frauen-)Heilkunst in China schon seit Jahrhunderten rege Anwendung und eignet sich als hervorragendes Stärkungstonikum für die aktive Frau von heute [394].

### Einnahmeempfehlung

Engelswurzel stellt eines der Frauentonika schlechthin dar – eine Pflanze die nicht nur namentlich zum schönen Geschlecht passt! Nehmen Sie zur funktionellen Leistungssteigerung 2 x 500 mg Extrakt pro Tag ein, zu den Mahlzeiten (Frühstück und Abendessen). Die Anwendung sollte für mindestens vier bis maximal acht Wochen erfolgen.

### HAFER – Avena sativa

Haferprotein wirkte sich sehr positiv auf die körperliche Leistungsfähigkeit aus. Es erhöhte die Glykogenspeicherung in der Muskulatur, den antioxidativen Status, erleichterte den Abbau von Blutharnstoff sowie Milchsäure unter Belastung und verbesserte die physische Leistungsfähigkeit allgemein (Schwimmtest) (221).

*Die altbekannten Haferflocken dürfen aufgrund der hier dargestellten Tatsachen und des hohen Anteils an hochwertigem Beta-Glucan in der Leistungsernährung nicht fehlen.*

## Einnahmeempfehlung

Hafer stellt in seiner Gesamtheit ein wertvolles Sportlergewächs dar. Man kann behaupten, dass der Mittel- und Nordeuropäer mit dem Hafer groß und mächtig wurde, denn er repräsentiert eine der ältesten Kulturgetreidearten unserer Breiten. Hafer lässt sich hervorragend in Form von Haferflocken in die tägliche Ernährung einbauen oder als Haferbrei am Morgen konsumieren. Nicht nur der Mehlkörper trägt es in sich – auch Hafergrassaft (aus dem frischen Hafergrün gewonnen) und grüner Hafertee stellen eine Bereicherung in der leistungsorientierten Ernährung dar. Hafertee unterstützt Niere und Blase und leistet im Rahmen der Entgiftung einen wertvollen Beitrag (unterstützt den Körper bei Detoxifizierungsprozessen). Auf das Beta-Glucan im Hafer, einen Stoff mit stark regenerativer und immunstimulierender Wirkung wurde schon in vorhergehenden Kapiteln eingegangen.

Bauen Sie Hafer in allen Ausführungen, regelmäßig in Ihre Ernährung ein. Auch Zöliakiekranke können Hafer, aufgrund der veränderten Glutenstruktur, in der Regel besser vertragen als Weizen, Gerste, Dinkel, Emmer, Einkorn. Die wirksame Tagesdosis beginnt bei 150 g Haferflocken, 1-2 Tassen Grüner Hafertee und 1 Teelöffel Hafergrassaftpulver. Für Männer und Frauen ohne Einschränkung geeignet.

## HEIDELBEERE – Vaccinium myrtillus

Schon den Kelten und Germanen galt sie als heilig, als Kraft- und Lebensspender. Die Studienlage beweist klar: Hoher Grad an Antioxidantien, schützt gegen oxidativen Stress, verbessert die Nachtsicht u.v.m. Die Vorteile für den Anwender liegen für Breiten- bis Hochleistungssportler, gemäß aktueller Studienlage, auf der Hand: Signifikant schnellere Erholung nach sportlicher Belastung sowie eindeutige Steigerung der Kraftleistung. Zudem ein hoher Grad an Antioxidantien und Polyphenolen, eine eindeutige Verbesserung des Lern- und Denkvermögens und antidepressive Effekte (219, 220).

*Heidelbeeren in jeder Form immer, wenn verfügbar, beziehen und konsumieren! Wildheidelbeeren sind Zuchtheidelbeeren vorzuziehen (weitaus stärkere Wirkung).*

Heidelbeeren wirken sich ähnlich wie Preiselbeeren auch sehr positiv auf den Harn-Blasentrakt aus. Für den leistungsorientierten Sportler gilt es, Heidelbeeren zur verbesserten Durchblutung, Muskelaufbau und für effizientes Östrogenmanagement reichlich zu konsumieren.

## Einnahmeempfehlung

Heidelbeeren zählen neben Mariendistel und Rosenwurz zu den potentesten Anti-Aging-Naturstoffen. Alleine schon deshalb dürfen sie in der leistungsorientierten Ernährung nicht fehlen. Heidelbeeren geben ein gutes Bild im Müsli, Smoothie, als Kompott oder im Kuchen ab. Frische Wildheidelbeeren stellen die wertvollste Quelle, gefolgt von tiefgekühlten Wildheidelbeeren und zuletzt rangieren Kulturheidelbeeren (zerdrücken Sie die Beeren und richten Sie sich nach der Farbe – je dunkler der Kern, desto mehr Wirkung).

Effiziente Tagesdosis: 200-400 g. Die Kombination mit Kakao und einer geeigneten Fettquelle erhöht die Wirkstoffausnutzung (z.B. Einnahme mit Kokosöl, in Vollfettjoghurt oder zusammen mit Nüssen).

Auch Extrakt eignet sich als Ergänzungsmittel, wenn keine Wildheidel-beeren zur Verfügung stehen. Hier sollte die Dosis bei mindestens 500 mg als Solosupplement liegen. Einnahme mit einer Mahlzeit. Für Männer und Frauen ohne Beschränkung geeignet.

## KAKAO – Theobroma cacao

Reguläre dunkle Schokolade in einer Dosis von 40 g vor dem Training redu-zierte oxidativen Stress, der durch akute körperliche Belastung hervorgerufen wird, und unterstützte dadurch die Muskelerholung nach Belastung. Zusätzlich wurde eine erhöhte Mobilisation von Fettsäuren als Energieträger unter Be-lastung festgestellt. Eine verbesserte Ausdauerleistungsfähigkeit konnte nicht festgestellt werden [222].

Dunkle Schokolade als „Pre-Workout-Supplement" wirkt sich positiv auf den Zucker- und Insulinstoffwechsel aus, abgesehen davon reduzierte sie den oxi-dativen Stress und verbesserte den antioxidativen Status. Immunendokrinologi-sche Zusammenhänge wurden nicht festgestellt [223].

Kakao-Polyphenole wirkten sich positiv auf die Blutgerinnung aus und beugten Thrombosen und Blutgerinnsel vor [224].

## Einnahmeempfehlung

Kakao schmeckt und wirkt vielfältig konstruktiv! Nutzen Sie den anre-genden Effekt aus uns trinken Sie eine Tasse Kakao vor dem Training oder am Morgen als Kaffeeersatz. Morgens oder nach dem Workout mit Milch. Vor dem Training: Am besten mit einer Prise Salz in Wasser. Das Salz verstärkt den Geschmack sowie die Aufnahme der Wirkstoffe.

Die Dosis sollte sich auf mindestens einen gehäuften Teelöffel belaufen. Süßen Sie Kakao mit Kokosblüten- oder Birkenzucker. Ohne Einschrän-kung geeignet.

## KAKTUSFEIGE – Opuntia ficus

Die Kaktusfeige erhöhte die „Glucoseclearance" aus dem Blutstrom durch Erhöhung der Insulinausschüttung. Dieser Effekt wurde im Ruhezustand wie auch unter Belastung festgestellt [225].

*Durch die zügige Entfernung des Blutzuckers aus dem Blutstrom wird eine raschere Versorgung der Muskulatur möglich und eine schnellere Glykogenresynthese eingeleitet (schnelle muskuläre Versorgung führt zu einer hervorragenden Regeneration). Ähnliche Effekte wurden für Kirschensaft und Traubensaft beobachtet (die Fruchtmatrix führte zu weitaus ausgeprägteren Effekten als eine rekonstruierte Zuckerlösung ohne die sekundären Pflanzenstoffe). Für den Athleten bedeutet dies: Kaktusfeigensaft, Traubensaft und Kirschsaft direkt nach dem Sport, in Kombination mit schnell verfügbarem Eiweiß, beschleunigen die muskuläre Versorgung, die Reparatur und die Regeneration.*

Kaktusfeigen-Konsum erhöhte bei Hochleistungssportlern die Belastungsfähigkeit bei Hochfrequenzbelastung (z.B. Laufen) und Niederfrequenzbelastungen (z.B. Krafttraining). Der Maximalpuls unter Belastung reduzierte sich in der Positivgruppe (mit Kaktusfeige) ebenso [226].

Durch die kombinierte Einnahme von Kaktusfeigensaft/Pulver/Extrakt, L-Leucin (Aminosäure) und einer Kohlenhydratquelle (diese kann auch aus dem natürlichen Zuckeranteil der Kaktusfeige stammen), erreicht man höhere Insulinwerte als mit dem Zucker alleine und ermöglicht raschere Muskelglykogenresynthese und damit Erholung und Regeneration nach intensiver sportlicher Betätigung und Muskelbeanspruchung. Die Wirkkonzentrationen lagen bei 75 g Glukose, 1000 mg Kaktusfeigen-Extrakt und drei Gramm Leucin [227].

Eine weitere Studie bestätigt, dass Kaktusfeigen-Extrakt den Plasmainsulinspiegel effektiv erhöht und die „Glucoseclearance" (die „Reinigung" des Serums von überschüssigen Glukosemolekülen) rascher funktioniert als ohne Einnahme von Kaktusfeigen-Extrakt. Der Test wurde an Ausdauerathleten durchgeführt, und die Wirkkonzentration lag wiederum bei 75 g Glukose und 1000 mg Kaktusfeigen-Extrakt. Im Tierversuch stellte man des Weiteren einen positiven Effekt auf den Knochenstoffwechsel und die Knochendichte bzw. Knochenstruktur fest. Nach einer 8-wöchigen Einnahme wurde durch die Beeinflussung des Parathormons (geringere Bildung) eine höhere Knochendichte erzielt als in der Kontrollgruppe [228].

## Einnahmeempfehlung

Kaktusfeigen können Sie fast ganzjährig, mit kurzer Saisonpause, beim Fruchthändler Ihres Vertrauens oder im Supermarkt beziehen. Passen Sie beim Schälen auf, denn die kleinen Stacheln können nerven, wenn man sie einzeln aus der Haut ziehen muss.

Opuntien werden in Mexico traditionell zur Behandlung von Diabetes eingesetzt und sollten in der leistungsorientierten Ernährung primär nach dem Sport Anwendung finden. Hier dienen sie als hochfunktionelle Kohlenhydratquelle und fördern durch ihre Vitalstoffe und schnell verfügbaren Zucker die Regeneration und Glykogenresynthese maßgeblich. Opuntien greifen auch auf molekularer Ebene in körpereigene Reperaturmechanismen ein und gelten als ein hochwirkungsvolles Recovery-Werkzeug für Hochleistungssportler und Amateure.

Die empfohlene Tagesdosis liegt bei Wunsch nach schnellerer Regeneration bei 300-500 g nach dem Training. Flüssiger Opuntien-Extrakt verliert rasch die Wirkung. Trocken-Extrakt oder Fruchtpulver mit mindestens fünf Gramm bzw. 15-30 g erfüllt vergleichbare Wirkung wie die frische Frucht.

Gemäß Studienlage sollen Opuntien auch eine gewisse Anti-Katerwirkung besitzen und vor und nach dem Konsum von Alkohol bewährt haben. Hier würde sich eine Kombination mit Kokosmilch als Anti-Hangoverdrink anbieten. Kaktusfeigen eignen sich für Männer und Frauen ohne Einschränkung.

## KIRSCHEN – Prunus avium

Kirschsaft (100 %) generierte in Sportlern nach einem Marathonlauf eine signifikant schnellere Erholung, Wiederherstellung der vollen isometrischen Kraftleistung, weniger Muskelschädigung durch oxidativen Stress und weniger intramuskuläre Entzündungen (Muskelkater) im Vergleich zur Kontrollgruppe. Der Kirschsaft wurde ab 5 Tage vor der Belastung bis 2 Tage nach der Belastung verabreicht [230].

Kirschen bzw. ihre Inhaltsstoffe werden als „over-the-counter non-steroidal anti-inflammatory Drugs – NS IDs" bezeichnet. Es handelt sich hierbei um Substanzen natürlichen Ursprungs mit ausgeprägt starkem anti-entzündlichen Potenzial. Kirschsaft und Kirschen verbessern eindeutig die Muskelregeneration und besitzen Anti-Muskelkater-Wirkung. Sie inhibieren durch hartes Training hervorgerufene Entzündungen, oxidativen Stress und vermindern den durch hartes Training verursachten Muskelschmerz [231].

Eine weitere Studie bestätigt die muskelschützende Wirkung und die Reduktion von Muskelschäden unter Belastung. Verantwortlich für die Wirkung sollen die Polyphenole (Flavanoide und Anthocyane) und Polysaccharide sein [232].

355 ml Kirschensaft täglich über die Dauer von sieben Tagen und direkt während Belastung reduzierte den Muskelschmerz nach körperlicher Betätigung (Halbmarathon) signifikant im Vergleich zur Kontrollgruppe [229].

*Möglichst auf Sauerkirschen zurückgreifen (auch getrocknet). Kirschen in jeder Form dürfen in einer Sporternährung nicht fehlen und zählen für mich zu den heimischen „Superfoods", die ausländischen Vertretern wie der Gojibeere das Wasser reichen können.*

## Einnahmeempfehlung

Kirschen sind eines der besten und wohlschmeckendsten Regenerationsfoods. Sie wirken Muskelkater entgegen und beschleunigen die Regeneration um den Faktor zwei (doppelt so schnell). Dabei wirken Sauerkirschen besser als Süßkirschen. Essen Sie reichlich frische und getrocknete Kirschen und trinken Sie Kirschsaft. Auch Kirschkompott wäre eine lohnende Alternative, wenngleich nicht mit frischer Ware zu vergleichen.

Kirschen sollten direkt nach dem Training konsumiert werden – dabei nutzt man die regenerationsfördernde Kapazität neben dem positiven Einfluss auf den Zuckerstoffwechsel, die Insulinresynthese und die Insulinsekretion optimal aus. Es gilt: Je mehr, desto besser – im verträglichen Maß!

Auch Kirsch-Extrakt (sollte farbintensiv und dunkel sein) eignet sich in einer Konzentration von 1000 mg als Solosupplement, als Regenerationsmotor, in männlichen und weiblichen Athleten gleichermaßen. Die Anwendung sollte kurweise erfolgen (mindestens für drei Wochen).

## MSM – Methylsulfonylmethan

Methylsulfonylmethan, eine Schwefelverbindung die in Liliengewächsen wie bspw. Zwiebel vorkommt, verbesserte in einer Konzentration von 3 g, als Einmaldosis nach dem Training, die Regenerationskapazität maßgeblich [233]. Eine weitere Studie, an gesunden Männern durchgeführt, bestätigte regenerationsfördernde Effekte nach einer zehntägigen Einnahmephase. Des Weiteren wurden stark-antioxidative Effekte festgestellt [234].

## Einnahmeempfehlung

Nehmen Sie drei Gramm MSM zum Abendessen oder mit der Mahlzeit nach dem Training ein. MSM pflegt auch Ihre Knochen und Gelenke.

## PEQUI-FRUCHT – Caryocar brasiliense Camb.

C. brasiliense-Öl, wirkte sich in einer Konzentration von 400 mg vor und nach dem Training antiinflammatorisch (entzündungshemmend) aus, reduzierte den Blutdruck und wirkte sich positiv auf den antioxidativen Status aus (235).

## Einnahmeempfehlung

Ähnliche Wirkung durch Weizenkeimöl, Leinöl (Frauen), Walnussöl und tierische Omega-3-Quellen, wie auch Algen-DHA. Besser auf diese Alternativen zurückgreifen – die Einnahme von Ölen sollte nicht mit dem Shake nach dem Training, sondern erst mit der darauf folgenden Mahlzeit erfolgen, um die gewollte Insulinausschüttung nicht zu bremsen. Als Ausnahme gelten MCT-Fette und natürliche MCT-Fettquellen wie Kokosöl.

## POTENZHOLZ – Liriosma ovata

Potenzholz wirkte antioxidativ und nahm positiven Einfluss auf das Stressempfinden und die körperliche Stressantwort – es wirkte in diesem Sinne adaptogen und verbesserte die physische wie auch psychische Belastbarkeit [236].
Wirkstoffe im Potenzholz interagierten mit dem Serotoninrezeptor und entfalteten ein anti-depressives Potential [237].
Potenzholz inhibierte die Cholinesterase – dadurch dürften viele der bekannten Wirkungen zustande kommen (anti-depressive Wirkung sowie Verbesserung der kognitiven Fähigkeiten) [238].

## Einnahmeempfehlung

Bereiten Sie Potenzholz wie Catuaba zu und trinken Sie den Tee zum Essen. Potenzholz ergänzt sich in Wirkung gut mit Catuaba und stellt ein zweites, natürlich-antidepressiv wirkendes Mittel dar.

Eine ausgeprägt potenzsteigernde Wirkung konnte bis dato nicht bestätigt werden, wenngleich Effekte im anabolen Stoffwechsel wahrscheinlich erscheinen. Die Tagesdosis sollte sich auf ca. fünf Gramm ausgekochtes Holz belaufen. Potenzholz wirkt in Männern besser als in Frauen.

## PFEILBAMBUS – Pseudosasa japonica

P. japonica, vor allem die im Kraut vorkommende Ferulsäure, verbesserte die Ausdauerleistungsfähigkeit, den antioxidativen Status und die Regenerationskapazität [239].

## Einnahmeempfehlung

Aus den geläufigen Gründen: Besser auf andere Alternativen zurückgreifen.

## PHOSPHATINSÄURE – Soja, Sonnenblumen, Eier (Lecithinbegleitsubstanz)

Phosphatinsäure, eine im (Soja-)Lecithin vorkommende Substanz, wirkt sich über molekulare Mechanismen, die sogenannte mTOR-Signalkaskade, auf die muskuläre Entwicklung und physische Leistungsfähigkeit aus.

Bei einer Tagesdosis von 750 mg Phosphatinsäure täglich über eine Länge von acht Wochen verbesserte sich die Leistungsfähigkeit in verschiedenen Disziplinen nahezu unglaublich – Phospathinsäure aus Soja stimulierte die mTOR-Signalkaskade um 636 % mehr im Vergleich zur Kontrollgruppe; Phosphatinsäure aus Eiern um 221 % mehr. Innerhalb der acht Wochen legte die Positivgruppe 2,4 kg magere Muskelmasse zu und verbesserte die Kraftleistung in der Beinpresse um 51,9 kg im Vergleich zur Kontrollgruppe [240].

Phosphatinsäure, aus Lecithin gewonnen, weist nur geringe Anteile an Proteinen und Sojaisoflavonen auf und sollte daher von Allergikern ohne Probleme vertragen und kann ebenso männlichen Athleten getrost empfohlen werden.

## Einnahmeempfehlung

Besorgen Sie sich reines Soja- oder Sonnenblumenlecithin (besser für Männer) und supplementieren Sie 2 x 10 g am Tag zu den Mahlzeiten. Für Männer und Frauen geeignet und empfehlenswert! Neben den muskelaufbauenden Effekten gute hirnaktivitätsfördernde Wirkung.

## ROTE BETE – Beta vulgaris

Rote Bete-Saft erhöhte in einer Konzentration von 140-280 ml pro Tag die Sauerstoffsättigung und Ausdauerleistungsfähigkeit in jungen Athleten. Zusammenfassend wird Rote-Bete-Saft als Mittel zur Verbesserung der Herz-Kreislauf-Stärke und der allgemeinen körperlichen Fitness ausgewiesen. Neben dem positiven Einfluss des Nitrates konnte auch ein zusätzlicher Benefit, resultierend aus der roten Bete selbst, festgestellt werden [241]. Die optimale Wirkung entfaltete Rote-Bete-Saft ca. eine halbe Stunde vor körperlicher Aktivität getrunken.

In einer weiteren Studie konnte durch die Verabreichung von ca. 490 ml Rote-Bete-Saft (ebenso nitratreich) eine Verbesserung der körperlichen Leistungsfähigkeit um ca. 4,2 % festgestellt werden [242].

Rote Bete verbesserte die Leistungsfähigkeit innerhalb eines 5 km Laufes im Vergleich zur Kontrollgruppe signifikant – die Rote-Bete-Gruppe lief schneller und erreichte das Ziel bei weniger muskulären Ermüdungserscheinungen als die Kontrollgruppe. In Bezug auf den durchschnittlichen Puls konnte kein Unterschied festgestellt werden. Die Einnahme von 200 ml Rote-Bete-Zubereitung erfolgte 75 Minuten vor der Laufüberprüfung [243].

Im Versuch konnten vor allem leistungssteigernde Effekte im Ausdauersportbereich festgestellt werden. Traditionell wird rote Bete auch als blutbildendes Mittel eingesetzt – hier gibt es aber keine fundiert bestätige Studienlage dazu.

## Einnahmeempfehlung

Rote Bete eignet sich aufgrund ihres hohen Zuckeranteils vor allem als funktioneller Energiespender vor dem Training oder als Insulinbooster nach dem Training. Aufgrund ihres Anteils an Betain (roter Farbstoff in den Rüben) und ihres Gehaltes an Nitrat (dieses wirkt ähnlich wie L-Arginin, die Gefäße weitend und verbessert die Durchblutung) eignet sich rote Bete-Saft auch als natürlicher „NO-Booster" oder Pumpsupplement. Betain wirkt zusätzlich als starker Radikalfänger.

Die Einnahme zur funktionellen Leistungssteigerung erfolgt am besten als Trinkkur über drei Wochen. Dabei sollten mindestens 300 ml Saft vor dem Training getrunken werden, bei Männern auch mehr. Für Männer und Frauen hervorragend geeignet.

## ROTES WEINLAUB – Vitis vinifera

Rotes Weinlaub erhöhte die Ausdauerleistungsfähigkeit signifikant und erleichterte die Freisetzung von Fettsäuren zur Energienutzung unter Belastung [193]. Rotes Weinlaub wird traditionell zur Behandlung von Venenschwäche angewandt (neben Rosskastanien-Extrakt). Aus Erfahrung wirken rotes Weinlaub und Rosskastanie schweren Beinen entgegen und bewirken ein luftig leichtes „Feeling" während Ausdauerbelastungen. Beides zahlt sich für den ambitionierten Ausdauersportler auf alle Fälle aus!

## Einnahmeempfehlung

In Dosierungen von jeweils 500 mg täglich als Extrakt, für eine Dauer von vier bis zwölf Wochen, dürfen Sie mit gut wahrnehmbaren Erfolgen rechnen.
Durch die Kombination mit Rosskastanien-Extrakt wird auch der Fettstoffwechsel positiv beeinflusst. Für beide Geschlechter ohne Einschränkung geeignet.

## SANDDORN – Hippophae rhamnoides

Für Sanddorn sind starke antioxidative, immunmodulierende und entzündungshemmende Wirkungen bekannt. Im Rahmen einer chinesischen Studie wurde der Einfluss auf die körperliche Leistungsfähigkeit untersucht, wobei ein Extrakt in einer Konzentration von 50-800 mg/kg Körpergewicht verabreicht wurde. Die Einnahmedauer belief sich auf eine Woche. Nach dieser Woche steigerte sich die Ausdauerleistungsfähigkeit in der Positivgruppe deutlich. Der Extrakt schützte auch vor oxidativem Stress [244].

## Einnahmeempfehlung

Sanddornsaft 100 % (ohne Zuckerzusatz und nicht verdünnt) erhalten Sie im Drogeriemarkt. Der Saft schmeckt eigenwillig, ausgeprägt sauer und man würde wahrscheinlich bei mangelnder Funktionalität die Finger von ihm lassen, dennoch stellt er neben Kirsche und Roter Bete eine mächtige Waffe für den natural gedopten Ausdauersportler dar.

Sanddorn unterstützt eine rasche Erholung sowie Regeneration und stärkt wahrnehmbar die Abwehrkräfte. Dies macht ihn auch zu einem hervorragenden Leistungstonikum für Kinder im Wachstum. Die Dosierung sollte bei mindestens 25 ml nach sportlicher Aktivität oder im Tagesverlauf liegen. Für beide Geschlechter geeignet.

## SCHOKOLADENMILCH BESSER ALS KOHLENHYDRATGETRÄNK?

Im Rahmen einer US-amerikanischen Studie konnte festgestellt werden, dass normale Milch mit 1 Esslöffel Kakaopulver die optimale Regenerationsmahlzeit zwischen zwei harten Work Outs darstellt. Zwischen den Einheiten lag eine Regenerationszeit von zwei Stunden. Die Schokoladenmilchgruppe schnitt signifikant besser ab als die Gruppe mit einem Kohlenhydratgetränk [245].

> *Die verbesserte Regeneration fußt hier ganz einfach auf der Kombination aus einfachen Kohlenhydraten, Proteinen und Antioxidantien und anderen zuträglichen Pflanzenstoffen im Kakao. Ein noch stärkerer Effekt lässt sich durch die Anhebung der Eiweißqualität (z.B. Ei- oder Molkenprotein) und der Zugabe einer hochwertigen Kohlenhydratquelle (z.B. Banane, Traubensaft o. Ä.) erreichen.*

### Einnahmeempfehlung

Sollten Sie keine Lust auf den Eiweißshake nach dem Training verspüren, dann tanken Sie doch einfach andere natürliche Eiweißquellen wie Buttermilch, Naturjoghurt oder eben eine einfache Schokoladenmilch. Die sekundären Pflanzenstoffe im Kakao unterstützen neben den Aminosäuren, Proteinen, Vitaminen, schnell verfügbaren Fetten und den natürlichen Zucker in der Milch die Regeneration nach dem Training. Es muss nicht immer der hochfunktionelle, oftmals auch zu teure Recovery-Fertigdrink sein. Merken Sie sich: Wenn die Hantel fällt oder die Belastung stoppt, schlürfen Sie schon sich belohnend glücklich machend an Ihrem natürlichen oder hochfunktionellen Recovery-Drink. Die Schnelligkeit der Basisversorgung entscheidet maßgeblich über die Geschwindigkeit Ihrer Regeneration (je schneller die Basisversorgung der Muskulatur erfolgt, desto schneller regenerieren Sie. Schneller Regenerieren = Öfter härter Trainieren und schnellere Leistungssprünge).

## SEEGRAS – Fucoidan

Fucoidan, eine im Seegras vorkommende Substanz, wirkte sich im 15-minütigen Schwimmtest positiv auf die körperliche Leistungsfähigkeit aus (Anti-Erschöpfungseffekt). Zusätzlich verbesserte sich die Griffstärke [246].
Fucoidan findet mein beispielsweise in Wakame- und Kombu-Algen – beide werden rege in der japanischen Küche verzehrt und finden sich auch im Internet oder Reformhaus zur Bestellung.

## Einnahmeempfehlung

Legen Sie das Seegras bzw. die Meeresalgen gemäß Beschreibung auf der Verpackung  in Wasser ein (die Zeitspanne rangiert zwischen ein paar Stunden und über Nacht) und essen Sie die Algen anschließend entweder roh oder gedämpft. Algen liefern hochwertiges Protein, eine Vielzahl wertvoller Mineralien und hochfunktionelles Jod. Für beide Geschlechter uneingeschränkt zu empfehlen.

Eine Tagesdosis von 100 g (im feuchtem Zustand) oder 20 g (im getrockneten Zustand) sollte aufgrund des Jodgehaltes nicht überschritten werden. Achtung bei bekannter Schilddrüsenüberfunktion – hier sehr moderat und höchstens einmal die Woche anwenden.

## SHILAJIT – Moomiyo ("Blut der Steine")

Shilajit – auch Mumie genannt – stellt ein „Steinharz" dar und wird als das „Blut der Steine" bezeichnet. Das Verbreitungsgebiet erstreckt sich vom Kaukasus, über das Altai-Gebirge bis zum Himalaya. Es findet belegt in der ayurvedischen und fernöstlichen Heilkunst seit Jahrhunderten Anwendung. Die Zusammensetzung unterscheidet sich von Fundort zu Fundort, wenngleich ein rein pflanzlicher Ursprung vermutet wird. Die äußere Erscheinung, wie auch der Geruch erinnern stark an Bitumen.Gemäß Studienlage besitzt Shilajit antioxidative, anti-entzündliche, adaptogene und immunmodulatorische Eigenschaften. Zusätzlich nimmt es starken Einfluss auf den Fettstoffwechsel, auf die körperliche Leistungsfähigkeit und Spermatogenese. Gemäß Literatur und traditioneller Texte gilt es als „Revitalizer" – als Energietonikum. Bestätigt wurde in diesem Zusammenhang ein verbesserter ATP-Stoffwechsel mit erhöhter Energiebereitsstellung. Als Hauptwirkfraktionen gelten Dibenzo-Alpha-Pyrone, Fulvinsäuren und Humussäuren sowie deren Derivate, die in vergleichbarer Konzentration auch in Trinkmoor vorkommen.

Zwei Gramm Shilajit pro Tag für eine Dauer von 45 Tagen führte zu keinen ersichtlich negativen Veränderungen im Blutbild und den Organparametern, ein direkter Effekt auf die Hormonwerte konnte nicht festgestellt werden [247, 248, 249].

## Einnahmeempfehlung

Bevorzugen Sie pastöse, bitumenartige Massen im Vergleich zu Shilajit-Pulver – dieses wirkt in der Regel schwächer. Die Tagesdosis sollte sich auf ca. 500-1000 mg belaufen. Lösen Sie die Masse in Apfelsaft und trinken Sie diesen gewöhnungsdürftigen Trunk vor dem Frühstück. Schmeckt grenzwertig, wirkt aber! Moomiyo wirkt stark entzündungshemmend und schmerzstillend und findet auch bei rheumatologischen Erkrankungen traditionell Anwendung.

Für Männer und Frauen geeignet (Männer sprechen geringfügig besser darauf an). Die Einnahme sollte kurweise für mindestens vier bis maximal acht Wochen erfolgen (danach für vier Wochen pausieren und anders supplementieren).

## SPIRULINA-ALGEN – Spirulina platensis

Spirulina-Algen dürften sich sehr positiv auf die Ausdauerleistungsfähigkeit auswirken. Die Ermüdungsrate war in der Spirulina-Gruppe nach zweistündiger Belastung maßgeblich niedriger als in der Negativgruppe. Die Kohlenhydratoxidation lag in der Spirulina-Gruppe niedriger (10,3 %) und die Fettoxidationsrate signifikant höher (10,9 %). Dies führte summativ zu einer besseren Ausnützung von Körperfett als primärer Energieträger unter Belastung und reduzierte das Heranziehen von Muskelglykogen. Gluthathione (Enzym, welches vor allem in der Leber vorkommt; starker Radikalfänger) erhöhte sich in der Spirulina-Gruppe messbar und statistisch abgesichert – es wirkt stark antioxidativ [420].

## Einnahmeempfehlung

Es empfiehlt sich die Einnahme von 10-20 g Spirulina, in Form von Tabletten, direkt nach dem Training zum Eiweißshake. Für beide Geschlechter ohne Einschränkung geeignet.

Vom Spirulinalieferanten unbedingt Schwermetallanalysenwerte erfragen – leider kommt es im Rahmen von Kontrolluntersuchungen immer wieder zur Feststellung von sehr hohen Schwermetallwerten in Spirulina und diese wirken sich sehr negativ auf die Gesundheit aus (Leberschäden, chronische Schwermetallbelastungen). Sichern Sie sich in diesem Sinne ab und holen Sie Zusatzinformationen ein!

## TRAGANT – Astragalus kentrophyta

Tragant in einer Konzentration von 20-100 mg/kg Körpergewicht, für eine Dauer von sechs Wochen, reduzierte die Bildung von Entzündungsmediatoren (Interleukin IL-2 und IL-4) unter Belastung und führte daher über die verringerte Entzündungsreaktion zu einer besseren Erholung und Regeneration, inklusive verringerter Infektanfälligkeit [250].
Tragant wirkte sich auf molekularer Ebene auf die Myostatin-Expression aus (verringert), was in erhöhtes muskelaufbauendes Potenzial und anboleren Stoffwechsel mündete. Zusätzlich wurde die Insulinsensitivität verbessert [251].

## Einnahmeempfehlung

Astragalus kommt eine angesehene Stellung in der TCM zu. Die Pflanze dient als Immunmodulator und Energietonikum und stärkt, vergleichbar mit Ginseng, die körperliche Konstitution von der Pike auf. Für alle die unter Lebensmittelallergien, Heuschnupfen, Auto-Immunerkrankungen oder sonstigen durch Abnormitäten des Immunsystems hervorgerufene Krankheiten leiden, wäre die kurweise Anwendung von Tragant empfehlenswert.

Für diesen Zweck und zur Stärkung des Organismus sowie zur Nutzung verbesserter Regenerationskapazität und Stimulierung des anabolen Stoffwechsels, setzen Sie Tragant-Tee ein – wie unter Punkt „Catuaba" beschrieben. Als Alternative empfiehlt sich der Einsatz von Tragant-Extrakt in einer Dosierung von mindestens 500-1000 mg pro Tag über vier bis zwölf Wochen. Tragant eignet sich für beiderlei Geschlechter ohne Einschränkung.

## WASSERMELONE – Citrullus lanatus

L-Citrullin, eine natürlich z.B. in Wassermelonen vorkommende Aminosäure, erhöhte die Leistungsfähigkeit, gemessen an Standardübungen wie Liegestützen, maßgeblich. Es wurden messbar mehr Wiederholungen absolviert und bis zur totalen Aufgabe bewältigt als in der Vergleichsgruppe [252].
Eine andere Studie gelangte allerdings zum Resultat, dass weder eine Einzeldosis L-Citrullin noch Wassermelonensaft vor dem Training (in Frauen wie auch Männern), zu einer messbaren Leistungsverbesserung führte [253]. Eine Langzeitapplikation wurde hier nicht vermessen.
Es kann nicht ausgeschlossen werden, dass eine längere Einnahme von L-Citrullin zu den bereits dargestellten Leistungsverbesserungen führt, wenngleich Einzeldosen keine Wirkung entfalten dürften.

## Einnahmeempfehlung

Aufgrund der zweigeteilten Studienlage einen Versuch wert, aber nicht zu viel erwarten. Grundsätzlich für beide Geschlechter empfehlenswert. Die Dosis sollte bei 1000 mg pro Tag liegen. Einnahme am besten mit einer kohlenhydrathaltigen Mahlzeit (z.B. Banane) vor dem Training.

## WÜSTEN-SOMMERWURZ – Cistanche deserticola

C. deserticola erhöht die physische Ausdauerbelastbarkeit im Schwimmtest durch die Reduktion des durch Belastung hervorgerufenen Muskelschadens, der Glykogenspeicherung und durch die verringerte Bildung von Milchsäure [214].

## Einnahmeempfehlung

Wegen schwieriger Beschaffbarkeit und fehlender Erfahrung: Möglichst auf andere Alternativen zurückgreifen.

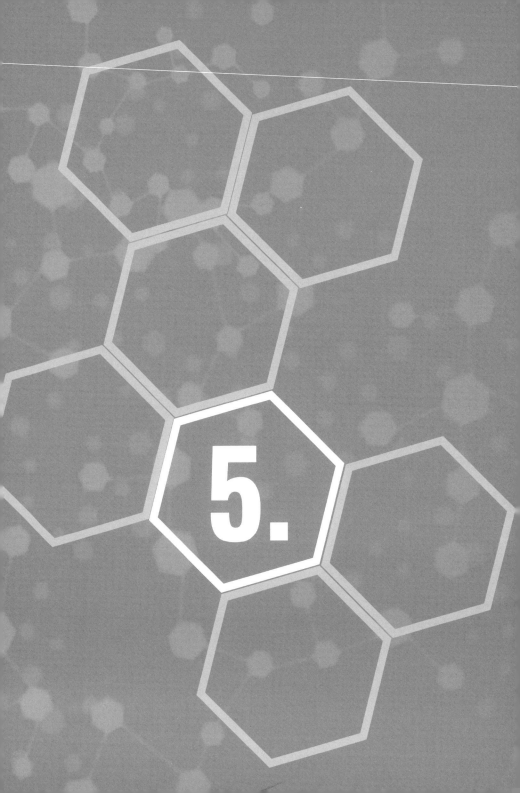

**5.**

# 5. SLIMFOODS

In diesem Kapitel beschäftigen wir uns mit wirkstoffunterstütztem Figurmanagement, durch die Reduzierung von Körperfett. Vorab etwas Grundsätzliches: Bei der Eliminierung von Körperfett spielen mehrere Faktoren eine ausschlaggebende Rolle. Neben dem Geschlecht sind das vor allem der hormonelle Status und die Ernährung (die den Hormonstatus mit beeinflusst). Dabei sind nicht nur die Gewichtung der Makronährstoffe (Kohlenhydrate, Fett und Protein) von Bedeutung, sondern auch die Ernährungsgewohnheiten, z.B. das Timing der Mahlzeiten (wann esse ich was und wie viel?).

Ebenso wichtig: Das Verhältnis von Aktivität und Passivität; und kultürlich unser Arbeitsverhalten sowie unser sozialer Status. Auch Stress wirkt sich darauf aus, wie die Zusammensetzung der Magen-Darm-flora aussieht und ob Energiespeicher (weißes Fettgewebe) auf- oder abgebaut wird.

Im Großen und Ganzen ist das keine triviale, sondern eine hochkomplizierte Angelegenheit. Wer diesen Prozess bewusst steuern will, muss lernen, die wesentlichen Kleinigkeiten zu beachten, die massiven Einfluss ausüben und alles rasch verändern können. Manchmal scheinen Kleinigkeiten trivial und unbedeutend und werden in ihrer Wirkung verkannt. Man stelle sich als Gleichnis früh morgens das verführerische Lächeln einer attraktiven Person vor – das kann die Laune schnell heben, die Motivation steigern und selbst aus einem schlechten Tag einen guten werden lassen; und doch war es „nur" ein Lächeln.

Und auf dieses „nur" kommt es an. Beim Abnehmen sind es oft auch „nur" die kleinen Ausrutscher, die uns sabotieren. Im Falle des Erfolges sagen andere wiederum, sie hätten „nur" das und das beachtet und das Gewicht auf der Waage ging nach unten.

# DIE GOLDENEN REGELN BEIM FIGURMANAGEMENT

Im Leben wie auch im Figurmanagement spielen die Kleinigkeiten die ausschlaggebende Rolle. Es gibt ein paar goldene Regeln zu beachten:

## 1. Radikaldiäten und Hungern sind zum Scheitern verurteilt

Wenn Kalorien reduziert werden, vor allem der Anteil an essenziellen Aminosäuren, schaltet der Körper seine „Hungergene" an und reduziert sofort den Grundumsatz. Der Grundumsatz gibt vor, wie viel Kalorien beim Nichtstun verbrannt werden, um wichtige Funktionen wie die Organaktivitäten von Herz, Gehirn etc. aufrecht zu erhalten. Darüber hinaus gilt es, Energie aufzutreiben – wenn nicht von außen, dann von innen. Doch der erste Speicherpool den der Körper anknabbert sind nicht etwa die gehassten Fettdepots am Hintern oder Bauch, sondern die hart antrainierte und viel geliebte Muskulatur.

Muskeleiweiß ist schnell metabolisiert und Muskeln gelten während einer Fastenkur als kontraproduktiv. Sie verbrennen Unmengen an Kalorien. Alles was viele Kalorien verbrennt, reduziert die Überlebenswahrscheinlichkeit des Körpers. Reduzierte Muskeln bedeuten wiederum eine starke Reduktion des Grundumsatzes.

Je mehr Muskeln ein Mensch besitzt, desto höher sein Grundumsatz und desto mehr Kalorien verbrennt er auch während der Bewegung. Ein Mann mit 100 kg Muskelmasse verbrennt weit mehr Kalorien, wenn er 10 km läuft, als ein Mann mit 60 kg, auch wenn sie sonst genetisch komplett gleich wären. Fasten darf somit nicht zu Lasten der Muskulatur gehen – denn Muskelzellen sind die Hochöfen, in denen Fett verbrannt bzw. Energie umgesetzt wird. Je weniger Hochöfen, desto weniger Fettverbrennung.

Der Blick auf die Waage führt da mitunter in die Irre: Wenn nach der Fastenkur mit 10 kg weniger auf der Waage steht, freut man sich vergeblich, wenn diese 10 kg zu Lasten der Muskulatur gehen. Was geschieht nämlich, wenn man wieder normal zu essen beginnt? Dann schleust der Körper aus Angst vor neuen Hungersnöten und aufgrund des stark reduzierten Grundumsatzes alle Kalorien auf direktem Wege in die Speicherfettdepots.

Lösung: Dem Körper immer ausreichend essenzielle Aminosäuren zum Erhalt gesunder Muskelmasse, Muskelfunktion, Immun- und Hormonfunktion zuführen und ebenso wenig beim Anteil an essenziellen Fettsäuren sparen. Gespart wird an überflüssigen Kalorien, vor allem an „schlechten" Kohlenhydraten wie Weißmehl, Zucker und Co.

## Man merke sich

Den Anteil an hochwertigem Protein auf mindestens zwei Gramm pro Kilogramm Körpergewicht erhöhen. Den Anteil an essenziellen Aminosäuren so hoch wie möglich halten (hier bieten sich Fleisch, Fisch, Eier oder ein hochwertiges Eiweißisolat wie Molkenproteinisolat an).

Hochwertiges Fett nicht vergessen (Avocados, Nussöle, Olivenöl, Omega-3 und hochwertige gesättigte Fettsäuren aus pflanzlichen wie auch tierischen Quellen).

## 2. Fett muss sein – Kohlenhydrate reduzieren

Bitte halten Sie Ausschau nach falschen Aussagen in Magazinen, Zeitschriften, Tageszeitungen, Internetartikeln und Fernsehbeiträgen die Fett als „böse" und „schädlich" bezeichnen und Cholesterin verteufeln. Wer 60er-Jahre Wissenschaft publiziert, sollte sich schämen – die Zeiten und Erkenntnisse haben sich geändert. Was unsere Vorfahren schon längst wussten und praktizierten wird endlich, zumindest wieder teilweise umgesetzt.

Fett repräsentiert einen hervorragenden Energieträger und beinhaltet die fettlöslichen Vitamine A, D, E und K – alle vier essenziell für einen funktionierenden Hormonstoffwechsel. Fett bewirkt viel Positives, wenn es nicht mit hochglykämischem Zucker (wie Traubenzucker, Haushaltszucker usw.) vermischt wird. In seiner reinen Form trägt es keine Schuld am Hüftgold. Ein moderater Anteil an essenziellen Fettsäuren aus gesunden Fetten, wie von Nüssen, war von je her Teil der menschlichen Ernährung. Unser Körper benötigt Fett, um zu funktionieren. essenzielle Fettsäuren wie Linolensäure zählen zu den lebensnotwendigen Ingredienzen, die unsere Nahrung beinhalten muss.

Auf Zucker kann der Mensch verzichten. Kohlenhydrate sind das einzige was der Körper nicht braucht. Proteine und Fette müssen mit der Nahrung zugeführt werden – sie gelten als lebensnotwendig, also essenziell und unentbehrlich. Also: Im Rahmen von Diäten bitte nicht den Anteil an Fett streichen – nur moderat anpassen und auf die Zusammensetzung des Fettes achten. Das spielt hier die ausschlaggebende Rolle.

Auch gilt – entgegen alter Annahmen: Mit gesättigten Fettsäuren kann der Körper gut umgehen. Sie müssen im angemessenen Rahmen zugeführt werden. Cholesterin stellt die hormonelle Vorstufe aller unserer Hormone im Körper dar – und die richtigen Hormone helfen, Fett zu verbrennen. Der westliche Mensch bezeichnet sich gerne als erhaben anderen Völkern gegenüber und im Vergleich zu unseren, in Höhlen wohnenden, primitiven Vorfahren. Selbst die mittelalterliche Kultur erscheint als rau, unwissend und unzivilisiert. Fest steht: Der Mensch aß damals gesünder als heute. Der durchschnittliche Bewegungsumfang war signifikant höher und der Anteil an Fett ebenso. Fett war heiß begehrt. Es brachte Geschmack und Kalorien. Der Anteil an schnellen Zuckern aus weißem Mehl, Weißbrot, Kuchen, Süßspeisen, Süßgetränken etc. war minimalst bis gar nicht vorhanden. Süß waren Honig, Früchte und so manches Gemüse wie Zuckerrüben und Karotten. Solche Süße stellt „intelligente", empfehlenswerte Süße dar.

Sie liefert eine Komposition verschiedener Zuckerarten und funktioneller Pflanzenstoffen, die oft den Insulinspiegel positiv beeinflussen, die Insulinempfindlichkeit erhöhen und positiv auf die Lipolyse (Auflösung von Körperfett) wirken. Damit muss „intelligente Süße" aus Früchten, Stevia und Co immer künstlicher Süße aus der Industrie vorgezogen werden, denn sie liefert neben den Kalorien funktionelle, gesundheitsfördernde Anteile. Früchte wie Beeren gelten als niederglykämisch, was bedeutet, dass sie den Insulinspiegel nach ihrem Verzehr nicht so massiv in die Höhe schnellen lassen wie beispielsweise Traubenzucker (Referenzwert 100) oder weißes Mehl, Pommes, Süßgetränke etc.

Insulin hat den Auftrag Glukose (das Abbauprodukt eines jeden Zuckers) so schnell wie möglich aus dem Blutkreislauf zu entfernen und in die aktiven

Strukturen (z.B. Gehirn, Leber und Muskeln) zu schleusen. Alles was dort nicht gebraucht wird, kann in Fett umgebaut und gespeichert werden. Insulin initialisiert auch den Transport von Fettmolekülen, wenn sie gerade im Blutstrom zirkulieren und transportiert sie mit hoher Wahrscheinlichkeit dahin, wo wir sie nicht haben wollen – an Hüften, Bauch, Popo und Co. Für die ersehnte Fettverbrennung gilt: Solange leicht zu verbrennende Glukose im Blut vorhanden ist, sieht der Körper nicht die Notwendigkeit Fett zu verbrennen.

## Man merke sich

Fett nie mit hochglykämischen Kohlenhydraten mischen. Reduzieren oder streichen Sie in der Diät weißes Mehl, Pommes, weißen Reis und Co. Greifen Sie zu funktionellen Energieträgern, mit hohem Anteil an essenziellen Aminosäuren, Vitaminen, Mineralstoffen und anderen funktionellen Pflanzenstoffen wie Quinoa, Amaranth, Hafer und Co.

Keine Angst vor Cholesterin. Gesättigtes Fett kommt, wenn aus tierischen Quellen, immer mit Cholesterin im Konglomerat vor – essen Sie ruhig ein Stück gut marmoriertes Steak und genießen Sie Ihre Butter beim Kochen. Sie schadet weder Ihren Blutfettwerten noch Ihrem Cholesterinspiegel, außer Sie leiden an einer seltenen Stoffwechselstörung. Bauen Sie hochwertige Fette in Ihre Ernährung ein. Verwenden Sie BIO-Öle. Hier ist die Wahrscheinlichkeit geringer Pestizide, Insektizide oder sonstige chemische Verunreinigungen in den Ölen zu finden, da die Kontrollen strikter durchgeführt werden. Viele Pestizide wirken als hormonelle Disruptoren und stören den Hormonhaushalt – sehr kontraproduktiv für alle leistungsorientierten Menschen!

Überprüfen Sie regelmäßig Ihre Laborparameter im Rahmen einer Blutuntersuchung beim Hausarzt Ihres Vertrauens. Mischen Sie Fett nicht mit Zucker und Ihre Blutfettwerte werden sich nicht verschlechtern, auch wenn Sie den Anteil an gesättigten Fetten weit über das gewohnte Maß hinaus erhöhen. Die Werte werden sich sogar verbessern, wenn sie die „schlechten" Kohlenhydrate reduzieren und regelmäßig körperlich aktiv sind.

*Aus eigener Erfahrung: Durch Erhöhung der externen Cholesterinmenge reduzierte der Körper die Cholesterineigenproduktion (ohne Cholesterin läuft gar nichts – weder im Bett noch auf dem Sportplatz). Eine stark kohlenhydratreduzierte, aber reichhaltig „fette" Diät verbesserte den Quotienten zwischen HDL und LDL um 60 % und senkte den Gesamtcholesterinwert unter die Norm. Ich denke persönlich, dass viele Zusammenhänge durch falsch ausgelegte Interpretation in den letzten Jahren enorm viel Irrglauben in die Welt gesetzt haben; viel wurde auch gezielt unter die Leute gebracht, um aufgrund der entstehenden Angst Geld zu verdienen – das „böse Cholesterin" sei nur als ein Beispiel von vielen genannt. Eine kohlenhydratreiche Kost, mit einem empfohlen hohen Anteil an Nudeln, Reis und Kartoffeln erhöhte die Triglycerid- und LDL-Werte hingegen signifikant und verschlechterte das Blutbild rasch. Alleine ein Monat Kohlenhydratmast „zerstörten" vorhergehende Herz- und Kreislaufpflege. Lernen Sie daraus und entscheiden Sie sich! Fragen Sie sich, was unsere Vorfahren als Nahrungsmittel zur Verfügung hatten: Wildfleisch und -fisch, Wildfrüchte, Wildgemüse, Kräuter, Pilze und Nüsse oder Pasta, Weißbrot und Sirup? Fragen Sie sich selbst, für welche Art Ernährung und Nahrungsmittelzusammensetzung unser Körper ausgelegt ist und warum Diabetes, Krebs und andere Zivilisationskrankheiten im enormen Maße zunehmen. Die Karten liegen auf dem Tisch. Decken Sie sie auf!*

## 3. Den Anteil an sekundären Pflanzenstoffen erhöhen

Funktionelle Pflanzenstoffe wie Polyphenole, Flavanoide u.v.m. sind seit langem dafür bekannt, dass sie sich positiv auf die Gewichtsreduktion auswirken. Sie greifen auf zellulärer Ebene auch auf die Fettspeicherung in Adipozyten (Fettzellen) ein. Abgesehen davon reduzieren Antioxidantien, wie Polyphenole, den oxidativen Stress im Körper, was eine bessere Muskelregeneration und eine geringere Stresshormonausschüttung (Cortisol) bedeutet.
Langfristig hohe Cortisolspiegel tragen zur Körperfettspeicherung bei und erniedrigen den Anteil der körperfettverbrennenden Hormone wie Testosteron und Co. Dauerhaft erhöhte Cortisolspiegel werden auch im Zusammenhang mit dem Burnout-Syndrom diskutiert. Eine niederländische Studie stellte eine Korrelation zwischen Art der verzehrten Nahrungsmittel und Cortisolausschüt-

tung im Körper fest. Fett und Proteinmahlzeiten wirkten sich im Gegensatz zu Kohlenhydratmahlzeiten nicht negativ auf den Cortisolwert aus. Kohlenhydratmahlzeiten erhöhten den Pegel an Stresshormon im Körper, wohingegen Protein- und Fettmahlzeiten diesen sogar geringfügig erniedrigten [314]. Protein und Fett „entstressen" damit den Körper. Niedrige Cortisolspiegel gehen mit guter Körperfettverbrennung und hohen Spiegeln an muskelaufbauenden Androgenen und Östrogenen einher – das will der aktive und körperbewusste Mensch von heute!

## Man merke sich

Den Körper vor destruktivem Stress (Disstress) und chronisch hohen Cortisolwerten schützen (Überlastung, Burnout, mangelnde Regeneration), durch den gezielten Konsum sekundärer Pflanzstoffe und den Fokus auf protein- sowie fettreiche Mahlzeiten.

Den Anteil an „funktionellem" Obst und Gemüse in der Ernährung erhöhen (Heidelbeeren, Himbeeren, Citrusfrüchte usw). Sofern möglich frische, biologische Ware beziehen. Falls dies nicht klappt: Gefroren ist besser als konserviert.

Auch beim Trinken aufpassen: Beim Kauf auf 100 % Fruchtgehalt im Saft achten. Keinen Nektar oder verdünnten Saft kaufen – hier sind die Anteile an wertvoller Frucht bedeutend kleiner; im schlimmsten Fall wurde mit billigem Zucker gepanscht.

## 4. Heißhungerattacken und unkontrollierten Hunger eliminieren

Die Meisten lernen sie im Laufe ihres Lebens kennen: Heißhungerattacken. Darauf folgt oft eine unkontrollierte Kalorienaufnahme, die sich wiederum auf die Bildung von Hüftspeck auswirkt. Grundsätzlich handelt es sich bei Heißhungerattacken um einen physiologisch ungünstigen Zustand, der aus Ernährungsfehlern resultiert. Kurzkettige Kohlenhydrate wie Traubenzucker, aber auch weißer Reis, reife Bananen, Pommes, Haushaltszucker usw. lassen den Blutzuckerspiegel schnell ansteigen, aber auch schnell wieder abfallen – oft sogar unter das Normalniveau, wodurch Müdigkeit (das schlappe Gefühl nach der Mahlzeit) und die nächste Heißhungerattacke vorprogrammiert sind. Toast, gezuckertes Müsli, Cornflakes, Pasta und Co verursachen den Effekt ebenso und eignen sich für Abnehmwillige nicht zur Kalorienaufnahme.

Parallel mit dem starken Anstieg des Blutzuckerspiegels geht ein Anstieg an Insulin einher. Insulin, eines der anabolsten Hormone im Körper, sorgt für die Entfernung des Zuckers (genauer gesagt der Glukosemoleküle) aus dem Blutkreislauf und transportiert diese, genauso wie Fett und Aminosäuren, dahin wo sie gerade benötigt werden. Leider werden Fette zumeist gespeichert und nicht energetisch umgesetzt, was Insulin zum größten Feind des Sixpacks werden lässt.

Mit einer Ausnahme: Insulin lässt sich sehr konstruktiv direkt nach dem Training zur Anwendung bringen, um Aminosäuren für eine schnellstmögliche Regeneration rasch zu den Muskeln zu transportieren. Essen Sie am besten zwei Bananen zu Ihrem Shake nach dem Training oder genießen Sie dann und am besten nur dann hochglykämische Lebensmittel (oder besser gesagt: Essen mit hoher „glykämischer Last").

In der Diät und außerhalb des Trainings ist Vorsicht anzuraten. Den Tag mit hochglykämischen Lebensmitteln zu beginnen, wäre ein großer Fehler. Auf den Anstieg des Blutzuckers folgt ein starker Abfall, der dem Körper das Signal gibt, so schnell wie möglich Kalorien zu tanken. Dies gilt es zu verhindern! Sonst äußert sich starker Hunger – es droht Unterzuckerung, der Körper schreit umso mehr nach Süßem und der Teufelskreis beginnt!

Dieser Teufelskreis lässt sich allerdings unter Beachtung einfacher Zusammenhänge durchbrechen. Starten Sie den Tag mit Proteinen und Fetten – sie heben den Insulinspiegel kaum und sorgen für eine stabile Energiebereitstellung. Wenn Sie Kohlenhydrate verzehren, dann achten Sie auf komplexe und naturbelassene, die zu einem überschaubaren Insulinausstoß führen, wie Haferflocken, Vollkornprodukte und Naturreis. Der Körper braucht hier weitaus länger um die Stärkemoleküle in Traubenzucker abzubauen und Ihr Blutzucker steigt und fällt weitaus langsamer.

Nutzen Sie auch eifrig Pflanzenstoffe, die den Blutzuckerspiegel stabilisieren und damit Heißhungerattacken verhindern: Dunkle Schokolade (Kakao), Beerenfrüchte und Zimt lassen sich einfach in den Alltag einbauen, schmecken toll und helfen Ihnen Heißhungerattacken zu verhindern und länger satt zu bleiben. Hülsenfrüchte weisen einen hohen Proteingehalt auf und stabilisieren den Blutzuckerspiegel ebenso (falls Sie Bohnen in der Dose kaufen achten Sie darauf, dass ihnen kein Zucker zugesetzt wurde). Essen Sie davon reichlich und regelmäßig!

Neben den gesundheitlichen Vorteilen profitieren Sie so von konstanter Leistungsbereitstellung. Es gilt der Merksatz: Wenn Sie Ihren Blutzucker kontrollieren, kontrollieren Sie Ihren Hunger und damit – auf lange Sicht – auch Ihren Körperfettanteil.

# PFLANZLICHE FATBURNER

Folgende Pflanzenstoffe lassen sich einfach in die tägliche Ernährung einbauen. Sie wirken sich positiv auf den Fettstoffwechsel und die Körperfettverbrennung aus.

## ADZUKIBOHNE – Vigna angularis

Neben anderen Bohnen wirkte sich Adzukibohnen-Extrakt positiv auf den Fettstoffwechsel aus. Die positiven Effekte fußen vor allem auf verändertem Fettaufnahmeverhalten (verringert) und positivem Einfluss auf den Insulin- und Zuckerstoffwechsel. Auch eine Fettspeicherung in der Leber (Fettleber stellt eine typische Zivilisationserkrankung dar und korreliert mit dem Auftreten von Diabetes) wurde durch Adzukibohnen-Extrakt (trotz fettreicher, hochkalorischer Diät) stark eingeschränkt [315].

### Einnahmeempfehlung

Für die Adzukibohne gelten dieselben Einnahmeempfehlungen wie für die noch folgende weiße Bohne.

## AFRIKANISCHE MANGO – Irvingia gabonensis

Obwohl die afrikanische Mango in diversen Studien positive Effekte auf den Fettstoffwechsel und die Reduktion von Körperfett aufwies [316], gilt die Studienlage in puncto Körperfettverbrennung bisweilen als unsicher und das Nebenwirkungsprofil (Zahnschmerzen und Schlaflosigkeit) als zu stark, um eine Empfehlung aussprechen zu können.

## Einnahmeempfehlung

Keine Einnahmeempfehlung; auf Alternativen zurückgreifen.


## APFEL – Malus

Apfeltrester und konzentrierter Apfelsaft nahmen positiven Einfluss auf das Körpergewicht – im Rahmen einer Studie wurde eine sehr kalorien- und fettreiche Diät verabreicht und festgestellt, dass die Positivgruppe (Apfelgruppe) bei weitem weniger Gewicht aufbaute. Der Anteil an weißem Fettgewebe lag in der Apfelgruppe statistisch abgesichert niedriger, die Blutfettwerte waren besser und der Anteil an „gesundem" braunen Fettgewebe (Thermogenese) höher als in der Negativgruppe. Die festgestellten Ergebnisse lassen darauf schließen, dass Apfelsaft, Trester und Konzentrat sich zur Körpergewichtskontrolle eignen [317].

Cashew-Nüsse und Apfelsaft als Mix (Smoothie) in einer Konzentration von 3,5 ml pro kg Körpergewicht führte bei Testpersonen, im Rahmen einer vierwöchigen Testserie, zu einer verbesserten Fettverbrennung unter Belastung und gesteigerter Ausdauerleistungsfähigkeit. Der Apfel-Cashewnussmix wurde 20 Minuten vor der körperlichen Belastung eingenommen [318].

Apfel-Extrakt mit hohem Gehalt an Polyphenolen wirkte sich positiv auf die physische Fitness aus – im Rahmen einer Teststudie wurden 1200 mg/Tag für acht Tage verabreicht. Die Belastungsphasen lagen zwischen 30 und 120 Minuten. Die Apfel-Extraktgruppe schnitt maßgeblich besser als die zwei Placebogruppen (1000 mg Zitronensäure und Zucker) ab [460].


## Einnahmeempfehlung

Wenn wir von Äpfeln sprechen, dann meinen wir damit „richtige" Äpfel – keine hochgezüchteten Supermarktäpfel für 1 Euro das Kilo, sondern natürlich gewachsene Äpfel in Bio-Qualität. Kein Obst wird so „geschunden" und „misshandelt" wie der Apfel. Bitte kaufen Sie Ihre Äpfel beim

Landwirt Ihres Vertrauens oder pflücken Sie sie selbst. Falls Sie solche Äpfel nicht erhalten können, setzen Sie naturtrüben BIO-Apfelsaft – gerne auch mit Birne. Birnen wirken im Stoffwechsel ähnlich wie Äpfel. Verwenden Sie auch reichlich Apfelessig naturtrüb – die Essigsäure in Kombination mit den Apfelpolyphenolen steigert den Fettverbrennungseffekt.

Naturtrüber Apfelsaft liefert weit mehr Polyphenole und Ballaststoffe – beides Stoffe die sich positiv auf die Körperfettverbrennung auswirken –, als filtrierter Apfelsaft aus Konzentrat. Als Richtwert: Ein Bio-Apfel, 300 ml Apfelsaft naturtrüb und 20 ml Essig (z.B. zum Salat) liefern ausreichend Phytostoffe für effizientes Body-Fatmanagement.
Soll es schneller gehen: Zusätzlich mit anderen Phytostoffen arbeiten und Apfel-Extrakt ergänzen. Hier sollte die Dosis bei 500 mg pro Tag liegen. Für beide Geschlechter ohne Limitierung einsetzbar.

## BAIKAL-HELMKRAUT – Scutellaria baicalensis

Baikal-Helmkaut machte sich vor allem aufgrund der Antikrebswirkung (Auslösung der Apoptose – Selbstmord von Krebszellen) einen Namen; basierend auf dem Hauptwirkstoff Wogonin. Basierend auf aktueller Studienlage wurden des Weiteren Anti-Diabetes- und Anti-Adipositas-Effekte festgestellt. Einerseits wurde die Zunahme von körperfettfreier Masse gefördert, andererseits die Zunahme von Körperfett eingeschränkt. Neben den bereits genannten Effekten konnten noch positive Effekte auf den Triglyceridwert festgestellt werden. Die applizierte Dosis lag im Bereich zwischen 10-100 mg/kg Körpergewicht [319].

### Einnahmeempfehlung

Baikal-Helmkraut, ein Schatz des Nord-Ostens (wie Rhodiola), unterstützt Ihr Immunsystem und hilft Ihnen, überschüssige Pfunde los zu werden.

Nehmen Sie baikalinreiche (Baikalin ist einer der Hauptwirkstoffe im Kraut) Extrakte bei geschwächtem Immunsystem und dem Wunsch der Gewichtsreduktion ein, am besten vor dem Schlafen gehen.

Die Konzentration sollte bei mindestens 500 mg liegen und die Einnahme für mindestens vier Wochen erfolgen. Für beide Geschlechter geeignet.

## PAPPEL – Populus balsamifera / Salix

P. balsamifera in einer Konzentration von 125-250 mg/kg wirkte sich während einer hochkalorischen Diät signifikant auf die Gesamtkörpergewichtsverteilung (Abnahme im Vergleich zur Kontrollgruppe) aus. Sie verbesserte die Insulinsensitivität und das Leptin zu Adiponektin-Verhältnis, was zu einer verringerten Nahrungsaufnahme und reduziertem Hungergefühl führte.

Abgesehen von den genannten Effekten konnte noch eine Zunahme der Körpertemperatur und damit ein erhöhter Grundumsatz festgestellt werden. Auch eine Verbesserung der Triglyceridwerte und ein Einfluss auf die Bildung (Abnahme) und Entwicklung von Fettzellen (Inhibierung) wurden festgestellt. Damit greift Populus-Extrakt, wie auch Weidenrinden-Extrakt, auf komplexe Weise in katabole Prozesse ein, die neben dem stark entzündungshemmenden Potential mehrere Vorteile mit sich bringen [320].

## Einnahmeempfehlung

Nicht nur die Wirkstoffe aus Pappeln, auch die aus Weiden wirken stark Körperfett verbrennend. Ein Grund warum sich der wohl berühmteste und am meisten verkaufteste Fatburner der Welt aus Weidenrinden-Extrakt, Ephedra-Extrakt und Koffein zusammensetzte. Diese drei Stoffe wirken sich synergistisch positiv auf die Fettverbrennung aus. Weidenrinden-Extrakt wird traditionell bei rheumatologischen Erkrankungen, generell krankheitsbedingten Schmerzzuständen (grippalen Infekten) und zur Blutverdünnung bei Herz-Kreislaufbeschwerden, Herzschrittmacher, Arteriosklerose und Schlaganfall angewandt.

Reines Salicin (Hauptwirkstoff in der Weidenrinde) oder Acetyl-Salicin (Aspirin) kann bei hoher Dosierung und fortwährender Anwendung zu einer Übersäuerung des Blutes und zu Magen-Darmblutungen führen. Diese Effekte treten, wenn überhaupt, bei Weidenrinden oder Pappelrindenpräparaten in stark reduziertem Maße auf. In diesem Sinne können Sie Weidenrinden-Extrakte nach Rücksprache mit Ihrem Arzt getrost länger anwenden – gleiches gilt für Pappel-Extrakte.

Die Tagesdosis sollte in Abhängigkeit der Extraktstärke und Qualität bei 400-800 mg liegen. Nehmen Sie das Produkt zu einer Mahlzeit ein.

## CHILI – Capsicum annuum

Chili, genauer gesagt der Hauptscharfstoff Capsaicin (Minimalkonzentration von zwei mg pro Mahlzeit), reduzierte in einer summativen Meta-Analyse (Zusammenfassung mehrerer Studien) die Gesamtkalorienaufnahme und unterstützte damit die Gewichtsreduktion. Capsaicin werden appetithemmende Eigenschaften zugeschrieben [321].

Chili unterstützt bei regelmäßiger Anwendung das Leber-Gallensystem, den Kreislauf sowie den Magen-Darmtrakt (starke Wirkung gegen Parasiten, ähnlich wie Ingwer und Knoblauch) und bewährte sich bei Erkrankungen des rheumatologischen Formenkreises hervorragend.

### Einnahmeempfehlung

Scharfmacher und Figurmanagementtool in einem? Hervorragend!

Chilischärfe weckt die Lebensgeister und sagt den Pfunden den Kampf an. Dabei nimmt Chili nicht wie Pfeffer negativen Einfluss auf die Androgenwerte. Es stellt den „Pfeffer der Männer" dar. Für die Tagesdosis gilt: Keine Limitierung nach oben, nur langsam starten und den Körper gewöhnen.

Die zusätzliche Einnahme von Chili-Extrakt empfiehlt sich bei konkretem Figurmanagementwunsch in einer Konzentration von 100-300 mg täglich. In diesem Fall sollte die Einnahme unbedingt (!) zu einer Mahlzeit erfolgen, da es sonst zu einer Überreizung der Magen-Darmschleimhaut und ungewollten Nebenwirkungen wie Hitzewallungen, Unwohlsein oder Sodbrennen kommen könnte.

## CHINESISCHER STEINSAME – Lithospermum erythrorhizon

L. erythrorhizon, eine in der TCM bekannte Pflanze, gerne auch als Gemüse verzehrt, scheint auf molekularer Basis in den Fettstoffwechsel einzugreifen. Gemäß Studienlage wird die Bildung und Entwicklung von Adipozyten (Fettzellen) beeinflusst, was summativ zu einer geringeren Fettspeicherung und Fettspeicherkapazität führt. Als Hauptwirkfraktion wird Shikonin genannt [338].

### Einnahmeempfehlung

Wegen schwieriger Beschaffbarkeit und mangelnder Erfahrung:
Auf Alternativen zurückgreifen.

## CITRUSFRÜCHTE – Citrus

Ein Misch-Extrakt aus Orange, Blutorange und Grapefruit führte zu einer erhöhten Fettverbrennung. Als Richtwert wurde die Freisetzung von Fettsäuren aus Körperfettgewebe herangezogen. Der Extrakt aus Zitrusfrüchten resultierte in einer um den Faktor sechs erhöhten Körperfettverbrennung im Vergleich zur Kontrollgruppe. Die Reduktion von Körperfett lag zwischen 5,53 % (nach vier Wochen) und 15,6 % (nach zwölf Wochen). Die Extraktdosis lag bei 1,4 g pro Tag. Der Haupteffekt wurde auf eine Hemmung der cAMP-Phosphodiesterase (Enzym im Fettstoffwechsel) zurückgeführt und lag deutlich höher im Vergleich zu den Kontrollsubstanzen (Cyanidin-3-glykoside, Narangin, Koffein) [322].

Neben den genannten Effekten konnten für diesen Kombinations-Extrakt noch weitere positive Effekte festgestellt werden, wobei eine Senkung der Entzündungsparameter (C-Reaktives Protein, CRP) und Fibrinogen festgestellt werden konnte. Abgesehen davon fungierte der Extrakt als starkes Antioxidans und reduzierte oxidativen Stress im Körper der Probanden (Senkung von Malondialdehyd und Erhöhung der Superoxide Dismutase sowie Glutathion). Es wurden keine Nebenwirkungen des Extraktes auf die lebenswichtigen Organe festgestellt. Alle Werte des Blutbildes lagen innerhalb der Norm [323].

Bitterorangen-Extrakt, der zum Figurmanagement eingesetzt wurde, ist mit bis zu 98 mg täglich allein und in Kombination mit Hesperidin und Naringin als toxikologisch sicher eingestuft worden – es konnten keine negativen Effekte auf die Laborparameter (Blut) und das kardiovaskuläre System (Herz-Kreislaufsystem) festgestellt werden[324,395].

Bitterorange in Kombination mit Rosenwurz (Rhodiola rosea) reduzierte das Viszeralfett im Vergleich zur Kontrollgruppe um 30 %. Die Konzentration des Extraktes lag bei 1-10 mg/kg Körpergewicht Bitterorangen-Extrakt (6 % Synephrin) und 2-20 mg/kg Körpergewicht Rosenwurz-Extrakt (3 % Rosavin und 1 % Salidroside) pro Tag. Weitere Erkenntnisse im Rahmen der Studie: Erhöhung des Norepinephrins um 15 % und des Dopamins um 150 % im Vergleich zur Kontrollgruppe [387].

Die ätherischen Öle und Bioflavanoide in Zitronenschale und Zitrusfrüchten allgemein weisen stark lipolytisches (Körperfett abbauendes) Verhalten auf. Dabei zeigte Octanal (78,7 %) den stärksten Effekt, gefolgt von Gamma-Terpinen (76,3 %), und Limonen (75 %). Die Effekte waren stärker ausgeprägt als bei einer Verabreichung von 5 mmol (Millimol) Himbeerketon-Lösung. Der lipolytische Effekt der genannten Substanzen wurde durch die Anwesenheit von Gamma-Terpinen und p-Cymen zusätzlich verstärkt [326].

Nootkaton (eine der Hauptwirkfraktionen in der Grapefruit) in einer Konzentration von 200 mg/kg Körpergewicht führte im Tierversuch zu einem verbesserten Energiemetabolismus in der Leber und Muskulatur sowie zu einer effizienteren Bereitstellung von Fettsäuren als Energiequelle. Im Rahmen der

Langzeitapplikation wurde eine verringerte Gewichtszunahme festgestellt, des Weiteren verbesserte sich die Ausdauerleistungskapazität [327].

## Einnahmeempfehlung

Verwenden Sie reichlich Zitrusfrüchte in Ihrer Ernährung. Achten Sie dabei darauf ausschließlich Bio-Zitrusfrüchte zu verarbeiten! Andere Früchte werden meist mit Antipilzmitteln imprägniert; hier steht Thiabendazol ganz oben auf der Liste. Diese Konservierungsstoffe stehen in Verdacht die Nieren nachhaltig zu schädigen und den Nierenstoffwechsel zu stören. Gut abwaschen bringt da wenig. Selbst heißes Wasser, Spülmittel und Schwamm würde nur bewirken, dass viel der Substanz im Küchenschwamm hängen bleibt und sich bei der nächsten Verwendung auf andere Lebensmittel und Geschirr überträgt. In diesem Sinne: Nur Bio!

Hier lässt sich die komplette Frucht perfekt nutzen. Verwenden Sie Zitrus- und Orangenschale als Zutat in Ihren Backwaren oder reiben Sie sich etwas davon in Shake, Joghurt oder Müsli. Kochen Sie halbe Zitronen und Orangen mit, wenn Sie Fleisch zubereiten. Denken Sie bei all dem immer daran, was meist bei Obst und Gemüse gilt: Das Wertvolle liefert die Schale und nicht der Inhalt.

Ausgepresste Hälften können Sie auch dem heißen Badewasser zugeben, um Etwas Aroma und Wohlfühlatmosphäre in die Wanne zu bringen. Getrocknet eignen sich Zitronen, Orangen, Limetten und Blutorangenspalten als hervorragender Tee- und Punschansatz in der Winterzeit.

Zitrusfrüchte lassen sich vielseitig einsetzen und sie liefern eine Königsklasse der Fatburner-Verbindungen – die Zitrusbioflavonoide. Beachten Sie das Flavanoide Fett für die optimale Aufnahme benötigen.

Wie bei vielen Phytostoffen gilt: Es ist besser gering über einen längeren Zeitraum zu dosieren, als einmal die volle Dröhnung. Supplements mit Bioflavanoiden können in Kombination mit anderen Phytostoffen schlagkräftige Fatburner ergeben. Nehmen Sie hier mindestens 500 mg Extrakt täglich zu sich. Die Einnahme sollte mindestens über zwei Monate erfolgen.

Achtung Männer: Bei der Grapefruit allenfalls und nur spärlich den Saft verwenden. Die ganze Frucht sollte aufgrund der bereits behandelten negativen Auswirkung auf den Androgenstoffwechsel nur von Frauen verwendet werden.

Die Bitterorange liefert zusätzlich einen Stoff namens Synephrin. Er ähnelt in Struktur und Wirkung dem berühmten Ephedrin, welches in unseren Breiten verboten wurde. Hintergrund: Ephedrin ähnelt strukturchemisch Amphetamin und wirkt ähnlich. Durch einfache chemische Prozesse lässt sich aus Ephedrin Amphetamin herstellen und aus diesem Grund wurde die Substanz verboten, wenngleich sie eine Fülle positiver Wirkungen bereithält (gezielt dosiert). Ephedrin wie auch Synephrin (im geringeren Maße) regen das Herz-Kreislaufsystem an (erhöhen Herzschlag und Blutdruck), steigern die Konzentrationsfähigkeit und Leistungsbereitschaft extrem und erhöhen auch die Körpertemperatur wahrnehmbar (all dies führt zu einer Erhöhung des Grundumsatzes). Die eben genannten Gründe machten Ephedrin zur beliebtesten Substanz der 90er – vor allem der stark aufputschende Effekt und die enorme Konzentrationssteigerung verliehen ihr den Status eines Wundermittels im Sport und auch beim Lernen für Klausuren an der Uni. Nichtsdestotrotz brachte Ephedrin gefürchtete Langzeiteffekte mit sich: leichte physische und psychische Abhängigkeit, zu erhöhter Blutdruck und Puls, starkes Schwitzen und Stimmungsschwankungen.

Synephrin ähnelt strukturchemisch und in der Wirkung Ephedrin; wenngleich die anregenden amphetaminähnlichen Wirkungen in der Form nicht wahrgenommen werden können, erfährt man vor allem den die Körpertemperatur erhöhenden Effekt. Damit bringen Bitterorangen einen sehr positiven Effekt auf das Körperfettmanagement mit sich, bei abgeschwächtem Nebenwirkungsprofil im Vergleich zu Ephedrin.

Wenn Sie Synephrin probieren wollen, supplementieren Sie nie mehr als 60 mg der Susbstanz pro Tag und starten Sie langsam. Vor allem in der Anfangszeit kann sich ein Gefühl „innerer Hitze", das nicht weichen möchte, einstellen. Achten Sie bei Bitterorangen-Extrakt immer auf den Gehalt an Synephrin – typischerweise wird dessen Gehalt bei ca. 10 % Synephrin liegen (damit liefern 100 mg Extrakt ca. 10 mg Synephrin). Um auf die mindestens empfohlene Menge von 30 mg zu kommen würden Sie in diesem Fall 300 mg Bitterorangen-Extrakt benötigen. Für Männer und Frauen geeignet! Nehmen Sie Synephrin nie länger als drei Wochen ein, mit einer folgenden Pausenzeit von zwei Wochen.

## ESSIG – Essigsäure

Essig wirkte sich hervorragend positiv im Rahmen einer gewünschten Gewichtsreduktion aus. Eine tägliche Dosis zwischen 15 und 30 ml Essig (pur oder in einem Getränk) erzielte eine Reduktion des Körperfettanteils, des Hüftumfanges und des BMI. Des Weiteren konnte eine Verbesserung der Blutfettwerte festgestellt werden [328].

*Am besten Apfelessig – doppelter Vorteil!*

## Einnahmeempfehlung

Beim „Apfel" wurde Essig bereits angesprochen. Die Essigsäure unterstützt in ihrer Funktion den Metabolismus und regt die Körperfettverbrennung an. Dazu lassen sich z.B. 300 ml Apfelsaft naturtrüb mit 20 ml Apfelessig kombinieren und morgens vor dem Frühstück trinken, um den Stoffwechsel anzuregen. Essen Sie auch reichlich Salat und trinken Sie den Essig statt wegzuschütten.
Am besten Sie verwenden Essig, der aus bereits funktionellen Pflanzen hergestellt wurde – Apfelessig oder roten Weinessig. Sie können in Ihrem Essig daheim Kräuter einlegen wie Rosmarin, Thymian, Salbei. Auch

funktionelle Fatburner wie Orangenspalten, Zitronenstückchen und Himbeeren verleihen Ihrer Essigflasche einen besonderen Touch und ihrem Essig mehr Wirkung und Aroma. Ohne Einschränkung für Männer und Frauen geeignet.

## Gojibeere – Lycium barbarum

Gojibeerensaft wurde in einer Konzentration von 30, 60 und 120 ml für die Dauer von 14 Tagen verabreicht – dabei wurde ein Anstieg der metabolischen Aktivität (Erhöhung der Kalorienverbrennung und des Grundumsatzes) um 10 % im Vergleich zur Kontrollgruppe und eine Reduktion des Hüftumfanges um 5,5 cm (+/- 0,8 cm) festgestellt [329].

## Einnahmeempfehlung

Gojibeeren, die Beeren der Lebenskraft, wurden bereits ausführlich behandelt und eine Einnahmemempfehlung ausgesprochen. Diese gilt auch hier.

## GRÜNER KAFFEE – Coffea

Grüner Kaffee eignet sich in einer Dosis von 700-1050 mg pro Tag perfekt als Figurmanagement-Supplement. Nach einer sechswöchigen Einnahmephase wurden signifikante Ergebnisse erzielt: Eine durchschnittliche Körpergewichts-reduktion von 8,4 kg, eine Reduktion des BMI um 2,92 sowie eine Senkung des Körperfettanteils um 4,44 % [330].

Im Rahmen einer anderen Studie wurde festgestellt das Grüner Kaffee-Extrakt bei einer Verabreichungsdauer von 14 Tagen effektiv einer Körperfettzunahme entgegen wirkte und den Fettstoffwechsel in der Leber aktivierte [331].

## Einnahmeempfehlung

Grüner Kaffee stellt genauer betrachtet eine weitaus gesündere Art des Kaffees dar, als gerösteter Kaffee. Gerösteter Kaffee schmeckt zwar besser, aber dennoch entstehen während des Röstprozesses neben zahlreichen Aromen auch krebserregende Begleitstoffe und eine Fülle an wertvollen Pflanzenstoffen gehen verloren. Vor allem die Polyphenole und dabei die Chlorogensäure werden durch die Röstung im hohen Maße zerstört.

Die Chlorogensäure repräsentiert einen sehr funktionellen Stoff mit Radikalfängerwirkung und sie unterstützt maßgeblich die Lipolyse (den Abbau von Körperfett) – dennoch sorgt sie neben anderen Säuren für den typisch sauren Geschmack. Aus diesem Grund empfiehlt sich Grüner Kaffee nahezu nur als Nahrungsergänzung.

Die Einnahme von Kapseln mit Grünem Kaffee-Extrakt hat sich in Konzentrationen ab 500-1500 mg pro Tag bewährt. Die Einnahme kann hier unabhängig von einer Mahlzeit erfolgen und sollte mindestens sechs Wochen am Stück durchgeführt werden. Bei empfindlichem Magen: Einnahme mit einer Mahlzeit, vorzugsweise mit dem Frühstück, da Grüner Kaffee-Extrakt auch beachtliche Mengen an Koffein liefern kann. Für beide Geschlechter zu empfehlen.

## HIMBEERE – Rubus idaeus

Himbeerketon stellt eine aromatische Komponente in der Himbeere dar. Je stärker Himbeeren nach Himbeeren riechen, desto höher ist in der Regel auch der Anteil an 5-Himbeerketon. Die Molekülstruktur ähnelt der von Capsaicin (Scharfstoff aus der Capsicumfamilie – Chili, Paprika) und Synephrin (aus der Bitterorange), wobei alle drei Substanzen in puncto Figurmanagement ihre Wirkung unter Beweis stellen konnten.

Ein Anteil von 0,5-2 % Himbeerketon in einer sehr fett- und kohlenhydrat-reichen Ernährung von Ratten verhinderte eine Körperfettzunahme und das Speichern von Körperfett im Vergleich zur Kontrollgruppe. Es konnte ein starker Einfluss auf das lipoplytische System und dabei eine durch Norepinephrin induzierte Lipolyse in weißen Fettzellen festgestellt werden. In Conclusio eignet sich ein 5-Himbeerketon- reicher Extrakt als Figurmanagement-Supplement mit positivem Einfluss auf die Körperfettspeicherung (Abnahme), Körperfett-verbrennung (Zunahme) und die Behandlung einer Fettleber (auch das Speichern von Fett in der Leber wird verhindert; Fettleber stellt einen der Vorboten von Diabetes dar) [332].

## Einnahmeempfehlung

Die Himbeere gilt in deutschen Landen als eine der beliebtesten Beeren. Sie findet mannigfaltige Verwendung in allerlei Süßspeisen oder einfach als Vitaminsnack zwischendurch. Orientieren Sie sich an folgenden Richt-linien beim Himbeerkauf:

1. Frisch muss in diesem Fall nicht immer besser als tiefgekühlt sein.
2. Reife Himbeeren färben sich fast schon violett und nicht rot.
3. Je reifer die Himbeeren und je intensiver ihr Geruch, desto mehr wert-volle Inhaltsstoffe finden sich in der Beere.
4. Reife Himbeeren schmecken kaum noch sauer.
5. Pflanzen Sie möglichst eigene Himbeeren im Garten; die brauchen we-nig Pflege und erfreuen Sie ab dem 2. Jahr mit den frischen Vitamin-bomben.

Einer der wertvollsten Phytostoffe in der Himbeere – das 5-Himbeerke-ton – riecht intensiv nach Himbeeren und repräsentiert einen der funk-tionellsten Fatburner im Pflanzenreich. Also je mehr Geruch – desto besser für Ihre Hüften. Essen Sie reichlich Himbeeren! Eine zusätzliche Einnahme von 5-Himbeerketon macht Sinn, wenn Sie keine Möglichkeit haben, regelmäßig Himbeeren zu essen. Für beide Geschlechter ohne Limitierung zu empfehlen.

## HONIGBUSCH – Cyclopia genistoides

Honigbusch-Tee, vor allem die fermentierte Variante, stimulierte die Lipolyse in Adipozyten (Abbau von Speicherfett in Fettzellen) [333].

## Einnahmeempfehlung

Honigbuschtee unterstützt auf natürlichem Wege die Lipolyse (Körperfettverbrennung). Gerade für Frauen – z.B. während der Schwangerschaft oder Stillzeit – ist er eine bekömmliche Alternative zu Grünem Tee, da er im Gegensatz zu diesem kein Koffein und kaum Gerbsäure enthält.

## HOPFEN – Humulus lupulus

Hopfen-Extrakt wirkte sich ähnlich positiv wie Lithospermum erythrorhizon (Chinesischer Steinsame) auf die Fettspeicherung und Differenzierung der Adipozyten aus. Der Testzyklus wurde für 20 Wochen im Tierversuch durchgeführt [296].

## Einnahmeempfehlung

Hopfen wurde bereits eingehend im Kapitel zu den Phytoöstrogenen behandelt. Frauen profitieren vom positiven Nutzen und können ihn ohne Bedenken konsumieren. Für Männer sollte Bier ein Genussfaktor bleiben, ein darüber hinaus gehender maßloser Konsum tendiert in Richtung Östrogentherapie.

# HOODIA-KAKTUS – Hoodia gordonii

Hoodia gordonii erlangte in den letzten Jahren als Figurmanagement-Supplement Berühmtheit. Es handelt sich um einen speziellen Kaktus. Inhaltsstoffe in Hoodia wirken sich direkt auf das Gehirn aus und hemmen das Verlangen nach Essen und Trinken. Dies kann vor allem unter Akutbelastungen nach hinten losgehen – vor allem bei starkem Flüssigkeitsverlust.

Grundsätzlich steht Hoodia unter Naturschutz. Die im Handel erhältlichen Präparate beinhalten in der Regel keinen Extrakt aus Wildsammlung und weisen abgeschwächte Wirkung auf. Gemäß Studien führte Hoodia zu einem Verlust an Fett und Muskelmasse. Letzteres sollte unbedingt vermieden werden. Schließlich verbrennt Körperfett zu großen Teilen in den Hochöfen der Muskelzellen. Zudem: Unerwünschte Nebeneffekte können bei Hoodia nicht ausgeschlossen werden (Verdacht auf erbgutschädigende Wirkung) [390,391].

## Einnahmeempfehlung

Nicht zu empfehlen.

## HYDROXYZITRONENSÄURE – Garcinia cambogia

Hydroxyzitronensäure führte über die Beeinflussung des Fettstoffwechsels zu einer Verringerung der Lipogenese (Bildung von Körperfett) und zu einer erhöhten Bereitstellung von Speicherfett unter Belastung (Lipolyse) [335].

Aufgrund des Nebenwirkungsprofils wird aber von einer Langzeitapplikation abgeraten.

## Einnahmeempfehlung

Nicht zu empfehlen. Auf nebenwirkungsfreiere Alternativen zurückgreifen.

## JIAOGULAN – Gynostemma pentaphyllum

Eine Substanz in diesem „Kraut der Unsterblichkeit", Actiponin, zeigt starken Effekt auf die Körperfettspeicherung. Im Rahmen einer koreanischen Studie konnte man feststellen, dass es in der G. Pentaphyllum-Gruppe zu einer signifikanten Reduktion von Körperfettmasse und BMI kam. An der Studie nahmen insgesamt 80 Testpersonen teil. Die Konzentration des wässrigen G. Pentaphyllum-Extraktes belief sich auf 450 mg pro Tag [125].

## Einnahmeempfehlung

Für Jiaogulan wurde bereits im Abschnitt zu den Phytoandrogenen eine Einnahmeempfehlung ausgesprochen. Diese gilt auch hier.

## KIRSCHE – Prunus avium

Im Rahmen einer hochkalorisch angesetzten Diät legte die Positivgruppe (Kirschgruppe) bei einer täglichen Menge von ein Prozent Kirschen, im Vergleich zur Komplettmenge der aufgenommenen Mahlzeiten (ca. 100 g Kirschen), deutlich weniger Fettmasse zu als die Vergleichsgruppe. Abgesehen davon wurden auch positive Effekte auf den Fett- und Leberstoffwechsel festgestellt. Die Studie wurde für eine Dauer von 90 Tagen durchgeführt [336].

## Einnahmeempfehlung

Die Kirsche fand bereits bei den Ausdauer- und Regenerationspflanzen Beachtung – es gelten hier dieselben Einnahmeempfehlungen und Dosierungen.

## KNOBLAUCH – Allium sativum

Wässriger Knoblauch-Extrakt wirkt sich alleine und gemeinsam mit Lauftraining positiv auf die Reduktion von Körperfett aus [337].

### Einnahmeempfehlung

Auch für Knoblauch wurde bereits eine Einnahmeempfehlung ausgesprochen, ebenso eine Einschränkung für Männer – im Kapitel zu den Anti-Androgenen.

## MULTI-EXTRAKT – Himbeer-Keton, Koffein, Capsaicin, Knoblauch, Ingwer und Bitterorange

Ein Multi-Extrakt aus den angeführten Ingredienzen wirkte sich im Rahmen einer 8-wöchigen Testphase positiv auf die Reduktion von Körperfett gesamt, Reduktion der Hüftbreite, die Energielevel und auf das Verhältnis zwischen magerer Muskelmasse und Fettmasse aus. Die Einnahme des Extraktes wurde mit einer kalorienreduzierten Diät und leichtem Ausdauertraining kombiniert. Trotzdem konnten aufgrund des Extraktes im Vergleich zur Kontrollgruppe signifikante Unterschiede festgestellt werden. Im Durchschnitt wurde eine 7,8 prozentige Reduktion an Körperfett erzielt (in der Positivgruppe die den Extrakt erhielt) [325].

### Einnahmeempfehlung

Bauen Sie alle genannten Lebensmittel möglichst täglich in Ihre Ernährung ein. Lediglich Bitterorange sollte aufgrund des bitteren Geschmacks (wie der Name schon sagt) in Kapselform eingenommen werden. Für beide Geschlechter geeignet.

## PU-ERH-TEE, GALLUSSÄURE und andere LIPASEINHIBITOREN

Pu-Erh-Tee in einer Konzentration von 50-100 mg/kg Körpergewicht und Gallussäure in einer Konzentration von 15-45 mg/Körpergewicht wirkten sich maßgeblich auf die Fettverdauung aus. Durch die Inhibierung der Pankreas-Lipase wurde eine effiziente Ausnutzung von Nahrungsfetten limitiert, woraus eine verringerte Kalorik der Nahrungsfette resultierte und eine Gewichtszunahme trotz erhöhter Fettzufuhr ausblieb [339].

Wie bereits dargestellt kann durch die Beeinflussung der Lipaseaktivität ein starker Einfluss auf die Fettverdauung und die kalorische Ausbeute ausgeübt werden. Lipase-Inhibitoren verursachen eine schlechtere Fettverdauung und damit verbunden geringere Kalorienausbeute. Lipase-Aktivatoren aktivieren die Lipase und verursachen eine bessere Fettverdauung und damit vollständige Verwertung der Fettkalorien [415].

## Einnahmeempfehlung

Pu-Erh-Tee wird genauso wie Grüner, Weißer und Schwarzer Tee aus der Teepflanze gewonnen, wobei hier bestimmte Pilzkulturen fermentativ tätig werden und dem Tee den arttypischen, durchaus gewöhnungsbedürftigen Geschmack und die besondere Wirkung verleihen. Pu-Erh schmeckt modrig, erdig und senkt den Cholesterinspiegel nachweislich. Pu-Erh eignet sich für stark übergewichtige Männer und Frauen mit messbar „schlechten" Blutfettwerten (hohe Triglycerid- und Cholesterinspiegel, schlechtes HDL zu LDL-Verhältnis).

Trinken Sie dazu dreimal täglich eine Tasse Pu-Erh-Tee und geben Sie dem Getränk einen Schuss Zitronensaft zu – dies verbessert einerseits die Stabilität der Pflanzenstoffe und andererseits den gewöhnungsbedürftigen Geschmack. Für beide Geschlechter geeignet.

## PFLANZLICHE BEISPIELE FÜR TYPISCHE LIPASE-INHIBITOREN

Im Rahmen einer Testserie, in der mehr als 400 Pflanzen beprobt wurden, erzielte Weidenrinden-Extrakt das höchste „fettverbrennende Potential", wobei vor allem Effekte auf die Körperfettspeicherung festgestellt wurden. Neben der Weide schnitten noch Rubi Fructus (Himbeere), Corni Fructus (Kornelkirsche) und Geranium nepalense (Nepal-Storchschnabel) hervorragend ab. Ähnlich inhibierende (hemmende) Effekte wurden für die japanische sowie europäische Rosskastanie festgestellt. Aescin als Hauptwirkfraktion dürfte hier großen Einfluss nehmen [340, 388, 415].

Weitere Inhibitoren gemäß Studienlage: Averrhoa carambola (Sternfrucht), Archidendron jiringa (Djenkol-Bohne), Cynometra cauliflora (Namnam; Froschfrucht), Aleurites moluccana (Lichtnussbaum).

Natürlich gibt es auch Pflanzen, die die Lipase-Aktivität erhöhen und so für eine verbesserte Fettverdauung und Ausnutzung der Fettkalorien sorgen: Pimpinella anisum (Anis) z.B., wie er auch beim Griechen in Form von Ouzo gereicht wird.

### Einnahmeempfehlung

Lipase-Inhibitoren hemmen die Verstoffwechslung von Nahrungsfett. Sie essen figurbewusst, indem Sie fettreiches Essen mit diesen Stoffen kombinieren. Bauen Sie diese regelmäßig in Ihre Ernährung ein. Für beide Geschlechter geeignet.

## REISPROTEIN

Im Vergleich mit Casein (Milchprotein) führte Reisprotein während einer zweiwöchigen Einnahmephase zu beschleunigter Lipolyse (Abbau von Körperfett) und verringerter Lipogenese (Bildung von Körperfett). Des Weiteren wurde eine eindeutige Korrelation zwischen Proteinverdauung (Schnelligkeit), Körperfettspeicherung und den Triglyceridwerten festgestellt; je schwerer die Proteine zu verdauen waren, desto stärker war die Körperfettspeicherung ausgeprägt [341].

## Einnahmeempfehlung

Reisprotein kann wie Molkenprotein oder Eiprotein, als pflanzliche Alternative mit hoher biologischer Wertigkeit Anwendung finden. Es eignet sich als Shake nach dem Training oder generell als kalorische Ergänzung zur Erhöhung des Proteinanteils und zur Deckung des täglichen Proteinbedarfs in der Ernährung. Reisprotein wirkt sich wie andere pflanzliche Proteine auch (z.B. Erbsenprotein) positiv auf die Körperfettverbrennung aus. Dies liegt vor allem im Umstand begründet, dass pflanzliche Proteine rasch metabolisiert werden und im Vergleich zu tierischen Proteinen den Organismus mit weniger Säuren belasten. Eine pflanzliche, basenreiche Kost, ergänzt mir wertvollen tierischen Proteinquellen stellt gemäß wissenschaftlicher Lehre die optimale leistungsorientierte Kost dar. Dazu z.B. den Eiweißshake nach dem Training aus 30 g Reisprotein zubereiten. Für beide Geschlechter ohne Einschränkung geeignet.

## SCHWARZKÜMMEL – Nigella sativa

N. sativa reduzierte in tagesüblichen Mengen den Bauchumfang und den Hüftumfang maßgeblich – bei übergewichtigen männlichen Versuchspersonen im Alter zwischen 30 und 45. Die Teststudie wurde drei Monate lange durchgeführt [342].

## Einnahmeempfehlung

Im Koran steht „Der Schwarzkümmel heilt alle Krankheiten außer den Tod" – die Schriftgelehrten des Altertums wussten besser als moderne Ärzte um die heilsame Wirkung dieser Pflanze. Neben den positiven Einflüssen auf das Immunsystem unterstützt sie zusätzlich die Körperfettverbrennung. Vor allem Frauen profitieren immens von einer Einnahme. Die empfohlene Tagesdosis liegt bei 1000-2000 mg Öl. Nehmen Sie Schwarzkümmelöl zu einer Mahlzeit ein. Besser für Frauen als für Männer geeignet.

## WEISSE BOHNE – Phaseolus vulgaris

In einer Konzentration von 500-3000 mg pro Tag führte ein standardisierter Bohnen-Extrakt zu signifikanter Gewichtsreduktion. Der Effekt fußt auf der Alpha-Amylase-inhibierenden Aktivität und der damit verbundenen Wirkung auf den Glukose-Spiegel. Durch die Applikation von weißem Bohnen-Extrakt wurden starke Schwankungen des Blutzuckers verhindert und das Abnehmen erleichtert [343].

## Einnahmeempfehlung

Bohnen scheiden die Geister. Die einen verteufeln sie aufgrund der Phytine und antinutritiven Anteile, die gerne einmal zu Flatulenzen, Mangelernährung und Co führen können. Die anderen lobpreisen sie als Stärkequelle der Götter.

Persönlich sind wir der Meinung, dass Bohnen und Hülsenfrüchte bei korrekter Zubereitung eine wertvolle funktionelle Mahlzeit darstellen. Sie liefern bei geringer Säurebelastung des Körpers hochwertiges Eiweiß und stabilisieren den Blutzuckerspiegel. Durch die ausgeprägte Stabilisierung des Blutzuckerspiegels, bleiben eine allzu hohe Insulinausschüttung und Heißhungerattacken aus, was wiederum zu einer reduzierten Wahrscheinlichkeit von Körperfettspeicherung führt.

Bereiten Sie getrocknete Bohnen wie folgt zu: Weichen Sie die Bohnen in ausreichend Wasser für 24 Stunden, besser 48 Stunden, an einem kühlen Ort ein. Wechseln Sie das Wasser täglich. Das berühmte Einweichen über Nacht reicht in den meisten Fällen nicht aus, damit sich die Bohne mit ausreichend Einweichwasser absättigt und sich anschließend weich und zart kochen lässt. Kochen Sie die Bohnen am besten im Drucktopf für 20 Minuten oder im normalen Topf in Abhängigkeit ihrer Größe bis sie schön weich sind und sich auch die Haut ohne Probleme weichkauen lässt. Salzen Sie das Kochwasser nicht! Bohnen dürfen erst nach dem Kochen gesalzen werden, da die sonst vorkommenden leicht giftigen Anteile in der Bohne nicht vollständig abgebaut werden können und die typischen, mit Bohnen assoziierten Beschwerden verursachen.

Essen Sie Bohnen am besten täglich als Beilage, im Salat und als Eintopf. Bohnenmehl stellt eine gute Alternative zu Weizenmehl dar und kann im Reformhaus, Internet oder den meisten Asialäden erworben werden. Neben Bohnen wirken sich Linsen, Kichererbsen (toller Phytoöstrogenträger für Frauen) ähnlich stabilisierend auf den Blutzuckerspiegel aus.

Die Weiße Bohne liefert auch hohe Konzentrationen an sogenannten Amylase-Inhibitoren. Die Amylase baut Stärkemoleküle (also komplexe Kohlenhydratquellen wie Brot, Reis und Co) und Zucker ab. Bei Blockierung des Enzyms Amylase findet dieser Abbau nicht statt und Kohlenhydrate können in der Form nicht mehr so effizient als Energiequelle vom Körper genutzt werden. Dies führt summativ betrachtet zu einer Reduktion der kalorischen Last und damit unter Umständen zu einer Gewichtsreduktion. Die Krux an der Sache: Durch den verschlechterten Abbau der komplexen Kohlenhydratquellen gelangt mehr intakte Stärke in den Enddarm was zu Gärungen und damit Blähbauch führen kann.

Auch bei der Einnahme von Bohnen-Extrakt zur Gewichtsreduktion besser Vorsicht walten lassen, die Dosis langsam steigern und bei Beschwerdefreiheit anpassen. Die Tagesdosis sollte bei zweimal 500 mg Bohnen-Extrakt liegen; Einnahme zu den Mahlzeiten.

## WEISSE MAULBEERE – Morus alba

In einer Testserie mit 46 übergewichtigen Personen (standardisierte Diät mit 1300 kcal) wurde bei einer täglichen Verabreichungsdosis von 2400 mg Maulbeeren-Extrakt, eine Gewichtsreduktion von im Schnitt 9 kg (Diät + Maulbeergruppe) in drei Monaten erzielt; im Vergleich zur Vergleichsgruppe mit im Schnitt 3 kg Abnahme (Diät ohne Maulbeeren-Extrakt) [344]. Basierend auf den dargestellten Ergebnissen kann die Supplementierung von Maulbeere eine Gewichtsreduktion im Rahmen einer Diät unterstützen (synergistische Effekte).

## Einnahmeempfehlung

Die Weiße und Schwarze Maulbeere stellen beide Superfoods der Extraklasse dar. Sie liefern eine Fülle Gesundheitsstoffe und werden im Handel zumeist als Trockenfrüchte angeboten. Ähnlich wie Gojibeeren lassen sie sich als Zwischenmahlzeit snacken, im Müsli, Joghurt oder Shake einbauen. Die Tagesdosis sollte bei 15 g liegen. Maulbeeren liegen preislich im Bereich von Gojibeeren, also im oberen Preissegment. Ähnliche Wirkungen lassen sich durch die Marille erzielen. Für beide Geschlechter geeignet.

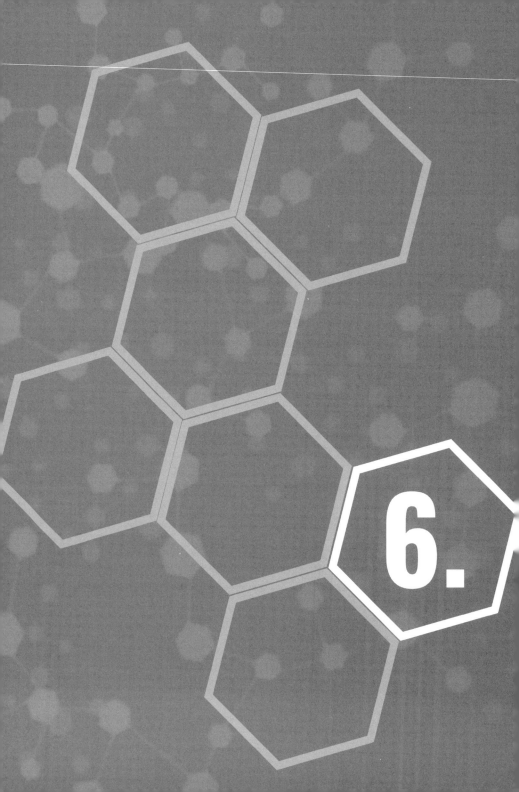

# 6. HEALTHFOODS

Anfälligkeit und Krankheit vermögen jeden Sportler aus der Bahn zu werfen. Ein leichter Infekt kostet schnell eine Woche Trainingsfortschritt. Schwere Infekte wie eine ordentliche Grippe bremsen mitunter Monate. Durch gesunde Ernährung und Natural Doping wird die Krankheitsanfälligkeit an sich schon stark eingeschränkt. Darüber hinaus gibt es spezielle Tipps für spezielle Fälle.

Liliengewächse wie Zwiebel und Knoblauch sind neben Ingwer optimale Waffen bei vielen viralen und bakteriellen Infekten. Ergänzt mit Salbeitee, Thymian und Propolistinktur rückt man vielem zu Leibe, was Leistung und Trainingsfortschritt gefährdet. Hier spielt vor allem die Dosis die entscheidende Rolle (hoch dosieren und ausreichend lange anwenden).

Bei schweren und über sieben Tage fortwährenden Beschwerden sollten Sie dennoch immer parallel den Arzt Ihres Vertrauens konsultieren; vor allem bei schweren Beschwerden wie Blutungen jeglicher Art, starkem Schwindel und manifesten Herz-Kreislaufbeschwerden.

Dreh- und Angelpunkt vieler Beschwerden ist das Immunsystem. Stets wird es durch hartes Training negativ beeinflusst. Training stresst den Körper und führt zu einer Ausschüttung von Cortisol, dem Stresshormon. Neben abschwellenden Wirkungen bringt Cortisol sogenannte immunsuppressive Wirkung mit sich: Es „besänftigt" das Immunsystem und führt zu reduzierter Aktivität. Das wiederum erleichtert es Krankheitserregern über den nun geschwächten Körper herzufallen. In erster Instanz sollten Sie den Stresslevel in Ihrem Leben so gering wie möglich halten. Sie werden trotz hervorragender Ernährung und regelmäßigen Trainings bei zu starkem Stress (Familie, Karriere, anderweitige Verpflichtungen) dazu neigen, öfter krank zu werden als andere. Langfristig drohen Sie so sogar, öfter auszufallen und weniger zu schaffen als mit mehr Freiraum, Entspannung und Bedacht. Hier gilt: rechtzeitig regulieren.

## Praxistipps für ein beschwerdefreies Sportlerleben

Reduzieren Sie unnötige Stressfaktoren in Ihrem Leben. Organisieren Sie sich und planen Sie Ihren Tag, denn Planung schafft Freiraum und Freiraum entspannt. Stehen Sie z.B. 10 Minuten früher auf und sparen Sie sich den Morgenstress. Hetzen Sie sich nicht unnötig. Nehmen Sie sich Zeit fürs Essen und achten Sie auf die Qualität Ihrer Lebensmittel. Gedulden Sie sich beim Essen, genießen und zelebrieren Sie es. Wissen Sie wer hektisch isst? Getriebene, ängstliche Tiere, die Angst vor Fraßfeinden haben oder davor, selbst gefressen zu werden. Wollen Sie ihrem Körper eine solche innere Anspannungs-Haltung – und das entsprechende Hormonmuster – anerziehen?

Umgeben Sie sich mit Menschen die Ihnen gut tun und Ihnen Kraft und Zuversicht schenken. Befreien Sie sich von Krafträubern und Mobbern. Beenden Sie Beziehungen zu Menschen, die Sie auszehren und herunterziehen.

Arbeiten Sie an Ihren Lebenszielen und kämpfen Sie für einen Beruf, der Ihnen Freude bereitet und mit dem Sie sich identifizieren können.

Trainieren Sie lieber regelmäßig und kurz als selten und übermäßig lang. Informieren Sie sich über Hochfrequenztraining: Je häufiger und zugleich kürzer Sie trainieren, desto weniger Cortisol wird ausgeschüttet und desto anaboler reagiert Ihr Körper auf das Training. Dies sorgt für bessere Erholung, mehr Muskeln und schnellere Fortschritte. Bereits 20-40 Minuten pro Trainingseinheit reichen vollkommen aus.

Essen Sie immer zu den gleichen Zeiten (so gut es geht) und möglichst nicht zu spät.

Meiden Sie Computerarbeiten vor dem Schlafen gehen. Das blaue Computerlicht schränkt die Melatoninausschüttung am Abend ein und kann zu schlechtem Schlaf und verzögerter Erholung führen.

Hören Sie gute Musik vor dem Einschlafen und versuchen Sie, Ihren Kopf klar zu kriegen, indem Sie abschalten, reflektieren und verarbeiten, statt herunterzuschlucken und zu verdrängen.

Moderates Ausdauertraining vor dem Schlafen gehen fördert die Erholung (das kann auch ein netter Spaziergang mit dem Hund sein).

# SUBSTANZBASIERTES GESUNDHEITS-MANAGEMENT

Generell gilt: Dopen Sie abends durch Natural Supplements, die Ihren Cortisol-spiegel senken wie Schisandra, Rosenwurz und Hirschwurzel. Darüber hinaus gelten folgende, nach Schwerpunkten ausgerichtete Empfehlungen.

## Verkühlungen und grippale Infekte

Bei Verkühlungen und grippalen Infekten jeglicher Art besorgen Sie sich losen Salbei- sowie Thymiantee und frischen Ingwer. Mischen Sie drei Esslöffel Sal-bei, drei Esslöffel Thymian und ein daumengroßes Stück Ingwer fein geschnit-ten und gießen Sie die Mischung mit 600 ml kochendem Wasser auf. Lassen Sie die Mischung fünf Minuten ziehen, seien Sie ab und rühren Sie zwei Esslöffel Honig in die Mischung. Trinken Sie diesen Trunk zweimal täglich zwischen den Mahlzeiten. Parallel dazu essen Sie reichlich frischen Knoblauch und Zwiebel geröstet. Meiden Sie Milchprodukte (verschleimen und kühlen zusätzlich aus). Essen Sie lieber warme Eintöpfe und Suppen.

Bei anginaartigen Beschwerden verwenden Sie zusätzlich Propolis; Propolis-tropfen lassen sich auch mit Mundzerstäuber beziehen – sprühen Sie hier die stark antibiotisch wirkende Lösung direkt auf die schmerzende Stelle im Ra-chen (zweimal täglich). Beruhigen Sie Ihren Mundraum anschließend mit der Salbei-Thymian-Honigteemischung und lutschen Sie Isländisch-Moos-Tablet-ten aus der Apotheke. Die zusätzliche Einnahme von N-Acetylcystein (Apothe-ke, wirkt stark auswurffördernd) hat sich neben Zink (30 mg pro Tag) bewährt. Sollten Ihre Beschwerden nach fünf Tagen nicht maßgeblich besser werden, konsultieren Sie Ihren Arzt oder Apotheker.

## Prophylaktische Stärkung des Immunsystems in Zeiten erhöhter Belastung

Echinacea purpurea (Sonnenhut) und Andrographis paniculata (Kalmegh) eignen sich hervorragend zur kurweisen Anwendung und prophylaktischen Stärkung des Immunsystems (neben bereits genannten „Immunstärkern"). Sie weisen stark entzündungshemmende Wirkung auf und halten durch ihre virostatische Aktivität virale Erreger (wie Schnupfenerreger) in Schach. Eine kurweise Behandlung empfiehlt sich vor allem in den Übergangszeiten (Sommer auf Herbst/Winter) – der Körper reagiert auf Temperaturschwankungen sehr sensibel und wenn man hier den „Immunstärkungszug" verpasst, landet man schnell mit Schnupfen und leicht erhöhter Temperatur im Krankenbett und nicht auf der Trainingsbank. Echinacea-Tropfen aus der Apotheke in Kombination mit Andrographis-Extrakt eignen sich hier hervorragend. Wenden Sie beide gemäß Einnahmeempfehlung auf der Verpackung für drei bis vier Wochen an. Eine oft für Echinacea propagierte Steigerung der Ausdauerleistungsfähigkeit konnte in ausdauertrainierten weiblichen und männlichen Athleten nicht festgestellt werden. Eine Erhöhung der VO2-Max Sauerstoffaufnahme blieb bei Langdistanzläufern aus.

Neben Andrographis und Echinacea eignet sich noch Rhodiola (Rosenwurz) als Immunstärkungssupplement. Rhodiola bringt neben gesundheitlichem Mehrwert ebenso anti-depressive und leistungssteigernde Effekte mit sich.

Neben Hafer eignen sich Pilze wie Austernpilz, Maitake und Shitake als funktionelle Beta-Glucanträger, zur Aufrechterhaltung eines leistungsfähigen Immunsystems. Sie lassen sich täglich in die Ernährung einbauen [350,351,352,353,354].

## Sehnen und Gelenke

MSM, Methylsulfonylmethan, eignet sich nicht nur wie bereits dargestellt als regenerationsförderndes Mittel, sondern auch zur Gesunderhaltung der Gelenke und zur Linderung bereits bestehender leichter Beschwerden des Bewegungsapparates. Wie immer empfiehlt sich hier in erster Instanz der Konsum von Zwiebeln und anderen Liliengewächsen, gefolgt von einer zielgerichteten Anwendung des Reinstoffes als Nahrungsergänzungsmittel.

MSM brachte nach 12 Wochen Anwendung wahrnehmbare Verbesserung der Beweglichkeit und Reduktion der Schmerzen bei Kniearthritis. In Kombination mit Glucosamin und Chondroitin können zusätzlich positive Effekte erzielt werden [355, 356].

## Mariendistel – Gesunderhaltung von Knochen, Leber und Galle

Mariendistel findet bei uns traditionell seit Jahrhunderten Anwendung. Die Klostermedizin nutzte sie zur Stärkung des Leber- und Gallensystems. Ein in der Mariendistel vorkommender Wirkstoffkomplex namens Silybin (Silymarin I) schützt die Leberzellen, verlängert ihr Überleben und fördert die körpereigene Entgiftung. Die Mariendistel findet hoch dosiert auch nach Knollenblätterpilzvergiftungen Anwendung. Sie eignet sich hervorragend zur Unterstützung einer Diät oder Fastenkur, während der eine große Menge an Körperfett abgebaut wird.

Im Körperfett lagert der Körper zahlreiche Giftstoffe wie Schwermetalle und fettlösliche Xenobiotika wie Pestizide und Co ein, die durch den Abbau des Körperfettes wieder in den regulären Körperkreislauf zurück finden. Die Leber spielt neben der Niere als Stoffwechsel- und Ausscheidungsorgan die wichtigste Rolle beim „Detoxen" – also Entgiften.

Neben der wichtigen Rolle als Ausscheidungsorgan kommen der Leber andere wichtige Aufgaben zu (z.B. Einfluss auf die Blutgerinnung, Immunsystem, Knochen- und Vitaminstoffwechsel). Die Leber synthetisiert aus den essenziellen Aminosäuren alle nicht-essenziellen, womit sie eine Schlüsselrolle im Immunsystem und Muskelstoffwechsel spielt. Dieser Aufgabe kann sie bei starken Belastungen durch Umwelt- und Genussgifte (Tabakrauch, Alkohol) nur verzögert oder eingeschränkt nachkommen, was sich negativ auf die Gesundheit und die Muskeleiweißsyntheserate auswirkt. In diesem Sinne gilt vereinfacht: Leberpflege = Gesundheits- und Muskelpflege!

Eine Kur mit Mariendistel-Extrakt sollte mindestens einmal im Jahr zur Leberpflege durchgeführt werden. Parallel dazu stimuliert die Mariendistel Östrogenrezeptoren in der Knochenhaut, was zu einem knochenaufbauenden Stimulationsimpuls führt. Dies mündet in einer natürlich verstärkten Verknöcherungsrate und Knochendichte. Der Effekt kann durch die Gabe von Agnus

Castus (Mönchspfeffer) und L. calcareum (Kalziumalge) maßgeblich verstärkt werden.

Eine zusätzliche Gabe von Sojaproteinisolat und Kokosfett schafft die Top-Kombination zur natürlichen Steigerung der Knochendichte in der Frau; Männer sparen Soja aus. Es gibt aber eine Situation im männlichen Leben, in der Phytoöstrogene verstärkt Anwendung finden sollten und ganz klar ihre Berechtigung haben: Bei bestimmten Sportverletzungen und dabei vor allem bei Knochenbrüchen.

Phytoöstrogene nehmen starken Einfluss auf die Verknöcherung und Regeneration des Knochengewebes. Sie helfen zerstörte Knochen schneller zu heilen! Traditionell belegt, seit den alten Griechen (Spartaner), findet hier Agnus castus (Mönchspfeffer) Anwendung. Mönchspfeffer legt den Lusttrieb des Mannes verlässlich lahm, fördert aber die Knochenheilung immens. Dasselbe (Knochenheilung) gilt für Sojaisoflavone, Oliven(-öl), Mandeln, Feigen und Datteln. Sie alle helfen Knochenbrüche und auch Sehnen-, wie auch Bänderverletzungen zu kurieren. Für Sehnen und Bänder sollte parallel noch Centella asiatica (Tigerkraut) Anwendung finden. Es gilt als stark bindegewebs-aufbauendes Mittel und unterstützt die Weichteilregeneration in hohem Maße. Die Dosierungen sollten sich jeweils auf 1000 mg Extrakt belaufen, zweimal täglich für zwei Wochen.

Anschließend sollte eine „Androgentherapie" erfolgen – nicht nur zur Rehabilitierung des Hormonspiegels: Durch die Anhebung der Androgene erfolgt eine zusätzliche Aushärtung der äußeren Knochenschicht (Östrogene erhöhen vor allem den Vernetzungsgrad und die innere Knochenstabilität sowie -dichte). Für eine natürliche Androgentherapie eignen sich z.B. Pinienpollen, Bertramwurzel, Ashwagandha, Zink und chinesicher Raupenpilz [357, 358] – s. das entsprechende Kapitel.

## Frauen- und Sexualgesundheit

Im Kapitel „Phytoöstrogene" wurden bereits zahlreiche weibliche „Segenbringer" aus dem Pflanzenreich vorgestellt. Viele eignen sich zur Leistungsverbesserung und Gesunderhaltung des weiblichen Organismus. Dennoch wollen wir hier auf spezielle Frauenthemen noch einmal kurz eingehen.

Zur Förderung der Knochendichte empfehlen sich wie eben dargestellt Mariendistel, Mönchspfeffer, Sojaproteinisolat als Eiweißergänzung, Kokosfett als Fettquelle, Kalziumalge als natürliche Mineralienquelle und „Basenpulver".

Pueraria mirifica (Kudzu) eignet sich in einer Extraktkonzentration von 100-200 mg pro Tag zur Behandlung von Beschwerden in der weiblichen Menopause. Es konnten keinerlei negative Begleiterscheinungen festgestellt werden. Zusätzlich wurden maßgebliche Behandlungserfolge bei Scheidentrockenheit und Schmerzen während des Geschlechtsverkehrs erzielt. Kudzu wirkt sich positiv auf die Gesundheit der Vaginalschleimhaut aus. Bei dieser Problematik bietet sich eine zusätzliche Ergänzung mit Nachtkerzenöl an. Diese fördert ebenfalls die Bildung von Vaginalsekret und verbessert die Vaginalgesundheit und Sexualzufriedenheit zusätzlich [359,360,361,362].

## Probiotika

Die Kraft der Mitte – Probiotika, eines der beliebtesten Nahrungsergänzungsmittel der Neuzeit, entfalten positive Wirkung im leistungsorientierten Sportler. Bei Probiotika handelt es sich um lebensfähige Keime – im Gegensatz zu Prebiotika. Diese sind eher eine Mahlzeit für unsere Darmkeime und sorgen für eine rege Vermehrung. Zu den bekannten Prebiotika im Pflanzenreich zählen Topinambur, Zichorienwurzel und Löwenzahnwurzel. Sie alle liefern komplexe Kohlenhydrate wie Inulin, die von Darmbakterien gerne als Energiequelle genutzt werden.

Der menschliche Darm und seine Flora ermöglichen an sich eine optimale Nahrungsmittelausnutzung, Bildung und Aufnahme von Vitaminen sowie zahlreichen anderen Verbindungen und sie stellen die wichtigste Immunkomponente des Menschen dar. Wer seine Mitte stärkt, der fördert seine Gesunderhaltung und Leistungsfähigkeit. Viele Probiotika, die noch vor zwei Jahrzehnten in hohem Maße verzehrt wurden, geraten immer mehr in Vergessenheit und werden kaum mehr konsumiert. Vor allem Sauerkraut und milchsauer vergorenes Gemüse liefert eine Fülle an Milchsäurebakterien – viele davon finden sich nicht in Milchprodukten. Die Milchindustrie tendiert immer mehr dazu, ihre Joghurtkeime zu standardisieren und auf wenige Keime zu reduzieren, die ein bestimmtes Geschmacksmuster sowie rheologisches Verhalten (Cremigkeit) verursachen. Viele wertvolle Keime finden keine Anwendung mehr.

Vor allem Lactobacillus helveticus und Lactobacillus reuteri kommen kaum noch vor, wurden aber vor 30 Jahren in jeder Muttermilch nachgewiesen. Wenn ein Kind das erste Mal das Licht der Welt erblickt, nimmt es bei einer „normalen" Vaginalgeburt Vaginalkeime der Mutter auf. Diese bilden die erste Darmflora des Säuglings und werden rasch durch Milchsäurebakterien aus dem Wachstumsfaktor „Muttermilch" ergänzt. Dabei gibt die Mutter primär durch das Stillen und sekundär durch ihre Lebensmittelauswahl vor, wie es anfangs im Darm ihres Schützlings zugeht. Sie legt so den Grundpfeiler für ein starkes Immunsystem, für eine reduzierte Anfälligkeit für Allergien, für akkurate Vitaminaufnahme sowie -bildung (vor allem Vitamin D) und vieles Weitere.

Frauen die nicht stillen, enthalten dem Kind auch die sogenannte Erst-, Wolfs- bzw. Biestmilch (Colostrum). Erstmilch liefert eine Fülle von Abwehrstoffen und Wachstumsfaktoren. Sie sollte auf alle Fälle verabreicht werden (1 Woche Stillen ist fast schon natürliche Pflicht, solange die Milchproduktion normal einsetzt und die Brust sich nicht entzündet). Vor allem Kaiserschnittkindern, denen die erste Vaginalflora nicht auf natürlichem Wege verabreicht wird, sollte die Erstmilch keinesfalls vorenthalten werden. Sie nehmen oft Keime aus der Krankenhausluft als erste Besiedlung auf und das kann unter Umständen zu Problemen führen (multiresistente Keime und Krankheitserreger könnten so in die Darmflora gelangen).

Während des Wachstums und im Erwachsenenalter wirken sich primär negative Einflüsse wie Antibiotika, unerkannte Lebensmittelunverträglichkeiten und Umweltgifte negativ aus. Auch die Lebensmittelauswahl im Erwachsenenalter bestimmt neben vielen anderen Faktoren, welche Keime sich primär in der Darmflora wiederfinden und vor allem in welchem Verhältnis sie zueinander stehen – s. dazu auch das Kapitel zur Magen-Darmflora.

Für den leistungsorientierten Sportler gilt es, alle Einflussfaktoren zu eliminieren, die sich negativ auf die Darmgesundheit auswirken könnten. Bei bestehender Beschwerdelage sind in erster Instanz Unverträglichkeitsuntersuchungen auf Milchzucker, Fruchtzucker und Gluten durchzuführen. Für Laktose und Fruchtzucker haben sich hier H2-Atemtests bewährt. Beim Verdacht auch Glutenunverträglichkeit gilt die Dünndarmbiopsie als Mittel der Wahl (Nachweis einer Zottenatrophie). Lange Rede, kurzer Sinn: Ihr Darm sollte einwandfrei funktionieren, damit Sie einwandfrei Leistung bringen können!

Lassen Sie alle Lebensmittel weg, die ihnen gefühlsmäßig nicht gut tun und untermauern Sie Ihren Verdacht mit beinharter Analytik. Mittlerweile existieren viele Labors, die sich auf Nahrungsmittel-Intoleranzen (sie stellen das Hauptproblem dar) und Allergien (sekundär) spezialisiert haben und einen umfassenden Testkatalog anbieten. Ein intakter Darm spielt für ein starkes Immunsystem und damit reduzierte Krankheitsanfälligkeit eine entscheidende Rolle. Eine gestörte Darmflora führt unter anderen zur vermehrten Bildung von Darmgasen, zur Bildung von Gärprodukten, wie kurzkettigen Fettsäuren und Alkoholen, die sich negativ auf Ihre Laune (können Depressionen verursachen) und Erholungskapazität (Sie fühlen sich am Morgen unter Umständen fertig und benommen) auswirken.

Ein sogenannter „Leaky Gut" resultiert, wenn Ihre Darmschleimhaut durch langes „Leiden" aus dem Gleichgewicht gerät. Dabei schließen die Darmzellen nicht mehr so dicht wie Sie sollten und Nahrungsmittelbestandteile können durch den Darm diffundieren und dort zu einer ungewollten Immunantwort führen. Dies kann sich in vermehrtem Auftreten von Allergien äußern. Ihr Darm braucht daher eine intakte, ausgeglichene Darmflora und fettlösliche Vitamine wie Vitamin A und D, um optimal zu funktionieren. Die Vitamine finden sich vor allem in Form von Beta-Carotin in Pflanzenstoffen sowie fettem Seefisch und Lebertran wieder.

Zahlreiche Forschungsgruppen beschäftigten sich in den letzten Jahren mit der Darmflora und ihrem Einfluss auf Gesundheit und Leistungsfähigkeit. Dass eine intakte Darmflora für die Gesundheit eine maßgebliche Rolle spielt, steht außer Frage, aber wie sieht es mit der körperlichen Leistungsfähigkeit nun im Konkreten aus?

## Sportliche Leistungssteigerung durch Probiotika

Ein über vier Wochen appliziertes Probiotikapräparat, welches sich aus Lactobazillen, Bifidobakterien und Streptokokken zusammensetze (45 Milliarden CFU) erhöhte die Ausdauerleistungsfähigkeit unter extremen Bedingungen (Hitze) in Athleten signifikant und erhöhte die Zeit bis zur totalen Erschöpfung um >5 Minuten im Vergleich zur Kontrollgruppe. Probiotika stärken neben Vitaminen, Polyphenolen und anderen Pflanzenstoffen das Immunsystem unter Belastung und schützen so gegen erhöhte Krankheitsanfälligkeit.

Probiotika reduzierten in trainierten Männern die Darmpermeabilität (Stichwort „Leaky Gut") – gemessen am Parameter Zonulin. Zonulin gilt als Indikator für die Darmdurchlässigkeit: Je höher, desto durchlässiger der Darm, desto ungünstiger. Des Weiteren wurde TNF-Alpha, ein Entzündungsmarker, reduziert und die Proteinoxidation nahm messbar ab (beides Zeichen von Entzündungsgeschehen). Probiotika wirken daher indirekt als Entzündungshemmer in trainierten Athleten und können dadurch zu einer besseren Regeneration beitragen.

In Elite-Rugbyspielern reduzierte die tägliche Gabe von Probiotika die Krankheitsanfälligkeit in puncto Atemwegserkrankungen und Magen-/Darmproblemen signifikant. Durch die reduzierte Krankheitsanfälligkeit sprach die Positivgruppe besser auf das Training an und regenerierte schneller.

Hartes ausdauerndes Training (z.B. bei Marathonläufern) wirkt sich negativ auf das Immunsystem aus und erhöht die Krankheitsanfälligkeit. Des Weiteren kann der physische Stress auch wortwörtlich auf den Magen/Darm schlagen. Hier schaffen Probiotika Abhilfe, helfen einen Leaky Gut vorzubeugen und fördern maßgeblich die Immunstärke und Regeneration [365,366,367,368,369,370,371,372,384].

## Omega-3-Fettsäuren

Omega-3-Fettsäuren – hoch gelobt! In den letzten Jahren kam keiner an Omega-3-Supplements vorbei. Ellenlang reihen sich die entsprechenden Nahrungsergänzungsmittel im Drogeriemarkt, selbst beim Discounter gibt es Omega-3-Supplements zum Dumping-Preis. Auf was soll der leistungsorientierte Kunde da achten?

1. Tierische Omega-3-Quellen wirken in der Regel besser als pflanzliche – mit einer Ausnahme: Algen-DHA wirkt wunderbar. DHA ist die Ausgangs-Omega-3-Fettsäure. Spezielle Algen (Schizochytrium) stellen eigentlich die wahren DHA-Produzenten dar. Sie produzieren quasi die Urmutter der Omega-Verbindungen. Krebstiere und Fische nehmen diese Mikroalgen zu sich und reichern DHA in Ihrem Fettgewebe an. Parallel dazu produzieren sie aus DHA noch EPA , die zweite Omega-3-Fettsäure.

2. Eigentlich benötigt der Athlet nur hochwertiges DHA um seine Leistungsfähigkeit zu fördern. Reines Algen-DHA kann im Handel bezogen werden, aber rechnen Sie mit mindestens dem doppelten Preis pro Monatsration.

3. Kaufen Sie keine Omega-3-Präparate die aus Zuchtlachs hergestellt wurden. Hier kommt nur „billiger" Aquakulturlachs zum Einsatz. Besorgen Sie sich besser Präparate in denen nur Fischöl deklariert wurde – dies sieht auf den ersten Blick vielleicht minderwertiger aus, aber zu unrecht. Fischöl wird aus Wildfisch produziert. Wildfisch liefert in der Regel „intelligenteres" Omega-3, da es vergesellschaftet mit sogenannten Furanfettsäuren ist. Diese sind verantwortlich für viele der positiven Effekte, die oft Omega-3 Fettsäuren zugeschrieben werden.

4. Lassen Sie die Finger von chemischen Omega-3-Präparaten. Sie wirken nicht.

5. Lebertran liefert tolle Omega-3-Werte und zusätzlich wertvolles Vitamin A, D und E in hoch bioverfügbarer Form. Hochwertiger Lebertran stellt neben Algen-DHA die beste Omega-3-Quelle dar. Vorsicht vor Vitamin A-Überdosierungen, bitte an die Einnahmeempfehlungen halten.

6. Essen Sie reichlich Walnüsse sowie als Frau auch Hanfsamen und Lein – diese liefern zwar „nur" pflanzliches Omega-3 mit geringerer Bioverfügbarkeit, aber parallel eine Fülle von anderen Vitalstoffen.

7. Nutzen Sie als natürliche Omega-3-Quelle auch Wildfleisch und -fisch – Geflügel wie Rebhühner, Fasane, Wachteln und auch anderes Niederwild wie

Hasen und Kaninchen weisen sehr hohe Omega-3-Gehälter auf, die mit denen von Lachs verglichen werden können. Essen Sie reichlich fetten Meerfisch wie Lachs, Makrele, Heilbutt, Sardine, Sardelle und Thunfisch – sie alle liefern hochwertiges Omega-3. Fetter Meeresfisch, besonders Thunfisch, gilt als schwermetallbelastet. Dies stimmt vorwiegend für größere Arten und Exemplare. Kleinere Thunfischsorten z.B. sind kaum bis nicht belastet und nur gering bis nicht bedroht. Achten Sie hier auf selektiven Konsum von Weißem Thunfisch (meist in der Dose) und Schwarzflossen-Thunfisch.

**8.** Reduzieren Sie den Anteil an entzündungsfördernden Omega-6-Spendern (Omega-3 wirkt entzündungshemmend und regenerationsfördernd) aus Maiskeimöl, Sonnenblumenöl, Sojaöl etc. Nutzen Sie bevorzugt Olivenöl, Rapsöl, Kürbiskernöl (auch hoher Anteil an Omega-6, aber sehr viel förderliche Pflanzenstoffe) und Nussöle (wie Macadamiaöl) als pflanzliche Ölquellen und verbannen Sie alle anderen. Verwenden Sie zum Braten Kokosöl, Butter oder Butterschmalz.

**9.** Die Tagesdosis an DHA sollte mindestens bei 180 mg liegen, bei „intelligenten" Omega-3-Quellen wie Krillöl und Lebertran auch niedriger. Krillöl hat einen hohen Anteil an „hirngesunden" Phospholipiden; neben Algen-DHA und Lebertran ist es die hochwertigste Quelle an Omega-3 sowie marinen Wertstoffen.

Die Studienlage zu Omega-3 ist vom Wesentlich her schon allgemein bekannt, besonders gilt dies für den positiven Einfluss auf das Nerven- sowie Herz-Kreislaufsystem. Aber wie sieht es mit der Leistungssteigerung im Sport aus?
Omega-3-Fettsäuren wirken sich positiv auf die neuromuskuläre Gesundheit (Kommunikation zwischen Gehirn, Nerven und Muskeln) aus und verbessern die generelle Leistungsfähigkeit in Athleten.
Die Einnahme von ca. 1 Gramm Omega-3-Fettsäuren (mit zehn mg Vitamin E) brachte in älteren Personen mit geringem Anteil an Muskelmasse keine Verbesserung der Körperkonstitution oder Kraftleistung.
In einer Studie mit älteren Damen wurde allerdings eine maßgebliche Verbesserung und besserer Fortschritt wie auch Erholung unter Belastung festgestellt.
Omega-3-Fettsäuren bringen somit unter Belastung maßgebliche Vorteile.

Ca. 1 Gramm einer speziellen Darreichung aus neuseeländischer Grünlippmuschel, mit natürlich hohem Anteil an Omega-3, reduzierte die sportspezifisch relevanten Entzündungsmarker (TNF-Alpha, CK) maßgeblich und reduzierte damit sowohl den muskulären Schaden als auch die muskulären Entzündungen nach dem Training, was sich sehr positiv auf die Regeneration auswirkte (26 Tage Einnahmephase).

Omega-3-Fettsäuren wirkten sich positiv auf die Bildung von Stickstoffmonoxid aus und tragen dadurch zur Leistungsverbessung in Athleten bei.

Omega-3-Fettsäuren erhöhten die muskuläre Leistungsfähigkeit und vor allem auch das positive Gefühl unter Belastung. Sie verbesserten die „muskuläre Gesundheit" und halfen so, muskulären Schäden vorzubeugen.

In Profi-Footballspielern reduzierte Omega-3 die Herzschlagrate und brachte damit einen sehr positiven Effekt für die Herzgesundheit mit sich. Eine messbare Verbesserung der Leistungsfähigkeit konnte nicht festgestellt werden.

Des Weiteren konnte für Omega-3 keine Verbesserung der Leistungsfähigkeit in Fußballspielern festgestellt werden [373,374,375,376,377,378,379,380].

*Bei Omega-3 zählt vor allem, wie stark Sie sich bereits vor der Einnahme von Omega-3-Supplements, von Omega-3 reichen Lebensmitteln und anderen Ergänzungen ernährt haben. Wenn Sie noch nie Omega-3-Supplemente nahmen und sich auch „schlecht" ernährten, werden Sie die Wirkung maßgeblich spüren und stark profitieren. Wenn Sie sich Omega-3 reich ernähren oder sich von einem Omega-3-Supplement zum nächsten hangeln, werden sie kaum eine Wirkung spüren, weil Sie aus dem Rohstoff Omega-3 quasi schon das Maximum heraus holen. Ihr Körper lagert Omega-3 natürlich auch in sein Körperfettgewebe ein. Die Conclusio sollte aber sein: Omega-3 stellt eine wertvolle Wirksubstanz dar, die in der Basisernährung des leistungsorientierten Sportlers nicht fehlen sollte.*

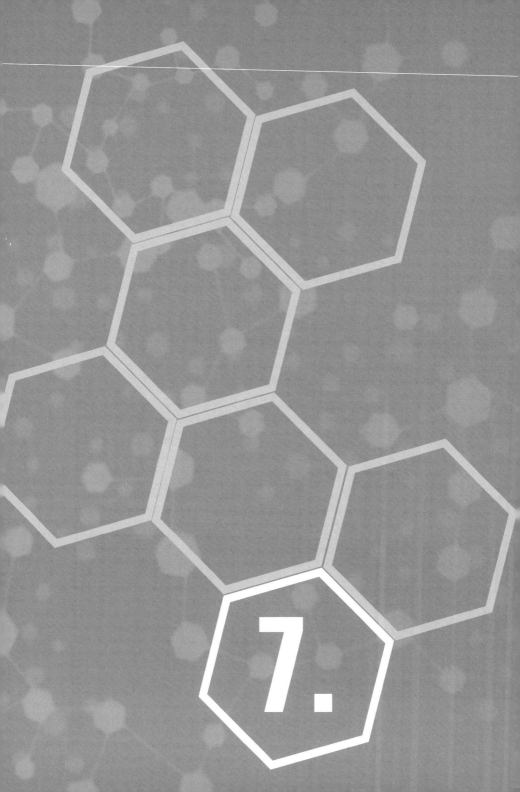

# 7. UMSETZUNG IN DIE PRAXIS

Sie haben sich tapfer auf den Gipfel der Theorie gekämpft. Nun geht es ans Eingemachte. Mit dem gewonnen Wissen gilt es angemessen umzugehen, denn Wissen allein führt zu nichts. Erst die Tat macht es mächtig: die Praxis.

In Folge erfahren Sie alles Wesentliche zur Natural Doping-Planung. Sie erhalten geschlechtsspezifische Einkaufslisten und bewährte Einnahme- sowie Kombinationsschemata für allerlei spezifische Ziele.

Wiederholt werden Sie auf die Warnung treffen, nichts zu überstürzen und Geduld mitzubringen. Nachhaltige Veränderungen geschehen nie von heute auf morgen – ebenso wenig wie ein starker und stabiler Baum von heute auf morgen wächst. Alles, was über die Norm hinaus ragen und dort verweilen soll, das braucht kontinuitives Wachstum und ein stabiles Fundament.

Bis hierhin erhielten Sie wesentliche Einblicke in die Welt der natürlich leistungssteigernden Pflanzen und Substanzen. Doch das umfassendste Wissen bringt wenig, wenn der Brückenschlag in die Alltagspraxis scheitert. Das Werkzeug wurde in Ihre Hände gelegt – jetzt lernen Sie, es nutzbringend einzusetzen. Dabei empfiehlt sich folgende Vorgehensweise:

## 1. Wählen Sie ihr Geschlecht

## 2. Ordnen Sie sich einem Körpertyp zu

z.B. östrogendominiert, ausgeglichen, androgendominiert ...

### ZUR ERINNERUNG

**Männertypen**

Östrogendominierte Männer weisen typisch weibliche Proportionen auf. Fettverteilung vor allem an Bauch und Hüfte, schmale Schultern, geringer Anteil an Muskulatur. Kalorien werden gerne als Körperfett gespeichert, Potenzschwäche und Antriebslosigkeit. Das „Fleisch" sieht aufgeschwemmt aus, ist weich und schlaff.

Androgendominierte Männer weisen einen geringen Körperfettanteil auf – sie können essen, „was sie wollen" und nehmen schwer zu. Ihre Struktur ist sehnig und schlaksig und sie weisen „trockene" Muskulatur auf (die Muskelfasern zeichnen sich gut ab).

Die meisten Männer liegen konstitutionell im Mittelfeld. Alle Fraktionen können ihre Körpertypen durch gezielte Auswahl der Lebensmittel und den Einsatz von Pflanzenextrakten steuern und beeinflussen.

Für östrogendominierte Typen empfehlen sich vor allem Anti-Östrogene/Aromatasehemmer und Androgene sowie allgemein leistungssteigernde Pflanzen und Substanzen.

Für androgendominierte Männer empfiehlt sich eine Unterstützung des Androgenstoffwechsels und beim Wunsch einer Gewichtszunahme, auch der gezielte Einsatz von Phytoöstrogenen. In diesem Fall können sie sich positiv auf Libido und Kraftentwicklung auswirken (mit Ziel und Maß).

**Frauentypen**

Östrogendominierte Frauen glänzen durch geballte Weiblichkeit – hier regieren ausgeprägte sekundäre Geschlechtsmerkmale und Rundungen wohin das Auge blickt. Erhöhte Wasser- und Körperfettspeicherung korrelieren meistens mit diesem „Prachtweib".

Androgendominierte Frauen stellen die prädestinierte Sportlerfraktion (vor allem für Leichtathletik, Radsport und Ausdauersportarten). Aufgrund ihres hohen Androgenspiegels weisen sie oft kleine Brüste auf, werden als „burschikos" bezeichnet. Sie bauen schwer Gewicht auf – der Stoffwechsel läuft auf Hochtouren.

Wie auch bei den Männertypen finden sich die meisten Frauen zwischen diesen zwei Extremen wieder. Frauen mit hohen Androgen- und Östrogenspiegeln bauen schnell Muskeln auf und entwickeln hohes Kraftpotential. Generell gilt wie auch bei den Männern: Durch gezielte Auswahl der Pflanzenstoffe lässt sich maßgeblich ins Körpergeschehen eingreifen.

Östrogendominierte Frauen können durch den Einsatz von Aromatasehemmern die körpereigene Produktion an Östrogenen einschränken und mit passenden pflanzlichen (Anti-)Östrogenen die Wirkung der eigenen Östrogenfraktion abschwächen.

Androgendominierte Frauen können durch den Einsatz von Phytöstrogenen einen anabolen Stoffwechsel schaffen, der einen vermehrten Aufbau von Muskeleiweiß ermöglicht und den Hormonstoffwechsel harmonisiert. Unausgeglichener Hormonstoffwechsel führt bei Frauen gerne zu Hautunreinheiten, Zwischenblutungen, PMS, mangelnder Libido u.v.m.

## 3. Wählen Sie einfach erhältliche Lebensmittel aus den Zielindikationen (Östrogene, Androgene etc.)

Bauen Sie diese Lebensmittel in Ihren Ernährungsplan ein, sie sollten zu einem Fixbestandteil Ihres Lebens werden. Lebensmittel zeigen Wirkung im Körper, genauso wie konzentrierte Arzneistoffe, nur dauert es länger bis sich die gewünschte Wirkung einstellt. Kreieren Sie Ihren eigenen Natural-Doping-Einkaufszettel – hormonell und individuell auf Sie abgestimmt.

## 4. Setzen Sie gezielt Pflanzenextrakte ein

Hier müssen Sie Sorgfalt walten lassen – Pflanzenextrakte sind ein komplexes Thema. Es kommt auf die Qualität an! Oberste Maxime: Nur Extrakte mit hervorragender Qualität beziehen, die die gewünschten Wirkstoffe in ausreichender Quantität beinhalten. Leider konzentrieren sich viele Hersteller auf vielversprechendes Marketing und augenschmeichelndes Design gepaart mit billigen Preisen. Nicht selten geht dies auf Kosten der Wirkstoff-Qualität. Abgesehen davon müssen alle lebensmittelrechtlichen Voraussetzungen voll und ganz erfüllt werden (mikrobiologische Unbedenklichkeit, Schwermetalle unter der gesetzlich festgelegten Grenze etc.). Beziehen Sie die Extrakte also nur von verlässlichen Stellen und lassen Sie sich garantieren, dass die Produkte dopingfrei produziert wurden. Setzen Sie Ihr Wissen ein, um nachzufragen und schaffen Sie Ihre eigene, auf Fakten basierende Entscheidungsgrundlage.
Zur Durchführung: Wählen Sie bewusst ein passendes Produkt und konzentrieren Sie sich in einer ersten Testphase allein auf dieses!
Mischen Sie nicht unzählige Produkte, sonst verlieren Sie den Überblick und können letztendlich nicht bestimmen, was bei Ihnen wirkt und was nicht.

## 5. Erheben Sie den Status quo

Bestimmen Sie, bevor Sie loslegen, Ihren physiologischen „Istwert". Generell sollten Sie Ihre momentanen Leistungen immer ungefähr im Blick haben. Dies umfasst den körperlichen leistungsphysiologischen Status – Leistungstagebuch führen – und gilt für Ausdauerparameter ebenso wie für Kraftleistungen.

Hinzu kommt die Erhebung des Körperfettanteils und Gewichtes. Alternativ zum Körperfettgehalt können Sie auch den Bauchumfang messen – für eine ungefähre Erhebung des Körperfettniveaus. Für Bodybuilder und an Muskelaufbau Interessierte empfiehlt sich das Nehmen weiterer Messwerte an bevorzugten Körperregionen. Nicht minder wichtig ist der Eindruck im Spiegel; allein der Blick auf die Waage verrät nur selten, was mit dem Körper geschieht. Oft verschieben sich die Proportionen in die richtige Richtung „mehr Muskeln und weniger Fett", obwohl sich auf der Waage nichts tut.

Erwägen Sie im Zweifelsfall, eine Bioelektrische Impedanzanalyse (BIA) durchzuführen. Sie wird Ihnen genaue Angaben über Ihre Körperzusammensetzung liefern. Damit lässt sich ein Erfolg oder Misserfolg rasch feststellen – bei gleichbleibenden Lebens-, Trainings- und Ernährungsumständen. BIA-Messungen werden in der Regel von Ernährungsmedizinern, aber auch von zahlreichen Gesundheits-, Sport- und Fitnessinstitutionen durchgeführt.

Ein weiterer wesentlicher Aspekt ist Ihr mentaler Zustand: Achten Sie auch hier auf Veränderungen bzgl. Wahrnehmung, Geduld, Stabilität, Agilität, Motivation und Co. Nicht wenige der vorgestellten Pflanzen und Substanzen wirken sich erheblich auf das Nervensystem sowie die Ausschüttung und Verarbeitung von Botenstoffen – und somit auch auf den Geist – aus.

Parallel dazu ermitteln Sie Ihre Laborparameter (s. Kapitel „Hormon Basics") vor Beginn der Einnahme und nach vier Wochen (bei merklichen „Nebenwirkungen" bereits früher!). Dies ist ein wertvoller und somit kostenintensiver Faktor; schlussendlich aber der stichhaltigste, wenn es um die Feststellung von Mangelzuständen, Ungleichgewichten und Behandlungserfolgen geht.

## Gut Ding braucht Weile

Haben Sie Geduld! Eine Testphase sollte definitiv einen Monat dauern. Aus eigener Erfahrung wissen wir, dass manche Extrakte sehr schnell ein merkliches Körpergefühl erzeugen und Änderungen herbeiführen, andere jedoch Zeit benötigen, um die molekularen Wirkschalter umzulegen. Vor allem wenn Sie der „Ich brauch sofort eine Wirkung, sonst hilft es Nicht"-Typ sind, sollten Sie sich das immer wieder vor Augen führen.

Vor allem Pflanzenextrakte, die im anabolen Stoffwechsel wirken, benötigen Zeit. Diese werden nicht binnen weniger Tage zehn Kilogramm Muskeln aufbauen, aber sie können kontinuierlich dazu beitragen, die entsprechenden anabolen Prozesse derart zu verstärken, dass sich im Zuge von Wochen, Monaten und Jahren ein gewaltiger Unterschied auf Waage, Spiegel und Bühne ergibt. Alle Produkte die sofort Wirkung zeigen, beinhalten mit großer Wahrscheinlichkeit negativ zu beurteilende, verschreibungspflichtige/verbotene Substanzen.

Führen Sie sich stets vor Augen: Natur und Chemie sind zwei völlig verschiedene Paar Schuh. Erstere stärkt und optimiert langfristig und nachhaltig Körper, Geist und Gesundheit. Letztere wirkt krasser und schneller, aber nur kurzfristig und auf Kosten der Gesundheit.

## Planung ist alles

Nachdem Ihr Kopf nun vielleicht vor lauter neuem Wissen förmlich raucht und Sie nicht genau wissen, welche Pflanzen und Extrakte Sie am besten für sich einsetzen sollen, möchten wir einige Empfehlungen aussprechen. Die absolute Grundregel: Männer wählen nur für Männer empfehlenswerte Extrakte und Pflanzen. Dasselbe gilt für Frauen. Viele Pflanzen erhielten den Status „neutral" bzw. für beide Geschlechter geeignet – diese können von Frauen und Männer gewählt werden.

Wählen Sie Pflanzen und Lebensmittel nach Wunschwirkung aus – dabei erheben Sie alle, die Ihnen schmecken und die Sie sich als Fixbestandteil Ihrer

Ernährung vorstellen können. Dies könnten zum Beispiel beim Wunsch nach Muskelaufbau, Aromatasekontrolle und Körperfettreduktion Kakao und Grünkohl sein.

Erst in zweiter Instanz wählen Sie zwei bis drei Extrakte aus, die Sie gerne nacheinander probieren möchten. Kombinieren können Sie später, wenn die zu erwartenden Wirkungen bereits bekannt sind.

Auch Multiextrakt-Supplemente mit einer bestimmten ausgelobten Wirkung (Aromatashemmer, Natural Fatburner etc.) können Sie anwenden. Hier gilt Folgendes: Ein Produkt nach dem anderen testen, Wirkungen erspüren und messen. Dabei steht vor allem das Körpergefühl im Vordergrund. Machen Sie wie bereits erwähnt auch den Spiegel zu Ihrer Referenz und nicht nur die Waage.

Doch zurück zur Ernährung: Behalten Sie ausgewählte Lebensmittel so lange wie möglich bei und ergänzen Sie saisonal und regional. Schreiben Sie sich Ihre eigene typspezifische Einkaufsliste (was für Sie gut ist, passt vielleicht nicht für Ihren Partner oder Mitbewohner und umgekehrt). Hängen Sie die Liste an den Kühlschrank und planen Sie Ihre Woche anfangs gut durch. Es wird etwas dauern, bis alle Lebensmittel und Extrakte Teil Ihres Denkens und Alltags werden. Aber hat sich das geplante Vorgehen durchgesetzt, dann funktioniert es schon fast automatisch. Erfolg ist hier – wie so oft – schlicht und einfach das Etablieren konstruktiver Gewohnheiten.

Organisieren Sie sich und suchen Sie Mitstreiter. Eine Umstellung mit Ihrem Partner, Freund oder Fitnesskollegen fällt um Welten leichter, als wenn Sie Alles alleine angehen und durchziehen.

Notieren Sie, was Ihnen gut tut und Erfolge bringt! Auch wenn Sie sich im Moment der Anwendung denken: „Das vergess ich nie!", werden Sie sich sechs Monate später kaum mehr an Ihre „Wunderformel" erinnern.

Tauschen Sie sich aus und reden Sie über Ihre Erfolge mit Anderen. Teilen macht Spaß und motiviert Sie, dran zu bleiben.

Ergänzen Sie Ihre Ernährungsumstellung durch sportliche Betätigung – dreimal die Woche sollten Sie zumindest moderat Sport treiben; am besten jedoch täglich und durchaus intensiv bzw. progressiv! Vergessen Sie nie: Das Eisen lügt nicht!

Sogenanntes Dinner-Cancelling oder andere Alternativen von „Intermediärem Fasten" werden Ihren Fortschritt beschleunigen.

Und umgekehrt: Bauen Sie bei restriktiver Ernährung regelmäßig einen „Cheat Day" (Schummeltag) ein. An diesem Tag machen Sie sich bitte keine Gedanken und essen nach Lust und Laune.

Wichtige Punkte, kurz und knapp: Jede Umstellung und Extrakteinnahme sollte mindestens für vier Wochen, im besten Fall über bis zu acht und mehr Wochen ausgeführt werden. Erheben Sie regelmäßig den Status Quo und modifizieren Sie Ihre Anpassung oder bleiben Sie auf Kurs. Führen Sie ein kleines Tagebuch und schreiben Sie in kurzen Worten Ihre Erfahrungen auf. Organisieren und testen Sie sich bevor Sie loslegen. So wird die Angelegenheit zum Spiel und leicht kontrollierbar. Setzen Sie sich niemals unter Druck, sondern genießen Sie den neuen Zugang und die neuen Lebensmittel, die Ihren Speiseplan bereichern. Versuchen Sie nicht von Null auf Jetzt alle Anpassungen durchzuführen, weil Sie es voll Schaffenseifer nicht erwarten können. Geben Sie sich ausreichend Zeit und lassen Sie die neuen Erkenntnisse nach und nach einfließen. Die Zeit ist nicht Ihr Gegner, sondern Ihr Freund – denn: Die Gesundheit steht nicht auf dem Spiel. Sie wird gefördert.

# GESCHLECHTSSPEZIFISCHE EINKAUFSLISTEN

Die folgenden Einkaufslisten erleichtern Ihnen den Alltag, sind aber nur eine erste Richtschnur. Ergänzen Sie diese im Bedarfsfall um Ihre Favoriten, Wunschlebensmittel und Extrakte. Im Alltag gilt nach wie vor: Je einfacher, desto besser! Generell dürfte Ihnen schon aufgefallen sein, dass bestimmte, Ihnen bekannte und beliebte Lebensmittel in diesem Werk keine Erwähnung finden. Der Grund liegt darin begründet, dass für diese Lebensmittel keine bestätigte Studienlage mit Wirkung auf den Hormonstoffwechsel oder die Leistungssteigerung vorlag, als dieses Werk geschrieben wurde. Im Rahmen der Einkaufslisten werden die „vernachlässigten" Lebensmittel aber Erwähnung finden und gemäß langjähriger Erfahrung und Wirk- sowie Einsatznutzen geschlechtsspezifisch empfohlen.

Wir ersparen uns den Hinweis „Bio" bei den einzelnen Lebensmitteln, je nach Einkommen und Leistungs- sowie Gesundheitsverständnis sollten Sie möglichst naturgetreue, gering verarbeitete, nachhaltige und ursprüngliche Lebensmittel bevorzugen. Das kostet mehr – zahlt sich aber aus.

# BASISEINKAUFSLISTE MANN

| Kategorie | Lebensmittel |
|---|---|
| Milch und milchähnliche Getränke | Schaf- und Ziegenmilch (besser als Kuhmilch) |
| | Hirsemilch, Hafermilch, Reismilch, Haselnussmilch (nur nach dem Training als Flüssigkeitsbasis für den Shake) |
| | Mandelmilch ungezuckert, frische Vollmilch, Buttermilch, Kefir |
| Samen, Kerne, Ölfrüchte und Nüsse | Chia-Samen (nicht mehr als 15 g) |
| | Sonnenblumenkerne, Kürbiskerne, Pinienkerne |
| | Mandeln, Walnüsse, Haselnüsse, Erdnüsse |
| | Pekannüsse und Macadamia |
| | Oliven und Pistazien |
| | Mohn (vor allem bei Muskelkater und Verletzungen) |
| | Kokos |
| Gemüse | Karotten, Sellerieknolle und Selleriekraut |
| | Rote Bete, Zwiebel (alle Farben und Frühlingszwiebel), Lauch, |
| | Meerrettich (Kren), schwarzer und weißer Rettich |
| | Grünkohl, Weißkraut und Rotkraut |
| | Brokkoli und Karfiol |
| | Knoblauch, Pastinaken und Selleriewurzel |
| | alle Pilze |

Salate (davon vor allem Endivien, Radicchio, Löwenzahn und Feldsalat)

Erbsen, Fenchel, Spinat, Spargel und grüne Bohnen

Nachtschattengewächse wie Tomaten und Melanzani (gering!)

Kapern (reichlich!)

| | |
|---|---|
| Stärkereiche Lebensmittel | Quinoa, Couscous, Bulgur und Mais |
| | Rollgerste, Dinkel, Kamut und Emmer (moderat) |
| | Buchweizen und Hirse (reichlich!) |
| | Süßkartoffeln, Kassava, Taro (sehr empfehlenswert!) |
| | Bohnen, Linsen, Hafer |
| Kräuter und Gewürze | Chili, Ingwer, Galgant |
| | Petersilie, Schnittlauch und Gartenkresse |
| | Liebstöckl, Koriander, Kreuzkümmel |
| | Bertram, Fenchelsamen, Oregano, Bohnenkraut |
| | Thai-Currymischungen (Thais verwenden kaum Kurkuma aber dafür reichlich Chili, Galgant und Ingwer) |
| | Kakao, Vanille, Kardamon grün, Zimt |
| Früchte | Kirschen, Äpfel, Birnen, Himbeeren, Heidelbeeren, Ananas |
| | Kaktusfeigen, Goji, Berberitzen, Maulbeeren, Mangos, Bananen, |
| | Granatapfel (keine Kerne), Rote Trauben, Mangostan, Sternfrüchte, Avocados |

| | |
|---|---|
| | Zitronen, Blutorangen, normale Orangen, Limonen |
| Fette | Butter, Olivenöl, Rapsöl |
| | Kokosöl, Nussöle |
| | Lebertran, Fischöl |
| Proteine | Fisch (vor allem Thunfisch, Lachs, Heilbutt, Makrele und Sardine) |
| | Meeresfrüchte (vor allem Austern und Garnelen) |
| | Fleisch (vor allem Schaffleisch, Rind und Geflügel), |
| | Eier, Käse und Quark |
| | Ei- , Casein- und Molkenproteinisolate, Reis- und Erbensprotein |
| Sonstige | Hibiskusblütentee oder Früchtetee mit Hauptzutat Hibiskusblüten |
| | Catuaba und Jiaogulan-Tee |
| | Kaffee und schwarzer Tee (vor dem Training) |
| | Honig und Propolis |
| | Spirulina-Algen und Meeresalgen wie Kombu, Meersalat und Nori |
| | Andere Extrakte und pflanzliche Darreichungen (nach Indikation und Wunschwirkung) |

# BASISEINKAUFSLISTE FRAU

| Kategorie | Lebensmittel |
| --- | --- |
| Milch und milchähnliche Getränke | Frische Vollmilch, Buttermilch, Kefir |
| | Schaf- und Ziegenmilch (besser als Kuhmilch) |
| | Mandelmilch, Haselnussmilch, Hanfmilch, Sojamilch |
| Samen, Kerne, Ölfrüchte und Nüsse | Chia-Samen (ohne Begrenzung) |
| | Leinsamen, Pinienkerne |
| | Mandeln, Cashewnüsse, Pistazien |
| | Mohn (vor allem bei Muskelkater und Verletzungen) |
| | Kokos |
| | Sojabohnen geröstet |
| Gemüse | Karotten, Sojabohnen frisch (tiefgekühlt) |
| | Mungbohnensprossen (im Handel oft als Sojaprossen) |
| | Grüne Bohnen und Erbsen |
| | Alfalfa-Sprossen |
| | Alle Kohlgewächse (Karfiol, Brokkoli, Grünkohl) |
| | Zwiebel und Knoblauch |
| | Tomaten, Melanzani, Zucchini, Kürbis |
| | Rote Bete, Paprika, Chili |
| | Alle Salate, Spinat |
| Stärkereiche Lebensmittel | Kastanien |
| | Quinoa, Couscous, Bulgur, Amaranth, Mais |

Süßkartoffeln und Yams,

Dinkel, Einkorn, Emmer,

Buchweizen und Hirse

Kichererbsen, Linsen und Bohnen

| | |
|---|---|
| Kräuter und Gewürze | Bohnenkraut, Majoran, Liebstöckel, Koriandersamen und Koriandergrün |
| | Ingwer und Chili |
| | Koriandersamen und Koriandergrün |
| | Indische Currymischungen |
| | Kakao, Vanille, Zimt, Piment, Pfeffer, Nelken und Sternanis |
| Früchte | Alle Zitrusfrüchte, Maulbeeren, Gojibeeren, Heidelbeeren |
| | Himbeeren, Papaya, Mango, Kiwi, Kaktusfeigen, Quitten |
| | Weiße und rote Trauben, Physalis, Äpfel und Birnen, Aprikosen, |
| | Pfirsiche und Nektarinen, Pflaumen und Feigen |
| Fette | Butter, Ghee, Olivenöl, Leinöl, Leindotteröl, Hanföl |
| | Fischöle |
| Proteine | Fisch (vor allem Dorsch, Seehecht, Wildlachs, Scholle) |
| | Meeresfrüchte (vor allem Shrimps) |
| | Fleisch (vor allem Geflügel) |
| | Ei- und Molkenproteinisolate (Reis , Erbsen und Soja) |

| Sonstige | Schwarzer Kaffe und Grüner Tee |
| --- | --- |
| | Gelee Royal |
| | Granatapfelkernöl, Nachtkerzenöl, |
| | Schwarzkümmelöl |
| | Soja- und Rotkleeisoflavone, |
| | Bockshornklee |
| | Andere Extrakte je nach Indikation und |
| | Wunschwirkung |

Die Einkaufslisten liefern eine funktionelle Basis an empfehlenswerten Lebensmitteln. Den Feinschliff verpassen Sie sich zusätzlich mit Pflanzenextrakten, je nach Wunsch und Indikation. Es stellt eine wahre Herausforderung dar, sich aus dem schier endlos scheinenden Pool an Extrakten und positiven Wirkungen die richtigen Kombinationen heraus zu suchen. Hier empfiehlt sich: Besser weniger und hoch dosiert, als viele verschiedene und niedrig dosiert. Starten Sie entweder mit einem Solo-Extrakt oder einem standardisierten Multi-Präparat, aber kaufen Sie sich nicht fünf Dosen und schlucken Sie fünf Einzelstoffe ohne Plan und Ziel wild durcheinander.

Viele Stoffe harmonieren nicht optimal und heben sich in der Wirkung unter Umständen auf (z.B. Rhodiola und Jiaogulan). Zudem könnte es sein, dass Sie gerade auf einen der fünf Teststoffe hervorragend ansprechen, die anderen aber nur wenig Wirkung zeigen – in diesem Fall geben Sie für vier Wirkstoffe unnötig Geld aus oder schreiben ihnen gar irrtümlich Wirkung zu. Um diese Anfängerfehler zu vermeiden sollte man auf die Erfahrung von Profis und jahrelanger Anwendung zurückgreifen. Folgende Extrakte und Konzentrationen haben sich je nach Einsatzfeld und Indikation bewährt. Es kann sein das einige der angeführten Pflanzen und Extrakte in Ihrem Land per se als Arzneimittel eingestuft werden. In diesem Fall erhalten Sie diese normal nur in der Apotheke. Die folgenden Kombinationen bewährten sich in der Praxis – testen Sie sich langsam von Variante zu Variante und definieren Sie Ihre perfekte Matrix. Jeder Mensch reagiert unterschiedlich stark auf die angeführten Alternativen. Fühlen Sie sich hinein und lassen Sie sich von der Kraft der Naturstoffe begeistern. Sie finden gewiss ihr „magisches Paket", das perfekt mit Ihren Ansprüchen und Ihrer Körperkonstitution harmoniert.

# EMPEHLENSWERTE EXTRAKTKOMBINATIONEN

Im Folgenden erfahren Sie den Wissensschatz vieler Jahre des zielgerichteten Natural Dopings – in Bezug auf die lohnenswerte Kombination von Pflanzen/Extrakten, Lebensmitteln und Substanzen. Die Liste befindet sich im Aufbau und ist keineswegs vollständig, doch viele wesentliche Zielstellungen und Problembereiche werden behandelt.

Die angeführten Formulierungen und Rezeptvorschläge leiten sich aus Erfahrungswerten ab und haben sich in der Praxis bewährt – durch wahrnehmbare sowie messbare Wirkung und gesundheitliche Unbedenklichkeit im Anwender. Nichtsdestotrotz kann hier keine Gewähr übernommen werden. Sollten Sie an bekannten Krankheiten oder Beschwerden leiden, konsultieren Sie Ihren Arzt bevor Sie diese Einzelsubstanzen oder die Kombinationen einnehmen und entscheiden Sie sich bei Unsicherheit dagegen (Alternativen gibt es genug) oder starten Sie mit geringen Dosierungen (zur Prüfung der Verträglichkeit).

Tabellen gibt es entsprechend nach Zielsetzung, Geschlecht (Mann/Frau), Alter (ab wann die Kombination angewandt werden sollte) und Körpertyp (androgen- oder östrogendomiert sowie neutrale Ausprägung) und Zielsetzung. Das sieht z.B. so aus: „MUSKELAUFBAU: MANN, 16+, ÖSTROGENDOMINIERT".

Die Tabellenspalten gliedern sich wie folgt: Empfehlenswerte Pflanzenextrakte (handelsüblich), Andere (ergänzende Substanzen), Dosierung, Dauer der Einnahme, beste Einnahmezeit (s. folgende Abkürzungen).

Die berechneten Werte gelten für Frauen bis 80 kg und Männer bis 100 kg. Eine weitere gewichtsspezifische Mengenanpassung sollte in diesem Rahmen nicht von Nöten sein. Darüber hinaus sollten die Parameter fachmännisch angepasst werden.

## Abkürzungen für die Einnahmedauer

**z.d.M**      zu den Mahlzeiten (bevorzugt Frühstück und Abendessen)

**v.d.F**      vor dem Frühstück, nach dem Aufstehen

**m.d.F**      mit dem Frühstück

**zw.d.M**     zwischen den Mahlzeiten

**m.d.A**      mit dem Abendessen

**v.d.B**      vor dem Zubettgehen

**v.d.S**      vor dem Sex

**v.d.T**      vor dem Training

## MUSKELAUFBAU: MANN, 16+, NEUTRAL, 12 WOCHEN

| Pflanzenextrakte | Andere | Dosierung | Einnahme |
| --- | --- | --- | --- |
| Hirschwurzel (R. carthamoides) | | 1000 mg (>200 mg Ecdysteroide) | z.d.M |
| Chinesischer Raupenpilz (Cordyceps) | | 1000 mg (>300 mg Polysaccharide) | v.d.T |
| Erd-Burzeldorn (T. terrestris) | | 1000 mg (>100 mg Furostanol Steroide) | z.d.M |
| Bockshornklee (T. foenum) | | 1000 mg(>10 mg Icariin) | z.d.M |
| | Omega-3- Fischöl | 5 g (>200 mg DHA) | z.d.M |

## MUSKELAUFBAU: MANN, 40+, NEUTRAL, 12 WOCHEN

| Pflanzenextrakte | Andere | Dosierung | Einnahme |
|---|---|---|---|
| Brennesselwurzel (U. dioica) | | 2000 mg | z.d.M |
| Chinesischer Raupenpilz (Cordyceps) | | 1000 mg (>300 mg Polysaccharide) | z.d.M |
| | Zink (Citrat oder Picolinat) | 30-60 mg | v.d.F |
| | Lecithin (Sonnenblume) | 30 g | z.d.M |
| | Omega-3 Fischöl | 3 g (>150 mg DHA) | z.d.M |

## MUSKELAUFBAU: FRAU, 16+, ÖSTROGENDOMINIERT, 12 WOCHEN

| Pflanzenextrakte | Andere | Dosierung | Einnahme |
|---|---|---|---|
| Hirschwurzel (R. carthamoides) | | 1000 mg (>100 mg Ecdysteroide) | z.d.M |
| Heidelbeere (V. myrtillus) | | 500 mg (>100 mg Anthocyanidine) | z.d.M |
| | Soja (G. max) -Proteinisolat | 30 g | n.d.T |
| | Zink (Citrat oder Picolinat) | 30 mg | v.d.F |
| | Eisen (Gluconat) | 20 mg | z.d.M |

370

## MUSKELAUFBAU: FRAU, 18+, NEUTRAL, 8 WOCHEN

| Pflanzenextrakte | Andere | Dosierung | Einnahme |
|---|---|---|---|
| Bockshornklee (T. foenum) | | 2000 mg (>20 mg Icariin) | z.d.M |
| Hirschwurzel (R. carthamoides) | | 500 mg (>50 mg Ecdysteroide) | z.d.M |
| Hopfen (H. lupulus) | | 500 mg (>150 mg Isoflavone) | z.d.M |
| | Lecithin (Soja) | 30 g | z.d.M |

## MUSKELAUFBAU: FRAU, 40+, ANDROGENDOMINIERT, 8 WOCHEN

| Pflanzenextrakte | Andere | Dosierung | Einnahme |
|---|---|---|---|
| Soja (G. max) | | 500 mg (>100 mg Isoflavone) | z.d.M |
| Wilder Yams (Dioscorea) | | 500 mg (>50 mg Diosgenin) | z.d.M |
| Rotklee (T. pratense) | | 200 mg (>30 mg Isoflavone) | z.d.M |
| Hirschwurzel (R. carthamoides) | | 100 mg (>10 mg Ecdysteroide) | z.d.M |
| | Soja (G. max) -Proteinisolat | 50 g | n.d.T |

## KRAFT: MANN, 16+, ÖSTROGENDOMINIERT/NEUTRAL, 12 WOCHEN

| Pflanzenextrakte | Andere | Dosierung | Einnahme |
|---|---|---|---|
| Chinesischer Rau-penpilz (Cordyceps) | | 3000 mg (>1000 mg Polysaccharide) | z.d.M |
| Erd-Burzeldorn (T. terrestris) | | 1000 mg (>100 mg Furostanol Steroide) | z.d.M |
| | Bertram (A. pyreth-rum) Pulver | 20 g | n.d.T |
| | Pinienpollen (P. sylvestris) | 5 g | n.d.T |
| | Molke - Proteiniso-lat | 50 g | n.d.T |
| | Omega-3 | 5 g (>300 mg DHA) | n.d.T |

## KRAFT-AUSDAUER: MANN/FRAU, 18+, NEUTRAL, 4 WOCHEN

| Pflanzenextrakte | Andere | Dosierung | Einnahme |
|---|---|---|---|
| Chinesischer Rau-penpilz (Cordyceps) | | 2000 mg (>500 mg Polysaccharide) | v.d.T / z.d.M |
| Guarana (P. cupana) | | 1000 mg (<200 mg Koffein) | v.d.T |
| | Betain | 1500 mg | v.d.T |
| | Rote Bete (B. vulgaris) -Saft | 500 ml | v.d.T |
| | Beta-Glucan | 1000 mg | n.d.T |

## KRAFT-AUSDAUER: MANN/FRAU, 14+, NEUTRAL, 12 WOCHEN

| Pflanzenextrakte | Andere | Dosierung | Einnahme |
|---|---|---|---|
| Chinesischer Raupenpilz (Cordyceps) | | 1000 mg (>300 mg Polysaccharide) | z.d.M |
| | Calcium (Citrat oder Carbonat) | 800 mg / 1200 mg | v.d.T |
| | Rote Bete (B. vulgaris) -Saft | 300 ml | v.d.T |
| | Beta-Glucan | 1000 mg | n.d.T |
| | Molke - Proteinisolat | 50 g | n.d.T |
| | Omega-3 | 5 g (>300 mg DHA) | n.d.T |

## AUSDAUER (lang, Beanspruchung > 30 km): MANN/FRAU, 14+, NEUTRAL, 12 WOCHEN

| Pflanzenextrakte | Andere | Dosierung | Einnahme |
|---|---|---|---|
| Ashwagandha (W. somnifera) | | 1000 mg (>100 mg Withanolide) | z.d.M |
| Chinesischer Raupenpilz (Cordyceps) | | 1000 mg (>300 mg Polysaccharide) | v.d.T |
| | Kirsch (P. avium) - Saft | 300 ml | v.d.T |
| | Sanddornsaft | 30 ml | n.d.T |
| | Beta-Glucan | 1000 mg | n.d.T |

## AUSDAUER (lang): MANN/FRAU, 14+, ÖSTROGENDOMINIERT/NEUTRAL, 12 WOCHEN

| Pflanzenextrakte | Andere | Dosierung | Einnahme |
|---|---|---|---|
| Ashwagandha (W. somnifera) | | 1000 mg (>100 mg Withanolide) | z.d.M |
| Shilajit (Mumijo) | | 1 g | v.d.F |

## AUSDAUER (mittel, Beanspruchung < 30 km): MANN/FRAU, 18+, NEUTRAL, 4 WOCHEN

| Pflanzenextrakte | Andere | Dosierung | Einnahme |
|---|---|---|---|
| Grüner Kaffe (C. arabica) | | 1000 mg (>200 mg Chlorogensäure) | v.d.T |
| Guarana (P. cupana) | | 1000 mg (<200 mg Koffein) | v.d.T |
| Chinesischer Raupenpilz (Cordyceps) | | 500 mg (>100 mg Polysaccharide) | v.d.T |
| Heidelbeere (V. myrtillus) | Heidelbeere (V. myrtillus) - Saft | 300 mg / 250 ml | n.d.T |

## AUSDAUER (kurz, Beanspruchung < 10 km): MANN/FRAU, 18+, NEUTRAL, 4 WOCHEN

| Pflanzenextrakte | Andere | Dosierung | Einnahme |
|---|---|---|---|
| Chinesischer Raupenpilz (Cordyceps) | | 2000 mg (>500 mg Polysaccharide) | z.d.M |
| Kirsche (P. avium) | | 500 mg (>100 mg Polyphenole) | z.d.M |
| | Löslichkaffee (C. arabica) | 15 g | v.d.T |

## POTENZ: MANN, 18+, ÖSTROGENDOMINIERT, 12 WOCHEN

| Pflanzenextrakte | Andere | Dosierung | Einnahme |
|---|---|---|---|
| Damiana (T. diffusa) | | 1000 mg | m.d.M |
| Maca (L. meyenii) | | 3000 mg | m.d.F |
| | Eibischtee (Hibiscus rosa) | 10 g | z.d.M |
| | Zink (als Citrat oder Picolinat) | 60 mg | v.d.F. |
| | L-Arginin | 3000 mg | v.d.S |

## POTENZ: MANN, 18+, NEUTRAL, 6 WOCHEN

| Pflanzenextrakte | Andere | Dosierung | Einnahme |
|---|---|---|---|
| Erd-Burzeldorn (T. terrestris) | | 2000 mg (>100 mg Furostanol Steroide) | z.d.M |
| Damiana (T. diffusa) | | 1000 mg | z.d.M |
| | Krill Öl | 1000 mg (>200 mg Phospholipide) | z.d.M |
| | Zink (Citrat oder Picolinat) | 30 mg | v.d.F |

## POTENZ: MANN, 18+, ANDROGENDOMINIERT, 8 WOCHEN

| Pflanzenextrakte | Andere | Dosierung | Einnahme |
|---|---|---|---|
| Erd-Burzeldorn (T. terrestris) | | 2000 mg (>100 mg Furostanol Steroide) | z.d.M |
| Rotklee (T. pratense) | | 200 mg (>20 mg <70 mg Isoflavone) | z.d.M |
| | Catuaba Tee | 15 g | zw.d.M |

## POTENZ: FRAU, 14+, NEUTRAL, 12 WOCHEN

| Pflanzenextrakte | Andere | Dosierung | Einnahme |
|---|---|---|---|
| | Gelee Royal | 10 g | v.d.F |
| | Nachtkerzenöl (O. biennis) | 5 g | z.d.M |

## POTENZ: FRAU, 18+, ANDROGENDOMINIERT, 4 WOCHEN

| Pflanzenextrakte | Andere | Dosierung | Einnahme |
|---|---|---|---|
| Erd-Burzeldorn (T. terrestris) | | 2000 mg (>100 mg Furostanol Steroide) | z.d.M |
| Mönchspfeffer (A. castus) | | 250 mg | z.d.M |
| | Nachtkerzenöl (Oenothera) | 3 g | z.d.M |
| | Granatapfelkernöl (P. granatum) | 2 g | z.d.M |

## POTENZ/FETTVERBRENNUNG: FRAU, 18+, ÖSTROGENDOMINIERT/ NEUTRAL, 12 WOCHEN

| Pflanzenextrakte | Andere | Dosierung | Einnahme |
|---|---|---|---|
| Hirschwurzel (R. carthamoides) | | 1000 mg (>100 mg Edysteroide) | z.d.M |
| Heidelbeere (V. myrtillus) | | 1000 mg (>100 mg Anthocyanidine) | z.d.M |
| Grüner Tee (C. sinensis) | | 500 mg (>100 mg Polyphenole) | z.d.M |
| | Zink (Citrat oder Picolinat) | 30 mg | v.d.F |

## BODYSHAPING: MANN/FRAU, 16+, ÖSTROGENDOMINIERT/NEUTRAL, 4 WOCHEN

| Pflanzenextrakte | Andere | Dosierung | Einnahme |
|---|---|---|---|
| Ingwer (Z. officinale) | | 1000 mg (>30 mg Gingerol) | z.d.M |
| Heidelbeere (V. myrtillus) | | 500 mg | z.d.M |
| Citrus (Citrus) | | 500 mg (>100 mg Zitrusbioflavonoide) | z.d.M |
| Chili (Capsicum) | | 100 mg (>20 mg Capsaicin) | z.d.M |
| | CLA | 3 g | z.d.M |

## BODYSHAPING: MANN/FRAU, 18+, ANDROGENDOMINIERT/NEUTRAL, 4 WOCHEN

| Pflanzenextrakte | Andere | Dosierung | Einnahme |
|---|---|---|---|
| Kakao (T. cacao) | | 2000 mg (>400 mg Polyphenole) | z.d.M |
| Rosenwurz (R. rosea) | | 1000 mg (>30 mg Rosavin) | z.d.M |
| Heidelbeere (V. myrtillus) | | 500 mg (>100 mg Anthocyanidine) | z.d.M |
| Bitterorange (C x aurantium L.) | | 300 mg (>20 und <50 mg Synephrin) | z.d.M |

## FETTVERBRENNUNG: FRAU, 18+, NEUTRAL, 4 WOCHEN

| Pflanzenextrakte | Andere | Dosierung | Einnahme |
|---|---|---|---|
| Grüner Kaffee (C. arabica) | | 2000 mg (>400 mg Chlorogensäure) | v.d.T |
| Brennesselblatt (Urtica) | | 1000 mg | z.d.M |
| Apfel (Malus) | | 1000 mg (>400 und <800 mg Polyphenole) | z.d.M |
| Guarana (P.cupana) | | 1000 mg (>100 und <150 mg Koffein) | v.d.T |

## FETTVERBRENNUNG: MANN/FRAU, 14+, NEUTRAL, 4 WOCHEN

| Pflanzenextrakte | Andere | Dosierung | Einnahme |
|---|---|---|---|
| Weiße Bohne (V. faba) | | 1000 mg | z.d.M |
| Zimt (C. verum) | | 1000 mg (>200 mg Polyphenole) | z.d.M |
| Kakao (T. cacao) | | 1000 mg (>200 mg Polyphenole) | z.d.M |
| | Chrom (als Picolinat) | 20 µg | v.d.F |
| | Bittermelonentee (M. charantia) | 10 g | zw.d.M |

# FETTVERBRENNUNG: MANN, 18+, NEUTRAL, 4 WOCHEN

| Pflanzenextrakte | Andere | Dosierung | Einnahme |
|---|---|---|---|
| Bitterorange (C x aurantium L.) | | 1000 mg (>30 und <50 mg Synephrin) | v.d.T |
| Artischocke (C. scolymus) | | 500 mg (>50 mg Cynarin) | z.d.M |
| Löwenzahn (T. officinale) | | 500 mg | z.d.M |
| Weide (Salix alba) | | 300 mg (>30 mg Salicinäquivalente) | z.d.M |
| | MCT | 10 g | v.d.T |
| | Kakaopulver (T. cacao) | 15 g | m.d.F |
| | Zink (Citrat oder Picolinat) | 60 mg | v.d.F |

## STRESS-KONTROLLE/ANTI-DEPRESSION (stark): MANN/FRAU, 16+, NEUTRAL, 8 WOCHEN

| Pflanzenextrakte | Andere | Dosierung | Einnahme |
|---|---|---|---|
| Rosenwurz (R. rosea) | | 3000 mg (>90 mg Rosavin) | z.d.M |
| | Bierhefe | 10 g | z.d.M |
| | Magnesium (Citrat oder Bisglycinat) | 1000 mg | z.d.M |

## STRESS-KONTROLLE/ANTI-DEPRESSION (mittel): MANN/FRAU, 16+, NEUTRAL, 8 WOCHEN

| Pflanzenextrakte | Andere | Dosierung | Einnahme |
|---|---|---|---|
| Rosenwurz (R. rosea) | | 1500 mg (>45 mg Rosavin) | z.d.M |
| Sibirischer Ginseng (E. senticosus) | | 1000 mg (>50 mg Eleutherosid) | z.d.M |
| | Kakaopulver (T. cacao) | 10 g | m.d.F. |
| | Catuaba-Tee | 15 g | zw.d.M |

## STRESS-KONTROLLE/ANTI-DEPRESSION (mittel): MANN/FRAU, 16+, NEUTRAL, 8 WOCHEN

| Pflanzenextrakte | Andere | Dosierung | Einnahme |
|---|---|---|---|
| Schisandrabeeren (S. chinensis) | | 1000 mg (>50 mg Schisandrol A) | z.d.M |
| | Gojibeeren (L. barbarum) | 15 g | zw.d.M |
| | Lebertran(kapseln) | 3-5 ml | z.d.M |
| | Catuaba-Tee | 15 g | zw.d.M |

## SCHLAFUNTERSTÜTZUNG: MANN/FRAU, 16+, NEUTRAL, 4 WOCHEN

| Pflanzenextrakte | Andere | Dosierung | Einnahme |
|---|---|---|---|
| Melisse (M. officinalis) | | 1000 mg | m.d.A |
| Baldrian (V. officinalis) | | 500 mg | m.d.A |
| | Milch mit Honig und Zimt | 1/2 Liter Milch + 1 Esslöffel Honig + 1 Teelöffel Zimt | v.d.B |

## ÖSTROGENMANAGEMENT: FRAU, 18+, ÖSTROGENDOMINIERT/KREBS, 4 WOCHEN

| Pflanzenextrakte | Andere | Dosierung | Einnahme |
|---|---|---|---|
| Brokkoli (B. oleracea) | | 1000 mg (>100 mg Sulphoraphan) | z.d.M |
| DIM (aus Kohl) | | 100 mg | z.d.M |
| I3C (aus Kohl) | | 100 mg | z.d.M |
| | Heidelbeersaft (V. myrtillus) (100%) | 300 ml | z.d.M |
| | Schokolade (T. cacao) (Zartbitter 70%) | 30 g | n.d.M |
| | Knoblauch gepresst (A. sativum) | 5 g | n.d.M |
| | Zink (Citrat oder Picolinat) | 60 mg | v.d.F |

## ÖSTROGENMANAGEMENT: MANN, 18+, ÖSTROGENDOMINIERT, 4 WOCHEN

| Pflanzenextrakte | Andere | Dosierung | Einnahme |
|---|---|---|---|
| Brokkoli (B. oleracea) | | 2000 mg (Sulphoraphane soviel w.m.) | z.d.M |
| Kakao (T. cacao) | | 1000 mg (>100 mg Polyphenole) | v.d.T |
| Brennesselwurzel (Urtica) | | 1000 mg | z.d.M |
| Heidelbeere (V. myrtillus) | | 1000 mg (>100 mg Anthocyanidine) | z.d.M |
| Rotklee (T. pratense) | | 100 mg (>20 mg und < 50 mg Isoflavone) | z.d.M |

| Pflanzenextrakte | Andere | Dosierung | Einnahme |
|---|---|---|---|
| | Grüner Hafertee (A. sativa) | 10 g | zw.d.M |
| | Zink (Citrat oder Picolinat) | 60 mg | v.d.F |

## KNOCHENDICHTE/-BRUCH: FRAU, 40+, NEUTRAL, 4 WOCHEN

| Pflanzenextrakte | Andere | Dosierung | Einnahme |
|---|---|---|---|
| Soja (G. max) | | 1000 mg | z.d.M |
| Mariendistel (S. marianum) | | 1000 mg (>200 mg Silymarin) | z.d.M |
| Rotklee (T. pratense) | | 200 mg (>30 mg und <70 mg Isoflavone) | z.d.M |
| Rotalge (L. calcareum) | | 2 g | z.d.M |
| | Granatapfelkernöl (P. granatum) | 2 g | z.d.M |
| | Vitamin D3 | 1000 IE | z.d.M |
| | Vitamin K | 75 µg | z.d.M |

## KNOCHENDICHTE/-BRUCH: MANN, 40+, NEUTRAL, 4 WOCHEN

| Pflanzenextrakte | Andere | Dosierung | Einnahme |
|---|---|---|---|
| Mariendistel (S. marianum) | | 1000 mg (>200 mg Silymarin) | z.d.M |
| Mönchspfeffer (A .castus) | | 1000 mg | z.d.M |
| Rotalge (L. calcareum) | | 2 g | z.d.M |
| | Pinienpollen (P. sylvestris) | 5 g | z.d.M |

| | | | |
|---|---|---|---|
| Kokosöl (C. nucifera) | | 20 g | z.d.M |
| Vitamin D3 | | 1000 IE | z.d.M |
| Vitamin K | | 75 µg | z.d.M |

# GELENKSGESUNDHEIT: MANN/FRAU, 14+, NEUTRAL, 4 WOCHEN

| Pflanzenextrakte | Andere | Dosierung | Einnahme |
|---|---|---|---|
| Mariendistel (S. marianum) | | 1000 mg (>200 mg Silymarin) | z.d.M |
| Hagebutte (R. canina) | | 500 mg (>100 mg Phospholipide) | z.d.M |
| Ingwer (Z. officinale) | | 500 mg (>10 mg Gingerol) | z.d.M |
| Weihrauch (B. serrata) | | 200 mg (>10 mg Boswelliasäuren) | z.d.M |
| | Grünlippmuschel-pulver (P. canaliculus) | 1000 mg | z.d.M |
| | Omega-3 Fischöl | 3 g (>140 mg DHA) | z.d.M |
| | Ascorbinäure | 500 mg | z.d.M |

## JUGEND/SCHÖNHEIT: FRAU, 14+, NEUTRAL, 8 WOCHEN

| Pflanzenextrakte | Andere | Dosierung | Einnahme |
| --- | --- | --- | --- |
| Engelswurzel (A. sinensis) | | 800 mg | z.d.M |
| Himbeer (R. idaeus) | | 800 mg | z.d.M |
| Süßholz (G. glabra) | | 200 mg | z.d.M |
| | Gelee Royal | 5 g | v.d.F |
| | Heidelbeersaft (V. myrtillus) | 200 ml | z.d.M |
| | Granatapfelkernöl (P. granatum) | 2 g | z.d.M |
| | Nachtkerzenöl (O. biennis) | 2g | z.d.M |

## STÄRKE/SCHÖNHEIT: MANN, 14+, NEUTRAL, 8 WOCHEN

| Pflanzenextrakte | Andere | Dosierung | Einnahme |
| --- | --- | --- | --- |
| Ashwagandha (W. somnifera) | | 1000 mg (>50 mg Withanolide) | z.d.M |
| Eberwurz (C. vulgaris) | | 400 mg | z.d.M |
| Rosenwurz (R. rosea) | | 400 mg (>10 mg Rosavin) | z.d.M |
| | Heidelbeersaft (V. myrtillus) | 300 ml | z.d.M |
| | Bienenbrot (Perga) | 20 g | z.d.M |
| | Walnussöl (J. regia) | 20 ml | z.d.M |

# SCHLUSSWORTE

Diese Arbeit basiert auf jahrelanger Erfahrung, zahlreichen Anwendungen und Versuchen mit Testpersonen, Selbstversuchen, Anwendungsbeobachtungen und Beobachtungen anwendender Sportler. Niemand wurde zur Einnahme gezwungen, alles geschah aus freien Stücken und aus tiefster Überzeugung. Das Fundament aller Empfehlungen stellten stets wissenschaftlichen Studien dar, aus welchen eine Praxisanwendung abgeleitet wurde (unter Berücksichtigung gängiger Empfehlung der Gesundheitsämter und Behörden).

Sinn und Zweck: Die Erkundung der Naturstoffe und Ihres mentalen sowie leistungsphysiologischen Wertes und die Erbringung des Beweises, dass Naturstoffe wirken und Großes vollbringen können.

Geben Sie der Natur eine Chance und wenden Sie ihr gewonnenes Wissen an, denn Wissen ist Macht. Dieses hier vermittelte Wissen des Natural Doping verleiht nicht nur Macht, sondern auch Saft und Kraft. In der Hoffnung einen wertvollen Beitrag zur Ihrer sportlichen und gesundheitlichen Entwicklung geleistet zu haben, bedanken sich die Autoren für die Auseinandersetzung mit dem Buch, wünschen sportliche Grüße, stabile Gesundheit und viel Erfolg auf all Ihren Wegen.

Thomas Kampitsch und Christian Zippel

# QUELLENVERWEISE

(1) Hildegard von Bingen – Das Praxis Buch für ein gesundes Leben.Verlag: h.f.ullmann publishing (29. März 2010) Sprache: Deutsch ISBN-10: 3833157844 ISBN-13: 978-3833157844

(2) Relationship satisfaction and outcome in women who meet their partner while using oral contraception. S.Craig Roberts et.al. School of Natural Sciences, University of Stirling, Stirling FK9 4LA, UK. Proc.R.Soc.B (2012) 279, 1430-1436

(3) Effect of long-term oral contraceptive use on determinants of endurance performance. Joyce S1, Sabapathy S, Bulmer A, Minahan C. J Strength Cond Res. 2013 Jul;27(7):1891-6. doi: 10.1519/JSC.0b013e3182736935.

(4) Oral contraceptives do not affect muscle strength and hop performance in active women. Ekenros L1, Hirschberg AL, Heijne A, Fridén C. Clin J Sport Med. 2013 May;23(3):202-7. doi: 10.1097/JSM.0b013e3182625a51.

(5) Oral contraceptive cycle phase does not affect 200-m swim time trial performance. Rechichi C1, Dawson B. J Strength Cond Res. 2012 Apr;26(4):961-7. doi: 10.1519/JSC.0b013e31822d-fb8b.

(6) No effect of menstrual cycle phase and oral contraceptive use on endurance performance in rowers.
Vaiksaar S1, Jürimäe J, Mäestu J, Purge P, Kalytka S, Shakhlina L, Jürimäe T. J Strength Cond Res. 2011 Jun;25(6):1571-8. doi: 10.1519/JSC.0b013e3181df7fd2.

(7) Effect of Hop (Humulus lupulus) Flavonoids on Aromatase (Estrogen Synthase) Activity. Rosario Monteiro, Hans Becker, et.al. Department of Biochemistry, Faculty of Medicine, University of Porto, Portugal. J.Agr.Food Chem., 2006, 54

(8) Increased sexual motivation in female rats treated with Humulus lupulus L. extract. Di Viesti V1, Carnevale G, Zavatti M, Benelli A, Zanoli P. Ethnopharmacol. 2011 Mar 24;134(2):514-7. doi: 10.1016/j.jep.2010.12.040. Epub 2011 Jan 4.

(9) The prenylflavonoid phytoestrogens 8-prenylnaringenin and isoxanthohumol diferentially suppress steroidogenesis in rat Leydig cells in ontogenesis.Izzo G1, Söder O, Svechnikov K. Appl Toxicol. 2011 Aug;31(6):589-94. doi: 10.1002/jat.1602. Epub 2010 Nov 9.

(10) Antiandrogenic activity of the phytoestrogens naringenin, 6-(1,1-dimethylallyl)naringenin and 8-prenylnaringenin. Zierau O1, Morrissey C, Watson RW, Schwab P, Kolba S, Metz P, Vollmer G. Planta Med. 2003 Sep;69(9):856-8.

(11) The endocrine activities of 8-prenylnaringenin and related hop (Humulus lupulus L.) flavonoids.Milligan SR1, Kalita JC, Pocock V, Van De Kauter V, Stevens JF, Deinzer ML, Rong H, De Keukeleire D. J Clin Endocrinol Metab. 2000 Dec;85(12):4912-5.

(12) The Effect of Flaxseed Supplementation on Hormonal Levels Associated with Polycystic Ovarian Syndrome: A Case Study. Nowak DA, Snyder DC, Browm AJ, Denmark-Wahnefried W. Duke University School of Nursing, Box 3322 Duke University Medical Center, Durham, NC 27710. Curr Top Nutraceutical Res. 2007; 5(4):177-181

(13) Prolonged consumption of flaxseed flour increases the 17-beta-estradiol hormone without causing adverse effects on the histmorphology of Wistar rats´ penis. Cardozo LF et.al.

Laboratory of Experimental Nutrition, College of Nutrition, Federal Fluminense University, Brazil. Food Chem Toxicol, 2012 Nov; 50(11): 4092-6

(14) Dose, timing, and duration of flaxseed exposure affect reproductive indices and sex hormone levels in rats. Tou JC, Chen J, Thompson LU. Department of Nutrional Sciences, University of Toronto, Ontario, Canada. J Toxicol Environ Health A, 1999 Apr 23;56(8): 555-70

(15) The red clover (Trifolium pratense) isoflavone biochanin A inhibits aromatase activity and expression. Wang Y, Man Gho W, Chan FL, Chen S, Leung LK. Department of Biochemistry, The Chinese University of Hong Kong, Shatin NT, Hong Kong. Br J Nutr. 2008 Feb;99(2):303-10. Epub 2007 Aug 29.

(16) Comparison of hormonal activity (estrogen, androgen and progestin) of standardized plant extracts for large scale use in hormone replacement therapy. Beck V, Unterrieder E, Krenn L, Kubelka W, Jungbauer A. Institute of Applied Microbiology, University of Natural Resources and Applied Life Sciences, Muthgasse 19, 1190 Vienna, Austria. J Steroid Biochem Mol Biol, 2003 Feb;84(2-3): 259-68

(17) Effects of nutrition relevant mixtures of phytoestrogens on steroidgogenesis, aromatase, estrogen and androgen activity. Taxvig C, Elleby A, Sonne-Hansen K, Bonefeld-Jörgensen EC, Vinggaard AM, Lykkefeldt AE, Nellemann C. National Food Institute, Technical University of Denmark, Department of Toxicology and Risk Assessment, Söborg, Denmark. Nutr Cancer, 2010;62(1):122-31

(18) Effect of soy isolate protein and resistance exercises on muscle performance and bone health of osteoponic/osteoporotic postmenopausal women. Shenoy S, Bedi R, Shandhu JS. Department of Sports Medicine and Physiotherapy, Guru Nanak Dev University, Amritsar, India. shwet1999@yahoo.com.J Women Aging. 2013;25(2):183-98

(19) The effects of soy and whey protein supplementation on acute hormonal responses to resistance exercise in men. Kraemer WJ, Solomon-Hill G,Volk BM, et al. Himan Performance Laboratory, Department of Kinesology, University of Connecticut, Storrs, CT 06269, USA, william.kraemer@uconn.edu. J Am Coll Nutr. 2013;32(1):66-74, doi:10

(20) The role of milk- und soy based protein in support of muscle protein synthesis and muscle protein accretion in young and elderly persons. PhilipsSM, Tang JE, Moore DR. Exercise Metabolism Research Group, Department of Kinesiology, McMaster University, Hamilton, Ontario L8S4K1, Canadam phillis@mcmaster.ca. J Am Coll Nutr. 2009 Aug; 28(4): 343-54

(21) Hypogonadism and erectile dysfunction associated with soy product consumption. Siepmann T, Roofeh J, Kiefer FW, Edelson DG. Center for Autonomic and Peripheral Disorders, Beth Israel Medical Deaconess Center, Harvard Medical School, Department of Medicine, Brigham and Women´s Hospital, Boston, Massachusetts, USA. Nutrition.2011 Jul-Aug;27(7-8):859-62.

(22) Changes in male reproductive system and mineral metabolism induced by soy isoflavones administred to rats from prenatal life until sexual maturity. Piotrowska K, Baranowska-Bosiacka, et.al. Department of Histology and Embryology, Pomeranian Medical University, Szcecin, Poland. Nutrition.2011 Mar;27(3):372-9

(23) Isoflavone supplements stimulated the production of serum equol and decreased the serum dihydrotestosterone levels in healthy male volunteers. Tanaka M, Fujimoto K, Chihara Y, Torimoto K, Yoneda T, et. al. Department of Urology, Nara Medical University, Kashihara, Japan. Prostate Cancer Prostatic Dis. 2009;12(3):247-52

(24) Clinical studies show no effects of soy protein or isoflavones on reproductive hormones in men: results of a meta-analysis. Hamilton-Reeves JM, Vazquez G, Duval SJ, Phipps WR, Kurzer er MS, Messina MJ. Department of Family, Consumer and Nutrition Sciences, St. Catherine University, St.Paul, Minnesota 55105, USA. Fertil Steril 2010 Aug;94(3);997-1007.

(25) Soy protein isolates of varying isoflavone content exert minor effects on serum reproductive hormones in healthy young men. Dillingham BL, McVeigh BL, Lampe JW, Duncan AM. Department of Human Biology and Nutritional Sciences, University of Guelph, Guelph, Ontario N1G 2W1, Canada. J Nutr. 2005 Mar; 135(3):584-91

(26) Clinical and biological activity of soy protein powder supplementation in healthy male volunteers. Goodin S, Shen F, Shih WJ, Dave N, Kane MP et.al. Department of Medicine, University of Medicine and Dentistry of New Jersey/Robert Wood Johnson Medical School, New Brunswick, NJ 08903-2681, USA. Cancer Epidemiol Biomarkers Prev. 2007 Apr;16(4):829-33

(27) Ingestion of whey hydrolysate, casein, or soy protein isolate: effects on mixed muscle protein synthesis at rest and following resistance exercise in young men. Tang JE, Moore DR, Kujbida GW, Tarnopolsky MA, Phillips SM. Department of Kinesiology-Exercise Metabolism Research Group, McMaster University, Hamilton, Ontario L8S 4K1, Canada. J Appl. Physiol (1985). 2009 Sep ; 107(3):987-92

(28) Estrogenic effect of yam ingestion in healthy postmenopausal women. Wh WH, Liu LY, Chung CJ, Jou HJ, Wang TA. Graduate Program of Nutrition, Department of Human Development and Family Studies, National Taiwan Normal University, Taipei, 106, Taiwan. J Am Coll Nutr. 2005 Aug; 24(4):235-43

(29) Induction of growth hormone release by dioscin from Dioscorea batatas DECNE. Lee HY1, Jung DY, Ha H, Son KH, Jeon SJ, Kim C. J Biochem Mol Biol. 2007 Nov 30;40(6):1016-20.

(30) Acute administration of diosgenin or dioscorea improves hyperglycemia with increases muscular steroidogenesis in STZ-induced type 1 diabetic rats. Sato K1, Fujita S1, Iemitsu M2. J Steroid Biochem Mol Biol. 2014 Sep;143:152-9. doi: 10.1016/j.jsbmb.2014.02.020. Epub 2014 Mar 7.

(31) Diosgenin does not express estrogenic activity: a uterotrophic assay.Medigovic I1, Ristic N, Živanovic J, Šo ic-Jurjevic B, Filipovic B, Milo evic V, Nestorovic N. Can J Physiol Pharmacol. 2014 Apr;92(4):292-8. doi: 10.1139/cjpp-2013-0419. Epub 2014 Feb 5

(32) Thompson, L. U., Boucher, B. A., Lui, Z., Cotterchio, M., and Kreiger, N. 2006. Phytoestrogen content of foods consumed in Canada, including isoflavones, lignans and coumestan. Nutrition and Cancer, 54(2), 184-201.

(33) Tham DT, Gardner CD, Haskell WL. Potential health benefits of dietary phytoestrogens: a review of the clinical, epidemiological, and mechanistic evidence. J Clin Endocrinol Metab. 1998; 83(7):2223-2235.

(34) Leptin and androgens in male obesity: Evidence for leptin contribution to reduced androgen levels. Isidori AM, et.al. J Clin Endocrinol Metab.19199 Oct,84(10):3673-80.

(35) Effects of eight-week supplementation of Ashwagandha on cardiorespiratory endurance in elite Indian cyclists. Shenoy S1, Chaskar U, Sandhu JS, Paadhi MM. J Ayurveda Integr Med. 2012 Oct;3(4):209-14. doi: 10.4103/0975-9476.104444.

(36) Effects of Withania somnifera (Ashwagandha) and Terminalia arjuna (Arjuna) on physical performance and cardiorespiratory endurance in healthy young adults. Sandhu JS1, Shah

B, Shenoy S, Chauhan S, Lavekar GS, Padhi MM. Int J Ayurveda Res. 2010 Jul;1(3):144-9. doi: 10.4103/0974-7788.72485.

(37) Withania somnifera improves semen quality by regulating reproductive hormone levels and oxidative stress in seminal plasma of infertile males. Ahmad MK, Mahdi AA et.al. Department of Biochemistry, Chhatrapati Shahuji Maharaj Medical University and Department of Pharmacology, State Government T.T. Hospital, Lucknow, India. Fertil Steril, 2010 Aug; 94(3): 989-96.

(38) Effect of argan and olive oil consumption on the hormonal profile of androgens among healthy adult Moroccan men. Derouiche A, Jafri A, El Khasmi M et.al. Universite Hassan II Mohammedia Casablanca, Faculte des Sciences Ben M´Sik, Laboretoire de Recherche sur les Lipoproteines et l´Atherosclerose (URAC34), Casablanca, Morocco.afderouiche@yahoo.fr.Nat Prod Commun, 2013 Jan;8(1):51-3

(39) Influence of commercial dietary oils on lipid composition and testosterone production in interstitial cells isolated from rat testis. Graciela E. Hurtado de Catalfo, Maria J.T. de Alaniz, Carlos Alberto Marra. April 2009, Volume 44, issue 4, pp 345-357.

(40) Influence of dietary fatty acids composition, level of dietary fat and feeding period on some parameters of androgen metabolism in male rats. Gromadzka-Ostrowska J, Przepiorka M, Romanowicz K, Department of Dietetics and Functional Foods, Faculty of Human Nutrition and Consumer Sciences, Warsaw Agricultural University, Warsaw, Poland. Reprod Biol. 2002 Nov;2(3):277-93

(41) Effects of aqueous extract of Musa paradisiaca root on testicular function parameters of male rats. Yakubu MT, Oyeyipo TO, Quadri AL, Akanji MA. Department of Biochemistry, University of Ilorin, P.M.B. 1515, Ilorin, Nigeria, tomuyak@yahoo.com

(42) Deer antler base as a traditional Chinese medicine: a review of its traditional uses, chemistry and pharmacology. Wu F1, Li H, Jin L, Li X, Ma Y, You J, Li S, Xu Y. J Ethnopharmacol. 2013 Jan 30;145(2):403-15. doi: 10.1016/j.jep.2012.12.008. Epub 2012 Dec 12.

(43) Effect of elk velvet antler supplementation on the hormonal response to acute and chronic exercise in male and female rowers. Syrotuik DG1, MacFadyen KL, Harber VJ, Bell GJ. Int J Sport Nutr Exerc Metab. 2005 Aug;15(4):366-85.

(44) Testosterone and estradiol concentrations in serum, velvet skin, and growing antler bone of male white-tailed deer. Bubenik GA1, Miller KV, Lister AL, Osborn DA, Bartos L, van der Kraak GJ. J Exp Zool A Comp Exp Biol. 2005 Mar 1;303(3):186-92.

(45) Androgenic and spermatogenic activity of alkylamide-rich ethanol solution extract of Anacyclus pyrethrum DC. Sharma V, Boonen J, Spiegeleer BD, Dixit VK. Department of Pharmaceutical Sciences, Dr. Hari Singh Gour University, Sagar 470003, MP, India. Phytother Res 2013 Jan; 27(1):99-106 doi:10.1002/ptr.4697.Epub 2012 Apr 4.

(46) Effects of petroleum ether extract of Anacyclus pyrethrum DC. on sexual behavior in male rats. Vikas Sharma, Mayank Thakur, Nagendra S. Chauhan, Vinod Kumar Dixit. Department of pharmaceutical Sciences, Dr. Hari Singh Gour Vishwavidyalaya, Sagar 470003, India. Journal of Chinese Integrative Medicine, August 2010, Vol. 8, No.8

(47) A treasure of medicinal herb - Anacyclus pyrethrum - A review. R.Annalakshmi et.al. Department of chemistry, SRM University Ramapuram, Chennai, Tamilnadu, India. Indian Journal of Drugs and Diseases, Vol.1 No.3 (june 2012) 59.

(48) Effect of Curculigo orchioides rhizomes on sexual behaviour of male rats. Chauhan NS1, Rao ChV, Dixit VK.Fitoterapia. 2007 Dec;78(7-8):530-4. Epub 2007 Jul 3.

(49) Curculigo orchioides: the black gold with numerous health benefits. Chauhan NS1, Sharma V, Thakur M, Dixit VK. Zhong Xi Yi Jie He Xue Bao. 2010 Jul;8(7):613-23.

(50) Effects of fenugreek seeds (Trigonella foenum greaecum) extract on endurance capacity in mice. Ikeuchi M1, Yamaguchi K, Koyama T, Sono Y, Yazawa K. J Nutr Sci Vitaminol (Tokyo). 2006 Aug;52(4):287-92.

(51) The addition of fenugreek extract (Trigonella foenum-graecum) to Glukose feeding increases muscle glycogen resynthesis after exercise. Ruby BC1, Gaskill SE, Slivka D, Harger SG.Amino Acids. 2005 Feb;28(1):71-6. Epub 2004 Dec 2.

(52) The testosterone mimetic properties of icariin. Zhang ZB1, Yang QT. Asian J Androl. 2006 Sep;8(5):601-5. Epub 2006 Jun 5.

(53) The testosterone mimetic properties of icariin. Zhang ZB, Yang QT. Department of Urology, Second Affiliated Hospital, Shantou University Medical College, Shantou 515041, China. Asian J Androl, 2006 Sep; 8(5): 601-5

(54) Effect of furostanol glykoside from Trigonella foenum-graecum on the reproductive system of male albino rats. Aswar U, Bodhankar SL, Mohan V, Thakurdesai PA. Department of Pharmacology, Poona College of Pharmacy, Bharati Vidyapeeth University, Erandwane, Pune 411038, India.Phytother Res. 2010 Oct;24(10):1482-8

(55) Body Composition and Hormonal Adaptations Asscociated with Forskolin Concumption and Obese Men. Michael P Godard, Brad A Johnson, Scott R Richmond. Obes Res 2005; 13:1335-1343.

(56) Stimulating property of Turnera diffusa and Pfaffia paniculata extracts on the sexual-behavior of male rats. Arletti R1, Benelli A, Cavazzuti E, Scarpetta G, Bertolini A. Psychopharmacology (Berl). 1999 Mar;143(1):15-9.

(57) Effects of Bryonia laciniosa seeds on sexual behavior of male rats. Chauhan NS, Dixit VK. Department of Pharmaceutical Sciences, Dr H S Gour University, Sagar, MP, India. Int J Impot Res. 2010 May-Jun; 22(3): 190-5

(58) Anabolic effect of plant brassinosteroids. Eposito D, Komarnytsky S, Shapses S, Raskin J. Biotech Center, School of Environmental and Biological Sciences, Rutgers University, New Brunswick, New Jersey, USA. FASEB J. 2011 Oct;25(10):3708-19

(59) Sulforaphane causes a major epigenetic repression of myostatin in porcine satellite cells. Fan H, Zhang R, Tesfaye D, Tholen E, Looft C, Hölker M, Schellander K, Cinar MU. Institute of Animal Science, Animal Breeding and Husbandry Group, University of Bonn, Bonn, Germany. Epigenetics. 2012 Dec 1;7(12): 1379-90.

(60) Sulforaphane treatment protects skeletal muscle against damage induced by exhaustive exercise in rats. Malaguti M, Angeloni C, Garatachea N et.al. Dipartimento di Biochimica G.Moruzzi, Alma Mater Studiorum-Universita di Bologna, Via Irnerio, 48, Bologna 40126, Italy. J Appl Physiol (1985), 2009 Oct 107 (4): 1028-36

(61) Effects of betaine on body composition, performance, and homocysteine thiolactone. Cholewa JM,Wysczelska-Rokiel M, Glowacki R, et.al.Department of Kinesiology, Recreation and Sport Studies, Coastal Carolina University, Conway, SC, USA. J Int Sports Nutr. 2013 Aug.22;10(1):39

(62) Betaine supplementation enhances anabolic endocrine and Akt signaling in response to acute bouts of exercise. Apicella JM, Lee EC, Bailey BL, Saenz C, Anderson JM, Craig SA, Kraemer WJ, Volek JS, Maresh CM. Human Performance Laboratory, Department of Kinesiology, University of Connecticut, 2095 Hillside Road, Unit 1110, Storrs, CT 06269, USA. Eur J Physiol. 2013 Mar;113(3) 793-802.

(63) Effect of betaine supplementation on cycling sprint performance. Pyor JL, Craig SA, Swensen T. Department of Kinesiology, University of Connecticut, Storrs, CT 06269, U-1110, USA. john.pryor@uconn.edu. J Int Sports Nutr. 2012 Apr 3;9(1):12.

(64) The effects of chronic betaine supplementation on exercise performance, skeletal muscle oxygen saturation and associated biochemical parameters in resistance trained men. Trepanowski JF, Farney TM, McCarthy CG, Schilling BK, Craig SA, Bloomer RJ. Cardiorespiratory/Metabolic Laboratory, The University of Memphis, Memphis, Tennessee, USA. J Strength Cond Res. 2011 Dec; 25(12):3461-71

(65) Effects of oat Beta-GlucanX, on endurance exercise and its anti-fatigue properties in trained rats. Xu C, Lv J, Lo YM, Cui SW, Hu X, Fan M. College of Food Science and Engineering, Northwest A&F University, Yangling 712100, Shaanxi China. Carbohydr Polym, 2013 Feb 15; 92(2):1159-65

(66) Baker's yeast beta glucan supplementation increases salivary IgA and decreases cold/flu symptomatic days after intense exercise. McFarlin BK1, Carpenter KC, Davidson T, McFarlin MA J Diet Suppl. 2013 Sep;10(3):171-83. doi: 10.3109/19390211.2013.820248. Epub 2013 Aug 9.

(67) Effect of Pleuran (ß-glucan from Pleurotus ostreatus) supplementation on cellular immune response after intensive exercise in elite athletes. Bobovčák M1, Kuniaková R, Gabri J, Majtán J.Appl Physiol Nutr Metab. 2010 Dec;35(6):755-62. doi: 10.1139/H10-070.

(68) Pleuran (β-glucan from Pleurotus ostreatus ): an effective nutritional supplement against upper respiratory tract infections? Majtan J1. J Dairy Sci. 2015 Aug 19. pii: S0022-0302(15)00583-4. doi: 10.3168/jds.2015-9392.

(69) Hericium erinaceus: an edible mushroom with medicinal values.Khan MA1, Tania M, Liu R, Rahman MM. J Complement Integr Med. 2013 May 24;10.

(70) Immune-enhancing effects of Maitake (Grifola frondosa) and Shiitake (Lentinula edodes) extracts. Vetvicka V, Vetvickova J1. Med Sport Sci. 2012;59:57-61. doi: 10.1159/000341967. Epub 2012 Oct 15.

(71) Endurance Exercise and Conjungated Linoleic Acid (CLA) Supplementation upregulate CYP17A1 and stimulate testosterone biosynthesis.Barone R, Macaluso F, Catanese P, Marino Gamazza A, Rizzuto L et.al. Department of Experimental Biomedicine and Clinical Neurosciences (BioNeC), University of Palermo, Palermo, Italy. PLoS One. 2013 Nov 5;8(11):e79686

(72) Effect of conjugated linoleic acid on testosterone levels in vitro and in vivo after an acute bout of resistance exercise. Macaluso F, Morici G, Catanese P, Ardizzone NM, Marino Gammazza A, Bonsignore G, et.al. Department of Physiological Science, Stellenbosch University, Stellenbosch, South Africa. J Strength Cond Res. 2012 Jun;26(6):1667-74

(73) Effect of CS-4 (Cordyceps sinensis) on Exercise Performance in Healthy Older Subjects: A double-Blind, Placebo-Controlled Trial. Steve Chen, Zhaoping Li, Robert Krochmal et.al.

Center for Human Nutrition, University California, Los Angeles, Los Angeles, CA. The Journal of alternative and complementary medicine. Volume 16, Number 5, 2010, pp 585-590.

(74) In vivo stimulatory effect of Cordyceps sinensis mycelium and its fractions on reproductive functions in male mouse. Huang YL, Leu SF, Liu BC, Sheu CC, Huang BM. Department of Cell Biology and Anatomy, College of Medicine, National Cheng Kung University, Ta-Hsueh Road, Tainan, Taiwan 70101, ROC. Life Sci.2004 Jul 16; 75(9):1051-62

(75) A fermentation product of Cordyceps sinensis increases whole-body insulin sensitivity in rats. Balon TW, Jasman AP, Zhu JS. Department of Diabetes, Endocrinology and Metabolism, Gonda Research Center, Beckman Research Institute of the City of Hope Medical Center, Duarte, CA, USA. J Altern Complement Med. 2002 Jun; 8(3):315-23

(76) Effect of Cordyceps militaris supplementation on sperm production, sperm motility and hormones in Sprague-Dawley rats. Chang Y, Jeng KC, Huang KF, Lee YC, Hou CW, Chen KH, Cheng FY, Liao JW, Chen YS. Jenteh Junior College of Medicine and Nursing Management, Miaoli, Taiwan. Am J Chin Med. 2008;36(5):849-59

(77) Compound Cordyceps TCM-700C exibhits potent hepatprotective capability in Animal Model. Ko WS et.al. Fitorerapia.2010, 81

(78) Anti-fatigue and anti-stress effect of the hot-water fraction from mycelia of Cordyceps sinensis. REST! Koh J-H et.al. Biol.Pharm.Bulletin.2003, Bd.26,

(79) Effect of Bombax ceiba L. on spermatogenesis, sexual behavior and erectile function in male rats. Bhargava C, Thakur M, Yadav SK. Advanced Group of Pharmacy Colleges, Naramau Kanpur, India. Andrologia, 2012 May;44 Suppl 1:474-8, doi:10.1111

(80) Turnera diffusa Wild (Turneraceae) recovers sexual behavior in sexually exhausted males. Estrada-Reyes R1, Ortiz-López P, Gutiérrez-Ortíz J, Martínez-Mota L. J Ethnopharmacol. 2009 Jun 25;123(3):423-9. doi: 10.1016/j.jep.2009.03.032. Epub 2009 Mar 31.

(81) Anti-aromatase activity of the constituents from damiana (Turnera diffusa). Zhao J1, Dasmahapatra AK, Khan SI, Khan IA. J Ethnopharmacol. 2008 Dec 8;120(3):387-93. doi: 10.1016/j.jep.2008.09.016. Epub 2008 Sep 26.

(82) The effect of five weeks of Tribulus terrestris supplementation on muscle strength and body composition during preseason training in elite rugby players. Rogerson S, Riches CJ, Jennings C, Weatherby RP, Meir BA, Masrhall-Gradisnik SM. School of Exercise and Sport Management, Southern Cross University Lismore, New South Wales, Australia. J Strength Cond Res, 2007 May; 21(2):348-53

(83) The aphrodisiac herb Tribulus terrestris does not influence the androgen production in young men. Neychev VK, Mitev VI. Department of Chemistry and Biochemistry, Medical University, 2 Zdrave str. Sofia-1431, Bulgaria. J Ethnopharmacol.2005 Oct 3;101(1-3):319-23

(84) (-)-Epicatechin enhances fatigue resistance and oxidative capacity in mouse muscle. Nogueria L, Ramirez-Sanchez I, Perkins GA, Murphy A, Taub PR, Ceballos G et.al. Department of Medicine, School of Medicine, University of California, San Diego, CA, USA. J Physiol.2011 Sep 15; 589 (Pt18):4615-31

(85) Effects of (-)-Epicatechin on molecular modulators of skeletal muscle growth and differentiation. Gutierrrez-Salmean G, Ciaraldi TP, Nogueira L et al. Escuela Superior de Medicina del Instituto Politecnico Nacional, Seccion de Posgrado, Mexico, DF, Mexico, CP 11340. J Nutr Biochem.2014 Jan; 25(1):91-4

(86) Catechins suppress muscle inflammation and hasten performance recovery after excercise. Haramizu S, Ota N, Hase T, Murase T. Biological Science Laboratories, Kao Corporation, Tochigi, Japan. Med Sci Sports Exerc. 2013 Sep; 45(9): 1694-702

(87) (-)- Epicatechin maintains endurance training adaption in mice after 14 days of detraining. Hütteman M, Lee I, Malek MH. Center of molecular medicine and genetics, Wayne State University School of Medicine, Detroit, MI 48201, USA. FASEB J. 2012 Apr; 26(4);1413-22

(88) Preventive effects of ACTICOA powder, a cacao polyphenolic extract, on experimentally induced prostate hyperplasia in Wistar-Unilever rats. Bisson JF, Hidalgo S, Rozan P, Messaoudi M. ETAP, France. J Med Food, 2007 Dec; 10(4);622-7.

(89) The effects of EGCG on fat oxidation and endurance performane in male cyclists. Dean S, Braakhuis A, Paton C. School of Sport and Exercise Science, Waikato Institute of Technology, Hamilton, New Zealand. Int J Sport Nutr Exerc Metab., 2009 Dec; 19(6): 624-44

(90) Effects of catechin, epicatechin and epigallocatechin-3-gallate on testosterone production in rat leydig cells. Yu PL, Ph HF, Chen SY, Wang SW, Wang PS. Department of Surgery, Taipei City Hospital, Taipei, Taiwan, Republic of China. J Cell Biochem. 2010 May 15; 110(2):333-42

(91) Novel phytoandrogens and lipidic augmenters from Eucommia ulmoides Victor YC Ong1,2 and Benny KH Tan BMC Complement Altern Med. 2007; 7: 3. Published online Jan 29, 2007. doi: 10.1186/1472-6882-7-3 PMCID: PMC1797194

(92) Erectogenic and neurotrophic effects of icariin, a purified extract of horny goat weed (Epimedium spp.) in vitro and in vivo. Shindel AW1, Xin ZC, Lin G, Fandel TM, Huang YC, Banie L, Breyer BN, Garcia MM, Lin CS, Lue TF.J Sex Med. 2010 Apr;7(4 Pt 1):1518-28. doi: 10.1111/j.1743-6109.2009.01699.x. Epub 2010 Feb 5.

(93) Aphrodisiac potentials of the aqueous extract of Fadogia agrestis (Schweinf. Ex Hiern) in male albino rats. Yakubu MT, Akanji MA, Oladiji AT. Medical Plants Research Laboratory, Department of Biochemistry, University of Ilorin, PMB 1515, Ilorin, Nigeria. Asian J Androl. 2005 Dec; 7(4): 399-404

(94) Dietary supplement with a combination of Rhodiola crenulata and Gingko biloba enhances the endurance and performance in healthy volunteers. Zhang ZJ, Tong Y, Zou J, Chen PJ, Yu DH. School of Chinese Medicine, the University of Hong Kong, Hong Kong, China. Chin J Integr Med. 2009. Jun;15(3):177-83

(95) Effect of Gingko biloba extract on plasma steroid concentrations in healthy volunteers: a pilot study.Markowitz JS, DeVane CL, Lewis JG, Chavin KD, Wang JS, Donovan JL. Department of Pharmaceutical Sciences, Medical University of South Carolina, Children´s Research Institute, Charlestown, South Carolina 29425, USA. Pharmacotherapy.2005 Oct;25(10):1337-40

(96) The extract of Gingko biloba EGb 761 reactivates a juvenile profile in the skeletal muscle of sarcopenic rats by transcriptional reprogramming. Bidon C, Lachuer J, et.al. CNRS, Biotechnologie and Biotherapie UMR 7225, Hopital de la Pitie-Salpetriere, Paris, France. PLoS One, 2009 Nov 24;4(11)

(97) Radiographic evidence of mandibular osteoporosis improvement in Wistar rats treated with Gingko biloba. Leda M F Lucinda et.al. Phytotherapy Research, Volume 24, Issue 2, pages 264-267, February 2010.

(98) Reduction of rise in blood pressure and cortisol release during stress by Gingko biloba extract (EGb 761) in healthy volunteers. Jezova D, Duncko R, Lassanova M , Kriska M, Mon-

cek F. Laboratory of Pharmacological Neuroendocrinology, Slovak Academy of Sciences, Bratislava. J Physiol Pharmacol, 2002 Sep; 53(3): 337-48

(99) Effects of Panax Ginseng C.A. Meyer saponins on male fertility. Salvati G, Genovesis G, Marcellini L, Paolini P, De Nuccio I, Pepe M, Re M. V Clinica Medica University of Rome La Sapienza, Italy.

(100) Effect of Panax Ginseng on testosterone level and prostate in male rats. Fahim MS, Fahim Z. et.al. Arch Androl. 1982 Jun; 8(4):261-3

(101) Oral Rg1 supplementation strenghtens antioxidant defense system against exercise-induced oxidative stress in rat skeletal muscles. Yu SH,Huang HY et.al. Laboratory of Exercise Biochemistry, Taipei Physical Education College, Taipei City, Taiwan. J Int Soc Sports Nutr. 2012 May 18;9(1): 23

(102) Polysaccharides from wolfberry prevents corticosterone-induced inhibition of sexual behavior and increases neurogenesis. Lau BW, Lee JC, Fung SM, Sang YH et.al. Department of Anatomy, Li Ka Shing Faculty of Medicine, The University of Hong Kong, People´s Republic of China. :PLoS One. 2012; 7(4)e33374

(103) A randomized, double-blind, placebo controlled, clinical study of the general effects of a standardized Lycium barbarum (Goji) Juice, GoChi. Amagase H, Nance DM. FreeLife International LLC, Phoenix, AZ 85040, USA. J Altern Complement Med, 2008 May, 14(4): 403-12

(104) Lycium barbarum Polysaccharides Reduce Exercise-Induced Oxidative Stress. Shan X, Zhou J, Ma T, Chai Q. Department of Physical Education and Military Training, Zhejiang University of Technology, China. Int J Mol Sci. 2011 Feb 9; 12(2):1081-8

(105) Effects of pomegranate juice consumption on sperm quality, spermatogenic cell density, antioxidant activity and testosterone level in male rats. Türk G, Sönmez M, Aydin M, Yüce A, Gür S, Yüksel M, Aksu EH, Aksoy H. Department of Reproduction and Artificial Insemination, Faculty of Veterinary Medicine, Firat University, 23119 Elazig, Turkey. Clin Nutr 2008 Apr; 27(2): 289-96

(106) Pomegranate juice consumption increases GSH levels and reduces lipid and protein oxidation in human blood. Matthaiou CM1, Goutzourelas N2, Stagos D2, Sarafoglou. Food Chem Toxicol. 2014 Aug 1. pii: S0278-6915(14)00359-7. doi: 10.1016/j.fct.2014.07.027. [Epub ahead of print]

(107) Effects of pomegranate extract on blood flow and running time to exhaustion. Trexler ET1, Smith-Ryan AE, Melvin MN, Roelofs EJ, Wingfield HL. Appl Physiol Nutr Metab. 2014 May 16:1-5. [Epub ahead of print]

(108) Ellagitannin consumption improves strength recovery 2-3 d after eccentric exercise. Trombold JR1, Barnes JN, Critchley L, Coyle EF.Med Sci Sports Exerc. 2010 Mar;42(3):493-8. doi: 10.1249/MSS.0b013e3181b64edd.

(109) Effect of aquous extract of Arctium lappa L. (burdock) roots on the sexual behavior of male rats. Cao JianFeng, Zhang PengYing, Xu ChengWei et.al. School of Life Sciences, Shandong University, Jinan 250100, PR China. BMC Complementary and Alternative Medicine 2012, 12:8, 1472-6882/12/8

(110) Green tea consumption after intense taekwondo training enhances salivary defense factors and antibacterial capacity. Lin SP1, Li CY2, Suzuki K3, Chang CK4, Chou KM5, Fang SH6. PLoS One. 2014 Jan 30;9(1):e87580. doi: 10.1371/journal.pone.0087580. eCollection 2014.

(111) Effects of Dietary Components on Testosterone Metabolism via UDP-Glucuronosyltransferase. Jenkinson C1, Petroczi A, Naughton DP. Front Endocrinol (Lausanne). 2013 Jul 8;4:80. doi: 10.3389/fendo.2013.00080. eCollection 2013.

(112) Catechins suppress muscle inflammation and hasten performance recovery after exercise. Haramizu S1, Ota N, Hase T, Murase T. Med Sci Sports Exerc. 2013 Sep;45(9):1694-702. doi: 10.1249/MSS.0b013e31828de99f.

(113) Green tea extract supplementation gives protection against exercise-induced oxidative damage in healthy men. Jówko E1, Sacharuk J, Balasinska B, Ostaszewski P, Charmas M, Charmas R Nutr Res. 2011 Nov;31(11):813-21. doi: 10.1016/j.nutres.2011.09.020.

(114) Antidepressant -like effects of L-theanine in the forced swim and tail suspension tests in mice. Yin C1, Gou L, Liu Y, Yin X, Zhang L, Jia G, Zhuang X. Phytother Res. 2011 Nov;25(11):1636-9. doi: 10.1002/ptr.3456. Epub 2011 Mar 21.

(115) Association of the infusion of Heteropterys aphrodisiaca and endurance training brings spermatogenetic advantages. Gomes ML, Monteiro JC, Freitas KM, Sbervelheri MM, Dolder H. Biol Res. 2011;44(3):235-41. doi: /S0716-97602011000300004. Epub 2011 Nov 7.

(116) (70) Anabolic effect of Hibiscus rosasinensis Linn.leaf extracts in immature albino male rats. Olagbende Dada SO, Ezeobika EN, Duru FJ. Department of Pharmacognosy, Faculty of Pharmacy, College of Medicine, University of Lagos, Idi-Araba, Lagos, Nigeria. Nig Q J Hops Med, 2007 Jan-Mar;17(1)5-7.

(117) The effects of Ginger in spermatogenesis and sperm parameters of rat. Khaki Arash, Fathiazad Fatemeh et.al. Iranian Journal of Reproductive Medicine, Vol 7, No.1, 2009, pp. 7-12

(118) The effect of Ginger on semen parameters and serum FSH, LH and Testosterone in infertile men. Waleed Abid Al-Kadir Mares et.al. Department of Physiology, Medicine, College of Medicine, Tikrit University. Tikrit Medical Journal 2012; 18(2): 322-329 233

(119) Ginger consumption enhances the thermic effect of blood and promotes feelings of satiety without affecting metabolic and hormonal parameters in overweight men: a pilot study. Mansour MS, Ni YM, Roberts AL, Kelleman M, Roychoudhury A, St-Onge MP.Institute of Human Nutrition, Columbia University, New York, NY, 10036, USA. Metabolism, 2012 Oct; 61(10):1347-52.

(120) Ginger (Zingiber officinale) reduces muscle pain caused by eccentric exercise. Black CD, Herring MP, Hurley DJ, O´Connor PJ. Department of Kinesiology, Georgia College and State University, Milledgeville, Georgia, USA. J Pain. 2010 Sep; 11(9): 894-903.

(121) Antioxidant and androgenic effects of dietary ginger on reproductive function of male diabetic rats. Ghlissi Z1, Atheymen R, Boujbiha MA, Sahnoun Z, Makni Ayedi F, Zeghal K, El Feki A, Hakim A. Int J Food Sci Nutr. 2013 Dec;64(8):974-8. doi: 10.3109/09637486.2013.812618. Epub 2013 Jul 18.

(122) Effect of ginger and cinnamon intake on oxidative stress and exercise performance and body composition in Iranian female athletes. Mashhadi NS1, Ghiasvand R, Hariri M, Askari G, Feizi A, Darvishi L, Hajishafiee M, Barani A.Int J Prev Med. 2013 Apr;4(Suppl 1):S31-5.

(123) Evaluation of androgenic activity of Zingiber officinale and Pentadiplanta brazzeana in male rats. Kamtchouing P, Mbongue Fandio GY, Dimo T, Jatsa HB. Laboratoire de Physiologie, Faculte des Sciences, Universite de Yaounde I, Cameroun. Asian J Androl. 2002 Dec; 4(4): 299-301.

(124) Chemical Composition of Three Polysaccharides from Gynostemma pentaphyllum and Their Antioxidant Activity in Skeletal Muscle of Exercised Mice. Chi A, Tang L, Zhang J, Zhang K. School of Exercise, Shaanxi Normal University, Xi`an, China. Int J Sport Nutr Exerc Metab, 2012 Dec; 22(6); 479-85

(125) Antiobesity effect of Gynostemma pentaphyllum extract (actiponin): A randomized, double-blind, placebo-controlled trial. Park SH et.al. Department of Food Sciences und Human Nutrition, Obesity Research Center, Chonbuk, National University, Korea. Obesity (Silver Spring) 2014 Jan; 22(1):63-71

(126) Dose- and time dependend effects of ethanolic extract of Mucuna pruriens Linn seed on sexueall behavior of normal male rats. Suresh S, Prithiviran E, Prakash S. Department of Anatomy, Dr. Arcot Lakshmanasamy Mudaliar Postgraduate Institute of Basic Medical Sciences, University of Madras, Taramani Campus, Chennai India. J Ethnopharmacol. 2009 Apr 21; 122(3): 497-501.

(127) Mucuna pruriens improves male fertility by its action on the hypothalamus-pituitary-gonadal axis. Shukla KK, Mahdi AA, Ahmad MK, Shankhwar SN, Raiender S, Jaiswar SP. Department of Biochemistry, C.S.M Medical University, Lucknow India. Fertil Sterile, 2009 Dec; 92(6):1934-40.

(128) A proton NMR study of the effect of Mucuna pruriens on seminal plasma metabolites of infertile males. Gupta A1, Mahdi AA, Ahmad MK, Shukla KK, Bansal N, Jaiswer SP, Shankhwar SN. J Pharm Biomed Anal. 2011 Jul 15;55(5):1060-6. doi: 10.1016/j.jpba.2011.03.010. Epub 2011 Mar 11.

(129) The effects of caffeinated and decaffeinated coffee on sex-hormone binding globulin and endogenous sex hormone levels: a randomized controlled trial. Wedick NM, Mantzoros CS, Ding EL, Brennan AM, Rosner B, Rimm EB et.al. Department of Nutrition, Harvard School of Public Health, 665 Huntington Ave, Boston, MA 02115, USA. Nutr J. 2012 Oct 19;11:86

(130) The metabolic and performance effects of caffeine compared to coffee during endurance exercise. Hodgson AB1, Randell RK, Jeukendrup AE. PLoS One. 2013;8(4):e59561. doi: 10.1371/journal.pone.0059561. Epub 2013 Apr 3.

(131) Caffeine and diuresis during rest and exercise: A meta-analysis. Zhang Y1, Coca A2, Casa DJ3, Antonio J4, Green JM5, Bishop PA6.J Sci Med Sport. 2014 Aug 9. pii: S1440-2440(14)00143-1. doi: 10.1016/j.jsams.2014.07.017. [Epub ahead of print]

(132) Efficacy of acute caffeine ingestion for short-term high-intensity exercise performance: a systematic review. Astorino TA1, Roberson DW.J Strength Cond Res. 2010 Jan;24(1):257-65. doi: 10.1519/JSC.0b013e3181c1f88a.

(133) Does caffeine added to carbohydrate provide additional ergogenic benefit for endurance? Conger SA, Warren GL, Hardy MA, Millard-Stafford ML. School of Applied Physiology, Georgia Institute of Technology, Atlanta, GA, USA. Int J Sport Nutr Exerc Metab. 2011 Feb; 21(1):71-84.

(134) Effects of caffeine intake on pain perception during high-intensity exercise. Astorino TA, Terzi MN, Robertson DW, Burnett TR. Department of Kinesiology, California State University-San Marcos, San Marcos, CA, USA. Int J Sport Nutr Exerc Metab. 2011 Feb; 21(1): 27 -32.

(135) Effect of caffeine on quadrizeps muscle pain during acute cycling exercise in low versus high caffeine consumers. Gliottoni RC, Meyers JR, Arngrimsson SA, Broglio SP, Motl RW.

Department of Kinesiology and Community Health, University of Illinois, Urbana-Champaign, IL, USA. Int J Sport Nutr Exerc Metab. 2009 Apr; 19(2): 150-61

(136) The effect of caffeine ingestion on torque and muscle activity during resistance exercise men. Duncan MJ, Thake CD, Downs PJ. Dpartment of Biomolecular and Sport Sciences, Coventry University, Coventry,UK. Muscle Nerve, 2014 Jan 16.

(137) Akt-dependent anabolic activity of natural and synthetic brassinosteroids in rat skeletal muscle cells. Esposito D1, Rathinasabapathy T, Poulev A, Komarnytsky S, Raskin I. J Med Chem. 2011 Jun 23;54(12):4057-66. doi: 10.1021/jm200028h. Epub 2011 May 26.

(138) Effect of Asteracantha longifolia seeds on the sexual behaviour of male rats. Chauhan NS1, Sharma V, Dixit VK. Nat Prod Res. 2011 Sep;25(15):1423-31. doi: 10.1080/14786410802588493. Epub 2011 Jul 8.

(139) The chemical composition and biological properties of coconut (Cocos nucifera L.) water. Yong JW, Ge L, Ng YF, Tan SN. Natural Sciences and Science Education Academic Group, Nanyang y 5144-64.

(140) Effect of consumption of fatty acidy, calcium, vitamin D and boron with regular physical activity on bone mechanical properties and corresponding metabolic hormones in rats. Naghii MR, Ebrahimpour Y, Darvishi P, Ghanizadeh G, Mofid M, Torkaman G, Asgari AR, Hedayati M. Sport Physiology Research Center and Health School, Faculty of Medicine, Baqiyatallah. University of Medical Sciences, Tehran, Islamic Republic of Iran. Indian J Exp Biol, 2012 Mar; 50(3):223-31

(141) Influence of virgin coconut oil (VCNO) on oxidative stress, serum testosterone and gonadotropic hormones (FSH, LH) in chronic alkohol ingestion. Dosumu, Duru, Osinubi, Oremosu et al. Department of Anatomy, Faculty of Basi Medical Sciences, College of Medicine, University of Lagos, Idi-araba, Lagos, Nigeria. Agriculture and biology journal of North America ISSN Print: 2151-7517, ISSN Online: 2151-7525

(142) Effect of Lepidium meyenii (Maca), a root with aphrodisiac and fertility enhancing properties, on serum reproductive hormone levels in adult healthy men. Gonzales GF, Cordova A, Vega K, Chung A, Villena, Gonez C.Department of Physiological Sciences, Faculty of Sciences and Philosophy, Heredia, Lima, Peru. J Endocrinol. 2003 Jan; 176 (1): 163-8.

(143) Effect of Lepidium meyenii (Maca) on sexual desire and its absent relationship with serum testosterone levels in adult healthy men. Gonzales GF, Cordova A, Vega K, Chung A, Villena, Gonez C, Castillo S.Department of Physiological Sciences, Faculty of Sciences and Philosophy, Heredia, Lima, Peru. Andrologia, 2002 Dec; 34(6):367-72

(144) Lepidium meyenii (Maca) improved semen parameters in adult men.Gonzales GF, Cordova A, Vega K, Chung A, Villena. Department of Physiological Sciences, Faculty of Sciences and Philosophy, Heredia, Lima, Peru. Asian J Androl. 2001 Dec; 3(4):301-3

(145) Androgenic effect of Mondia whitei roots in male rats. Watcho P, Kamtchounig P, Sokeng SD, Moundipa PF, Tanchou J, Essame JL, Koueta N. Animal Physiology and Phytopharmacology Laboratory, Faculty of Science, University Dschang, P.O. Box 331, Dschang, Cameroon. Asian J Androl.2004 Sep;6(3):269-72

(146) Effect of the aqueous extract of dry seeds of Aframomum melegueta on some parameters of the reproductive function of mature male rats. Mbongue GY, Kamtchouing P, Dimo T. Institute of Medical Research and Medicinal Plant Studies, Yaounde, Cameroon. Andrologia.2012 Feb;44(1):53-8

(147) Spilanthes acmella ethanolic flower extract: LC-MS alkylamid profiling and its effects on sexual behavior in male rats. Sharma V, Boonen J, Chauhan NS, Thakur M, De Spiegeleer B, Dixit VK. Department of Pharmaceutical Sciences, Dr.H.S. Gour University, Sagar 470003 M.P. India

(148) Ingredients of a 2,000-y-old medicine revealed by chemical, mineralogical, and botanical investigations. Giachi G1, Pallecchi P, Romualdi A, Ribechini E, Lucejko JJ, Colombini MP, Mariotti Lippi M.Author information 1Soprintendenza per i Beni Archeologici della Toscana, 50143 Florence, Italy. Proc Natl Acad Sci U S A. 2013 Jan 22;110(4):1193-6. doi: 10.1073/pnas.1216776110. Epub 2013 Jan 7.

(149) Antiaging effect of pine pollen in human diploid fibroblasts and in a mouse model induced by D-galactose. Mao GX1, Zheng LD, Cao YB, Chen ZM, Lv YD, Wang YZ, Hu XL, Wang GF, Yan J.Author information 1Zhejiang Provincial Key Laboratory of Geriatrics, Zhejiang Hospital, Hangzhou, China. Oxid Med Cell Longev. 2012;2012:750963. doi: 10.1155/2012/750963. Epub 2012 Apr 17.

(150) Effect of pine pollen extract on experimental chronic arthritis.Lee KH1, Choi EM.Author information 1Department of Food Service Management, College of Hotel and Tourism, Kyung Hee University, Seoul, Republic of Korea.Phytother Res. 2009 May;23(5):651-7. doi: 10.1002/ptr.2526

(151) Antitumor and biological effects of black pine (pinus nigra) pollen nuclease.Lipovova P1, Podzimek T, Orctova L, Matousek J, Pouckova P, Soucek J, Matousek J.Author information 1Department of Biochemistry and Microbiology, Institute of Chemical Technology Prague, Prague, Czech Republic. Neoplasma. 2008;55(2):158-64.

(152) Testosterone, epitestosterone and androstenedione in the pollen of Scotch pine P. silvestris. L.Saden-Krehula M, Tajic M , Kolbah D.Calcif .Experientia. 1971 Jan 15;27(1):108-9.

(153) Androgenic activity of the Thai traditional male potency herb Butea superba Roxb in female rats. Malaivijitnond S, Ketsuwan AN, Watanabe G, Taya K, Cherdshewasart W. Primate Research Unit, Department of Biology, Faculty of Science, Chulalongkorn University, Phyathai Road, Bangkok 10330, Thailand. J Ethnopharmacol. 2009 Jan 12; 121 (1):123-9

(154) A mineral-rich extract from the red marine algae Lithothamnion calcareum preserves bone structure and function in female mice on a Western-style diet.Aslam MN1, Kreider JM, Paruchuri T, Bhagavathula N, DaSilva M, Zernicke RF, Goldstein SA, Varani J .Author information 1Department of Pathology, University of Michigan Medical School, Ann Arbor, MI 48109, USA. Calcif Tissue Int. 2010 Apr;86(4):313-24. doi: 10.1007/s00223-010-9340-9. Epub 2010 Feb 24.

(155) A multi-mineral natural product inhibits liver tumor formation in C57BL/6 mice. Aslam MN1, Bergin I, Naik M, Hampton A, Allen R, Kunkel SL, Rush H, Varani J.1The Department of Pathology, The University of Michigan, Ann Arbor, MI 48109, USA. mnaslam@umich.edu Biol Trace Elem Res. 2012 Jun;147(1-3):267-74. doi: 10.1007/s12011-011-9316-2. Epub 2012 Jan 6.

(156) A mineral-rich red algae extract inhibits polyp formation and inflammation in the gastrointestinal tract of mice on a high-fat diet. Aslam MN1, Paruchuri T, Bhagavathula N, Varani J. Author information 1Department of Pathology, University of Michigan Medical School, 1301 Catherine Street, SPC 5602, Ann Arbor, MI 48109, USA. mnaslam@umich.edu Integr Cancer Ther. 2010 Mar;9(1):93-9. doi: 10.1177/1534735409360360. Epub 2010 Feb 11.

(157) Growth-inhibitory effects of a mineralized extract from the red marine algae, Lithothamnion calcareum, on Ca(2+)-sensitive and Ca(2+)-resistant human colon carcinoma cells. Aslam MN1, Bhagavathula N, Paruchuri T, Hu X, Chakrabarty S, Varani J. 1Department of Pathology, University of Michigan Medical School, 1301 Catherine Street, SPC 5602, Ann Arbor, MI 48109, USA Cancer Lett. 2009 Oct 8;283(2):186-92. doi: 10.1016/j.canlet.2009.03.037. Epub 2009 Apr 24

(158) Testosterone Levels in Athletes at Rest and Exhaustion: Effects of Calcium Supplementation ,Vedat Cinar, Abdulkerim Kasim Baltaci, Rasim Mogulkoc, Mehmet Kilic, Biological Trace Element Research June 2009, Volume 129, Issue 1-3, pp 65-69

(159) The Interplay between Magnesium and Testosterone in Modulating Physical Function in Men.Maggio M1, De Vita F, Lauretani F2, Nouvenne A3, Meschi T1, Ticinesi A2, Dominguez LJ4, Barbagallo M4, Dall'aglio E1, Ceda GP1. Int J Endocrinol. 2014;2014:525249. doi: 10.1155/2014/525249. Epub 2014 Mar 3.

(160) Magnesium and anabolic hormones in older men. Maggio M1, Ceda GP, Lauretani F, Cattabiani C, Avantaggiato E, Morganti S, Ablondi F, Bandinelli S, Dominguez LJ, Barbagallo M, Paolisso G, Semba RD, Ferrucci L. Int J Androl. 2011 Dec;34(6 Pt 2):e594-600. doi: 10.1111/j.1365-2605.2011.01193.x. Epub 2011 Jun 15.

(161) Effect of Royal Jelly ingestion for six months on healthy volunteers. Morita H, Ikeda T, Kajita K, Fujioka K, Mori I, Okada H, Uno Y, Ishizuka T. Department of General Internal Medicine, Gifu University Graduate School of Medicine, Gifu 501-1194, Japan. Nutr J, 2012 Sep 21; 11:77

(162) Effect of royal jelly on male infertility. Ali E. Al-Sanafi, Safaa.A. Mohssin, Senan M.Abdulla. Thi-Qar Medical Journal (TQMJ): Vol (1); NO(1);2007(1-12)

(163) Effect of royal jelly on sexual efficiency in adult male rats. A.A.Hassan, Department of Physiology, College of Veterinary Medicine, University of Mosul, Iraq. Iraqi Journal if Veterinary Sciences, Vol 23, Supplement 11, 2009 (155-160).

(164) Effects of chronic Rhodiola Rosea supplementation on sport performance and antioxidant capacity in trained male: preliminary results. Parisi A, Tranchita E, Duranti G, Ciminelli E, Quaranta F, Ceci R, Cerulli C, Borrione P, Sabatini S. J Sports Med Phys Fitness. 2010 Mar;50(1):57-63.

(165) Chronic Rhodiola rosea extract supplementation enforces exhaustive swimming tolerance. Lee FT, Kuo TY, Liou SY, Chien CT. Am J Chin Med. 2009;37(3):557-72.

(166) A systematic review of randomized controlled trials examining the effectiveness of saffron (Crocus sativus L.) on psychological and behavioral outcomes. Hausenblas HA1, Heekin K2, Mutchie HL2, Anton S2 J Integr Med. 2015 Jul;13(4):231-40. doi: 10.1016/S2095-4964(15)60176-5.

(167) Evaluation of Crocus sativus L. (saffron) on male erectile dysfunction: a pilot study.Shamsa A1, Hosseinzadeh H, Molaei M, Shakeri MT, Rajabi O.Phytomedicine. 2009 Aug;16(8):690-3. doi: 10.1016/j.phymed.2009.03.008. Epub 2009 May 9.

(168) Clinical Applications of Saffron (Crocus sativus) and its Constituents: A Review.Moshiri M1, Vahabzadeh M1, Hosseinzadeh H2.Drug Res (Stuttg). 2015 Jun;65(6):287-95. doi: 10.1055/s-0034-1375681. Epub 2014 May 21.

(169) Satiereal, a Crocus sativus L extract, reduces snacking and increases satiety in a randomized placebo controlled study of mildly overweight, healthy women Gout B1, Bourges C, Paineau-Dubreuil S. Nutr Res. 2010 May;30(5):305-13. doi: 10.1016/j.nutres.2010.04.008.

(170) Protective Effect of Celery Oil, Vitamin E and their combination against testicular toxicity in male rats. M.A.Shalaby and H.Y.El Zorba. Department of Pharmacology, Faculty of Veterinary Medicine, Cairo University Giza, Egypt. Global Veterinaria 5(2), 122-128, 2010.

(171) Pharmacology of Schisandra chinensis Bail.: An overview of Russian research and uses in medicine. Alexander Panossian, Georg Wikman. Swedish Herbal Institute Research & Development, Sparvägen 2, SE-432 96, Askloster, Sweden. Journal of Ethnopharmacology 118 (2008) 183-212

(172) Aphrodisiac properties of Allium tuberosum seeds extract. Guohua H1, Yanhua L, Rengang M, Dongzhi W, Zhengzhi M, Hua Z. J Ethnopharmacol. 2009 Apr 21;122(3):579-82. doi: 10.1016/j.jep.2009.01.018. Epub 2009 Feb 7.

(173) Fermentation filtrates of Rubus coreanus relax the corpus cavernosum and increase sperm count and motility. Jeon JH, Shin S, Park D, Jang JY et.al. College of Veterinary Medicine and Research Institute of Veterinary Medicine, Chungbuk National University, Chungbuk, Republic of Korea. JMed Food.2008 Sep; 11(3): 474-8

(174) Alleviation of weight-gain in mice by an ethanolic extract from Rubus coreanus under conditions of a high-fat diet and exercise. Chung C1, You Y, Yoon HG, Kim K, Lee YH, Lee J, Chung JW, Chung H, Yang S, Jun W. Biosci Biotechnol Biochem. 2013;77(10):2148-50. Epub 2013 Oct 7.

(175) Antifatigue effect of Rubus coreanus Miquel extract in mice. Jung KA1, Han D, Kwon EK, Lee CH, Kim YE.J Med Food. 2007 Dec;10(4):689-93.

(176) Enhancement of aphrodisiac activity in male rats by ethanol extract of Kaempferia parviflora and exercise training. Chaturapanich G1, Chaiyakul S, Verawatnapakul V, Yimlamai T, Pholpramool C.  Andrologia. 2012 May;44 Suppl 1:323-8. doi: 10.1111/j.1439-0272.2011.01184.x. Epub 2011 Jul 6.

(177) Effect of black tea brew of Camellia sinensis on sexual competence of male rats. Ratanasooriya WD, Fernando TS. Department of Zoology, University of Colombo, Colombo 03, Sri Lanka. J Ethnopharmacol, 2008 Aug 13;118(3):373-7

(178) The effects of theaflavin-enriched black tea extract on muscle soreness, oxidative stress, inflammation, and endocrine responses to acute anaerobic interval training: a randomized, double-blind, crossover study. Arent SM1, Senso M, Golem DL, McKeever KH. J Int Soc Sports Nutr. 2010 Feb 23;7(1):11. doi: 10.1186/1550-2783-7-11.

(179) The effect of eight weeks supplementation with Eleutherococcus senticosus on endurance capacity and metabolism in human. Kuo J, Chen KW, Cheng IS, Tsai PH, Lu YJ, Lee NY. Graduate Institute of Nutrition and Food Sciences, Fu Jen Catholic University, Taipei, Republic of China. Chin J Physiol. 2010 Apr 30;53(2):105-11.

(180) Assessment of the effects of eleutherococcus senticosus on endurance performance. Goulet ED1, Dionne IJ. Int J Sport Nutr Exerc Metab. 2005 Feb;15(1):75-83.

(181) Effects of various Eleutherococcus senticosus cortex on swimming time, natural killer activity and corticosterone level in forced swimming stressed mice. Kimura Y1, Sumiyoshi M. J Ethnopharmacol. 2004 Dec;95(2-3):447-53.

(182) The influence of active components of Eleutherococcus senticosus on cellular defence and physical fitness in man. S olomicki J1, Samochowiec L, Wójcicki J, Dro d ik M. Phytother Res. 2000 Feb;14(1):30-5.

(183) Standardised water-soluble extract of Eurycoma longifolia, Tongkat Ali, as testosterone booter for managing men with late-onset hypogonadism. Tambi MI, Imran MK, Henkel RR. Wellmen Clinic, Damai Service Hospital, Kuala Lumpur, Malaysia. dr.tambi@yahoo.com. Andrologia, 2012 May;44 Suppl.1:226-30, Doi 10.1111

(184) Supplementation of Eurycoma longifolia Jack Extract for 6 Weeks Does Not Affect Urinary Testosterone: Epitestosterone Ratio, Liver and Renal Functions in Male Recreational Athletes. Chen CK1, Mohamad WM2, Ooi FK1, Ismail SB3, Abdullah MR2, George A4. Int J Prev Med. 2014 Jun;5(6):728-33.

(185) Phytoandrogenic properties of Eurycoma longifolia as natural alternative to testosterone replacement therapy. George A1, Henkel R. Andrologia. 2014 Sep;46(7):708-21. doi: 10.1111/and.12214. Epub 2014 Jan 6.

(186) Evaluation of Acute 13-Week Subchronic Toxicity and Genotoxicity of the Powdered Root of Tongkat Ali (Eurycoma longifolia Jack). Li CH1, Liao JW, Liao PL, Huang WK, Tse LS, Lin CH, Kang JJ, Cheng YW. Evid Based Complement Alternat Med. 2013;2013:102987. doi: 10.1155/2013/102987. Epub 2013 Aug 25.

(187) Tongkat Ali as a potential herbal supplement for physically active male and female seniors--a pilot study. Henkel RR1, Wang R, Bassett SH, Chen T, Liu N, Zhu Y, Tambi MI. Phytotherapy Res. 2014 Apr;28(4):544-50. doi: 10.1002/ptr.5017. Epub 2013 Jun 11

(188) trans-Resveratrol, a natural antioxidant from grapes, increases sperm output in healthy rats. Juan ME, Gonzalez-Pons E, Munuera T, Ballester J, Rodriguez-Gil JE, Planas JM. Departament de Fisiologia, Facultat de Farmacia, Universitat de Barcelona, E-08028 Barcelona, Spain. J Nutr. 2005 Apr;135(4):757-60.

(189) Grape extract improves antioxidant status and physical performance in elite male athletes. Lafay S1, Jan C, Nardon K, Lemaire B, Ibarra A, Roller M, Houvenaeghel M, Juhel C, Cara L. (264) J Sports Sci Med. 2009 Sep 1;8(3):468-80. eCollection 2009.

(190) Metabolic and performance effects of raisins versus sports gel as pre-exercise feedings in cyclists. Kern M1, Heslin CJ, Rezende RS.J Strength Cond Res. 2007 Nov;21(4):1204-7.

(191) Effects of grape seed extract supplementation on exercise-induced oxidative stress in rats. Belviranli M1, Gökbel H, Okudan N, Ba arali K.Br J Nutr. 2012 Jul;108(2):249-56. doi: 10.1017/S0007114511005496. Epub 2011 Oct 20.

(192) Resveratrol exerts no effect on inflammatory response and delayed onset muscle soreness after a marathon in male athletes.: A randomised, double-blind, placebo-controlled pilot feasibility study. Laupheimer MW1, Perry M2, Benton S3, Malliaras P4, Maffulli N4. Transl Med UniSa. 2014 Apr 8;10:38-42. eCollection 2014.

(193) Resveratrol Modulates the Angiogenic Response to Exercise Training in Skeletal Muscle of Aged Men. Gliemann L1, Olesen J2, Biensø RS2, Schmidt J3, Akerstrom T2, Nyberg M2, Lindqvist A2, Bangsbo J4, Hellsten Y5. Am J Physiol Heart Circ Physiol. 2014 Aug 15. pii: ajpheart.00168.2014. [Epub ahead of print]

(194) Organic grape juice intake improves functional capillary density and postocclusive reactive hyperemia in triathletes. Gonçalves MC1, Bezerra FF, Eleutherio EC, Bouskela E, Koury J. Clinics (Sao Paulo). 2011;66(9):1537-41.

(195) Red grape leaf extract improves endurance capacity by facilitating fatty acid utilization in skeletal muscle in mice. Minegishi Y1, Haramizu S, Hase T, Murase T. Eur J Appl Physiol. 2011 Sep;111(9):1983-9. doi: 10.1007/s00421-011-1826-2. Epub 2011 Jan 20.

(196) Sun-dried raisins are a cost-effective alternative to Sports Jelly Beans in prolonged cycling. Rietscher HL, Henagan TM, Earnest CP, Baker BL, Cortez CC, Stewart LK. Department of Kinesiology, Louisiana State University, Baton Rouge, Louisana, USA. J Strength Cond Res. 2011 Nov; 25 (11):3150-6.

(197) Free serum testosterone level in male rats treated with Tribulus alatus extracts. El-Tantawy WH, Temraz A, El-Gindi OD. Drug Biovailability Center, National Organization For Drug Control und Research, Cairo, Egypt. Andrologia. 2007 Dec;39(6):235-43.

(198) mRNA expression signatures of human skeletal muscle atrophy identify a natural compound that increases muscle mass. Kunkel SD, Suneja M, Ebert SM, Bongers KS, Fox DK, et.al. Department of Internal Medicine, Roy J. and Lucille A. Carver College of Medicine, The University of Iowa, Iowa City, IA 52242, USA.. Cell Metab.2011 Jun 8; 13(6):627-38.

(199) Ursolic acid increases skeletal muscle and brown fat and decreases diet induced obesity, Glukose intolerance and fatty liver desease. Kunkel SD, Elmore CJ, Bongers KS, Ebert SM, Fox DK, Dyle MC, Bullard SA, Adams CM. PLos One.2012;7(6):e39332.

(200) Effect of New Zealand blueberry comsumption on recovery from eccentric exercise-induced muscle damage. McLeay Y, Barness MJ, Mundel T, Hurst SM, Hurst RD, Stannard SR. School of Sport and Exercise, Massey University, Palmerston North, New Zealand. J Int Soc Sports Nutr. 2012 Jul 11;9(1):19

(201) Effect of blueberry ingestion on natural killer cell counts, oxidative stress and inflammation prior to and after 2,5 h of running. McAnulty LS, Nieman DC, Dumke CL et.al. Department of Nutrition and Health Care Management, Appalachian State University, Boone, NC 28608 USA. Appl Physiol Nutr Metab 2011 Dec; 36(6): 976-84

(202) Effect of Ferula hermonis root extract on rat skeletal muscle adaption to exercise. Allouh MZ, Department of Anatomy, Faculty of Medicine, Jordan University of Science and Technology, PO Box 3030, Irbid 22110, Jordan. Exp Biol Med (Maywood), 2011 Dec;236 (12):1373-8 doi:10.1258

(203) Norepinephrine and impulsivity: effects of acute yohimbine. Swann AC1, Lijffijt M, Lane SD, Cox B, Steinberg JL, Moeller FG.Psychopharmacology (Berl). 2013 Sep;229(1):83-94. doi: 10.1007/s00213-013-3088-7. Epub 2013 Apr 6.

(204) Yohimbine use for physical enhancement and its potential toxicity. Cimolai N, Cimolai T. J Diet Suppl. 2011 Dec;8(4):346-54. doi: 10.3109/19390211.2011.615806. Epub 2011 Oct 21.

(205) Yohimbine: the effects on body composition and exercise performance in soccer players. Ostojic SM. Res Sports Med. 2006 Oct-Dec;14(4):289-99.

(206) Fresh onion juice enhanced copulatory behavior in male rats with and without paroxetine-induced sexual dysfunction. Allouh MZ, Daradka HM, Barbarawi MM, Mustafa AG. Department of Anatomy, Faculty of Medicine, Jordan University of Science and Technology, Irbid 22110, Jordan. Exp Biol Med (Maywood), 2013 Dec.3

(207) Some hormone-like properties of Allium Cepa L. (onion). A.Sharaf. 28-IV-1967, Volume 14, Issue 3

(208) Evaluation of androgenic activity of allium cepa on spermatogenesis in the rat. Khaki A, Fathiazad F, Nouri M, Khaki AA, Khamenehi HJ, Hamadeh M. Department of Veterinary Pathology, Islamic Azad University, Tabriz Branch, Iran. Folia Morphol , 2009 Feb;68(1):45-51

(209) Androgenic potentials of aqueous extract of Massularia acuminata (G.Don) Bullock ex Hoyl. stem in male Wistar rats. Yakubu MT, Akanji MA, Oladiji AT, Adesokan AA. Medicinal Plants Research Laboratory, Department of Biochemistry, University of Ilorin, PMB 1515, Ilorin, Nigeria. J Ethnopharmacol. 2008 Aug 13:118(3):508-13

(210) Consumption of açai (Euterpe oleracea Mart.) functional beverage reduces muscle stress and improves effort tolerance in elite athletes: a randomized controlled intervention study. Carvalho-Peixoto J1,2,3, Moura MR1, Cunha FA4,5, Lollo PC6, Monteiro WD5,7, Carvalho LM1, Farinatti Pde T5,8.

(211) Effect of L-Malate on Physical Stamina and Activities of Enzymes Related to the Malate-Aspartate Shuttle in Liver of Mice. JL Wu et.al. Physiol.Res. 56:213-220, 2007

(212) Effect of Arnica D30 in marathon runners. Pooled results from two double-blind placebo controlled studies.Tveiten D, Bruset S. Baerumsveien 451, 1346 Gjettum, Norway. datveite@online.no. Homeopathy. 2003 Oct;92(4):187-9.

(213) Antidepressant-like effects of Trichilia catigua (Catuaba) extract: evidence for dopaminergic-mediated mechanisms. Campos MM1, Fernandes ES, Ferreira J, Santos AR, Calixto JB. Psychopharmacology (Berl). 2005 Oct;182(1):45-53. Epub 2005 Sep 29.

(214) Antifatigue activity of phenylethanoid-rich extract from Cistanche deserticola. Cai RL, Yang MH, Shi Y, Chen J, Li YC, Qi Y. Phytother Res. 2010 Feb;24(2):313-5. doi: 10.1002/ptr.2927.

(215) (344) Oral administration of hot water extracts of Chlorella vulgaris increases physical stamina in mice. An HJ, Choi HM, Park HS, Han JG, Lee EH, Park YS, Um JY, Hong SH, Kim HM. Copyright 2006 S. Karger AG, Basel.Ann Nutr Metab. 2006;50(4):380-6. Epub 2006 Jun 29.

(216) Effects of a flavonoid extract from Cynomorium songaricum on the swimming endurance of rats. Yu FR, Liu Y, Cui YZ, Chan EQ, Xie MR, McGuire PP, Yu FH.Gansu Institute of Political Science and Law, Lanzhou, China. Am J Chin Med. 2010;38(1):65-73

(217) A low glycemic index meal before exercise improves endurance running capacity in men. Wu CL, Williams C. Department of E xercise Health Science, National Taiwan College of Physical Education. Int J Sport Nutr Exerc Metab. 2006 Oct; 16(5):510-27.

(218) Angelica sinensis improves exercise performance and protects against physical fatigue in trained mice. Yeh TS1, Huang CC2, Chuang HL3, Hsu MC4. Appl Physiol Nutr Metab. 2015 Jul;40(7):725-33. doi: 10.1139/apnm-2014-0518.

(219) Effect of New Zealand blueberry consumption on recovery from eccentric exercise-induced muscle damage. McLeay Y, Barnes MJ, Mundel T, Hurst SM, Hurst RD, Stannard SR. School of Sport and Exercise, Massey University, Palmerston North, New Zealand. S.Stannard@massey.ac.nz. J Int Soc Sports Nutr. 2012 Jul 11;9(1):19. doi: 10.1186/1550-2783-9-19.

(220) Blueberry supplementation improves memory in older adults. Krikorian R, Shidler MD, Nash TA, Kalt W, Vinqvist-Tymchuk MR, Shukitt-Hale B, Joseph JA. J Agric Food Chem. 2010 Apr 14;58(7):3996-4000. doi: 10.1021/jf9029332

(221) Supplementation with oat protein ameliorates exercise-induced fatigue in mice. Xu C, Lv J, You S, Zhao Q, Chen X, Hu X. Food Funct. 2013 Feb;4(2):303-9. doi: 10.1039/c2fo30255a.

(222) Regular dark chocolate consumption's reduction of oxidative stress and increase of free-fatty-acid mobilization in response to prolonged cycling. Allgrove J, Farrell E, Gleeson M, Williamson G, Cooper K. School of Sport, Exercise and Health Sciences, Loughborough University, Loughborough, UK. Int J Sport Nutr Exerc Metab. 2011 Apr;21(2):113-23.

(223) The effect of acute pre-exercise dark chocolate consumption on plasma antioxidant status, oxidative stress and immunoendocrine responses to prolonged exercise. Davison G, Callister R, Williamson G, Cooper KA, Gleeson M. Author information Department of Sport and Exercise Science, Aberystwyth University, Ceredigion, Aberystwyth SY23 3FD, UK. gdd@aber.ac.uk Eur J Nutr. 2012 Feb;51(1):69-79. doi: 10.1007/s00394-011-0193-4. Epub 2011 Apr 5.

(224) The effect of exercise and training status on platelet activation: do cocoa polyphenols play a role? Singh I, Quinn H, Mok M, Southgate RJ, Turner AH, Li D, Sinclair AJ, Hawley JA. Division of Laboratory Medicine, School of Medical Sciences, RMIT University Bundoora, Victoria 3083, Australia. indu.singh@rmit.edu.au
Platelets. 2006 Sep;17(6):361-7.

(225) Opuntia ficus-indica ingestion stimulates periphal disposal of oral Glukose before and after exercise in healthy men. Van Proeyen K, Ramaekers M, Pischel I, Hespel P. Department of Biomedical Kinesiology, K.U. Leuven, Leuven, Belgium. Int J Sports Nutr Exerc Metab. 2012 Aug; 22(4):284-91.

(226) Opuntia ficus indica´s effect on heart-rate variability in high-level athletes. Schmitt L, Fouillot JP, Nicolet G, Midol A. National Center of Nordic Skiing, Premanon, Les Rousses, France. Int J Sport Nutr Exerc Metab. 2008 Apr; 18(2):169-78.

(227) Additive insulinogenic action of Opuntia ficus-indica cladode and fruit skin extract and leucine after exercise in healthy males. Deldicque L, Van Proeyen K, Ramaekers M, Pischel I, Sievers H, Hespel P1. J Int Soc Sports Nutr. 2013 Oct 21;10(1):45. doi: 10.1186/1550-2783-10-45.

(228) Opuntia humifusa Supplementation Increased Bone Density by Regulating Parathyroid Hormone and Osteocalcin in Male Growing Rats. Kang J1, Park J, Choi SH, Igawa S, Song Y. Int J Mol Sci. 2012;13(6):6747-56. doi: 10.3390/ijms13066747. Epub 2012 Jun 4.

(229) Influence of tart cherry juice on indices of recovery following marathon running. G.Howatson et.al. Scandinavien Journal of Medicine and Science in Sports. Volume 20. Issue 6, Pages 843-852, December 2010.

(230) The role of cherries in exercise and health. Scand J Med Sci Sports. 2014 Jun;24(3):477-90. doi: 10.1111/sms.12085. Epub 2013 May 27. Bell PG1, McHugh MP, Stevenson E, Howatson G.

(231) Montmorency cherry juice reduces muscle damage caused by intensive strength exercise.Med Sci Sports Exerc. 2011 Aug;43(8):1544-51. doi: 10.1249/MSS.0b013e31820e5adc. Bowtell JL1, Sumners DP, Dyer A, Fox P, Mileva KN.

(232) Efficacy of tart cherry juice in reducing muscle pain during running: a randomized controlled trial. Kuehl KS1, Perrier ET, Elliot DL, Chesnutt JC. J Int Soc Sports Nutr. 2010 May 7;7:17. doi: 10.1186/1550-2783-7-17.

(233) Influence of methylsulfonylmethane on markers of exercise recovery and performance in healthy men: a pilot study. Kalman DS1, Feldman S, Scheinberg AR, Krieger DR, Bloomer RJ. J Int Soc Sports Nutr. 2012 Sep 27;9(1):46. doi: 10.1186/1550-2783-9-46.

(234) Effect of methylsulfonylmethane supplementation on exercise - Induced muscle damage and total antioxidant capacity. Barmaki S1, Bohlooli S, Khoshkhahesh F, Nakhostin-Roohi B. J Sports Med Phys Fitness. 2012 Apr;52(2):170-4

(235) Pequi fruit (Caryocar brasiliense Camb.) pulp oil reduces exercise-induced inflammatory markers and blood pressure of male and female runners. Miranda-Vilela AL, Pereira LC, Gonçalves CA, Grisolia CK. Nutr Res. 2009 Dec;29(12):850-8. doi: 10.1016/j.nutres.2009.10.022.

(236) Anti-stress effects of the „tonic"Ptychopetalum olacoides (Marapuama) in mice. Piato AL1, Detanico BC, Linck VM, Herrmann AP, Nunes DS, Elisabetsky E. Phytomedicine. 2010 Mar;17(3-4):248-53. doi: 10.1016/j.phymed.2009.07.001. Epub 2009 Aug 13.

(237) Serotonin receptors contribute to the promnesic effects of P. olacoides (Marapuama). da Silva AL1, Ferreira JG, da Silva Martins B, Oliveira S, Mai N, Nunes DS, Elisabetsky E. Physiol Behav. 2008 Sep 3;95(1-2):88-92. doi: 10.1016/j.physbeh.2008.04.022. Epub 2008 May 1.

(238) Ptychopetalum olacoides, a traditional Amazonian „nerve tonic", possesses anticholinesterase activity. Siqueira IR1, Fochesatto C, da Silva AL, Nunes DS, Battastini AM, Netto CA, Elisabetsky E. Pharmacol Biochem Behav. 2003 Jun;75(3):645-50.

(239) Chronic effect of ferulic acid from Pseudosasa japonica leaves on enhancing exercise activity in mice. You Y, Kim K, Yoon HG, Lee KW, Lee J, Chun J, Shin DH, Park J, Jun W. Department of Food and Nutrition, Chonnam National University, Gwangju 550-757, Korea. Phytother Res. 2010 Oct;24(10):1508-13. doi: 10.1002/ptr.3152.

(240) Phosphatidic acid enhances mTOR signaling and resistance exercise induced hypertrophy. Joy JM1, Gundermann DM2, Lowery RP1, Jäger R3, McCleary SA1, Purpura M3, Roberts MD4, Wilson SM5, Hornberger TA2, Wilson JM1. Nutr Metab (Lond). 2014 Jun 16;11:29. doi: 10.1186/1743-7075-11-29. eCollection 2014.

(241) Beetroot juice and exercise: pharmacodynamic and dose-response relationships. Wylie LJ, Kelly J. et.al. Sport and Health Sciences, College of Life and Environmental Sciences, University of Exeter, St- Luke´s Campus, Exeter, United Kingdom. J Appl Physiol (1985), 2013 Aug 1;115(3):325-36

(242) Dietary nitrate supplementation improves team sport-specific intense intermittent exercise performance. Wylie LJ, Mohr M. et.al. Sport and Health Sciences, College of Life and Environmental Sciences, University of Exeter, St- Luke´s Campus, Exeter, United Kingdom. Eur J Appl Physiol, 2013 Jul; 113 (7):1673-84

(243) Whole beetroot consumption acutely improves running performance. Murphy M, Eliot K, Heuertz RM, Weiss E. Department of Nutrition and Dietetics, Saint Louis University, 3437 Caroline Street, St.Louis, MO 63104 USA. J Acad Nutr Diet. 2012 Apr; 112(4): 548-52

(244) Effect of seabuckthorn (Hippophae rhamnoides ssp. sinensis) leaf extract on the swimming endurance and exhaustive exercise incduced oxidative stress of rats. Zheng X et.al. Physical Education College, Shanxi University, China. J Sci Food Agric, 2012 Mar 15; 92(4):736-42

(245) Chocolate milk as a post-exercise recovery aid. Karp JR, Johnston JD, Tecklenburg S, Mickleborough TD, Fly AD, Stager JM. Department of Kinesiology and Applied Health Science, Human Performance Laboratory, Indiana University, Bloomington 47405, USA. Int J Sport Exerc Metab. 2006 Feb; 16(1):78-91.

(246) Fucoidan supplementation improves exercise performance and exhibits anti-fatigue action in mice.Chen YM1, Tsai YH2, Tsai TY3, Chiu YS1, Wei L4, Chen WC5, Huang CC6.Nutrients. 2014 Dec 31;7(1):239-52. doi: 10.3390/nu7010239.

(247) Safety and efficacy of shilajit (mumie, moomiyo).Stohs SJ1. Phytother Res. 2014 Apr;28(4):475-9. doi: 10.1002/ptr.5018. Epub 2013 Jun 3.

(248) Clinical evaluation of spermatogenic activity of processed Shilajit in oligospermia. Biswas TK1, Pandit S, Mondal S, Biswas SK, Jana U, Ghosh T, Tripathi PC, Debnath PK, Auddy RG, Auddy B. 2010 Feb;42(1):48-56. doi: 10.1111/j.1439-0272.2009.00956.x.

(249) Shilajit: evalution of its effects on blood chemistry of normal human subjects.Sharma P1, Jha J, Shrinivas V, Dwivedi LK, Suresh P, Sinha M.Medicine & Science in Sports & Exercise: sprJanuary 2010 - Volume 42 - Issue 1 - pp 142-151 Anc Sci Life. 2003 Oct;23(2):114-9.

(250) Astragalus membranaceus flavonoids (AMF) ameliorate chronic fatigue syndrome induced by food intake restriction plus forced swimming. Kuo YH, Tsai WJ, Loke SH, Wu TS, Chiou WF. J Ethnopharmacol. 2009 Feb 25;122(1):28-34. doi: 10.1016/j.jep.2008.11.025. Epub 2008 Dec 6.

(251) Astragalus polysaccharide suppresses skeletal muscle myostatin expression in diabetes: involvement of ROS-ERK and NF- B pathways Liu M1, Qin J2, Hao Y3, Liu M4, Luo J5, Luo T4, Wei L6.

(252) Effects of Supplemental Citrulline-Malate Ingestion on Blood Lactate, Cardiovascular Dynamics, and Resistance Exercise Performance in Trained Males. Wax B1, Kavazis AN, Luckett W Diet Suppl. 2015 Feb 12. [Epub ahead of print]

(253) The effect of l-citrulline and watermelon juice supplementation on anaerobic and aerobic exercise performance.Cutrufello PT1, Gadomski SJ, Zavorsky GS. J Sports Sci. 2015;33(14):1459-66. doi: 10.1080/02640414.2014.990495. Epub 2014 Dec 17.

(254) Suppression of fertility in male albino rats following the administration of 50% ethanolic extract of Aegle marmelos. Chauhan A, Agarwal M, Kushwaha S, Mutreja A. Department of Zoology, Reproductive Physiology and Biochemistry Section, Center for Advanced Studies, University of Rasajasthan, Jaipur 302004, India. Contraception, 2007 Dec;76(6): 474-81

(255) Evaluation of antifertility potential of Brahmi in male mouse. Singh A, Singh SK. Department of Zoology, Banaras Hindu University, Varanasi, Uttar Pradesh, India. Contraception 2009 Jan;79(1):71-9

(256) Plant constituents interfering with human sex hormone-binding globulin. Evaluation of a test method and its application to Urtica dioica root extracts. Gansser D, Spiteller G. Lehrstuhl Organische Chemie I, Universität Bayreuth, Bundesrepublik Deutschland. Z Naturforsch C, 1995 Jan-Feb; 50(1-2): 98-104

(257) The effect of extracts of the roots of the stinging nettle (Urtica dioica) on the interaction of SHBG with its receptor on human prostatic membranes. Hryb DJ, Khan MS, Romas NA, Rosner W. Department of Medicine, St. Luke´s/Roosevelt Center, New York, N.Y.10019. Planta Med, 1995 Feb; 61(1):31-2

(258) Lignans from the roots of Urtica dioica and their metabolites bind to human sex hormone binding globulin (SHBG). Schöttner M, Gansser D, Spiteller G. Lehrstuhl Organische Chemie I, Universität Bayreuth, Germany. Planta Med, 1997 Dec 63(6):529-32

(259) Evaluation of antiandrogenic potentials of aqueous extract of Chromolaena odoratum (L.) K.R. leaves in male rats. Yakubu MT, Akanji MA, Oladiji AT. Medicinal Plants Research Lab-

oratory, Department of Biochemistry, University of Ilorin, Nigeria. Andrologia.2007 Dec; 39(6):235-43

(260) Antispermatogenic and hormonal effects of Crotalaria juncea Linn. seed extracts in male mice. Vijaykumar B, Sangamma I, Sharanabasappa A, Patil SB. Department of Post-Graduate Studies and Research in Zoology, Gulbarga University. Gulbarga-585106, India.

(261) Reversible antifertility effect of aqueous leaf ectract of Allamanda cathartica L. in male laboratory mice. Singh A, Singh SK. Department of Zoology, Banaras Hindu University, Varanasi, Uttar Pradesh, India. Andrologia, 2008 Dec; 40 (6):337-45

(262) Pomegranate polyphenoles down-regulate expression of androgen-synthesizing genes in human prostate cancer cells overexpressing the androgen receptor. Hong MY, Seeram NP, Heber D. Center of Human Nutrition, David Geffen School of Medicine, University of California, Los Angeles,CA 90095, USA. J Nutr Biochem, 2008 Dec, 19(12): 848-55 phymed.2013.06.016. Epub 2013 Jul 20.

(263) Can grapefruit juice influence ethinylestradiol bioavailability? Weber A1, Jäger R, Börner A, Klinger G, Vollanth R, Matthey K, Balogh A. Contraception. 1996 Jan;53(1):41-7.

(264) Flavonoids in grapefruit juice inhibit the in vitro hepatic metabolism of 17 beta-estradiol. Schubert W1, Eriksson U, Edgar B, Cullberg G, Hedner T. Eur J Drug Metab Pharmacokinet. 1995 Jul-Sep;20(3):219-24.

(265) Reduced testosterone production in TM3 Leydig cells treated with Aspalathus linearis (Rooibos) or Camellia sinensis (tea). Opuwari CS, Monsees TK. Department of Medical Biosciences, University of the Western Cape, Bellville, South Africa. Andrologia. 2014 Jan 6.

(266) Effects of marijuana on testosterone in male subjects. Barnett G, Chiang CW, LickoV.J Theor Biol 1983, Oct 21; 104(4):685-92

(267) Marihuana inhibits dihydrotestosterone binding to the androgen receptor. Purohit V, Ahiuwahlia BS, Vigersky RA. Endocrinology, 1980 Sep; 107(3):848-50

(268) Testicular degeneration and necrosis induced by chronic administration of cannabis extract in dogs. Dixit VP, Gupta CL, Agrawal M. Endokrinologie. 1977; 69(3):299-305

(269) Endocannabinoid activation at hepatic CB1 receptors stimulates fatty acid synthesis and contributes to diet-induced obesity. Osei-Hyiaman D. et.al. National Institute on Alcohol Abuse and Alcoholism, NIH, Bethesda, Maryland 20892, USA. J Clin Invest. 2005 May; 115(5): 1298-305

(270) Effects of Garlic Fractions Consumption on Male Reproductive Functions. Imen Hammami, Afef Nahdi, Fatma Atig et.al. J Med Food 16 (1) 2013, 82-87

(271) Garlic supplementation increases testicular testosterone and decreases plasma corticosterone in rats fed a high protein diet. Oi Y, Imafuku M, Shishido C, Kominato Y, Nishimura S, Iwai K. Laboratory of Nutrition Chemistry, Faculty of Home-Economics, Kobe Women´s University, Shuma-ku, Kobe 654-8585, Japan. J Nutr. 2001; 131(8):2150-6

(272) Histological and ultrastructural changes in the adult male albino rat testes following chronic crude garlic consumption. Abdelmalik SW, Department of Anatomy, Faculty of Medicine, Ain Shams University, Cairo, Egypt. Ann Annat, 2011 Mar; 193(2):134-41

(273) Tropaeolum tuberosum (Mashua) reduces testicular function:effect of different treatment times. Cardenas-Valencia I, Nieto J, Gasco M, Gonzales C et.al. Department of Biological and Physiological Sciences, Faculty of Sciences and Philosophy. Universidad Peruana Cayetano Heredia, Lima, Peru. Andrologia. 2008 Dec; 40(6): 352-7

(274) Fitoterapia, 2012 Jul; 83(5):864-71.Anti androgenic effect of sesquiterpenes isolated from the rhizomes of Curcuma aeruginosa Roxb. Suphrom N, Pumthong G, Khorana N et.al. Department of Pharmaceutical Chemistry and Pharmacognosy, Faculty of Pharmaceutical Sciences and Centre of Excellence for Innovation in Chemistry, Naresuan University, Phitsanulok, Thailand.

(275) Reversible antifertility effect of aqueous rhizome extract of Curcuma longa L. in male laboratory mice. Mishra RK, Singh SK. Department of Zoology, Banaras Hindu University, Uttar Pradesh, India. Contraception 2009 Jun; 79(6):479-87

(276) Contraceptive effect of Curcuma longa (L.) in male albino rat. Ashok P, Meenakshi B.Department of Zoology, JNV University, Jodhpur, 342005, India. Asia J Androl.2004 Mar;6(1):71-4

(277) Antfertility efficacy of curcuma longa (50% EtOH extract) with special referance to serum biochemistry and fertility test. Purohit A. Reproductive Physiology section, Department of Zoology, J.N.V. University, Jodhpur-342005, India. Anc Sci Life. 1999 Jan;18(3-4): 192-4

(278) Curcumin attenuates oxidative stress following downhill running-induced muscle damage. Kawanishi N1, Kato K, Takahashi M, Mizokami T, Otsuka Y, Imaizumi A, Shiva D, Yano H, Suzuki K. Biochem Biophys Res Commun. 2013 Nov 22;441(3):573-8. doi: 10.1016/j.bbrc.2013.10.119. Epub 2013 Oct 31.

(279) Effects of curcumin supplementation on exercise-induced oxidative stress in humans. Takahashi M1, Suzuki K1, Kim HK2, Otsuka Y3, Imaizumi A3, Miyashita M4, Sakamoto S1. Int J Sports Med. 2014 Jun;35(6):469-75. doi: 10.1055/s-0033-1357185. Epub 2013 Oct 28.

(280) NMDA GluN2B receptors involved in the antidepressant effects of curcumin in the forced swim test. Zhang L1, Xu T, Wang S, Yu L, Liu D, Zhan R, Yu SY. Prog Neuropsychopharmacol Biol Psychiatry. 2013 Jan 10;40:12-7. doi: 10.1016/j.pnpbp.2012.08.017. Epub 2012 Aug 31.

(281) Endocrinology in ancient Sparta. Tsoulogiannis IN1, Spandidos DA. Hormones (Athens). 2007 Jan-Mar;6(1):80-2.

(282) The effects of Vitex agnus castus extract and its interaction with dopaminergic system on LH and testosterone in male mice. Nasri S1, Oryan S, Rohani AH, Amin GR. Pak J Biol Sci. 2007 Jul 15;10(14):2300-7.

(283) Vitex agnus castus as prophylaxis for osteopenia after orchidectomy in rats compared with estradiol and testosterone supplementation. Sehmisch S1, Boeckhoff J, Wille J, Seidlova-Wuttke D, Rack T, Tezval M, Wuttke W, Stuermer KM, Stuermer EK. Phytother Res. 2009 Jun;23(6):851-8. doi: 10.1002/ptr.2711.

(284) Evidence for estrogen receptor beta-selective activity of Vitex agnus-castus and isolated flavones. Jarry H1, Spengler B, Porzel A, Schmidt J, Wuttke W, Christoffel V. Planta Med. 2003 Oct;69(10):945-7.

(285) Dose-dependent stimulation of melatonin secretion after administration of Agnus castus. Dericks-Tan JS1, Schwinn P, Hildt C. Exp Clin Endocrinol Diabetes. 2003 Feb;111(1):44-6.

(286) Mastodynon(R) bei weiblicher Sterilität. Gerhard I I, Patek A, Monga B, Blank A, Gorkow C.Forsch Komplementarmed. 1998;5(6):272-278.

(287) Spearmint induced hypothalamic oxidative stress and testicular anti-androgenicity in male rats - altered levels of gene expression, enzymes and hormones. Kumar V, Kural MR, Pereira BM, Roy P. Department of Biotechnology, Indian Institute of Technology Roorkee 247 667, Uttarakhand, India. Food Chem Toxicol 2008 Dec; 46 (12): 3563-70

410

(288) The effects of peppermint on exercise performance.Meamarbashi A1, Rajabi A. J Int Soc Sports Nutr. 2013 Mar 21;10(1):15. doi: 10.1186/1550-2783-10-15.

(289) The effect of inhaling peppermint odor and ethanol in women athletes. Pournemati P1, Azarbayjani MA, Rezaee MB, Ziaee V, Pournemati P.Prg, Bratisl Lek Listy. 2009;110(12):782-7

(290) Antifertility effect of ethanolic extract of Juniperus phoenica in male rats. Shkukani HG, Salhab AS, Disi AM, Shomal MS, Al Quadan F. Department of Biological Sciences, Faculty of Sciences, University of Jordan, Amman, Jordan. J Herb Pharmacother, 2007; 7(3-4):179-89

(291) Sequential analysis of testicular lesions and serum hormone levels in rats treated with Psorlea coryfolia extract. Takizawa T, Mitsumori K, Takagi H et.al. Division of Pathology, National Institute of Health Sciences, 1-18-1, Kamiyoga Setagaya-ku. Tokyo 158-8501, Japan. Food Chem Toxicol, 2004 Jan; 42(1):1-7

(292) Antifertility activity of Quassia amara in male rats - in vivo study. Raji Y, Bolarinwa AF. Department of Physiology, College of Medicine, University of Ibadan, Nigeria. Fe Sci, 1997; 61(11):1067-74.

(293) Anti-androgenic activities of Ganoderma lucidum. Rumi Jujita et.al. Department of Forest and Forest Products Science, Faculty of Agriculture, Kyushu University, Fukuoka 812-8581, Japan. Journal of Ethnopharmacology 102 (2005) 107-112

(294) Effect of Ganoderma lucidum capsules on T lymphocyte subsets in football players on „living high-training low". Zhang Y1, Lin Z, Hu Y, Wang F. Br J Sports Med. 2008 Oct;42(10):819-22. Epub 2007 Nov 29.

(295) Improving Training Condition Assessment in Endurance Cyclists: Effects of Ganoderma lucidum and Ophiocordyceps sinensis Dietary Supplementation. Rossi P1, Buonocore D1, Altobelli E2, Brandalise F1, Cesaroni V1, Iozzi D1, Savino E2, Marzatico F1. Evid Based Complement Alternat Med. 2014;2014:979613. doi: 10.1155/2014/979613. Epub 2014 Apr 1.

(296) Promotion of hair growth by Rosmarin officinalis leaf extract.Murata K, Noguchi K, Kondo M, Onishi M, Watanabe N, Okamura K, Matsuda H. Faculty of Pharmacy, Kinki University, 3-4-1 Kowakae, Higashi-osaka, Osaka, 577-8502, Japan

(297) Adverse effects of rosemary (Rosmarinus officinalis L.) on reproductive function in adult male rats. Nusier ML, Bataineh HN, Daradkah HM. Exp Biol (Maywood) 2007 Jun; 232(6):809-13

(298) Rooibos influences glucocorticiod levels and steroid ratios in vivo and in vitro: A natural approach in the management of stress and metabolic disorders ? Schloms L, Smith C, Storbeck KH et.al. Department of Biochemistry, Stellenbosch University, Stellenbosch, South Africa. Mol Nutr Food Res. 2013 Sep 11

(299) In vivo effects of Apalathus linearis (rooibos) on male rat reproductive functions. Opuwari CS, Monsees TK.Department of Medical Biosciences, University of the Western Cape, Bellville, South Africa. Andologia. 2013 Sep 6.

(300) Testosterone 5-Alpha-Reduktase inhibitory active constituents of Piper nigrum leaf. Hirata N, Tokunaga M, Naruto S, Linuma M, Matsuda H. School of Pharmaceutical Sciences, Kinki University, 3-4-1 Kowakae, Higashiosaka, Osaka 577-8502, Japan. Biol Pharm Bull 2007 Dec; 30(12)2402-5

(301) Involvement of serotonergic system in the antidepressant-like effect of piperine. Mao QQ1, Xian YF, Ip SP, Che CT. Neuropsychopharmacol Biol Psychiatry. 2011 Jun 1;35(4):1144-7. doi: 10.1016/j.pnpbp.2011.03.017. Epub 2011 Apr 6.

(302) Serenoa repens (Permixon) inhibits the 5-alpha-reductase activity of human prostate cancer cell lines without interfering with PSA expression. Habib FK, Ross M, Ho CK, Lyons V, Chapman K. Prostate Research Group, University of Edinburgh, School of Molecular and Clinical Medicine, Western General Hospital, Edinburg. Int J Cancer 2005 Mar 20; 114(2):190-4

(303) A randomized, double-blind, placebo-controlles trial to determine the effectiveness of botanically derived inhibitors of 5-Alpha-Reductase in the treatment of androgenetic alopecia. Prager N, Bickett K, French N, Marcovici G. Clinical Research and Development Network, Aurora, CO, USA. J Altern Complement Med. 2002 Apr; 8(2): 143-52.

(304) Effects of long-term treatment with Serenoa repens (Permixon) on the concentrations of regional distribution of androgens and epidermal growth factor in benign prostatic hyperplasia. Di Silverio F et.al. Department of Urology, University of Rome La Sapienza, Italy. Prostate, 1998 Oct 1; 37 (2): 77-83

(305) Compariosn of finasteride (Proscar) and Serenoa repens (Permixon) in the inhibition of 5-Alpha-Reduktase in healthy male volunteers. Strauch G. et.al. Eclimed Pharmacologie Clinique, Hopital Universitaire Cochin, Paris, France. Eur Urol. 1994; 26(3):247-52.

(306) The effect of Permixon on androgen receptors. el-Sheikh MM, Dakkak MR, Saddique A. Department of Obstetrics and Gynaecology, King Khalid University Hospital, Riyadh, Saudi Arabia. Acta Obstet Gynecol Scand. 1988;67(5):397-9.

(307) Antiandrogenic activities of Glycyrrhiza glabra in male rats. Zamansoltani F, Nassiri-Asl M et.al. Department of Anatomical sciences, School of Medicine, Qazvin University of Medical Sciences, Qazvin Iran.Int J Androl 2009 Aug; 32(4):417-22

(308) Licorice reduces serum testosterone in healthy women. Armanini D, Mattarello MJ, Fiore C, Bonanni G, Scaroni C, Sartorato P, Palermo M. Department of Medical and Surgical Sciences-Endocrinology, University of Padua, Via Ospedale 105, 35100 Padua, Italy. Steroids. 2004 Oct-Nov;69(11-12):763-6

(309) Licorice comsumption and serum testosterone in healthy men. Arminini D, Bonanni G, Mattarello MJ, Fiori C, Sartorato P, Palerm M.Department of Medical and Surgical Sciences-Endocrinology, University of Padua, Via Ospedale 105, 35100 Padua, Italy. Exp Clin Endocrinol Diabetes. 2003 Sep; 111(6):341-3

(310) Buchauswertung, Biochemical Targets of Plant Bioactive Compounds. A pharmacological reference guide to sites of action and biological effects. Gideon Polya, Taylor and Francis Group, London and New York

(311) Effect of Lycopene on androgen receptor and prostate-specific antigen velocity. Zhang X, Wang Q, Neil B, Chen X. Department of Urology, Beijing Cancer Hospital and Peking University School of Oncology, Key Laboratory of Carcinogenesis and Translational Research of Ministry of Education, Beifing 100142, China. Chin Med J (Engl). 2010 Aug; 123 (16):2231-6

(312) Tomato powder of lycopene reduces serum and testicular testosterone and endzymes controlling androgen and estrogen meta bolism in mice lacking carotene-15, 15´-monooxygenase. Nikki A Ford, Joshua W Smith, Steven K Clinton, John W Erdman, Jr. Division

of Nutritional Sciences, University of Illinois at Urbana-Champaign,Urbana, IL. The FASEB Journal, 2011; 25:975.6.

(313) Antiandrogenic activity of Ruta graveolens L in male Albino rats with emphasis on sexual and aggressive behavior. Khouri NA, El-Akawi Z. Department of Anatomy, Faculty of Medicine, Jordan University of Science and Technology, Irbid, Jordan. Neuro Endocrinol Lett. 2005; 26(6): 823-9

(314) Effect of single macronutrients on serum cortisol concentrations in normal weight men. Martens MJ, Rutters F, Lemmens SG, Born JM, Westerterp-Plantenga MS. Department of Human Biology, Maastricht University, P.O.Box 616 6200 MD, Maastricht, The Netherlands. Physiol Behav, 2010 Dec 2; 101 (5): 563-7

(315) Anti-obesity role of adzuki bean extract containing polyphenols: in vivo and in vitro effects. Kitano-Okada T1, Ito A, Koide A, Nakamura Y, Han KH, Shimada K, Sasaki K, Ohba K, Sibayama S, Fukushima M.Sci Food Agric. 2012 Oct;92(13):2644-51. doi: 10.1002/jsfa.5680. Epub 2012 Apr 11.

(316) The efficacy of Irvingia gabonensis supplementation in the management of overweight and obesity: a systematic review of randomized controlled trials. Onakpoya I1, Davies L, Posadzki P, Ernst E. Author information J Diet Suppl. 2013 Mar;10(1):29-38. doi: 10.3109/19390211.2012.760508.

(317) Loss of body weight and fat and improved lipid profiles in obese rats fed apple pomace or apple juice concentrate. Cho KD, Han CK, Lee BH. Food Policy and Technology Research Institute, Food One Tech Co., Ltd, Seoul, Korea.

(318) Cashew apple juice supplementation enhanced fat utilization during high-intensity exercise in trained and untrained men. Presertsri P et.al. Department of Physiology, Faculty of Medicine, Khon Kaen University, Khon Kaen, 40002, Thailand. J Int Soc Sports Nutr. 2013 Mar 7; 10(1):13

(319) Extracts of Scutellaria baicalensis reduced body weight and blood triglyceride in db/db Mice. Song KH1, Lee SH, Kim BY, Park AY, Kim JY. Phytother Res. 2013 Feb;27(2):244-50. doi: 10.1002/ptr.4691. Epub 2012 Apr 25.

(320) Populus balsamifera L. (Salicaceae) mitigates the development of obesity and improves insulin sensitivity in a diet-induced obese mouse model. Harbilas D1, Brault A, Vallerand D, Martineau LC, Saleem A, Arnason JT, Musallam L, Haddad PS. J Ethnopharmacol. 2012 Jun 14;141(3):1012-20. doi: 10.1016/j.jep.2012.03.046.
Epub 2012 Apr 4.

(321) Could capsaicinoids help to support weight management? A systematic review and meta-analysis of energy intake data. Whiting S1, Derbyshire EJ2, Tiwari B3. Appetite. 2014 Feb;73:183-8. doi: 10.1016/j.appet.2013.11.005. Epub 2013 Nov 15.

(322) Lipolytic effect of a polyphenolic citrus dry extract of red orange, grapefruit, orange (SINETROL) in human body fat adipocytes. Mechanism of action by inhibition of cAMP-phosphodiesterase (PDE). Dallas C, Gerbi A, Tenca G, Juchaux F, Bernard FX. FYTEXIA-NB Consulting Group, ZAC de Mercorent, 280 rue Nicolas Joseph Cugnot, 34500 Beziers, France. Phytomedicine, 2008 Oct; 15(10): 783-92

(323) Clinical Study to Assess the Efficacy and Safety of a Citrus Polyphenolic Extract of Red Orange, Grapefruit, and Orange (Sinetrol-xPur) on Weight Management and Metabolic Parameters in Healthy Overweight Individuals. Dallas C, Gerbi A, Elbez Y, Caillard P, Zamaria

N, Cloarec M. Fytexia, 3 rue d´Athenes-VIA Europa, 34350, Vendres, France. Phytother Res. 2014 Feb; 28(2):212-8

(324) A 60 day double-blind placebo-controlled safety study involving Citrus aurantium (bitter orange) extract. Kaats GR, Miller H, Preuss HG, Stohs SJ. Inegtrative Health Technologies, Inc., 5170 Broadway, San Antonio, TX 78209, USA

(325) Eight weeks of supplementation with a multi-ingredient weight loss product enhances body composition, reduces hip and waist girth and increases energy levels in overweight men and women. Lopez HL, Ziegenfuss TN, Hofheins JE, Habowski SM, Arent SM, Weir JP, Ferrando AA. The Center for Applied Health Sciences, 4302 Allen Road, STE 120, Stow, OH, 44224, USA. J Int Soc Sports Nutr, 2013 Apr 19; 10(1):22

(326) Lipolytic effects of citrus peel oils and their components. Choi HS. Department of Food and Nutrition, Duksung Women´s University, 419 Ssangmun-dong, Tobong-gu 132-714 Seoul, South Korea. J Agric Food Chem, 2006 May 3; 54(9):3254-8

(327) Nootkatone, a characteristic constituent of grapefruit, stimulates energy metabolism and prevents diet-induced obesity by activating AMPK. Murase T, Misawa K, Haramizu S, Minegishi Y, Hase T.Biological Science Laboratories, Kao Corporation, 2606 Akabane, Ichikai-machi, Haga-gun, Tochigi, Japan. murase.takatoshi@kao.co.jp Am J Physiol Endocrinol Metab. 2010 Aug;299(2):E266-75. doi: 10.1152/ajpendo.00774.2009. Epub 2010 May 25.

(328) Vinegar intake reduces body weight, body fat mass and serum triglycerides levels in obese Japanese subjects. Kondo T, Kishi M, Fushimi T, Ugajin S, Kaga T. Biosci Biotechnol Biochem, 2009 Aug; 73(8):1837-43

(329) Lycium barbarum increases caloric expenditure and decreases waist circumference in healthy overweight men and women: pilot study. Amagase H1, Nance DM. J Am Coll Nutr. 2011 Oct;30(5):304-9.

(330) Randomized, double-blind, placebo-controlled, linear dose, crossover study to evaluate the efficiancy and safety of a green coffe bean extract in overweight subjects. Vinson JA, Burnham BR, Nagendran MV. Chemistry Department, University of Scranton, Scranton, PA, USA. Diabetes Metab Syndr Obes. 2012;5:21-7

(331) Inhibitory effect of green coffee bean extract on fat accumulation and body fat weight gain in mice. Shimoda H, Seki E, Aitani M. Oryza Oil and Fat Chemical Co. Research and Development Division, Japan. BMC Complement Altern Med. 2006 Mar 17:6:9.

(332) Anti-obese action of rasperry ketone. Morimoto C, Satoh Y, Harah M, Inoue S, Tsujita T, Okuda H.Department of Medicinal Biochemistry, Ehime University School of Medicine, Shigenobu-cho, Onsen-gun, Ehime 791-0295 Japan. Life Sci.2005 May 27;77(2):194-204

(333) Cyclopia maculata (honeybush tea) stimulates lipolysis in 3T3-L1 adipocytes. Pheiffer C1, Dudhia Z, Louw J, Muller C, Joubert E. Phytomedicine. 2013 Oct 15;20(13):1168-71. doi: 10.1016/j.

(334) Hop (Humulus lupulus L.) extract inhibits obesity in mice fed a high-fat diet over the long term. Sumiyoshi M1, Kimura Y. Br J Nutr. 2013 Jan 14;109(1):162-72. doi: 10.1017/S000711451200061X. Epub 2012 Apr 3.

(335) (-)-Hydroxycitrate ingestion and endurance exercise performance. Lim K, Ryu S, Suh H, Ishihara K, Fushiki T.Department of Physical Education, Konkuk University, Seoul 143-701,

Korea. kwlim21@hotmail.comJ Nutr Sci Vitaminol (Tokyo). 2005 Feb;51(1):40-4. J Nutr Sci Vitaminol (Tokyo). 2005 Feb;51(1):1-7.

(336) Regular tart cherry intake alters abdominal adiposity, adipose gene transcription and inflammation in obesity-prone rats fed a high fat diet. Seymour EM, Lewis SK et.al. Michigan Integriotove Medicine Programm and Section of Cardiac Surgery, University of Michigan Health System, Ann Arbor, Michigan 48109, USA. J Med Food, 2009 Oct; 12(5):935-42

(337) Aged garlic extract enhances exercise-mediated improvement of metabolic parameters in high fat diet-induced obese rats. Sep DY, Lee S et.al. National Research Laboratory for Mitochondrial Signaling, Department of Physiology, College of Medicine, Inje University, Korea. Nutr Res Pract.2012 Dec; 6(6): 513-9

(338) Lithospermum erythrorhizon suppresses high-fat diet-induced obesity, and acetylshikonin, a main compound of Lithospermum erythrorhizon, inhibits adipocyte differentiation. Gwon SY1, Ahn JY, Chung CH, Moon B, Ha TY.J Agric Food Chem. 2012 Sep 12;60(36):9089-96. doi: 10.1021/jf3017404. Epub 2012 Aug 27.

(339) Antiobesity effects of Chinese black tea (Pu-erh tea) extract and gallic acid. Oi Y1, Hou IC, Fujita H, Yazawa K.Phytother Res. 2012 Apr;26(4):475-81. doi: 10.1002/ptr.3602. Epub 2011 Aug 16.

(340) Anti- and pro-lipase activity of selected medicinal, herbal and aquatic plants, and structure elucidation of an anti-lipase compound. Ado MA1, Abas F, Mohammed AS, Ghazali HM. Molecules. 2013 Nov 26;18(12):14651-69. doi: 10.3390/molecules181214651.

(341) Rice protein improves adiposity, body weight and reduces lipids level in rats through modification of triglyceride metabolism. Yang L1, Chen JH, Lv J, Wu Q, Xu T, Zhang H, Liu QH, Yang HK. Lipids Health Dis. 2012 Feb 13;11:24. doi: 10.1186/1476-511X-11-24.

(342) Efficacy of Nigella sativa on serum free testosterone and metabolic disturbances in central obese male. Datau EA, Wardhana, Surachmanto EE, Pandelaki K, Langi JA, Fias. Department of Internal Medicine, Sam Ratulangi University School of Medicine, North Sulawesi, Indonesia. Acta Med Inones. 2010 Jul; 42(3):130-4

(343) A proprietary alpha-amylase inhibitor from white bean (Phaseolus vulgaris): a review of clinical studies on weight loss and glycemic control. Barrett ML1, Udani JK. Nutr J. 2011 Mar 17;10:24. doi: 10.1186/1475-2891-10-24.

(344) White mulberry supplementation as adjuvant treatment of obesity. Da Villa G1, Ianiro G2, Mangiola F2, Del Toma E1, Vitale A1, Gasbarrini A2, Gasbarrini G3. Author information J Biol Regul Homeost Agents. 2014 Jan-Mar;28(1):141-5.

(345) Natural Products as Aromatase Inhibitors. Marcy J. Balunas et.al. Anticancer Agents Med Chem. 2008 August; 8(6): 646-682

(346) Therapeutic uses of aromatase inhibitors in men. De Ronde W. Department of Endocrinology, Vrije Universiteit Medical Center, Amsterdam, The Netherlands. Curr Opin Endocrinol Diabetes Obes. 2007 Jun; 14(3):235-40

(347) Inhibition of aromatase activity by green tea extract catechins and their endocrinological effects of oral administrati on in rats. Satoh K, Sakamoto Y, Ogata A, Nagai F et.al. Department of Toxicology, The Tokyo Metropolitan Research Laboratory of Public Health, 24-1 Hyakunincho 3 chome, Shinjuku-ku, Japan. Food Chem Toxicol. 2002 Jul; 40(7): 925-33.

(348) Inhibitory Effect of Luteolin on Estrogen Biosynthesis in Human Ovarian Granulosa Cells by Suppression of Aromatase (CYP19). Lu DF, Yang LJ, Wang F, Zhang GL. Chengdu Institute

of Biology, Chinese Academy of Sciences, Chengdu 610041, China. J Agric Food Chem, 2012 Aug 29;60(34): 8411-8

(349) The red wine polyphenol resveratrol displays bilevel inhibition on aromatase in breast cancer cells. Wang Y. Lee KW, Chan FL, Chen S, Leung LK. Department of Biochemistry and Department of Anatomy, The Chinese University of Hong Kong, Shatin, N.T. Hong Kong. Toxicol Sci. 2006 Jul;92(1): 71-7.

(350) Echinacea-Based Dietary Supplement Does Not Increase Maximal Aerobic Capacity in Endurance-Trained Men and Women. Stevenson JL1, Krishnan S, Inigo MM, Stamatikos AD, Gonzales JU, Cooper JA.J Diet Suppl. 2015 Aug 28:1-15. [Epub ahead of print]

(351) Echinacea purpurea supplementation does not enhance VO2max in distance runners.Baumann CW1, Bond KL, Rupp JC, Ingalls CP, Doyle JA. J Strength Cond Res. 2014 May;28(5):1367-72. doi: 10.1097/JSC.0000000000000206.

(352) Effects of herbal supplements on the immune system in relation to exercise.Megna M1, Amico AP, Cristella G, Saggini R, Jirillo E, Ranieri M. Int J Immunopathol Pharmacol. 2012 Jan-Mar;25(1 Suppl):43S-49S.

(353) Review on liver inflammation and antiinflammatory activity of Andrographis paniculata for hepatoprotection. Chua LS. J Biochem Mol Toxicol. 2013 May;27(5):259-65. doi: 10.1002/jbt.21483. Epub 2013 Apr 29.

(354) Andrographolide protects against cigarette smoke-induced lung inflammation through activation of heme oxygenase-1. Yang D, Zhang W, Song L, Guo F. Phytother Res. 2014 Nov;28(11):1589-98. doi: 10.1002/ptr.5193. Epub 2014 Jul 10. Review.

(355) Efficacy of methylsulfonylmethane supplementation on osteoarthritis of the knee: a randomized controlled study. Debbi EM1, Agar G, Fichman G, Ziv YB, Kardosh R, Halperin N, Elbaz A, Beer Y, Debi R. BMC Complement Altern Med. 2011 Jun 27;11:50. doi: 10.1186/1472-6882-11-50.

(356) Effects of diet type and supplementation of glucosamine, chondroitin, and MSM on body composition, functional status, and markers of health in women with knee osteoarthritis initiating a resistance-based exercise and weight loss program. Magrans-Courtney T1, Wilborn C, Rasmussen C, Ferreira M, Greenwood L, Campbell B, Kerksick CM, Nassar E, Li R, Iosia M, Cooke M, Dugan K, Willoughby D, Soliah L, Kreider RB. J Int Soc Sports Nutr. 2011 Jun 20;8(1):8. doi: 10.1186/1550-2783-8-8.

(357) Milk thistle: a future potential anti-osteoporotic and fracture healing agent.Mohd Fozi NF, Mazlan M, Shuid AN, Isa Naina M1. Curr Drug Targets. 2013 Dec;14(14):1659-66.

(358) A molecular docking study of phytochemical estrogen mimics from dietary herbal supplements.Powers CN1, Setzer WN1. In Silico Pharmacol. 2015 Mar 22;3:4. doi: 10.1186/s40203-015-0008-z. eCollection 2015.

(359) Comparison of Pueraria mirifica 25 and 50 mg for menopausal symptoms.Virojchaiwong P1, Suvithayasiri V, Itharat A. Arch Gynecol Obstet. 2011 Aug;284(2):411-9. doi: 10.1007/s00404-010-1689-5. Epub 2010 Sep 26.

(360) Effect of Pueraria mirifica on vaginal health. Manonai J1, Chittacharoen A, Theppisai U, Theppisai H.Menopause. 2007 Sep-Oct;14(5):919-24.

(361) Effects and safety of Pueraria mirifica on lipid profiles and biochemical markers of bone turnover rates in healthy postmenopausal women.Manonai J1, Chittacharoen A, Udom-

subpayakul U, Theppisai H, Theppisai U.Menopause. 2008 May-Jun;15(3):530-5. doi: 10.1097/gme.0b013e31815c5fd8.

(362) Clinical effects of a proprietary combination isoflavone nutritional supplement in menopausal women: a pilot trial. Lukaczer D1, Darland G, Tripp M, Liska D, Lerman RH, Schiltz B, Bland JS. Altern Ther Health Med. 2005 Sep-Oct;11(5):60-5.

(363) Effects of probiotics supplementation on gastrointestinal permeability, inflammation and exercise performance in the heat. Shing CM1, Peake JM, Lim CL, Briskey D, Walsh NP, Fortes MB, Ahuja KD, Vitetta L.Eur J Appl Physiol. 2014 Jan;114(1):93-103. doi: 10.1007/s00421-013-2748-y. Epub 2013 Oct 23.

(364) Intense exercise training and immune function. Gleeson M1, Williams C. Nestle Nutr Inst Workshop Ser. 2013;76:39-50. doi: 10.1159/000350254. Epub 2013 Jul 25.

(365) Probiotic supplementation affects markers of intestinal barrier, oxidation, and inflammation in trained men; a randomized, double-blinded, placebo-controlled trial. Lamprecht M1, Bogner S, Schippinger G, Steinbauer K, Fankhauser F, Hallstroem S, Schuetz B, Greilberger JF. J Int Soc Sports Nutr. 2012 Sep 20;9(1):45. doi: 10.1186/1550-2783-9-45.

(366) Probiotics supplementation for athletes - clinical and physiological effects.Pyne DB1, West NP, Cox AJ, Cripps AW. Eur J Sport Sci. 2015;15(1):63-72. doi: 10.1080/17461391.2014.971879. Epub 2014 Oct 23

(367) Probiotic supplementation reduces the duration and incidence of infections but not severity in elite rugby union players. Haywood BA1, Black KE2, Baker D3, McGarvey J3, Healey P3, Brown RC1. J Sci Med Sport. 2014 Jul;17(4):356-60. doi: 10.1016/j.jsams.2013.08.004. Epub 2013 Aug 30.

(368) Probiotic supplementation for respiratory and gastrointestinal illness symptoms in healthy physically active individuals. West NP1, Horn PL2, Pyne DB3, Gebski VJ4, Lahtinen SJ5, Fricker PA6, Cripps AW7.Clin Nutr. 2014 Aug;33(4):581-7. doi: 10.1016/j.clnu.2013.10.002. Epub 2013 Oct 10.

(369) Exercise, intestinal barrier dysfunction and probiotic supplementation.Lamprecht M1, Frauwallner A. Nestle Nutr Inst Workshop Ser. 2013;75:85-97. doi: 10.1159/000345822. Epub 2013 Apr 16. Med Sport Sci. 2012;59:47-56. doi: 10.1159/000342169. Epub 2012 Oct 15.

(370) Daily probiotic's (Lactobacillus casei Shirota) reduction of infection incidence in athletes.Gleeson M1, Bishop NC, Oliveira M, Tauler P. Int J Sport Nutr Exerc Metab. 2011 Feb;21(1):55-64.

(371) The effect of probiotics on respiratory infections and gastrointestinal symptoms during training in marathon runners.Kekkonen RA1, Vasankari TJ, Vuorimaa T, Haahtela T, Julkunen I, Korpela R.Int J Sport Nutr Exerc Metab. 2007 Aug;17(4):352-63.

(372) No Effects of a Short-Term Gluten-free Diet on Performance in Nonceliac Athletes   Lis D1, Stellingwerff T, Kitic CM, Ahuja KD, Fell J.Med Sci Sports Exerc. 2015 May 12. [Epub ahead of print]

(373) 21 days of mammalian omega-3 fatty acid supplementation improves aspects of neuromuscular function and performance in male athletes compared to olive oil placebo. Lewis EJ1, Radonic PW2, Wolever TM1, Wells GD3.J Int Soc Sports Nutr. 2015 Jun 18;12:28. doi: 10.1186/s12970-015-0089-4. eColection 2015.

(374) The Effect of a 12-Week Omega-3 Supplementation on Body Composition, Muscle Strength and Physical Performance in Elderly Individuals with Decreased Muscle Mass.Krzymińska-Siemaszko R1, Czepulis N2, Lewandowicz M3, Zasadzka E4, Suwalska A5, Witowski J6, Wieczorowska-Tobis K7. Int J Environ Res Public Health. 2015 Aug 28;12(9):10558-74. doi: 10.3390/ijerph120910558.

(375) The effects PCSO-524®, a patented marine oil lipid and omega-3 PUFA blend derived from the New Zealand green lipped mussel (Perna canaliculus), on indirect markers of muscle damage and inflammation after muscle damaging exercise in untrained men: a randomized, placebo controlled trial.Mickleborough TD1, Sinex JA1, Platt D1, Chapman RF1, Hirt M1. J Int Soc Sports Nutr. 2015 Feb 19;12:10. doi: 10.1186/s12970-015-0073-z. eCollection 2015.

(376) Omega-3 fatty acids supplementation improves endothelial function and maximal oxygen uptake in endurance-trained athletes. Żebrowska A1, Mizia-Stec K, Mizia M, Gąsior Z, Poprzęcki S. Eur J Sport Sci. 2015;15(4):305-14. doi: 10.1080/17461391.2014.949310. Epub 2014 Sep 1.

(377) Influence of omega-3 (n3) index on performance and wellbeing in young adults after heavy eccentric exercise.Lembke P1, Capodice J2, Hebert K2, Swenson T3.J Sports Sci Med. 2014 Jan 20;13(1):151-6. eCollection 2014.

(378) Fish-oil supplementation enhances the effects of strength training in elderly women.Rodacki CL1, Rodacki AL, Pereira G, Naliwaiko K, Coelho I, Pequito D, Fernandes LC.Am J Clin Nutr. 2012 Feb;95(2):428-36. doi: 10.3945/ajcn.111.021915. Epub 2012 Jan 4.#

(379) DHA-rich fish oil lowers heart rate during submaximal exercise in elite Australian Rules footballers.Buckley JD1, Burgess S, Murphy KJ, Howe PR. J Sci Med Sport. 2009 Jul;12(4):503-7. doi: 10.1016/j.jsams.2008.01.011. Epub 2008 Jun 13.

(380) Omega-3 fatty acid supplementation does not improve maximal aerobic power, anaerobic threshold and running performance in well-trained soccer players. Raastad T1, Høstmark AT, Strømme SB.Scand J Med Sci Sports. 1997 Feb;7(1):25-31.

(381) Ecdysteroids from Chenopodium quinoa Willd, an ancean Andean crop of high nutrional value. Kumpun S, Maria A, Crouzet S, et.al. Food Chemistry (2011, 125(4):1226-1234).

(382) 20-Hydroxyecdysone increases fiber size in a muscle-specific fashion in rat. Toth N, Szabo A, Kascala P, Heger J, Zador E.Department of Pharmacognosy, Szeged, Hungary. Phytomedicine, 2008 Sep; 15(9):691-8

(383) Phytoecdysteroids increase protein synthesis in skeletal muscle cells. Gorelick-Feldman J, Maclean D, Illic N, Poulev A, Lila MA, Cheng D, Raskin I. Biotech Center, Cook College, Rutgers University, 59 Dudley Road, New Brunswick, New Jersey 08901, USA. J Agric Food Chem, 2008 May 28; 56(10):3532-7.

(384) Obesity as a consequence of gut bacteria and diet interactions. Kotzampassi K1, Giamarellos-Bourboulis EJ2, Stavrou G1. ISRN Obes. 2014 Mar 6;2014:651895. doi: 10.1155/2014/651895. eCollection 2014.

(385) Antidepressant-like activity of anthocyanidins from Hibiscus rosa-sinensis flowers in tail suspension test and forced swim test. Shewale PB1, Patil RA, Hiray YA. Indian J Pharmacol. 2012 Jul-Aug;44(4):454-7. doi: 10.4103/0253-7613.99303

(386) Green tea and vitamin E enhance exercise-induced benefits in body composition, Glukose homeostasis, and antioxidant status in elderly men and women. Narotzki B1, Reznick AZ, Navot-Mintzer D, Dagan B, Levy Y.
J Am Coll Nutr. 2013;32(1):31-40. doi: 10.1080/07315724.2013. 767661.

(387) Citrus aurantium and Rhodiola rosea in combination reduce visceral white adipose tissue and increase hypothalamic norepinephrine in a rat model of diet-induced obesity. Verpeut JL1, Walters AL, Bello NT. Nutr Res. 2013 Jun;33(6):503-12. doi: 10.1016/j.nutres.2013.04.001. Epub 2013 May 8.

(388) Anti-obesity effects of escins extracted from the seeds of Aesculus turbinata BLUME (Hippocastanaceae). Hu JN1, Zhu XM, Han LK, Saito M, Sun YS, Yoshikawa M, Kimura Y, Zheng YN. Chem Pharm Bull (Tokyo). 2008 Jan;56(1):12-6.

(389) Natural Products as Aromatase Inhibitors Marcy J. Balunas,a,† Bin Su,b,‡ Robert W. Brueggemeier,b and A. Douglas Kinghornb,*Anticancer Agents Med Chem. Author manuscript; available in PMC Apr 12, 2011. Published in final edited form as: Anticancer Agents Med Chem. Aug 2008; 8(6): 646–682. PMCID: PMC3074486 NIHMSID: NIHMS251665

(390) Hoodia gordonii extract targets both adipose and muscle tissue to achieve weight loss in rats.Smith C1, Krygsman A2. J Ethnopharmacol. 2014 Sep 11;155(2):1284-90. doi: 10.1016/j.jep.2014.07.018. Epub 2014 Jul

(391) Genotoxicity of dried Hoodia parviflora aerial parts. Lynch B1, Lau A, Baldwin N, Hofman-Hüther H, Bauter MR, Marone PA. Food Chem Toxicol. 2013 May;55:272-8. doi: 10.1016/j.fct.2013.01.014. Epub 2013 Jan 21.

(392) Differences in CLA isomer distribution of cow's milk lipids.Kraft J1, Collomb M, Möckel P, Sieber R, Jahreis G.Lipids. 2003 Jun;38(6):657-64

(393) Stimulating property of Turnera diffusa and Pfaffia paniculata extracts on the sexual-behavior of male rats.Arletti R1, Benelli A, Cavazzuti E, Scarpetta G, Bertolini A. Psychopharmacology (Berl). 1999 Mar;143(1):15-9.

(394) Pfaffia paniculata-induced changes in plasma estradiol-17beta, progesterone and testosterone levels in mice.Oshima M1, Gu Y. J Reprod Dev. 2003 Apr;49(2):175-80

(395) The safety of Citrus aurantium (bitter orange) and its primary protoalkaloid p-synephrine. Stohs SJ, Preuss HG, Shara M.School of Pharmacy and Health Professions, Creighton University Medical Center, Omaha, NE 68178, USA. sstohs@yahoo.com Phytother Res. 2011 Oct;25(10):1421-8. doi: 10.1002/ptr.3490. Epub 2011 Apr 8.

(396) „Steroidal Antiandrogens". Health and Prostate. Retrieved 9 December 2011.

(397) Hormonal antiandrogens in acne treatment Zouboulis CC, Rabe T (March 2010).. Journal of the German Society of Dermatology 8 (Suppl 1): S60–74. doi:10.1111/j.1610-0387.2009.07171.x. PMID 20482693.

(398) Ketoconazole high dose in management of hormonally pretreated patients with progressive metastatic prostate cancer. Witjes FJ, Debruyne FM, Fernandez del Moral P, Geboers AD (May 1989). Dutch South-Eastern Urological Cooperative Group. Urology 33 (5): 411–5. doi:10.1016/0090-4295(89)90037-X. PMID 2652864.

(399) Antiestrogens--tamoxifen, SERMs and beyond. Dhingra K1. Invest New Drugs. 1999;17(3):285-311.

(400) More resistant tendons obtained from the association of Heteropterys aphrodisiaca and endurance training. Monteiro JC, Gomes ML, Tomiosso TC, Nakagaki WR, Sbervelheri MM,

Ferrucci DL, Pimentel ER, Dolder H. Departamento de Biologia Estrutural e Funcional, Instituto de Biologia, Universidade Estadual de Campinas, Campinas, SP, Brazil. BMC Complement Altern Med. 2011 Jun 28;11:51. doi: 10.1186/1472-6882-11-51.

(401) The impact of heat exposure and repeated exercise on circulating stress hormones. Brenner IK, Zamecnik J, Shek PN, Shephard RJ. Eur J Appl Physiol Occup Physiol 1997;76(5):445-54

(402) Salivary cortisol for monitoring adrenal activity during marathon runs. Cook NJ, Ng A, Read GF, Harris B, Riad-Fahmy D. Horm Res 1987; 25(1):18-23

(403) High serum cortisol levels in exercise associated amenorrhea. Ding JH, Sheckter CB, Drinkwater BL, Soules MR, Bremner WJ. Ann Intern Med 1988 Apr;108(4):530-4

(404) Nutritional strategies to minimise exercise-induced immunosuppression in athletes. Gleeson M, Lancaster GI, Bishop NC. Can J Appl Physiol 2001;26 Suppl: S23-35

(405) Carbohydrate supplementation and exercise-induced changes in t-lymphocyte function. Green, KJ, Croaker, SJ, Rowbottom, DG. Journal of Applied Physiology 2003 95: 1216-1223.

(406) Training modalities: over-reaching and over-training in athletes, including a study of the role of hormones. Hug M, Mullis PE, Vogt M, Ventura N, Hoppeler H. Best Pract Res Clin Endocrinol Metab. 2003 Jun; 17(2): 191-209.

(407) Changes in cortisol and testosterone levels and T/C ratio during an endurance competition and recovery. Lac G, Berthon P. J Sports Med Phys Fitness 2000 Jun;40(2):139-44

(408) Recovery time affects immunoendocrine responses to a second bout of endurance exercise. Ronsen O, Kjeldsen-Kragh J, Haug E, Bahr R, Pedersen BK. Am J Physiol Cell Physiol 2002 Dec;283(6):C1612-20

(409) New aspects of the hormone and cytokine response to training. Steinacker JM, Lormes W, Reissnecker S, Liu Y. Eur J Appl Physiol. 2003 Nov 8 [Epub ahead of print].

(410) The effects of a 4-week coffeeberry supplementation on antioxidant status, endurance, and anaerobic performance in college athletes. Ostojic SM, Stojanovic MD, Djordjevic B, Jourkesh M, Vasiljevic N. Res Sports
Med. 2008;16(4):281-94. doi: 10.1080/15438620802523345.

(411) A blend of chlorophytum borivilianum and velvet bean increases serum growth hormone in exercise-trained men. Alleman RJ Jr1, Canale RE, McCarthy CG, Bloomer RJ. Nutr Metab Insights. 2011 Oct 2;4:55-63. doi: 10.4137/NMI.S8127. eCollection 2011.

(412) The effects of a commercially available botanical supplement on strength, body composition, power output, and hormonal profiles in resistance-trained males. Poole C1, Bushey B, Foster C, Campbell B, Willoughby D, Kreider R, Taylor L, Wilborn C. Slivka D1, Cuddy J, Hailes W, Harger S, Ruby B. J Int Soc Sports Nutr. 2010 Oct 27;7:34. doi: 10.1186/1550-2783-7-34.

(413) [Effects of phytoecdysteroids and bemithyl on functional, metabolic, and immunobiological parameters of working capacity in experimental animals]. Syrov VN, Shakhmurova GA, Khushbaktova ZA.Eksp Klin Farmakol. 2008 Sep-Oct;71(5):40-3.

(414) Analysis of non-hormonal nutritional supplements for anabolic-androgenic steroids - results of an international study. Geyer H1, Parr MK, Mareck U, Reinhart U, Schrader Y Int J Sports Med. 2004 Feb;25(2):124-9.

(415) Screening of crude plant extracts with anti-obesity activity. Roh C1, Jung U.Int J Mol Sci. 2012;13(2):1710-9. doi: 10.3390/ijms13021710. Epub 2012 Feb 6.

(416) A comparison study on aphrodisiac activity of some ayurvedic herbs in male albino rats. Thakur M, Chauhan NS, Bhargava S, Dixit VK. Department of Pharmaceutical Sciences, Dr. H.S. Gour University, Sagar, MP 470003 India. Arch Sex Behav. 2009 Dec; 38 (6): 1009-15

(417) Modulating testosterone pathway: a new strategy to tackle male skin aging? Bernard P, Scior T, Do QT. Greenpharma SAS, Orleans, France. Clin Interv Aging, 2012;7; 351-61

(418) An update on plant derived anti-adrogens. Grant P, Ramasamy S. Department of Endocrinology, Kings College Hospital, Denmark Hill, London, UK. Int J Endocrinol Metab, 2012 Spring; 10(2): 497-502.

(419) Buchauswertung, Biochemical Targets of Plant Bioactive Compounds. A pharmacological reference guide to sites of action and biological effects. Gideon Polya, Taylor and Francis Group, London and New York

(420) Ergogenic and antioxidant effects of spirulina supplementation in humans.Med Sci Sports Exerc. 2010 Jan;42(1):142-51. doi: 10.1249/MSS.0b013e3181ac7a45. Kalafati M1, Jamurtas AZ, Nikolaidis MG, Paschalis V, Theodorou AA, Sakellariou GK, Koutedakis Y, Kouretas D.

(421) Studies on antifertility effect of pawpaw seeds (Carica papaya) on the gonads of male albino rats. Udoh P1, Kehinde A., Phytother Res. 1999 May;13(3): 226-8

(422) Anti-fertility effects of fractions from Carica papaya (Pawpaw) Linn. methanol root extract in male Wistar rats. Chinaka O. Nwaehujora, Julius O. Odeb, Mercy R. Ekwerea, Rita I. Udegbunamc. Journal of Pharmacology and Toxicology, 2013, 8: 35-41.

(423) Felix Brandt: „Pharmakokinetik und Metabolismus des 20-Hydroxyecdysons im Menschen". Diplomarbeit,Marburg,2003. Seiten: 1-71.

(424) Watzl B., Rechenkemmer G.,: „Phytosterine – Charakteristik, Vorkommen, Aufnahme, Stoffwechsel, Wirkungen".Sachbuch, 2.Auflage,1996. Seiten: 38-42.

(425) Supelco Bulletin: „Steroide des Menschen" .Sachbuch, 1998. Seiten: 8-13.

(426) Lafont & Beydon: „Ecdysteroide".Studie, 1988, Seiten: 2-13.

(427) V. N. Syrov, Z. Saatov, Sh. Sagdullaev, and A. U. Mamatkhanov: "Study of the structure and anabolic activity relationship for Phytoecdysteriods extracted From some plants of central asia".Studie,2001,Seiten: 1-25.

(428) Laurence Dinan: "Phytoecdysteroids – Biological Aspects".Studie, 2001, Seiten: 2-15.

(429) Lafont R. & Dinan L.: "Practical uses for ecdysteroids in mammals including humans: an update".Studie,2003, Seiten: 2-30.

(430) Tamara Savchenko, Michaela Blackford, Satyajit D. Sarker, Laurence Dinan: „Phytoecdysteroids from Lamium spp: identification and distribution within plants".Studie, 2001, Seiten: 1-10.

(431) N. Todorov, Yu. I. Mitrokhin, O. I. Efremova, and L. I. Sidorenko: "The effect of ecdysterone on the biosynthesis of proteins and nucleic acids in mice".Studie, 2000, Seiten: 1-4.

(432) C. Wilborn, B. Campbell, A. Thomas, R. Slonaker, A. Vacanti, B. Marcello, J. Baer, C. Kerksick, C. Rasmussen, S. Ounpraseuth, P. Casey, R. Wilson, M. Greenwood, C. Earnest & R Kreider: "Effects of the methoxyisoflavone, ecdysterone and sulfopolysaccharide supplementation during training on body composition and training adaptions".Studie, 2002, Seiten: 1-2.

(433) V. Volodin, I. Chadin, P. Whiting, L. Dinan: "Screening plants of European North-East Russia for ecdysteroids". Studie, 2001, Seiten: 1-54.

(434) Qiu Chen , Yongpeng Xia, Zongyin Qiu: "Effect of ecdysterone on glucose metabolism in vitro"Studie, 2005, Seiten: 1-6.

(435) Laurence Dinan, Pauline Bourne, Pensri Whiting, Ada Tsitsekli, Ziyadilla Saatov, Tarlochan S. Dhadialla,Robert E. Hormann, René Lafont, Josep Coll : " Synthesis and biological activities of turkesterone 11α-acyl derivatives" Studie, 2003, Seiten: 1-11.

(436) Michael Dulitz: "Abwehrstrategien der Pflanzen. Studie, 1999, Seite 1.

(437) V. N. Syrov, Z. Saatov,  Sh. Sh. Sagdullaev, A. U. Mamatkhanov: "Study of the structure_anabolic avtivity relationsship for phytoecdysteroids extracted from some plants of central Asia" Studie, 2001, Seiten: 1-5.

(438) Lin N, Lin W. : "Ecdysone containig skin-protecting Cosmetics". Studie, 1989,Seiten: 1-3.

(439) Lin S, Yang Y, Feng S. : "Effects of ecdysterone on proliferation of human umbilical vein endothelial cells". Studie, 1997, Seiten: 176-179.

(440) Saatov Z, Agzamhodjaeva DA, Syrov VN.: " The prevalence of phytoecdysteroids in plants of Uzbekistan and the possibility of using the preparations created and their basis in nephrology to practice". Aus: " Khimiya Prirodnykh Soedinenii", 1999, Seiten 209-215.

(441) Simon P, Koolman J.: " Ecdysteroids in vertebrates and pharmalogical aspects". Aus: "Ecdysone - from chemistry to mode of action",1989, Seiten: 254-259.

(442) Sláma K, Koudela K, Tenora J, Mathova A.: "Insect hormones in vertebrates: anabolic effects of 20-hydroxyecdysone in Japanese quails".  Aus: "Experientia 52", 1996, Seiten: 702-706.

(443) Sláma K, Lafont R.: "Insect hormones - ecdysteroids: their presence and actions in vertebrates". Aus: "European Journal of Entomology 92", 1995, Seiten: 355-377.

(444) Stopka P, Stancl J, Sláma K.: "Effect of insect hormone, 20-hydroxyecdysone on growth and reproduction in mice". : "Acta Societatis Zoologicae Bohemicae 63", 1999, Seiten: 367-378.

(445) Syrov VN.: " Phytoecdysteroids: their biological effects in the body of higher animals and the outlook for their use in medicine". Aus: "Eksperimental'naya i Klinicheskaya Farmakologiya 57",1994, Seiten: 61-66.

(446) Syrov VN.: "Comparative experimental investigations of the anabolic activity of ecdysteroids and steranabols".Aus: "Pharmaceutical and Chemical Journal 34",2000, Seiten: 193-197.

(447) Syrov VN, Aizikov MI, Kurmukov AG.: " Effect of ecdysterone on the content of protein, glycogen, and fat in white rat liver, heart and muscle". Aus: "Doklady Akademii Nauk Uzbeckoy", 1975, Seiten: 37-38.

(448) Syrov, VN, Khushbaktova ZA, Abzalova MKh, Sultanov MB: „On the hypolipidemic and antiatherosclerotic action of phytoecdysteroids". Aus: "Doklady Akademii Nauk Uzbeckoy SSR(9)", 1983, Seiten: 44-45.

(449) Syrov VN, Kurmukov AG, Usmanov BZ.: „Anabolic effects of turkesterone and turkesterone tetraacetate". Aus: "Doklady Akademii Nauk Uzbeckoy SSR 32", 1975,  Seiten: 32-34.

(450) Syrov VN, Nabiev AN, Sultanov MB.: "The effect of phytoecdysteroids on the bile secretion function of the liver in normal rats and in animals with experimental hepatitis".Aus: "Farmakologiya i Toksikologiya 49",1 986, Seiten: 100-103.

(451) Syrov VN, Osipova S, Khushbaktova ZA.: "Influence of prolonged administration of ecdysteron on the spontaneous infection of rabbits with Lamblia duodenalis". Aus: "Bulletin de la Société Française de Parasitologie 8 (Suppl. 1) ", 1990, Seite: 466.

(452) Takahashi H, Nishimoto K.: "Antidiabetic agents containing ecdysterone or inokosterone". Aus: "Jpn Kokai Tokkyo Koho J.P.", 1992, Seite 117.

(453) Purser DB, Baker SK (1994), Ecdysone used to improve productivity in ruminants PCT hat appl, WO 9418, 984 AU App 93/7,397/Chem Abstr. 121:254587

(454) Kratky F, Opletal L, et. Al. (1997), Effect of 20-hydroxyecdysterone on protein synthesis in pigs. Zivcacisna Vyroba 42:445-451.

(455) Selepcova L, Sommer A, Vargova M, Effect of feeding a diet containing varying amouunts of Rhaponthicum carthamoides hay meal on selected morphological parameters. Eur J Entomol, 1995;92:391-397.

(456) Simakin, S. Yu., et al., (1988). The Combined Use of Ecdisten and the Product ‚Bodrost' druing Training in Cyclical Types of Sport. Scientific Sports Bulletin, No. 2

(457) Azizov, A.P. and Seifulla, R.D. The effect of elton, leveton, fitoton and adapton on the work capacity of experimental animals. Eksp Klin Farmakol. 1998, May-June:61-3.

(458) R. Lafont1,3 and L. Dinan2,4 J Insect Sci. 2003; 3: 7. Published online 2003 Mar 14. PMCID: PMC524647 Practical uses for ecdysteroids in mammals including humans: an update

(459) Mucci LA1, Tamimi R, Lagiou P, Trichopoulou A, Benetou V, Spanos E, Trichopoulos D BJU Int. 2001 Jun;87(9):814-20. Are dietary influences on the risk of prostate cancer mediated through the insulin-like growth factor system?

(460) Ataka S1, Tanaka M, Nozaki S, Mizuma H, Mizuno K, Tahara T, Sugino T, Shirai T Kajimoto Y, Kuratsune H, Kajimoto O, Watanabe Y Nutrition. 2007 May;23(5):419-23. Effects of Apple-phenon and ascorbic acid on physical fatigue.

## REGISTER DER BEHANDELTEN PFLANZEN UND SUBSTANZEN

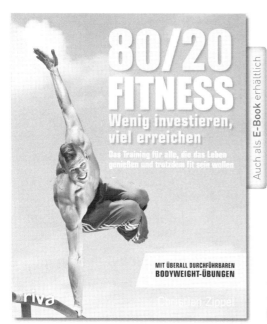

176 Seiten
19,99 € (D) | 20,36 € (A)
ISBN 978-3-86883-270-9

Christian Zippel

# 80/20-Fitness

Wenig investieren, viel erreichen. Das Training für alle, die das Leben genießen und trotzdem fit sein wollen

Wie oft haben Sie sich schon mit den besten Vorsätzen an ein neues Fitnessprogramm gewagt oder eine Diät begonnen und sind nur allzu bald an den eigenen Erwartungen gescheitert? In diesem ungewöhnlichen und überzeugenden Ratgeber beweist Christian Zippel, dass überdurchschnittliche Fitness KEINEN überdurchschnittlichen Aufwand verlangt. Bereits 20 Prozent Einsatz bringen 80 Prozent Erfolg – wenn Sie es richtig angehen. So können Sie Ihr Leben genießen UND fit sein. Dabei kommt es lediglich darauf an, dass Sie die Bilanz Ihres eigenen Fitnesskontos im positiven Bereich halten. Dafür genügen zweimal 20 Minuten Training pro Woche und einige Optimierungen im Alltag.

Ob zu Hause, im Park oder sogar auf dem Spielplatz – die in diesem Buch vorgestellten Übungen mit dem eigenen Körpergewicht können Sie überall durchführen. Weitere Übungen mit Turnringen erlauben Ihnen ein Training auf höchstem Niveau, und die Kombination mit zahlreichen Möglichkeiten des Intervalltrainings machen *80/20-Fitness* perfekt. Wenn Sie sich dann noch an ein paar simple Grundregeln halten, was Ihre Ernährung betrifft, können Sie getrost aufs Kalorienzählen verzichten und auch mal so richtig schlemmen. Ohne Energie geht schließlich nichts.

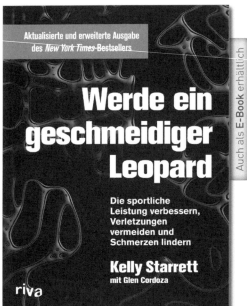

Aktualisierte und erweiterte Ausgabe des *New York Times*-Bestsellers

# Werde ein geschmeidiger Leopard

**Die sportliche Leistung verbessern, Verletzungen vermeiden und Schmerzen lindern**

**Kelly Starrett**
mit Glen Cordoza

riva

Auch als E-Book erhältlich

480 Seiten
34,99 € (D) | 36,00 € (A)
ISBN 978-3-86883-770-4

Kelly Starrett
Glen Cordoza

## Werde ein geschmeidiger Leopard – aktualisierte und erweiterte Ausgabe

Die sportliche Leistung verbessern, Verletzungen vermeiden und Schmerzen lindern

Menschen wollen Leistung erbringen, aber fehlerhafte Bewegungsmuster können den Körper blockieren. Oft bleiben diese leistungslimitierenden Faktoren sogar erfahrenen Trainern verborgen. *Werde ein geschmeidiger Leopard* macht das Unsichtbare sichtbar. Kelly Starrett zeigt in diesem Buch seine revolutionäre Herangehensweise an Beweglichkeit und Erhalt der Leistungsfähigkeit und liefert den Masterplan für effektive und sichere Bewegungsabläufe in Sport und Alltag. Hunderte Schritt-für-Schritt-Fotos veranschaulichen nicht nur, wie Trainingsübungen wie Kniebeuge, Kreuzheben, Liegestütz, Kettlebell Swing oder Snatch, Clean und Jerk richtig ausgeführt werden, sondern auch wie die häufigsten Fehler vermieden oder korrigiert werden können. Kelly Starrett gliedert den menschlichen Körper in 14 Zonen und zeigt Mobilisationstechniken, mit denen man seine Beweglichkeit zurückgewinnen kann. Die überarbeitete und um 80 Seiten erweiterte Ausgabe des Bestsellers bietet Dutzende Strategien, mit denen gezielt auf einzelne Einschränkungen, eine Verletzung oder einen hartnäckigen Bewegungsfehler eingegangen werden kann. Mit einem 14-Tage-Programm lässt sich der ganze Körper in nur zwei Wochen neu mobilisieren.

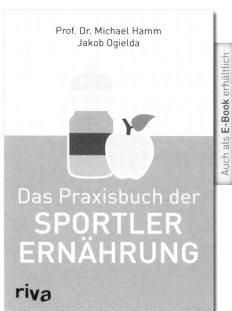

256 Seiten
17,99 € (D) | 18,50 € (A)
ISBN 978-3-86883-442-0

Michael Hamm
Jakob Ogielda

**Das Praxisbuch der Sportlerernährung**

Die optimale Ernährung ist eine unverzichtbare Voraussetzung für Leistungsoptimierung und den bestmöglichen Trainingserfolg, sowohl im Breiten- wie auch im Leistungssport. Vom Kraftsport über kombinierte Sportarten bis zu reinen Ausdauersportarten unterstützt eine speziell ausgerichtete Ernährung das Training sowie auch das Gewichtsmanagement wirkungsvoll. Dieses Buch bietet einen Leitfaden für die praktische Umsetzung einer sportgerechten Mahlzeitengestaltung im Alltag und beantwortet wichtige Fragen zu Eignung und Wertigkeit von Lebensmitteln, sinnvollem Einsatz von Nahrungsmittelergänzungsprodukten u. v. m. Darüber hinaus enthält es zahlreiche Rezepte mit detaillierter Nährwertbeurteilung, einen Leitfaden zur Mahlzeitengestaltung sowie eine umfangreiche, trainingsbezogene Lebensmittelkunde.

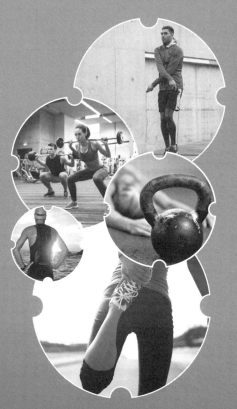
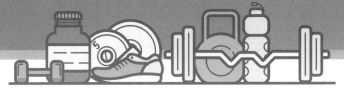